淋巴瘤整合诊断学
Integrated Diagnosis of Lymphoma

主　编　谭　石　胡　凯
副主编　冯少美　林跃辉　王晓华

北京大学医学出版社

LINBALIU ZHENGHE ZHENDUANXUE

图书在版编目（CIP）数据

淋巴瘤整合诊断学 / 谭石，胡凯主编． -- 北京：北京大学医学出版社，2025.2. -- ISBN 978-7-5659-3279-3

Ⅰ. R733.4

中国国家版本馆 CIP 数据核字第 20244M3L95 号

淋巴瘤整合诊断学

主　　编：	谭　石　胡　凯
出版发行：	北京大学医学出版社
地　　址：	（100191）北京市海淀区学院路 38 号　北京大学医学部院内
电　　话：	发行部 010-82802230；图书邮购 010-82802495
网　　址：	http://www.pumpress.com.cn
E-mail：	booksale@bjmu.edu.cn
印　　刷：	北京信彩瑞禾印刷厂
经　　销：	新华书店
责任编辑：董　梁	责任校对：靳新强　责任印制：李　啸
开　　本：	889 mm×1194 mm　1/16　印张：18　字数：532 千字
版　　次：	2025 年 2 月第 1 版　2025 年 2 月第 1 次印刷
书　　号：	ISBN 978-7-5659-3279-3
定　　价：	168.00 元

版权所有，违者必究

（凡属质量问题请与本社发行部联系退换）

本书由

北京大学医学出版基金资助出版

编者名单

主　编
　　谭　石　胡　凯

副主编
　　冯少美　林跃辉　王晓华

编　者（按姓氏汉语拼音排序）
　　邓　静　北京高博博仁医院
　　冯贺媛　北京高博博仁医院
　　冯少美　北京高博博仁医院
　　付　帅　北京大学第三医院
　　付　颖　北京大学第三医院
　　傅　强　北京民航总医院
　　高子芬　北京大学第三医院/北京高博博仁医院
　　郭福新　北京大学第三医院
　　郭丽改　北京高博博仁医院
　　郭　炜　北京大学第三医院
　　胡　凯　北京高博医院
　　黄九平　北京大学第三医院
　　贾晓鹏　北京高博博仁医院
　　李　静　内蒙古巴彦淖尔市五原县人民医院
　　李明珊　哈尔滨医科大学附属肿瘤医院
　　林跃辉　北京高博博仁医院
　　刘　畅　北京大学第三医院
　　刘士榕　北京大学第三医院
　　刘　洋　齐齐哈尔医学院附属第二医院
　　宋　乐　北京大学第三医院
　　孙鹏飞　首都医科大学附属北京友谊医院
　　孙雪琪　北京高博博仁医院
　　孙　彦　北京大学第三医院
　　谭　石　北京大学第三医院
　　王可铮　哈尔滨医科大学附属肿瘤医院
　　王晓华　北京大学第三医院

王　妍　北京大学第三医院
夏霞宇　北京高博博仁医院
薛　恒　北京大学第三医院
晏　炬　北京高博博仁医院
姚响芸　北京大学第三医院
叶　凯　北京大学第三医院
于　波　北京大学第三医院
喻新建　北京高博博仁医院
袁学光　北京邮电大学
曾祥柱　北京大学第三医院
赵梅莘　北京大学第三医院
郑勤龙　北京高博博仁医院
宗　佼　北京高博博仁医院
左晓娜　北京高博博仁医院

编写秘书　刘　洋　谭凯心

序

我认真地阅读了本书的目录，了解了本书的内容框架，并对某些比较感兴趣的章节进行了审阅。主编说本书是对血液科医生普及诊断方法的医学读物，我觉得本书适用于对血液科肿瘤感兴趣的所有从业人员，尤其是血液病理医师，因为病理报告是"金标准"，只有了解了在血液肿瘤诊断中涉及的全部技术，熟悉了各种技术的优势及短板，对可能出现的对病理诊断有影响的信息才能做到心中有数，才能客观分析每个病理结果的可靠性、与其他检测结果的不一致性，以及问题所在，从而给出精准的诊断报告或提出为获得精准病理报告所需要做的工作。

本书从影像医学与核医学（CT、MR、PET/MR、PET/CT、超声）检查入手，对肿瘤进行分析，给出了诊断与鉴别诊断的可能性，对病理最终诊断具有很重要的参考价值。获得符合要求的样本对于获得正确诊断是最基础的，粗针穿刺技术作为非手术治疗的淋巴瘤取样方法已经非常普遍了。对于样本小、类型复杂、治疗方案多样且效果又好的淋巴瘤来说，病理的精准诊断尤为重要。尽管说淋巴瘤的诊断靠病理，但这个病理诊断的概念绝不仅仅是指通过福尔马林固定、石蜡包埋的HE切片加上蛋白质水平的免疫组化来诊断，而是广义的——包括细胞涂片方法对单个细胞的形态特点、胞质内的颗粒物分析判定，流式细胞学（FCM）技术对单个细胞的免疫表型、表达情况及克隆性分析更是具有非常重要的不可替代的作用。这些内容在本书中介绍得简单易懂，非常清楚。最近这些年来淋巴瘤的分子分型、基因表达及异常都有直接指导治疗和提示预后的价值，近几年分子水平的各种检测方法在淋巴瘤诊断和治疗中的应用可以说备受青睐，如弥漫大B细胞淋巴瘤（DLBCL）非特指型的分子分型已经在淋巴瘤专科医院或医疗机构应用于日常诊治工作中，当然还有很多新的知识需要我们学习和合理应用。

此外，本书还增加了人工智能在淋巴瘤诊断中的应用章节，虽然篇幅比较小，内容比较复杂，与其他肿瘤比较起来应用难度也比较大，但其拓宽了临床医师的视野。

本书除了简练的文字外，还配有大量的图片，对于读者来说，这无疑是极为形象的、有趣的、便于理解和掌握的。内容的深入浅出，突出实用性，亦有利于读者系统学习、深入理解和精准应用。

病理学教授 高子芬

2024年10月1日

前 言

据世界卫生组织统计，淋巴瘤发病年增长率为5%～7%，年死亡人数超过20万，已经受到全世界范围的广泛重视。淋巴瘤发病率在我国亦呈上升趋势，年发病人数已超10万，成为值得关注的人民健康问题。与其他肿瘤相比，淋巴瘤病理类型多，临床症状缺乏特异性，与其他病变容易混淆，诊断难度较大。目前淋巴瘤规范的诊疗体系需要病理、影像、分子生物学等多学科的支撑与整合，是恶性肿瘤整合诊断发展最快速的领域，同时淋巴瘤的精准诊断也为其早期发现和精准治疗提供了保证。本书编撰的目的主要是为血液科医生打开系统了解淋巴瘤诊断知识的一扇窗，让读者熟悉掌握各种影像检查、检验及病理学方法的优势和局限性，并能在临床实践中熟练应用。同时，本书也在淋巴瘤的整合诊断方法方面进行初步探索，为今后建立规范统一的整合教学体系奠定基础。

本书分为两大部分：淋巴瘤的诊断方法与病例精粹。前一部分按照诊断方法进行分类，从原理、新技术、诊断及鉴别诊断、报告的组成及解读等方面讲解，便于读者掌握各种诊断方法的应用价值和诊断尺度。其中各章节新技术的展示有利于临床医生了解诊断的前沿知识并迅速加以利用，转化为临床生产力；而每个章节后面的报告组成和解析有利于临床医生准确了解报告所要传递的信息。为便于临床医生阅读，本书分别在影像检查及实验室检查后面进行归纳总结，通过比较，便于读者了解各种检查方法的优缺点及适用条件。后一部分的病例精粹则是汇集了头部、胸部、腹盆部、骨及软组织病例，从临床症状体征、检查方法的选择、诊断要点及临床治疗方案等方面进行多学科讨论，将前面提及的各种检查方法串联起来，将理论应用于实践，融会贯通，便于读者更直观地理解本书的内容。

本书编写有三大特点：①本书定位于为血液科医生量身打造的了解学习诊断方法的医学专著，图文并茂，语言简洁，内容深入浅出，突出实用性，有利于读者的理解和运用；②本书除了介绍各种诊断方法的诊断要点外，还浓墨重彩地介绍了影像学及实验室检查方法的选择、适应证、禁忌证及解读报告的要点，从而更好地贴近临床需求；③为了让临床医生了解当前医学诊断发展的前沿和热点，本书专门设立了人工智能在淋巴瘤诊断中的应用章节，以拓宽临床医师的视野，为将来诊疗一体化奠定基础。

本书筹备始于2021年末，为了保持本书风格的一致性和内容的丰富性，我们历时两年，对内容进行仔细打磨并完成了本书的编写。其间，我们与各位编委经过了反复的沟通与修改，吸纳了编委们的很多优秀建议。终于，本书如婴儿般呱呱坠地，得以付梓。感谢为本书付出辛勤劳动的每一位编者，感谢所有默默支持我们的老师、朋友和亲人。

虽然各学科之间临床合作已有十余载，但是跨学科编著尚属首次，挂一漏万之处在所难免，还请各位读者不吝赐教。

谨以本书纪念我们合作的美好时光。

谭 石 胡 凯
2024年9月29日

目　录

第一章　淋巴瘤诊治的发展历史及未来展望 1
 第一节　淋巴瘤诊治的发展历史 1
 第二节　淋巴瘤诊治的未来展望 2

第二章　淋巴瘤临床病理特征及整合诊断的意义 5
 第一节　淋巴瘤的概念及分类 5
 第二节　淋巴瘤的临床诊断要点 10
 第三节　整合诊断的含义和临床价值 11

第三章　淋巴瘤的 CT 诊断 13
 第一节　CT 检查原理概述 13
 第二节　CT 检查方法与新技术 14
 第三节　淋巴瘤的 CT 诊断要点及鉴别诊断 16
 第四节　CT 报告的组成及解读 23

第四章　淋巴瘤的 MRI 诊断 26
 第一节　MRI 检查原理概述 26
 第二节　MRI 的检查方法与新技术 27
 第三节　淋巴瘤的 MRI 诊断要点及鉴别诊断 29
 第四节　MRI 报告的组成及解读 49

第五章　淋巴瘤的 PET/CT 诊断 53
 第一节　PET/CT 检查原理概述 53
 第二节　PET/CT 的检查方法与正常表现 55
 第三节　淋巴瘤的 PET/CT 影像特点及主要评价标准 62
 第四节　PET/CT 报告的组成及解读 71

第六章　淋巴瘤的 PET/MR 诊断 74
 第一节　PET/MR 成像技术 74
 第二节　PET/MR 检查方法 75

第三节　淋巴瘤的PET/MR影像诊断特点 ··· 76
　　第四节　淋巴瘤的PET/MR报告组成及解读 ··· 77

第七章　淋巴瘤的超声诊断 ··· 81
　　第一节　超声成像原理 ··· 81
　　第二节　超声的检查方法与新技术 ··· 85
　　第三节　正常淋巴结及淋巴瘤病变的超声表现 ································· 90
　　第四节　超声报告的组成及解读 ·· 106

第八章　影像学诊断方法的比较 ·· 114

第九章　人工智能在淋巴瘤诊断中的应用 ···································· 118
　　第一节　人工智能的发展简史 ·· 118
　　第二节　人工智能在医学影像分析中的优势 ·································· 119
　　第三节　影像组学概述 ·· 120
　　第四节　淋巴结影像组学进展 ·· 126

第十章　淋巴瘤的穿刺活检 ·· 132
　　第一节　穿刺活检在淋巴瘤诊断中的意义 ···································· 132
　　第二节　淋巴瘤的超声引导下粗针穿刺活检 ·································· 133
　　第三节　淋巴瘤的超声引导下细针穿刺活检 ·································· 136
　　第四节　胸部淋巴瘤的CT引导下穿刺活检 ··································· 138

第十一章　淋巴瘤的病理诊断 ·· 142
　　第一节　概述 ·· 142
　　第二节　组织病理工作流程 ·· 144
　　第三节　病理报告解读 ·· 153
　　第四节　病理检查在淋巴瘤诊疗中的作用 ···································· 159

第十二章　细胞形态学在淋巴瘤中的应用 ···································· 165
　　第一节　标本送检要求及前期处理 ·· 166
　　第二节　骨髓涂片细胞形态学 ·· 169
　　第三节　淋巴瘤的外周血涂片检查 ·· 179
　　第四节　淋巴瘤的体液甩片细胞学检查 ······································ 183
　　第五节　印片细胞学 ·· 185

第十三章　流式细胞术在淋巴瘤中的应用 ···································· 191
　　第一节　流式细胞术原理和临床应用 ·· 191
　　第二节　标本的保存、制备和检测 ·· 193

第三节　数据分析和报告 194
　　第四节　造血细胞的成熟和分化，以及常用的流式检测标志 195
　　第五节　流式细胞术在成熟淋巴细胞肿瘤中的应用 197

第十四章　细胞遗传学在淋巴瘤中的应用 207
　　第一节　染色体核型分析在淋巴瘤中的应用 207
　　第二节　荧光原位杂交在淋巴瘤中的应用 212

第十五章　淋巴瘤的分子检测 219
　　第一节　分子检测方法、技术和流程 220
　　第二节　分子检测在淋巴瘤中的临床应用 225
　　第三节　检测报告及案例 234

第十六章　实验室检查方法的比较 239
　　第一节　MICM 各个检测方法的优势及不足 239
　　第二节　MICM 各种检测方法比较 243

第十七章　病例精粹 245
　　病例 1　高龄复发难治弥漫大 B 细胞淋巴瘤 245
　　病例 2　成人原发耐药伯基特淋巴瘤 250
　　病例 3　复发 HIV 阳性浆母细胞淋巴瘤 253
　　病例 4　青少年纵隔样弥漫大 B 细胞淋巴瘤 257
　　病例 5　特殊里克特综合征：慢性淋巴细胞白血病转化为浆母细胞淋巴瘤 261

附录　缩略语表 267

第一章

淋巴瘤诊治的发展历史及未来展望

第一节 淋巴瘤诊治的发展历史

淋巴瘤是原发于淋巴结或其他淋巴组织的恶性肿瘤，主要表现为无痛性淋巴结肿大、肝脾大，全身各组织器官均可受累，伴发热、盗汗、消瘦、瘙痒等全身症状。

中医的古籍文献中，已有对以淋巴结肿大为表征的疾病描述，有"失荣（营）""石疽""痰核""恶核"等称呼。在西方医学史上，1832年托马斯·霍奇金（Thomas Hodgkin）发表了"淋巴结肿大和脾大的病态表现"的文章，首先描述了淋巴结无痛痒肿大的7个奇怪的患者。这是淋巴瘤第一次出现在医学史上。

最早的淋巴瘤的分类可追溯到1893年，Dreschfeld和Kundrat根据组织形态学特征和肿瘤的扩散方式，将淋巴瘤分为霍奇金病和淋巴肉瘤两大类。1928年Oberping将"网状细胞肉瘤"从淋巴肉瘤中分出来。1934年Callender将淋巴瘤分为淋巴细胞性、网状细胞性和霍奇金病三大类。1942年Gall和Mallory将淋巴瘤分为五大类：干细胞性、破折细胞性、淋巴母细胞性、淋巴细胞性、霍奇金病。1949年Jackson与Parker将非霍奇金淋巴瘤（NHL）分为：①淋巴细胞型淋巴肉瘤；②淋巴母细胞型淋巴肉瘤；③网状细胞肉瘤；④巨滤泡型淋巴瘤。但这些分类都是仅建立在形态学基础上，没有得到国际上的广泛认可。20世纪60年代到70年代，随着淋巴细胞复杂的生物学特性和发育过程不断被揭示，各国病理学家纷纷开始致力于寻找新的淋巴瘤分类，但这些分类应用的术语不同，有些强调淋巴瘤形态学特点，有些强调淋巴瘤细胞的功能，给临床医生和非血液病理医生在诊断和治疗上造成很大的混乱。其中具有代表性的分类有：1963年和1965年Lukes-Butler和Rye会议对霍奇金病的分类、1966年Reppaport分类、1974年Dorfman分类、1974年英国Bennett分类、1974年Kiel分类、1974年Lukes-Collins分类、1976年WHO分类、1982年Working Formulation（工作方案）。20世纪80年代末至90年代初，随着免疫学和分子生物学的飞速发展，一些新的NHL分类相继问世，如1992年Kiel新分类、1994年Lukes-Collins修订分类。1993年底在德国柏林召开的会议上，由Harris等19位血液病理学家（来自美、英、法、德、比、意、西班牙、丹麦和中国）组成的国际淋巴瘤研究小组，提出了淋巴组织肿瘤欧美修订分类意见，经充分讨论后于1994年形成REALC分类，根据淋巴瘤的形态、免疫表型、分子遗传学特征和临床特点，将淋巴瘤的各种类型定义为独立的疾病，成为淋巴瘤分类史上的里程碑。这个分类包括了许多新的类型，结合了形态学、免疫表型、分子生物学特征和临床结果，是一个比较全面的分类，但也存在着一些不足，对T细胞淋巴瘤的分类分歧意见较大。在WHO的大力支持下，由美国血液病理学学会和欧洲血液病理学学会Jaffe等组成指导委员会，52位血液病理学专家参加，于1996年12月完成了"WHO淋巴造血系统肿瘤分类"草案，1997年3月在美国佛罗里达州奥兰多市召开的病理年会上对该草案进行了讨论。1999年该分类得到肯定，2001年出版了《造血与淋巴组织肿瘤病理学和遗传学分类》。该分类成为全球遵循的规范，强调从临床、形态学、遗传学和免疫表型特征来界定不同的疾病病种。随着免疫学及分子遗传学的不断进步，该分类多次完善，从2001年第3版的37种增加到2022年修订的第5版的百余种。

新中国成立以来，我国的淋巴瘤病理诊断水平有了突飞猛进的发展。我国病理学家也根据中国的国情制定了多版分类标准（如1977年郑州分类、1979年洛阳分类、1982年上海分类、1983年北京分类、1985年成都分类等）。21世纪以来，随着学术交流的日渐频繁，以及信息传递的快捷与通畅，我国在淋巴瘤病理诊断和分类方面逐渐跟上了国际步伐。1998年的第9届全国淋巴瘤学术会议，根据肿瘤的恶性程度我国提出了自己的NHL分类方案。我国淋巴瘤病理和临床研究工作者不断更新多种淋巴瘤的诊断治疗指南及专家共识，为淋巴瘤的诊疗提供了依据。

淋巴瘤的治疗方式也随着病理学、免疫学、分子生物学的不断进步而快速发展。早在1932年医生就开始尝试使用放射疗法治疗淋巴瘤。1949年，第一种化疗药物氮芥（nitrogen mustard）出现了。氮芥来自于第二次世界大战中的化学武器芥子气。放化疗至今仍是临床治疗淋巴瘤的有效手段。1985年，第一例骨髓移植治疗淋巴瘤成功了。1997年，随着美国食品药品监督管理局（FDA）批准首个分子靶向药利妥昔单抗（rituximab）治疗淋巴瘤，从此淋巴瘤的治疗进入了更加精准的靶向治疗时代。近年来，病理分子整合诊断技术的不断发展，使得从肿瘤分子发病机制去了解淋巴瘤的内在生物学特征逐渐成为现实，淋巴瘤进入了精准整合诊断时代。与此同时，在精准诊断的前提下，针对淋巴瘤的小分子靶向药物、单克隆抗体、免疫调节药物、CART（嵌合抗原受体T细胞）治疗等靶向治疗药物和技术近年来也呈现出井喷式发展的势头，大大提高了淋巴瘤，特别是复发难治淋巴瘤的治疗效果，治疗模式也由单一的标准化治疗逐步向精准诊断指导下的精准治疗转化。

（胡　凯）

第二节　淋巴瘤诊治的未来展望

淋巴瘤诊治近20年来取得了长足的进步，使淋巴瘤患者的治愈率得到了显著的提升。与其他肿瘤相比，淋巴瘤患者的生存率、生活质量也有了显著的改善。淋巴瘤诊治的进步主要得益于近年来精准治疗的发展，包括靶向治疗和免疫治疗取得的一系列进步，未来还将有更多突破。

一、淋巴瘤的分子病理分型

未来，淋巴瘤分类会越来越多，也会越来越精细，对淋巴瘤分类的探索，包括遗传学和免疫微环境的异常等的研究和探索不会停下脚步。研究淋巴瘤的分子病理分型以及预后相关因素的目的是依据每位患者个体的病理分子亚型准确预测肿瘤对治疗的敏感性。

二、全基因组分析在淋巴瘤诊断治疗中的应用

以二代测序（next-generation of sequencing，NGS）为基础的全基因组分析正在改变我们对淋巴瘤发病及预后的传统认识。随着新的驱动基因、关键通路中重复出现的结构基因改变和序列突变以及表观遗传修饰的基因突变被发现，研究者发现了一些新的潜在的诊断、危险分层、治疗干预的指标，部分可以作为新的治疗靶点或为制订更合理的靶向治疗提供方向。新的分子生物学方法在精确诊断淋巴瘤的同时，也为患者的分层治疗和临床研究的开始带来希望。根据分子标志物制订个体化的治疗方案是今后研究的重点发展方向。

三、多组学研究带来精准诊疗模式

多组学研究是包括基因组学、转录组学、蛋白质组学及代谢组学方面的融合信息分析，可进一步拓展至与免疫微环境、蛋白质翻译后表观遗传学的结合，同时拓展深度进行单细胞测序。多组学研究的应用使淋巴瘤的诊断极为精准，有利于指导临床治疗方案的选择。

四、人工智能带来的新方向

通过人工智能等计算机技术的介入，淋巴瘤的诊断也可能通过精细的形态学分析，整合现代分子生物学技术，更快、更好、更经济地进行精确分型。

五、进一步开发新型分子靶向药物

分子靶向药物以淋巴瘤细胞表达的某些抗原、细胞内信号通路、微环境及其他分子标志物为靶点，已经成为当今淋巴瘤药物开发的主要方向。未来将继续针对不同细胞表面分化抗原或信号转导通路、凋亡通路研制分子靶向药物应用于淋巴瘤的治疗。

六、淋巴瘤的免疫治疗

淋巴瘤的免疫治疗可以分为非细胞免疫治疗和细胞免疫治疗。非细胞免疫治疗以单克隆抗体、双特异性抗体和抗体药物偶联物（ADC）为代表，在淋巴瘤的治疗中取得了非常好的疗效。细胞免疫治疗是一种新型治疗方法，以嵌合抗原受体T（CART）细胞为代表的免疫疗法在淋巴瘤中取得了成功。目前，不同靶点、不同种属来源的CART细胞研发在持续进行中，CART细胞的构建被不断优化，借助于基因编辑技术及基因工程改造技术研制的通用型CART细胞、嵌合抗原受体NK（CARNK）细胞等细胞免疫疗法也逐渐走向临床，在治疗尤其是针对难治/复发患者的治疗方面具有越来越重要的地位。细胞疗法的创新可能会带来新的突破，改变未来医疗方式，未来可期。

综上所述，随着测序研究的不断深入，分析和描述某个特定患者肿瘤的全基因组将会使得真正的个体化治疗成为现实；随着众多临床研究对新药、新疗法的探索，未来淋巴瘤治疗的疗效有望得到进一步的提升。靶向治疗、免疫治疗、细胞治疗的有机结合有望成为未来淋巴瘤的重要治疗方式。我们需要合理应用现有的治疗药物及方法，借助先进的手段不断研究及创新，提高治疗疗效，改善生存期，为淋巴瘤患者提供更多治愈的希望。

（胡　凯）

参考文献

[1] 克晓燕，高子芬. 淋巴瘤诊疗手册. 2版. 北京：人民卫生出版社，2017.

[2] 李小秋，李甘地，高子芬，等. 中国淋巴瘤亚型分布：国内多中心性病例10 002例分析. 诊断学理论与实践，2012，11（2）：111-115.

[3] 许良中. 现代恶性淋巴瘤病理学. 上海：上海科学技术文献出版社，2002.

[4] Shanbhag S, Ambinder RF. Hodgkin lymphoma：A review and update on recent progress. CA Cancer J Clin，2018，68（2）：116-132.

[5] Jaffe ES, Harris N, Stein H. World Health Organization classification of Tumours. Pathology and genetics of tumours of haematopoietic and lymphoid tissues. 3rd ed. Lyon：IARC，2001.

[6] Harris NL, Jaffe ES, Stein H, et al. A revised European-American classification of lymphoid neoplasms：a proposal from the International Lymphoma Study Group. Blood，1994，84（5）：1361-1392.

[7] Alaggio R, Amador C, Anagnostopoulos I, et al. The 5th edition of the World Health Organization classification of haematolymphoid tumours：lymphoid neoplasms. Leukemia，2022，36（7）：1720-1748.

[8] Dufva O, Pölönen P, Brück O, et al. Immunogenomic landscape of hematological malignancies. Cancer Cell，2020，38（3）：380-399.e13.

[9] Liu Y, Abdul Razak FR, Terpstra M, et al. The mutational landscape of Hodgkin lymphoma cell lines determined by whole-exome sequencing. Leukemia，2014，28（11）：2248-2251.

[10] Camicia R, Winkler HC, Hassa PO. Novel drug targets for personalized precision medicine in relapsed/refractory diffuse large B-cell lymphoma: a comprehensive review. Mol Cancer，2015，14：207.

[11] Wright GW, Huang DW, Phelan JD, et al. A Probabilistic classification tool for genetic subtypes of diffuse large B cell lymphoma with therapeutic Implications. Cancer Cell, 2020, 37（4）: 551-68.e14.

[12] Leval L, Alizadeh AA, Bergsagel PL, et al. Genomic profiling for clinical decision making in lymphoid neoplasms. Blood, 2022, 140（21）: 2193-227.

[13] Marofi F, Rahman HS, Achmad MH, et al. A deep insight Into CAR-T Cell therapy in non-Hodgkin lymphoma: application, opportunities, and future Directions. Front Immunol, 2021, 12: 681984.

第二章

淋巴瘤临床病理特征及整合诊断的意义

第一节 淋巴瘤的概念及分类

恶性淋巴瘤是严重威胁人类健康的常见恶性肿瘤之一，发病率呈逐年上升趋势，GLOBOCAN 2020数据显示，2020年全球新发霍奇金淋巴瘤（Hodgkin lymphoma，HL）83 087例，其中男性48 981例，女性34 106例；死亡23 376例，其中男性14 288例，女性9088例。2020年全球新发非霍奇金淋巴瘤（non-Hodgkin lymphoma，NHL）544 352例，居所有恶性肿瘤新发病例的第13位；其中男性304 151例，居第10位；女性240 201例，居第12位。2020年全球NHL死亡259 793例，居所有恶性肿瘤死亡排名的第12位；2020年中国新发NHL 92 834例，其中男性50 125例，女性42 709例；2020年中国NHL死亡54 351例，其中男性29 721例，女性24 630例；男性NHL发病率和死亡率均居所有恶性肿瘤第10位；女性NHL发病率和死亡率均未进入所有恶性肿瘤的前10位。因此，提高淋巴瘤的诊断、治疗水平，改善患者预后仍是临床医生面临的重要课题。

一、淋巴瘤的概念

淋巴瘤是一类原发于淋巴结或结外淋巴组织的恶性肿瘤，病理上表现为不同分化系列，不同成熟程度的肿瘤性淋巴细胞大量增生，可逐步发展，侵犯全身各部位组织器官。临床上多以无痛性、进行性淋巴结肿大为特征，常伴有发热、盗汗、消瘦、肝脾大，晚期可出现贫血、恶病质等表现。此外，由于淋巴瘤可侵犯各脏器，导致的相应的脏器功能障碍也成为常见的临床表现。

二、淋巴瘤的分类

淋巴瘤是一组高度异质性的疾病，可累及全身多个部位，诊断以病理学形态、免疫分型为基础，病理分类复杂多样，不同类型也具有各自不同的生物学特征，从而导致临床治疗体系和治疗结局的多样性。自2000年来国际卫生组织（WHO）开始发布淋巴造血肿瘤的分类，以病理学为基础，不断整合免疫学、细胞遗传学、分子生物学中对淋巴瘤的研究成果，不断进行更新和修订，成为临床淋巴瘤诊疗的基础。从2022新版分类中可以看出，在分子诊断技术不断发展的当今，从肿瘤分子发病机制去了解淋巴瘤的内在生物学特征，对于精准诊断，靶向治疗以及预后判断具有日益重要的指导意义。

（一）以病理学为基础的分类（淋巴瘤的病理分型）

淋巴瘤病理诊断是淋巴瘤诊断的金标准。目前临床最常用的淋巴瘤分类标准就是以病理学为基础。随着病理学研究的不断深入，目前的病理学在淋巴瘤分类诊断方面，除了作为基础的形态学和免疫组化技术之外，越来越多地纳入细胞遗传学及分子病理学对淋巴瘤的研究结果。因此现代的淋巴瘤病理分类诊断系统是包含形态、免疫、遗传、分子等疾病信息的整合诊断体系。世界卫生组织（WHO）的造血淋巴肿瘤分类所提供的组织病理学和临床诊断标准为全球病理医生淋巴瘤的诊断提供了参考和依据。历经 2008 年和 2016 年的修订，第 5 版 WHO 造血淋巴肿瘤分类（WHO-HAEM5）也于 2022 年出版。新版的分类由先前分类系统演变而来，特别是分子病理诊断越来越多地应用于临床，对诊断、靶向治疗、预后分层提供了更加精准的依据。本次新分类进一步强调分子标志物在淋巴瘤诊断、分型及预后中的重要意义。2022 年第 5 版淋巴瘤分类详见表 2-1、表 2-2、表 2-3。

表 2-1　前体 B 细胞肿瘤、前体 T 细胞肿瘤分类

前体 B 细胞肿瘤
B 淋巴母细胞白血病 / 淋巴瘤
B 淋巴母细胞白血病 / 淋巴瘤，非特指型
伴高超二倍体 B 淋巴母细胞白血病 / 淋巴瘤
伴亚二倍体 B 淋巴母细胞白血病 / 淋巴瘤
伴 iAMP21B 淋巴母细胞白血病 / 淋巴瘤
BCR::ABL1 融合 B 淋巴母细胞白血病 / 淋巴瘤
BCR::ABL1 样 B 淋巴母细胞白血病 / 淋巴瘤
伴 *KMT2A* 重排 B 淋巴母细胞白血病 / 淋巴瘤
ETV6::RUNX1 融合 B 淋巴母细胞白血病 / 淋巴瘤
ETV6::RUNX1 样 B 淋巴母细胞白血病 / 淋巴瘤
TCF3::PBX1 融合 B 淋巴母细胞白血病 / 淋巴瘤
IGH::IL3 融合 B 淋巴母细胞白血病 / 淋巴瘤
TCF3::HLF 融合 B 淋巴母细胞白血病 / 淋巴瘤
伴其他基因异常的 B 淋巴母细胞白血病 / 淋巴瘤

前体 T 细胞肿瘤
T 淋巴母细胞白血病 / 淋巴瘤
早期前体 T 淋巴母细胞白血病 / 淋巴瘤

表 2-2　成熟 B 细胞肿瘤分类

小淋巴细胞肿瘤及前驱病变	大 B 细胞淋巴瘤
单克隆 B 细胞增多症	弥漫大 B 细胞淋巴瘤
慢性淋巴细胞白血病	富于 T 细胞、组织细胞大 B 细胞淋巴瘤
脾 B 细胞淋巴瘤和白血病	弥漫大 B 细胞淋巴瘤 / 伴 *MYC* 和 *Bcl-2* 重排高级别 B 细胞淋巴瘤
毛细胞白血病	*ALK* 阳性大 B 细胞淋巴瘤
脾边缘区淋巴瘤	伴 *IRF4* 重排大 B 细胞淋巴瘤
脾弥漫红髓小 B 细胞淋巴瘤	伴 11q 异常高级别 B 细胞淋巴瘤
伴显著核仁的脾 B 细胞淋巴瘤	淋巴瘤样肉芽肿
淋巴浆细胞淋巴瘤	EB 病毒阳性弥漫大 B 细胞淋巴瘤
边缘区淋巴瘤	慢性炎症相关弥漫大 B 细胞淋巴瘤
结外黏膜相关淋巴组织边缘区淋巴瘤	纤维素相关大 B 细胞淋巴瘤
原发皮肤边缘区淋巴瘤	体液潴留相关大 B 细胞淋巴瘤
结内边缘区淋巴瘤	浆母细胞淋巴瘤
儿童边缘区淋巴瘤	原发免疫豁免部位大 B 细胞淋巴瘤
滤泡性淋巴瘤	原发皮肤弥漫大 B 细胞淋巴瘤，腿型
原位滤泡性肿瘤	血管内大 B 细胞淋巴瘤
滤泡性淋巴瘤	原发纵隔大 B 细胞淋巴瘤
儿童滤泡性淋巴瘤	纵隔灰区淋巴瘤
十二指肠滤泡性淋巴瘤	高级别 B 细胞淋巴瘤，非特指型
原发皮肤滤泡中心淋巴瘤	**伯基特淋巴瘤**
套细胞淋巴瘤	***KSHV/HHV8* 相关 B 细胞增生和淋巴瘤**
原位套细胞肿瘤	原发渗出性淋巴瘤
套细胞淋巴瘤	*KSHV/HHV8* 阳性大 B 细胞淋巴瘤
白血病样非结内套细胞淋巴瘤	*KSHV/HHV8* 阳性亲生发中心淋巴组织增殖性疾病
浆细胞肿瘤及其他单克隆蛋白疾病	**免疫缺陷 / 失调相关淋巴组织增生和淋巴瘤**
单克隆 γ 球蛋白病	免疫缺陷 / 失调相关增殖

续表

冷凝集素病	免疫缺陷/失调相关多形性淋巴组织增殖性疾病
IgM 型意义未明单克隆 γ 球蛋白病	EB 病毒阳性黏膜皮肤溃疡
非 IgM 型意义未明单克隆 γ 球蛋白病	免疫缺陷/免疫失调相关淋巴瘤
具有肾意义的单克隆 γ 球蛋白病	先天免疫异常相关淋巴组织增殖和淋巴瘤
单克隆免疫球蛋白沉积相关疾病	
免疫球蛋白相关淀粉样沉积	
单克隆免疫球蛋白沉积症	
重链病	
μ 重链病	
γ 重链病	
α 重链病	
浆细胞肿瘤	
浆细胞瘤	
浆细胞骨髓瘤	
副肿瘤综合征象相关浆细胞肿瘤	
POEMS 综合征	
TEMPI 综合征	
AESOP 综合征	

表 2-3　成熟 T 细胞和 NK 细胞肿瘤

成熟 T 细胞和 NK 细胞白血病	肝脾 T 细胞淋巴瘤
T 细胞幼淋巴细胞白血病	间变性大细胞淋巴瘤
T 细胞大颗粒淋巴细胞白血病	*ALK* 阳性间变性大细胞淋巴瘤
NK 细胞大颗粒淋巴细胞白血病	*ALK* 阴性间变性大细胞淋巴瘤
成人 T 细胞白血病/淋巴瘤	乳腺假体植入相关间变性大细胞淋巴瘤
Sezary 综合征	结内滤泡辅助 T（TFH）细胞淋巴瘤
侵袭性 NK 细胞白血病	结内滤泡辅助 T（TFH）细胞淋巴瘤，血管免疫母型
原发皮肤 T 细胞淋巴瘤	结内滤泡辅助 T（TFH）细胞淋巴瘤，滤泡型
原发皮肤 CD4 阳性小–中等 T 细胞增殖性疾病	结内滤泡辅助 T（TFH）细胞淋巴瘤，非特指型
原发皮肤肢端 CD8 阳性 T 细胞增殖性疾病	外周 T 细胞淋巴瘤，非特指型
蕈样霉菌病	EB 病毒阳性结内 NK 细胞和 T 细胞淋巴瘤
原发皮肤 CD30 阳性 T 细胞增殖性疾病：淋巴瘤样丘疹病	结外 NK/T 细胞淋巴瘤
原发皮肤 CD30 阳性 T 细胞增殖性疾病：原发皮肤间变性大细胞淋巴瘤	儿童 EB 病毒阳性 T 细胞和 NK 细胞增殖及淋巴瘤
皮下脂膜炎样 T 细胞淋巴瘤	蚊虫叮咬超敏反应
原发皮肤 γ/δ T 细胞淋巴瘤	水泡痘疮样淋巴组织增殖性疾病
原发皮肤 CD8 阳性亲表皮侵袭性 T 细胞淋巴瘤	系统性慢性活动性 EB 病毒感染
原发皮肤外周 T 细胞淋巴瘤，非特指型	儿童 EB 病毒阳性 T 细胞淋巴瘤
肠道 T 细胞和 NK 细胞增殖和淋巴瘤	
胃肠道惰性 T 细胞淋巴瘤	
胃肠道惰性 NK 细胞增殖性疾病	
肠病相关 T 细胞淋巴瘤	
单形性嗜上皮性肠道 T 细胞淋巴瘤	
肠道 T 细胞淋巴瘤，非特指型	

（二）以淋巴结累及部位的范围分类（淋巴瘤的临床分期）

按照确诊时淋巴瘤的累及范围进行分期，分期越靠后，淋巴瘤的累及范围越广泛。Ann Arbor分期和Ann Arbor-Cotswolds分期是临床公认的分期标准（表2-4，表2-5）。但对于儿童淋巴瘤、皮肤T细胞淋巴瘤、慢性淋巴细胞白血病、胃肠道黏膜关联淋巴组织（MALT）淋巴瘤、多发性骨髓瘤等，由于其具有各自的特点，都有各自独特的分期标准。

表2-4　Ann Arbor 分期

分期	定义
Ⅰ期	单个淋巴结区受累（Ⅰ）或单个结外器官或组织受累（ⅠE）
Ⅱ期	膈肌的同侧两个或更多淋巴结区受累（Ⅱ）；或结外器官或组织和一个或更多淋巴结区受累（ⅡE）
Ⅲ期	膈肌两侧淋巴结受累（Ⅲ），同时有结外器官或组织的局限性受累（ⅢE）或脾受累（ⅢS）或两者均有（ⅢSE）
Ⅵ期	一个以上结外器官或组织（有或无淋巴结肿大）弥漫性或播散性受累

表2-5　Ann Arbor-Cotswolds 分期（1989）

分期	定义
Ⅰ期	病变侵犯单个淋巴区域或淋巴组织（如脾、胸腺、咽淋巴环等）（Ⅰ）或单个结外器官或部位受累（ⅠE）
Ⅱ期	病变侵犯膈肌同侧两个或更多淋巴区域或组织（Ⅱ）（纵隔是一个部位，而双侧肺门淋巴受累是两个部位）；局部侵犯单个结外器官或部位伴膈肌同侧一个或多个淋巴结区域（ⅡE）。受累的解剖部位数目应以脚注标出（如，Ⅱ₃）
Ⅲ期	病变侵犯膈肌两侧淋巴结区域或组织（Ⅲ），可伴有单个结外器官或部位侵犯（ⅢE），或脾侵犯（ⅢS），或两者均受侵犯（ⅢSE）
Ⅲ1期	有脾门淋巴结、腹腔淋巴结或肝门淋巴结受累
Ⅲ2期	有主动脉旁、肠系膜、髂血管淋巴结受累
Ⅳ期	广泛侵犯一个或多个结外器官或组织，伴有或不伴有淋巴结的侵犯

A：无全身症状。
B：无其他原因解释的发热、盗汗、体重下降（6个月内体重下降10%）。
X：巨块病变：在T5/6水平纵隔宽度大于胸腔直径的1/3，或肿块最大直径大于10 cm。
E：由一个淋巴结部位局部扩散引起的单一结外部位受累。

（三）以淋巴瘤分子特征为基础的分类

上述病理为基础的淋巴瘤分类系统是目前临床诊断，治疗淋巴瘤的最重要的分类诊断依据。但是由于淋巴瘤作为一种异质性极为突出的恶性肿瘤，在上述分类中仍有许多同一亚型所包含的疾病具有不同的临床特点、治疗反应及预后。随着对疾病的不断认识，特别在基因组学技术不断发展的当下，从淋巴瘤分子特征的角度去理解淋巴瘤的生物学特性，并指导精准治疗，越来越多地被临床医生认可。因此对部分异质性显著的淋巴瘤亚型中，进一步运用以二代测序技术为主的技术手段，包括全基因组测序（WGS）、全外显子组测序（WES）、特定基因组合的靶向测序、转录组测序（RNA-SEQ）和表观遗传组测序等，对肿瘤的分子特征进行描述，再结合生物信息学方法对淋巴瘤进一步进行分类。目前多作为WHO病理分类诊断的补充，广泛用于淋巴瘤的临床精准诊断、预后判断、治疗指导、靶向药物选择及微小残留病灶监测等。

例如针对发病率最高的"弥漫大B细胞淋巴瘤，非特指型"这一大类亚型，根据其分子特征就有多种分类系统用于临床。诸如定义了5个不同基因亚型（五分法）：C1型，主要为 *Bcl-10*、*TNFAIP3*、*UBE2A*、*CD70* 突变和 *Bcl-6* 易位。C2型，存在 *TP53* 双等位基因失活，影响染色体稳定性和细胞周期。C3型，主要为 *Bcl-2*、*CREBBP2*、*EZH2*、*KMT2D*、*TNFRSF14* 突变。C4型，主要为 *SGK1*、*HIST1H1E*、*NFKBIE*、*BRAF* 和 *CD83* 突变。C5型，主要为 *CD79B*、*MYD88^{L265P}*、*ETV6*、*PIM1* 和 *TBL1XR1* 突变。其中C1和C4亚型患者的预后较好，而C3和C5亚型患者的预后较差。还有定义了七个分子学亚型（七分法）的分类系统：MCD亚型，*MYD88^{L265P}* 突变、*CD79B* 突变是MCD的标志性的遗传学改变，通过BCR（B细胞受体）和TLR（Toll样受体）激活了NF-kB信号通路，导致B细胞不断的增殖，预后不良；N1亚型，这种分子学亚型的突变只有一个 *NOTCH1* 突变；A53亚型，*TP53* 失活、染色体非整倍体；BN2型，*Bcl-6* 重排、*NOTCH2* 突变；ST2型，*SGK1* 突变、*TET2* 突变，预后最好；EZB MYC＋型和EZB MYC－型，*EZH2* 突变、*Bcl-2* 易位、*MYC* 失调／

无 *MYC* 失调，以 *EZH2* 突变和 *Bcl-2* 易位为特征。

尽管分子分类诊断体系尚有待完善，目前仅作为标准病理分类诊断的补充和辅助，但是这些以分子生物标志物为特征，进行聚类分型的方法，切合了当下分子靶向药物治疗蓬勃发展的趋势，使得精准治疗更加有据可依，大大改善了部分患者的临床治疗效果以及预后。

（四）按照发病部位等临床特征的分类

恶性淋巴瘤作为一种全身性疾病，原发部位可以是身体任何部位的淋巴组织，因此没有按部位对淋巴瘤进行分类的分类体系。但是在病理分类中，常有一些淋巴瘤的病理分类命名会包含此类淋巴瘤的发病部位，这种情况往往说明，这类淋巴瘤兼具相对独特的发病部位和独特的病理学特征，而命名时加注发病部位，有利于和其他亚型进行区分。例如"原发中枢神经系统大B细胞淋巴瘤"，可以看作大B细胞的一个亚型，仅仅累及中枢神经系统，包括脑部，脊髓，脑脊液，眼内，而很少侵犯中枢神经系统以外的区域，多数病理表现为非生发中心来源的大B细胞淋巴瘤，在分子层面多数有 *MYD88*，*CD79B* 等基因突变，在治疗上也形成了以高剂量氨甲蝶呤化疗为核心的治疗体系，因此成为独特的一类。与此型类似的还有"原发纵隔大B细胞淋巴瘤""脾边缘区B细胞淋巴瘤""结外NK/T细胞淋巴瘤，鼻型""肠病T细胞淋巴瘤""原发皮肤T细胞淋巴瘤"等。

值得注意的是，这些含有发病部位命名分类的淋巴瘤，依然是病理学分类的范畴，也就是不仅发病部位要与之相符，更重要的是病理特征也要符合，否则是不能诊断的。例如：虽然大B细胞淋巴瘤患者起病部位是纵隔，但如果病理不符合原发纵隔大B细胞淋巴瘤独特的病理学特征，就不能诊断为"原发纵隔大B细胞淋巴瘤"，而只能诊断"弥漫大B细胞淋巴瘤非特指型，累及纵隔"。反之，如果发现既往认为某一特殊部位淋巴瘤，具有独特病理特征，但随着临床研究发现，具有这一病理特征的淋巴瘤事实上也会出现在其他部位，那这一类别可能会更名，删除分类中发病部位，例如在新版的WHO分类中就将以往"结外NK/T细胞淋巴瘤，鼻型"更名为"结外NK/T细胞淋巴瘤"。此外，尽管在临床上有时会发现某些患者的淋巴瘤发病部位比较特殊，而且有一定的病例数具有类似的特点，但在病理上尚未发现其独特的病理特征，这种情况虽然有时会称之为"原发某部位淋巴瘤"，但并没有形成独特的诊断类别，例如"原发骨弥漫大B细胞淋巴瘤"。

（五）按照淋巴瘤的治疗反应分类

在淋巴瘤的治疗过程中，可借助患者对治疗的反应来明确其对治疗的敏感程度，并决定进一步的治疗方向及选择。

首先，根据患者对于初始治疗的反应，分为治疗有效及原发耐药两个类型；原发耐药：经过规范的初始治疗不能达到完全缓解。对于治疗有效患者，根据其治疗反应，分为以下几种类型：

1. 完全缓解（CR）：淋巴瘤病灶完全消失，并且持续1个月以上。

2. 部分缓解（PR）：淋巴瘤2个最大直径的乘积缩小50%以上，其他病灶无增大，并且持续1个月以上。

3. 疾病稳定（SD）：淋巴瘤2个最大直径的乘积缩小不足50%，或大小无明显变化。

4. 疾病进展（PD）：淋巴瘤增大超过25%以上或有新的转移灶出现。

其次，对初始治疗反应不佳的患者，为"复发"或"难治性"淋巴瘤。复发是指在首次治疗达到完全缓解后，原发部位再发或者出现新的病变；难治性淋巴瘤指具有以下特征的淋巴瘤。

1. 经标准方案化疗2周期肿瘤缩小不足50%或病情进展。

2. 经标准方案化疗达CR，但半年内复发者。

3. 2次或2次以上复发者。

4. 造血干细胞移植后复发者。

（胡　凯）

第二节 淋巴瘤的临床诊断要点

淋巴瘤的诊断应当结合患者的临床表现、体格检查、实验室检查、影像学检查和病理学、分子遗传学诊断检查结果等综合进行。

一、临床表现

无痛、进行性淋巴结肿大是最常见临床表现。由于淋巴瘤可以原发于身体的任何器官和组织，局部症状还取决于不同的原发和受侵部位的压迫或功能异常等表现，通常分为原发于淋巴结和淋巴结外两大类。同时还要考虑有没有淋巴瘤B症状，如不明原因发热、盗汗、体重减轻、皮肤瘙痒和乏力等，同时伴有感染或者贫血等全身症状。

二、体格检查

不同区域的淋巴结是否肿大、肝脾的大小、伴随体征和一般状况等。

三、实验室检查

1. 一般实验室检查：血常规、肝肾功能、乳酸脱氢酶（lactate dehydrogenase，LDH）、β2微球蛋白、红细胞沉降率、乙型肝炎病毒（hepatitis B virus，HBV）、丙型肝炎病毒和人类免疫缺陷病毒（human immunodeficiency virus，HIV）检测。

2. 病理检查：必要时进行骨髓穿刺细胞学和（或）活检等。

3. 对于存在中枢神经系统受累风险的患者应进行腰椎穿刺，予以脑脊液生化、常规和细胞学等检查。

4. 对特殊类型淋巴瘤，需进行与其相关性密切的检查，如NK/T细胞淋巴瘤，以及其他EB病毒相关的淋巴瘤，如EB病毒阳性弥漫大B细胞淋巴瘤、淋巴瘤样肉芽肿等，应进行外周血EB病毒DNA滴度检测。对原发胃的黏膜相关边缘区B细胞淋巴瘤，应常规进行幽门螺杆菌（helicobacter pylori，Hp）检查。

四、影像学检查

常用的影像检查方法有CT、MRI、PET/CT、PET-MRI、B超、内镜、骨扫描等。

1. CT：目前仍作为淋巴瘤分期、再分期、疗效评价和随诊的最常用影像学检查方法，对于无碘对比剂禁忌证的患者，应尽可能采用增强CT。

2. MRI：中枢神经系统、骨髓和肌肉部位的病变应首选；对于肝、脾、肾、子宫等实质器官病变可以选择或者首选MRI检查，尤其对于不宜行增强CT扫描者，或者作为CT发现可疑病变后的进一步检查。

3. PET/CT：是大多数淋巴瘤分期与再分期、疗效评价和预后预测的最佳检查方法。

4. 超声：可用于浅表淋巴结和浅表器官（睾丸、甲状腺及乳腺等）病变的诊断和随诊，但一般不用于淋巴瘤的分期诊断。对于肝、脾、肾、子宫等腹盆腔实质性器官的评估，可以作为CT和MRI的补充，尤其适用于增强CT无法检查的情况。在浅表淋巴结切除活检时，选取超声检测声像图异常的淋巴结，有助于提高活检的准确性。超声引导下穿刺活检也应用于深部淋巴结、肝、纵隔等部位的病变诊断。

5. 同位素骨扫描：淋巴瘤骨受侵患者的全身骨显像缺乏特征性改变，常规骨扫描对患者的临床价值有限，对原发骨淋巴瘤治疗后随访观察和预后评价需要结合CT检查。

6. 腔镜检查：适用于可疑空腔脏器受侵的患者，同时可完成活检，明确病理。

五、病理学检查

对于淋巴结病灶，应尽可能切除完整淋巴结。如果淋巴结病灶位于浅表，应尽量选择颈部、锁骨上和腋窝淋巴结。初次诊断时，应首选切除或切取病变组织；对于复发患者，如果确实无法获得切除或切取的病变组织标本，可通过粗针穿刺获取的病变组织进行诊断。完整的淋巴结活检是确诊和进一步分型的首要方法，进行淋巴结活检时要注意以下几点。

1. 取表浅淋巴结活检，要选择肿大，而且有丰满、质韧等淋巴瘤特点的淋巴结，最好完整切除，以便观察到淋巴结结构，除非不得已，才做部分淋巴结切除活检。

2. 尽量选择受炎症干扰较小的部位的淋巴结活检，如滑车上淋巴结、腋下淋巴结、锁骨上淋巴结、颏下淋巴结等，而颌下淋巴结肿大大多与口腔炎症有关，腹股沟淋巴结肿大则与下肢感染有关，如足癣感染等。

3. 纵隔淋巴结肿大，特别是无浅表淋巴结肿大的患者，也要在全面检查后，用纵隔镜，甚至不惜开胸取活检，因为纵隔淋巴结肿大，可为良性，也可为恶性。

4. 活检术中，注意勿挤压组织，以免影响诊断结果。仅有结外部位受侵时也应尽量获取到足够的结外组织标本。例如胃的淋巴瘤胃镜取活检时需要深达黏膜下层，多点取材。针吸活检对于淋巴瘤的诊断价值存在争议，一方面，它具有很多优点，简便、快速，损伤和花费少，对于淋巴瘤的初步诊断准确率可达 70% 以上。另一方面，因针吸活检取到的细胞和组织太少，有时不能获得足够的组织结构的信息。针吸活检对于不同亚型淋巴瘤的诊断的准确性也有所不同，小淋巴细胞淋巴瘤（small lymphocytic lymphoma，SLL）/慢性淋巴细胞白血病（chronic lymphocytic leukemia，CLL）、浆细胞淋巴瘤、伯基特淋巴瘤的准确率几可达到 100%，而边缘带 B 细胞淋巴瘤则不到 30%。

淋巴瘤的病理诊断需结合形态学、免疫组织化学（IHC）、流式细胞术及遗传学和分子生物学技术及临床特征等综合判断。

1. 病理组织形态学：非常重要，不同类型的淋巴瘤具有特征性和诊断性的形态学特点。

2. 免疫组织化学（IHC）：用于鉴别淋巴瘤细胞的免疫表型，如 B 细胞或 T/NK 细胞、肿瘤细胞的分化及成熟程度等。通过组合相关的 IHC 标志物，进行不同病理亚型的鉴别诊断。

3. 流式细胞学：利用单克隆抗体检测相应的白细胞表面或细胞质内的抗原，更细致地分析正常和恶性细胞的系列来源，精确地了解淋巴瘤细胞的不同分化阶段，从而有助于临床分型，判断预后，指导治疗选择（如 CART 细胞治疗靶点检测）以及疗效判断及病情监测。

4. 细胞遗传学，主要研究染色体的结构和功能。通过对染色体数量和结构的分析，辅助染色体病及肿瘤的诊断，在血液系统恶性肿瘤的 MICM（mucosa-associated lymphoid tissue）诊断具有重要临床价值；可判断疾病预后、指导缓解后的治疗方案、指导用药，评估疗效以及检测微小残留病（MRD），检测复发。

5. 分子检测如淋巴细胞抗原受体基因重排检测、肿瘤基因二代测序检测等，可帮助对血液肿瘤个体异质性的了解和辅助诊断，不但可以作为阐明病因及发病机制的有效手段，还能够确定危险分级、预后分层和治疗计划，提高诊断的准确性及速度，在诊断、预后分析、治疗提供更个体化的方案。

（胡　凯）

第三节　整合诊断的含义和临床价值

"整合诊断"这一概念源于全球顶尖医疗机构 Mayo Clinic，目前并没有统一的定义，最早是基于白血病的诊断提出的，传统上整合诊断是指利用细胞形态学及细胞化学（morphology，M），免疫学［immunity，I，包括流式细胞免疫分析和（或）病理免疫组织化学］，染色体核型分析（cytogenetics，C），分子生物学技术（molecular，M，包括荧光标记探针的原位杂交技术、融合基因分析、基因变异分析、基因表达及其调控、基因片段分析）。对于淋巴瘤的而言，影像学检查无论在最初诊断、中期及后期评价疗效以及监测残留病灶方面均有重要的临床价值。因此，从广义的角度来讲，越来越多的学者将影像学评价纳入整合诊断的概念中。尤其是近年来，MICM 及联合影像分析等多平台、多组学检测及临床大数据的赋能平台，更能帮助医生实现精确诊断、精准治疗、辅助决策及预后管理四大临床应用。"整合诊断"在淋巴瘤的诊疗中有着很高的临床价值。

1. 临床及各辅诊科室间能够更好地进行学习、交流、共享、评估，统一认识、达成共识，虽然独立，但是能够发挥各自的优势。通过综合的结果，结合临床信息，给出最后的诊断，包括病变部位范围、病理诊断、免疫治疗的抗原检测、靶点信息、微环境内血管增生情况、背景淋巴细胞和组织细胞的富集、表型和基因变化以及对预后的影响、药物的敏感性等整合诊断的信息，为制订临床策略提供有益帮助，同时帮助临床对预后、治疗反应等进行预判。通过上述的精准的"整合诊断"，医生能够更好掌握患者的肿瘤特点，从而制订个体化的治疗方案。

2. 初始的"整合诊断"模式可为医生提供更详细的肿瘤特征及预后信息。淋巴瘤的诊断和治疗从最开始就需要制定整体治疗策略。从治疗方向的确立、化疗方案的选择，再到后期考虑如果病情复发需要采取什么样的挽救措施以及靶向治疗、免疫治疗的应用选择。对于初治患者来说，主要靠病理和免疫组化结果来判断患者属于哪种病理亚型，还需要检测患者的分子学特征、遗传学的特征，即我们常说的查染色体、荧光原位杂交（FISH）、基因等。能够掌握疾病的信息越多，越有可能在上述治疗的关键节点做出准确的选择。

3. 复发难治性患者再次进行"整合诊断"，对于重新判断疾病特征、肿瘤变异等信息尤为重要。首先要追踪患者最初的病理诊断，做病理复核或是复发后病灶再次穿刺活检进行病理检查，从形态学、免疫组化到分子细胞遗传学等方面进行全方位复查。如何选择靶向药物、如何改变淋巴瘤耐药的情况、是否需要移植，均需要通过患者的病理诊断、生物学特点，结合临床症状和治疗反应来进行判断和相应的处理。这些都需要"整合诊断"，做到有的放矢，避免浪费宝贵的治疗时间和金钱，甚至避免了导致患者状态更差的无意义治疗。

4. 在治疗过程中"整合诊断"可帮助医生进行治疗的全程管理。治疗过程中，可通过药物代谢基因型和药物浓度的监测，帮助医生更好地掌握药物用法用量，避免药物的严重毒副作用；通过流式实验室及分子实验室进行肿瘤细胞表面抗原检测可以为细胞免疫治疗及抗体类药物治疗进行指导；通过对患者的免疫系统功能监测及微小残留疾病监测可为医生抢先及维持治疗提供依据。微生物 NGS 检测能够精准检测病毒、细菌、真菌等病原微生物，同样可以给医生以强有力的指导，在不同情况下灵活的调整针对病原微生物的治疗方案。

总体来说，淋巴瘤的异质性很强，诊断非常复杂，单一平台、单一组学的设计可能没有办法满足临床的诊断需求。整合诊断区别于传统诊断，其具有全方位平台，不仅可以推动医疗技术进步，还有助于降低整体医疗成本，提升高质量医疗服务的可及性。在整合诊断全方面精准的指导下，可大大提高患者生存率、降低死亡风险。

（胡　凯）

参考文献

［1］中国抗癌协会淋巴瘤专业委员会，中国医师协会肿瘤医师分会，中国医疗保健国际交流促进会肿瘤内科分会. 中国淋巴瘤治疗指南（2021年版）. 中华肿瘤杂志，2021，43（7）：707-735.

［2］Zhu J, Ma J. Chinese Society of Clinical Oncology (CSCO) diagnosis and treatment guidelines for malignant lymphoma 2021 (English version). Chin J Cancer Res, 2021, 33（3）: 289-301.

［3］Zucca E, Arcaini L, Buske C, et al. Marginal zone lymphomas: ESMO Clinical Practice Guidelines for diagnosis, treatment and follow-up. Ann Oncol, 2020, 31（1）: 17-29.

［4］Lehmberg K, Nichols KE, Henter JI, et al. Consensus recommendations for the diagnosis and management of hemophagocytic lymphohistiocytosis associated with malignancies. Haematologica, 2015, 100（8）: 997-1004.

［5］Alaggio R, Amador C, Anagnostopoulos I, et al. The 5th edition of the World Health Organization classification of haematolymphoid tumours: lymphoid neoplasms. Leukemia, 2022, 36（7）: 1720-1748.

［6］Chapuy B, Stewart C, Dunford AJ, et al. Molecular subtypes of diffuse large B cell lymphoma are associated with distinct pathogenic mechanisms and outcomes. Nat Med, 2018, 24（5）: 679-90.

［7］Wright GW, Huang DW, Phelan JD, et al. A probabilistic classification tool for genetic subtypes of diffuse large B cell lymphoma with therapeutic implications. Cancer Cell, 2020, 37（4）: 551-568.e14.

［8］Weniger MA, Küppers R. Molecular biology of Hodgkin lymphoma. Leukemia, 2021, 35（4）: 968-981.

第三章

淋巴瘤的 CT 诊断

第一节 CT 检查原理概述

一、CT 成像原理

CT 即计算机断层成像（computed tomography）的缩写。1972 年，英国工程师 G. N. Hounsfield 为 EMI 公司建造了第一台商业化的医用计算机断层扫描仪，完成了第一位患者的头颅 CT 扫描。CT 成像基本原理是用 X 线束对人体检查部位一定厚度的层面进行扫描，由探测器接收透过该层面的 X 线，转变为可见光后，由光电转换器转变为电信号，再经模拟 / 数字转换器转为数字信号，输入计算机处理。图像形成的处理将选定层面分成若干个体积相同的长方体，称之为体素（voxel）。扫描所得信息经计算而获得每个体素的 X 线衰减系数或吸收系数，再排列成矩阵，即数字矩阵（digital matrix）。经数字 / 模拟转换器把数字矩阵中的每个数字转为由黑到白不等灰度的小方块，即像素（pixel），并按原来的矩阵排列，即构成 CT 图像。所以，CT 图像是由一定数目像素组成的灰阶图像，是数字图像。

在 CT 成像中物体对 X 线的吸收起主要作用，在均匀物体中，X 线的衰减服从指数规律。在 X 线穿透人体器官或组织时，由于人体器官或组织是由多种物质成分和不同的密度构成的，所以各点对 X 线的吸收系数是不同的。因此，CT 成像装置要从不同方向上进行多次扫描，来获取足够的数据。吸收系数是一个物理量，表示 CT 影像中每个像素所对应的物质对 X 线线性平均衰减程度。实际应用中，均以水的衰减系数为基准，故 CT 值定义为将人体被测组织的吸收系数与水的吸收系数的相对值，目前 CT 值通用 Hounsfield 单位（HU），再将图像面上各像素的 CT 值转换为灰度，就得到图像面上的灰度分布，这就是 CT 影像。CT 图像的本质是衰减系数成像。通过计算机对获取的投影值进行一定的算法处理，可求解出各个体素的衰减系数值，获得衰减系数值的二维分布（衰减系数矩阵）。再按 CT 值的定义，把各个体素的衰减系数值转换为对应像素的 CT 值，得到 CT 值的二维分布（CT 值矩阵）。然后，图像面上各像素的 CT 值转换为灰度，就得到图像面上的灰度分布，此灰度分布就是 CT 影像。

二、CT 设备基本组成

CT 扫描仪主要由硬件和软件系统组成。CT 硬件系统由扫描架、扫描床、电器柜、控制台等构成（图 3-1）。

扫描机架系统内部包括 X 线球管、高压发生器、探测器和准直器等。探测器的作用是接收透过被检体的 X 线并将其转换为可供记录的电信号。准直器的作用是减少患者的 X 线剂量和对 CT 成像所不必要的散射线，同时还决定了 CT 扫描的层厚。

计算机系统一般由主控计算机和阵列计算机两部分组成，其作用是控制和监视扫描过程，并将扫描数据送入存储器；CT 值的校正和输入数据的扩展；与操作者对话并控制扫描等信息的传送；图像重建的程序控制；故障诊断及分析和图像重建等处理。CT 软件安装在主控计算机中，是 CT

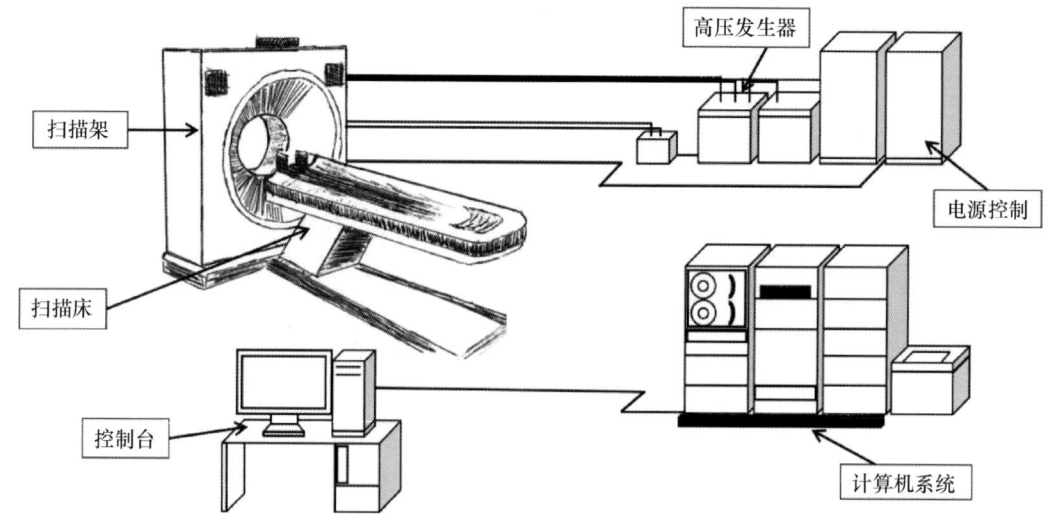

图 3-1　CT 扫描仪的基本构成

扫描控制、图像处理、显示及系统故障检查的重要工具。

三、CT 机的成像过程

1. 数据采集：是指从 X 线的产生到获得信息数据的过程，此过程获取的数据为原始数据。数据采集系统是由 X 线管、滤过器、准直器、探测器、数字模拟转换器等器件组成。

2. 数据处理：数字模拟转换器将模拟信号转换成数字，成为原始图像数据。在进行图像重建之前，为了得到准确的重建图像数据，要对这些数字数据进行处理，如对数变化，然后通过内插等多种方式对数据进行标准化的处理等。

3. 图像重建：是数字成像过程中最重要的环节。CT 扫描仪中阵列处理器是专门用来重建图像的计算机，计算机将收集到的原始数据经过复杂的重建运算，得到一个显示数据的矩阵。经数字/模拟转换器把矩阵中的每个数字转为对应的黑白像素。

4. 图像存储与显示：重建后的数字图像通过监视器的屏幕显示出来，而且还可以在监视器上进行图像的各种后处理。

（郭　炜　王晓华）

第二节　CT 检查方法与新技术

CT 检查是评估淋巴瘤的重要影像学方法，扫描方法主要包括平扫和增强。

CT 后处理技术主要有多平面重建（multi-planar reformatting，MPR）、表面阴影重建（surface shaded display，SSD）、最大密度投影（maximal intensity projection，MIP）、容积再现（volume rendering，VR）等。对于腹部器官如肝、胰腺和肠道的检查，需要在检查前禁食 4~6 h。提前告知患者 CT 检查情况，例如需要患者配合保持静止、屏气或减少吞咽等。

一、扫描方法

1. CT 平扫：又称普通扫描或非增强扫描，是指血管内不注射对比剂的 CT 扫描。普通扫描的层厚和层间距常采用 5 mm。采用横断面扫描。CT 扫描可清楚显示肿瘤位置、大小、范围及骨质改变，对定位、诊断及鉴别诊断有重要价值，特别是判断淋巴结肿大，以及淋巴瘤浸润实质和空腔脏器方面都具有很高的敏感性和特异性。

2. 增强扫描：指静脉注射水溶性有机碘对比剂后的扫描。注射对比剂后，血管和血供丰富的组织器官或病变碘含量高，而血供少的病变组织碘含量低，使正常组织与病变组织之间碘浓度产生差别，形成密度差，有利于发现平扫未显示或显示不清的病变，同时根据病变的强化特点有助于病变的定性。增强扫描比平扫可以明显提高实质脏器如肝、脾、肾浸润的敏感性和评价淋巴结累及情况的准确性。

多期增强扫描技术是在一次静脉注射对比剂后根据被检查器官的血供特点，分别于强化的不同时期对被检查器官进行多次完整的螺旋扫描。选择合适的时间点进行扫描，获得靶器官的动脉期、实质期、静脉期图像。

3. 淋巴瘤CT平扫及增强图像特点（图3-2）：CT平扫在密度上难以区分淋巴结与血管结构，增强扫描利于二者区分。正常淋巴结密度均匀，强化程度与肌肉相似。淋巴瘤结内侵犯通常表现为淋巴结增大，短径通常大于10 mm，有些可发生相互融合，强化程度高于肌肉。

二、CT后处理技术

1. 多平面重建（MPR，图3-3、图3-4）：是将扫描范围内所有的横断面图像叠加起来再对指定的组织进行冠状位、矢状位或任意角度图像重组。MPR可以任意角度观察病变，真实地反映病变与毗邻器官、血管的位置关系等。

图3-3和图3-4分别为冠状位和矢状位重建图，较常规轴位图像可以更加全局直观显示淋巴瘤病变分布的位置和范围，以及与腹主动脉、肾动脉及肠系膜血管的关系。

2. 表面遮盖显示（SSD，图3-5）：是假设将操作者的眼睛作为光源投射，CT值在设定阈值

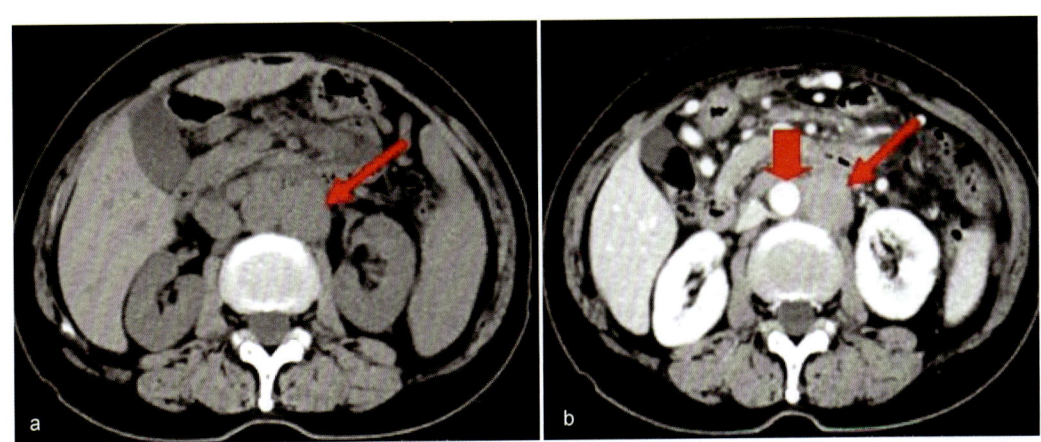

图3-2 CT图像。a. CT平扫图像，腹膜后肿大淋巴结与腹主动脉密度近似，边界难以分清；b. CT增强图像，腹主动脉（粗箭头）与肿大淋巴结（细箭头）强化程度差异显著，可以清晰分辨出肿大淋巴结与腹主动脉

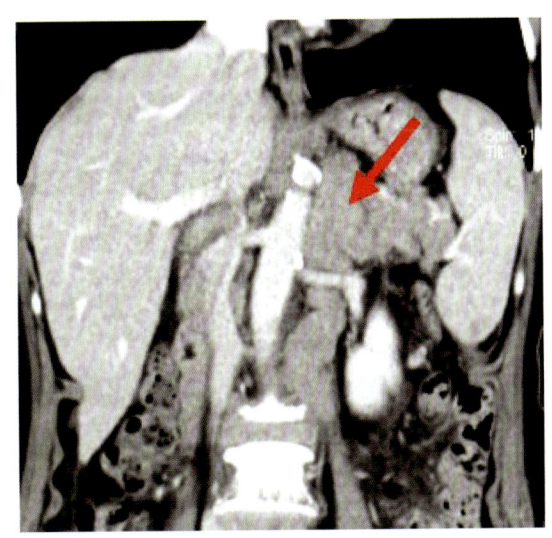

图3-3 冠状位重建图

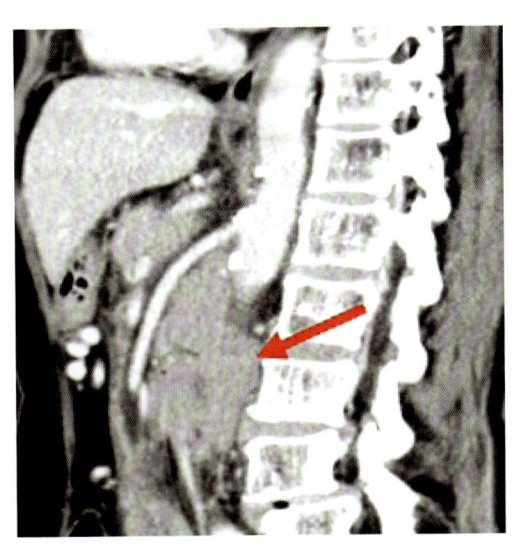

图3-4 矢状位重建图

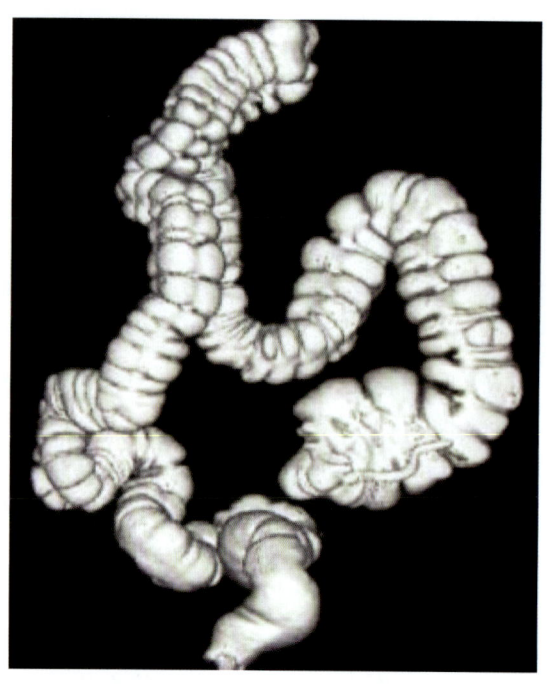

图 3-5 结肠 SSD 图,整体直观显示结肠全貌,达到类似结肠造影的效果

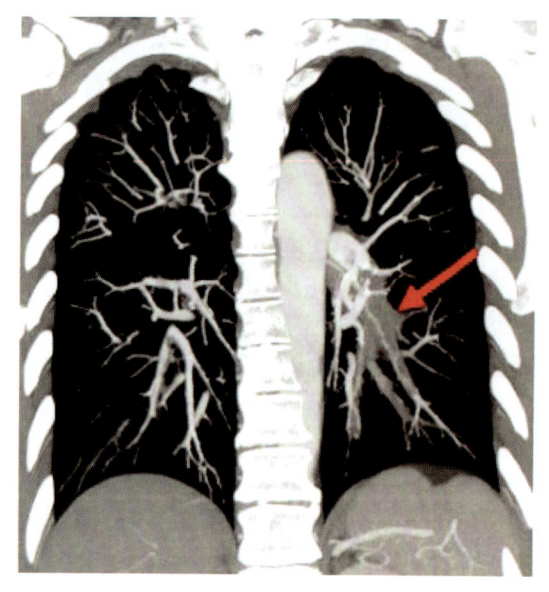

图 3-6 最大密度投影图可以直观显示淋巴瘤对肺血管的包绕侵犯情况

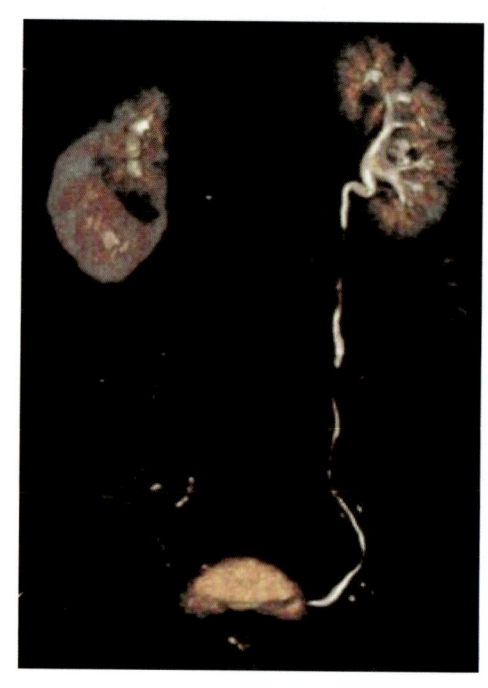

图 3-7 泌尿系 VR 图可以直观显示淋巴瘤对输尿管、肾盂及膀胱的侵犯,以及有无泌尿系积水情况

以上的体素则不再透过,仅呈现所有表面体素的立体图形。简而言之,SSD 图像就像是黑白的塑形图像。临床上主要用于结肠淋巴瘤的 CT 重建,但其显示黏膜的效果欠佳。

3. **最大密度投影**(MIP,图 3-6):是将一定 CT 层厚中最大 CT 值的体素投影到同一平面上,以显示强化密度高的血管和(或)器官。临床上主要用于显示淋巴瘤与血管的关系。

4. **容积再现**(VR,图 3-7):是一种 3D 图像重建方法,除了提供空间信息外,还能够提供密度信息。VR 图像通常以彩色显示,可以对动静脉、软组织及骨结构等进行立体成像,对于复杂结构的成像有一定优势。

(郭 炜 王晓华 于 波)

第三节 淋巴瘤的 CT 诊断要点及鉴别诊断

一、淋巴结的 CT 表现

正常淋巴结 CT 表现为椭圆形、类圆形小结节影,边缘光滑,内部密度均匀。

颈部淋巴结分为 7 组,颏下及下颌下淋巴结区为Ⅰ区,颈内静脉上组淋巴结区为Ⅱ区,颈内静脉中组淋巴结区为Ⅲ区,颈内静脉下组淋巴结区为Ⅳ区,颈后三角区淋巴结区为Ⅴ区,中央淋巴结区为Ⅵ区,属于内脏周围淋巴结,包括环甲膜淋巴结、气管周围淋巴结、甲状腺周围淋巴等；上纵隔淋巴结区为Ⅶ区，界限为颈总动脉、胸骨上窝以及主动脉弓。CT检查发现气管食管沟内淋巴结可确定为病变淋巴结。

胸部淋巴结分为14组（图3-8），位于上纵隔淋巴结有1~6组，分别是最上纵隔淋巴结（1组）、上段气管旁淋巴结（2L/2R组）、血管前气管后组淋巴结（3A/3P组）、下气管旁左右下淋巴结（4L/4R组）。位于主动脉附近的是5、6两组，分别是主肺动脉窗淋巴结（5组）、主动脉弓旁淋巴结（6组）。处于下纵隔的淋巴结有7、8、9三组，分别是隆突下淋巴结（7组）、食管旁淋巴结（8组）、肺韧带淋巴结（9组）。分布在肺门及支气管的淋巴结依次是肺门淋巴结（10组）、叶间淋巴结（11组）、肺叶淋巴结（12组）、肺段淋巴结（13组）、肺亚段淋巴结（14组）。气管前腔静脉后淋巴结（2组）、气管隆嵴下淋巴结（7组）、气管分叉处淋巴结（4组）、主肺动脉窗淋巴结（5组）为纵隔最重要淋巴结区。

一般CT上测量淋巴结径线，除主肺动脉窗及膈脚后区淋巴结以6 mm为诊断阈值外，其余淋巴结均以10 mm作为增大的诊断阈值。此外若小淋巴结增多或融合成簇亦应提高警惕，当增大淋巴结侵犯周围结构时可考虑为恶性。

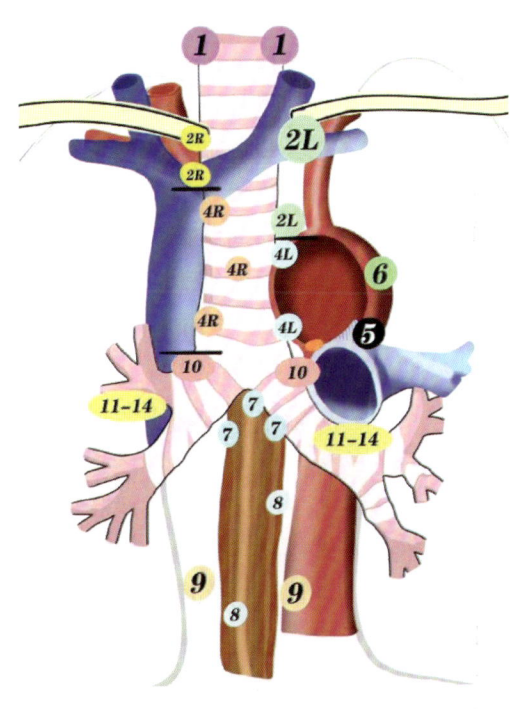

图3-8　胸部淋巴结示意图

二、淋巴瘤结内侵犯

CT诊断要点：

1. 多发淋巴结肿大或仅淋巴结数目增多。
2. 可孤立分布，也可融合成团包绕邻近血管，密度均匀（图3-9）。
3. 治疗前不易发生液化、坏死及钙化。
4. 增强后轻度均匀强化。

鉴别诊断：

1. 结节病：为自限性病变，部分可自行消退。淋巴结受累表现为多发淋巴结肿大，很少发生融合，以双侧肺门区对称性淋巴结受累为典型表现。

2. 淋巴结结核：结核性淋巴结多伴有钙化和肺内结核病灶，有干酪样坏死者典型CT增强表现为环形强化。

3. 淋巴结转移：多有原发恶性肿瘤病史，转移性淋巴结形态不规则，与邻近组织器官界限不清晰，内部常发生坏死，增强扫描不均匀强化。

4. 卡斯尔曼病（Castleman disease）：也称为巨大淋巴结增生，中青年多见，可以发生在淋巴结存在的任何部位，胸部最多，其次为颈部和腹部。病理上分3型：透明血管型、浆细胞型和中间型。临床上分为局限型和广泛型。局限透明血管型的强化特点是强化程度接近血管。广泛型病理几乎为浆细胞型，特点是多发淋巴结肿大，呈低至中度强化。

5. 木村病（Kimura disease）：也称为嗜酸性粒细胞增生性淋巴肉芽肿，多见于亚洲人群，青壮年男性多见。好发于头颈部皮下组织或大唾液

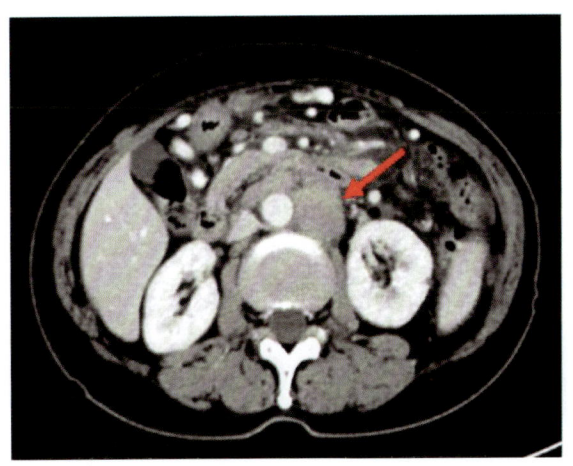

图3-9　腹膜后多发肿大淋巴结（红箭头），部分发生融合，密度均匀，轻度强化，包绕腹主动脉

腺，腮腺最常见，常伴有局部淋巴结肿大，淋巴结肿大也可以是唯一表现。受累器官和淋巴结密度均匀、明显强化。

6. 菊池病（Kikuchi disease）：是一种自身免疫性疾病，也称为坏死性淋巴结炎，多见于亚洲人群，主要影像学表现为淋巴结肿大，最常见于颈后三角区，也可发生于腋窝、纵隔、腹股沟及腹主动脉旁等区域，病灶多而小，肿大的淋巴结直径多数为 1~2 cm，淋巴结周围脂肪水肿。

7. 反应性淋巴结炎：肿大淋巴结密度均匀，形态为圆形，边界清晰，无周围侵犯征象，增强扫描病灶明显强化。

三、淋巴瘤结外侵犯

常见部位为脾，其次是肝、胃肠道、乳腺及甲状腺等。

（一）脾淋巴瘤

CT 诊断要点：

1. 脾体积正常或增大。
2. 脾内单发或多发低密度结节或肿物，轻度强化（图 3-10）。
3. 可伴有脾门或其他部位的淋巴结肿大。

鉴别诊断：

1. 脾不典型血管瘤：血管瘤通常为高强化，部分可表现为低强化，延迟扫描进一步向中心强化的特点有助于鉴别。不伴脾门和其他部位淋巴结肿大。

2. 脾炎性肌纤维母细胞瘤：表现为单发或多发结节、肿物，增强早期强化不明显，延迟扫描较明显强化，不伴有脾门和其他部位淋巴结肿大。

3. 脾转移瘤：少见，多有明确原发恶性肿瘤病史，原发癌多见于肺癌、乳腺癌、卵巢癌、消化道肿瘤、恶性黑色素瘤等。

4. 淋巴管瘤：脾大伴多发薄壁囊性低密度影，无明显强化，内部可见分隔和钙化。

5. 错构瘤：表现为低密度或等密度结节影，有时可伴钙化，增强无明显强化。不伴发钙化时与脾淋巴瘤难鉴别。

（二）肝淋巴瘤

CT 诊断要点：

1. 肝内低密度结节或肿物，增强可呈环形强化。
2. 亦可表现为肝门区不受叶段解剖限制的大片低密度区，其内血管自然穿行，无受压移位。
3. 或表现为全肝弥漫增大。
4. 可同时伴有其他部位脏器受侵和淋巴结肿大。

鉴别诊断：

1. 肝转移瘤：多有原发恶性肿瘤病史，单发或多发低密度肿物，增强扫描静脉期常呈环形强化。

2. 原发性肝细胞肝癌：多有乙肝、肝硬化病史，可表现为肿物或弥漫性低密度病变，典型表现为动脉期早期强化，静脉期强化快速消退，部分延迟期见假包膜样强化。

3. 胆管细胞癌：增强动脉期无明显强化，有延迟强化特点。同时，胆管细胞癌常伴有邻近肝被膜萎缩，肝内胆管扩张。

4. 肝炎性假瘤：可单发或多发，也可以由多个病灶融合而成。增强早期强化不明显，晚期可见延迟强化，以周边强化或偏心结节状强化为主。

5. 肝弥漫性病变：淋巴瘤表现为肝弥漫性增大时需与肝炎、肝硬化、遗传性疾病如含铁血黄素沉着、肝豆状核变性、糖原沉积病等鉴别，系统性疾病如红斑狼疮累及肝等鉴别，影像学鉴别困难，需结合临床及活检。

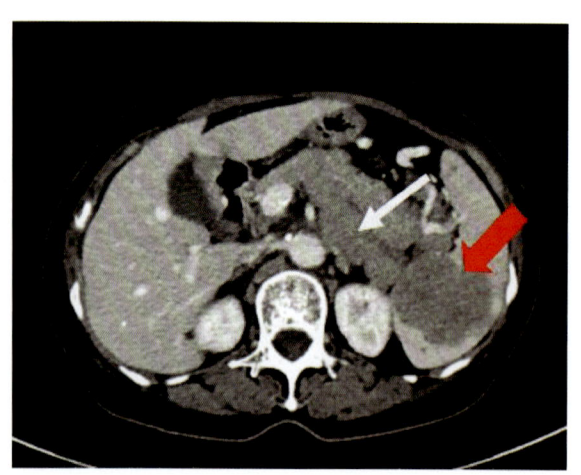

图 3-10 脾多发低密度结节及肿物（红箭头），脾门及腹腔多发肿大淋巴结（白箭头）

（三）胃淋巴瘤

CT 诊断要点：

1. 胃壁广泛增厚，胃腔狭窄，但仍有一定扩张度（图 3-11）。
2. 浆膜面光整，无明显外侵。
3. 增强动脉期轻度强化，门脉期强化明显且均匀。
4. 可伴有腹腔、腹膜后淋巴结肿大，转移淋巴结密度不均匀。

鉴别诊断：

1. 胃癌：胃黏膜破坏，胃腔缩窄，胃壁僵硬，增强较淋巴瘤强化明显，易发生浆膜外侵犯、网膜侵犯和腹盆腔种植转移。
2. 胃间质瘤：表现为实性软组织肿块，局部可有囊变、坏死、溃疡、出血，增强较淋巴瘤强化不均匀，一般无淋巴结转移。当肿瘤坏死与胃腔相通时，可显示特征性的气液平。

（四）小肠淋巴瘤

CT 诊断要点：

1. 好发于小肠远端，小肠肠壁较广泛增厚，多为环周性（图 3-12）。
2. 肠腔不规则长段狭窄或呈动脉瘤样扩张，无明显浆膜外侵。
3. 可伴有肠系膜区淋巴结肿大，肿大淋巴结包绕肠系膜血管及脂肪可呈典型"三明治"征象。

鉴别诊断：

1. 小肠癌：多见于近端小肠，肠壁局限增厚，肠腔狭窄，管壁僵硬，近端肠管扩张，可伴发肠梗阻。

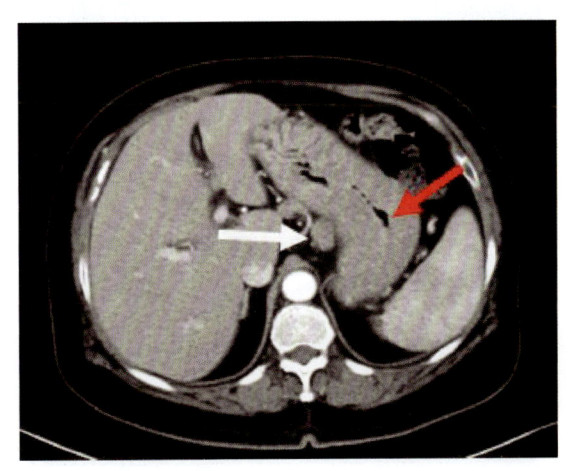

图 3-11 胃壁弥漫增厚（红箭头），胃腔狭窄，胃壁柔软有一定扩张度，浆膜面光滑，胃小弯侧见肿大淋巴结（白箭头）

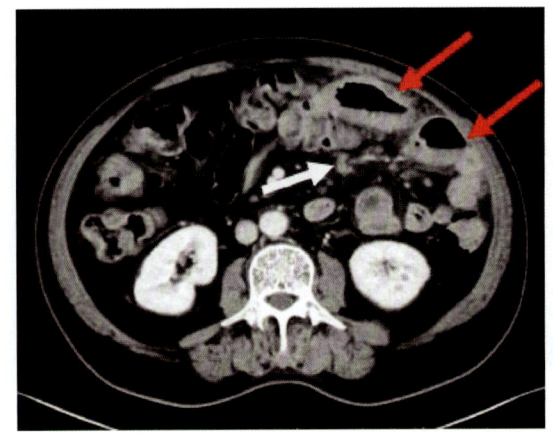

图 3-12 空肠远端肠管壁广泛环周样增厚（红箭头），周围肠系膜区多发稍肿大淋巴结（白箭头）

2. 小肠间质瘤：表现为实性软组织肿块，形状为圆形、椭圆形、分叶状或不规则形，向外、腔内或壁间生长，局部可有囊变、坏死、溃疡、出血或钙化，增强较淋巴瘤强化不均匀，即使肿瘤体积较大，周围的浸润也较轻，一般无淋巴结转移。恶性间质瘤可发生肝和腹膜转移。
3. 小肠神经内分泌瘤：表现为肠壁增厚或腔内肿物，增强较淋巴瘤明显强化，可伴有周围淋巴结转移。
4. 小肠克罗恩病：肠道多节段的病变，范围广泛，以肠系膜侧肠壁增厚明显。

（五）结直肠淋巴瘤

CT 诊断要点：

1. 肠壁局限或环周样增厚，范围较广。
2. 也可以表现为单发肿物，增强多为轻度强化。
3. 浆膜面多光整，无明显外侵，肠管有一定扩张度。
4. 发生在回盲部可形成肠套叠。
5. 常伴有腹盆腔及腹膜后等部位淋巴结肿大（图 3-13）。

鉴别诊断：

1. 结直肠癌：肠壁增厚较局限，黏膜破坏明显，易并发肠梗阻；增强较淋巴瘤多强化明显。常向浆膜外或周围脂肪浸润，局部淋巴结肿大。
2. 克罗恩病：可累及全胃肠道，回肠最常累及，其次是右半结肠，可同时伴有小肠病变。常多病灶同时存在，跳跃式分布。黏膜破坏不明显，常可见"鹅卵石"样改变或"裂隙"样溃疡，有时可见瘘管形成。肠管局限性狭窄，可形成假憩室。

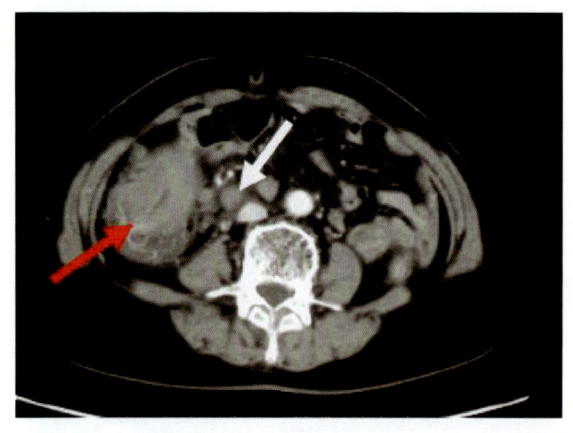

图 3-13　回盲部肠壁环周样增厚（红箭头），局部形成肿物，周围肠系膜区多发肿大淋巴结（白箭头）

3. 肠结核：好发于回盲部，增殖型表现为肠壁增厚，肠腔狭窄，盲肠短缩上提，病变与正常肠管分界不清。溃疡型表现为明显的肠管激惹、痉挛，可同时累及盲肠、升结肠，也可累及回肠。

（六）乳腺淋巴瘤

CT 诊断要点：

1. 乳腺单发或多发结节，单发多见，轮廓清楚。
2. 侵犯一个象限或整个乳腺，患侧乳腺密度均匀增高，皮肤弥漫增厚，皮下软组织网格状改变。
3. 相应腋窝、纵隔区可见肿大淋巴结。

鉴别诊断：

1. 乳腺癌：表现为结节或肿物，常可见毛刺、微小钙化，局部皮肤增厚及乳头凹陷。
2. 乳腺炎：临床常有相应炎症症状，单纯影像表现无法与部分乳腺淋巴瘤鉴别。

（七）甲状腺淋巴瘤

CT 诊断要点：

1. 甲状腺单发或多发低密度结节或肿物。
2. 甲状腺弥漫增大。
3. 常压迫或侵犯周围结构，钙化或坏死少见。
4. 增强扫描轻度强化。
5. 常合并颈部淋巴结肿大。

鉴别诊断：

1. 桥本甲状腺炎：甲状腺对称性增大，密度均匀，增强不均匀明显强化。
2. 甲状腺癌：单发结节或肿物常见。病变形态不规则，密度不均，边缘模糊，常表现为不规则高密度区内混杂不规则低密度灶，可有钙化。

甲状腺乳头状癌可出现囊变和明显强化的壁结节。甲状腺髓样癌虽然病变密度可较均匀，但均匀程度不如淋巴瘤，以侵犯单侧叶多见，转移淋巴结强化较淋巴瘤明显。

（八）鼻咽和口咽淋巴瘤

CT 诊断要点：

1. 双侧对称性等或稍低密度肿物（图 3-14）。
2. 位于黏膜下，表面光滑，较少侵犯邻近组织。
3. 增强扫描呈轻度均匀强化。
4. 常伴有颈部淋巴结肿大。

鉴别诊断：

1. 鼻咽癌：好发于咽隐窝和咽侧壁，肿瘤可沿颅底神经孔道或间隙向周围结构蔓延，颅底骨质常可见破坏。
2. 扁桃体癌：常为单侧受侵，表现为扁桃体区不规则肿物，表面不光滑，可有溃疡；边界不清晰，与咽旁间隙分界不清，病灶较大者可以向前外侵犯咽旁间隙、舌根部。淋巴结转移常见，表现为中心坏死的环形强化。

（九）鼻腔淋巴瘤

CT 诊断要点：

1. 低密度肿物呈片状沿鼻甲、鼻中隔播散。
2. 可破坏鼻甲、鼻中隔，常侵犯邻近皮肤，鼻窦骨质破坏少见。
3. 增强扫描病变轻度较均匀强化。

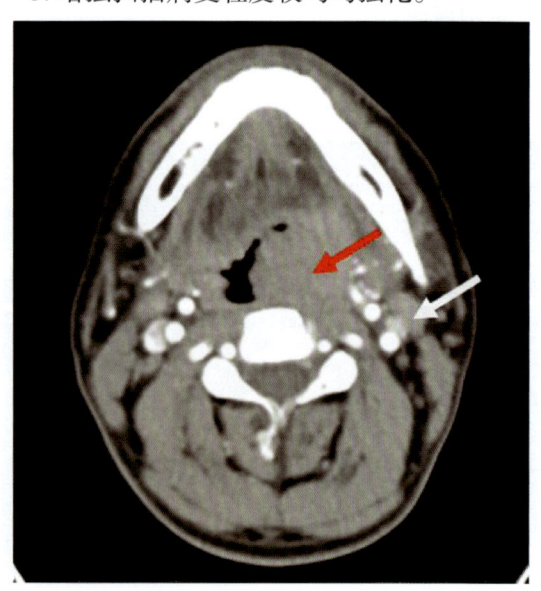

图 3-14　双侧腭扁桃体黏膜增厚，左侧形成软组织肿物凸向口咽（红箭头），轻度均匀强化，双侧颌下淋巴结肿大（白箭头）

鉴别诊断：

1. 鼻腔癌：浸润性生长，形态不规整，不均匀强化，邻近骨质破坏明显，常伴周围结构侵犯及淋巴结转移。

2. 内翻乳头状瘤：中鼻道鼻腔外侧壁，沿鼻甲长轴生长，常累及鼻窦，邻近骨质受压或吸收为较特征改变。

（十）眼眶淋巴瘤

CT 诊断要点：

1. 可双侧受累。

2. 球后围绕眼球、视神经呈铸型生长的浸润性肿物或泪腺肿物（图 3-15）。

3. 可破坏眼眶骨壁。

4. 可伴颈部淋巴结肿大。

鉴别诊断：

1. 炎性假瘤：双侧眼眶受累者较淋巴瘤者少，病灶密度不均匀者居多。眶内局限或弥漫软组织影，边界不清，眼环及球后脂肪间隙常受累。多伴有眼环增厚，眼外肌与视神经增粗，眶内脂肪减少或消失。

2. 海绵状血管瘤：多位于眼后肌锥内，呈圆形或类圆形，边界清楚，密度均匀，与眼外肌密度相当，部分内可见钙化，眶尖透明区存在，增强渐进性强化。

3. 神经鞘瘤：血供丰富且易发生坏死囊变，增强强化迅速且不均匀。

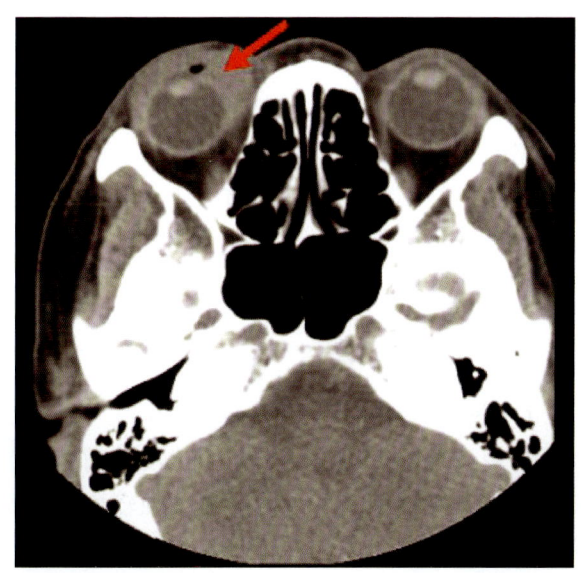

图 3-15　右侧眼眶泪腺区软组织密度肿物（红箭头），密度均匀，包绕眼球

4. 视神经脑膜瘤：当淋巴瘤包绕视神经生长时需与视神经脑膜瘤鉴别，淋巴瘤通常包绕视神经呈塑形生长，轻度强化；但脑膜瘤并不塑形生长，明显强化。

5. 泪腺肿瘤：良性者呈光滑椭圆形肿块，较淋巴瘤形态规则；恶性者边界不清，密度不均，可有骨质破坏。

6. 良性反应性淋巴组织增生：在病理上与淋巴瘤存在交叉，可转化为淋巴瘤，影像表现相似，难以鉴别，需活检。

7. 格雷夫斯眼病（Graves' ophthalmopathy）：多数双侧发病，以下、内直肌增粗最多见，主要累及肌腹，眶内脂肪增多可引起眼球前突。

（十一）涎腺淋巴瘤

CT 诊断要点：

1. 涎腺体积增大或实质内肿块。

2. 常侵犯双侧。

3. 增强轻度强化。

4. 常伴颈部淋巴结肿大。

鉴别诊断：

1. 腮腺多形性腺瘤：单侧单发多见，增强动脉期轻度强化，有延迟强化特点。

2. 腮腺 Warthin 瘤：可表现为双侧、多发结节影，强化明显，可见血管包绕病灶内小血管影通过。

3. 腮腺基底细胞腺瘤：常单发，多呈囊实性，增强明显强化。

4. 涎腺恶性肿瘤：腮腺黏液表皮样癌多见，表现为形态不规则肿块，边界不清，呈浸润生长，侵犯周围结构。

（十二）肺淋巴瘤

CT 诊断要点：

1. 肺内单发或多发结节或肿物（图 3-16）。

2. 肺实变或弥漫网状结节样改变。

鉴别诊断：

1. 表现为肺实变者应与炎症、结核等鉴别。典型的大叶性肺炎表现为一肺叶分布的实变影，可见支气管充气征，不跨叶间裂。肺炎影像表现与淋巴瘤有重叠，但患者有明显临床症状。肺结核常表现为片状渗出影、肺实变影、结节样增殖灶、干酪坏死、空洞、纤维化、钙化等改变，常

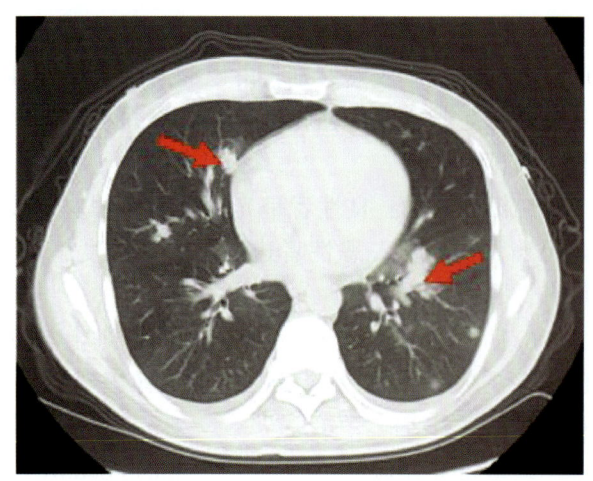

图 3-16 双肺多发结节影、实变影（红箭头）

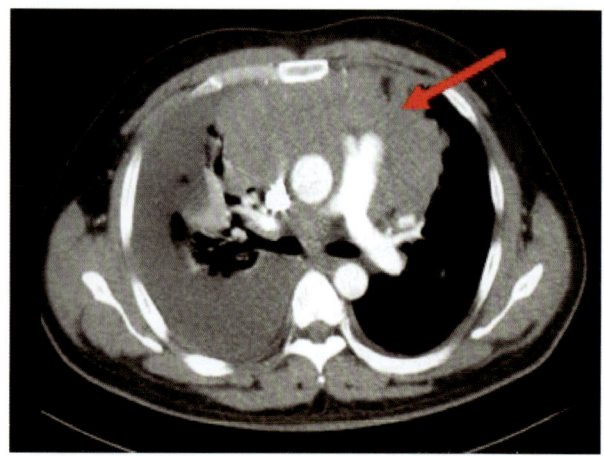

图 3-17 前纵隔不规则软组织密度肿物（红箭头），轻度强化，包绕主动脉及肺动脉，侵犯邻近肺野、胸膜及心包，右侧胸腔积液

可见卫星灶。增强检查显示肺门、纵隔肿大淋巴结由于内部干酪样坏死而表现为典型环形强化。

2. 表现为结节或肿块者，应与支气管肺泡癌、结核、真菌、转移瘤等鉴别。支气管肺泡癌有沿肺泡蔓延、淋巴道和血道播散特点，影像上表现为多灶性和弥漫性生长特点，黏液型多表现为实变影像，非黏液型多表现为结节、肿块影，肺泡癌磨玻璃晕征少见，对鉴别有一定帮助。若无全身淋巴瘤表现，肺内改变鉴别困难，需病理证实。结核表现为多发结节、肿块，有好发部位，上叶尖后段及下叶背段为主，同时常伴有肺内多发改变，如纤维化、钙化、支气管播散。真菌表现为多发肿块，常可见空洞，典型者为新月形空洞，空洞内可见曲菌球，部分结节周围见磨玻璃影，呈晕征改变。转移瘤一般有明确原发恶性肿瘤病史，边界较清晰，随机分布。

3. 继发性肺淋巴瘤由于全身系统受侵，易于诊断。

（十三）纵隔淋巴瘤

CT 诊断要点：

1. 前纵隔肿物，体积较大，呈多结节融合状（图 3-17）。

2. 常包绕血管，侵犯邻近肺野、胸膜和心包。

3. 增强后轻度强化。

鉴别诊断：

1. 胸腺肿瘤：部分患者伴重症肌无力。主要表现为前纵隔边界清晰或分叶状肿块，可伴有坏死、囊变、钙化。高风险胸腺瘤、胸腺癌易出现出血、坏死、囊变，肿瘤边缘棘状突起及瘤周微小结节等侵袭征象，大血管侵犯、胸膜及远处转移更多见，胸腔积液不常见。胸腺癌常表现为前纵隔局部浸润大肿块，常伴区域淋巴结肿大及远处转移，胸腔积液及心包积液多见。

2. 生殖细胞肿瘤：好发于中青年，以畸胎类肿瘤多见。表现为前纵隔肿物，向一侧肺野突出，常可见脂肪、钙化及软组织影。若边界不清，周围脂肪间隙模糊，侵犯胸膜、心包，提示恶性。非畸胎类肿瘤患者大部分为青年男性，精原细胞瘤密度常均匀，其他类型非畸胎类肿瘤密度多不均匀，常有囊变或坏死。

3. 结节病：双侧肺门淋巴结对称肿大是特征性表现，可同时伴有纵隔淋巴结肿大，多沿中轴呈两侧对称分布，结节很少融合，很少伴有上腔静脉及大血管受压。

4. 转移性淋巴结：多有明确原发恶性肿瘤病史，增强后表现多与原发癌特点类似，无特异性。

5. 淋巴结结核：多单侧肺门或纵隔分布，可伴有钙化，增强扫描典型者呈花环样强化。通常伴有肺部结核病变。

（十四）肾淋巴瘤

CT 诊断要点：

1. 单发肿物或多发结节或弥漫浸润病变，平扫密度高于或等于肾实质密度，增强较均匀轻度强化，可伴有腹膜后淋巴结肿大（图 3-18）。

2. 腹膜后淋巴结蔓延至肾，可包绕肾门血管，无肾静脉瘤栓。

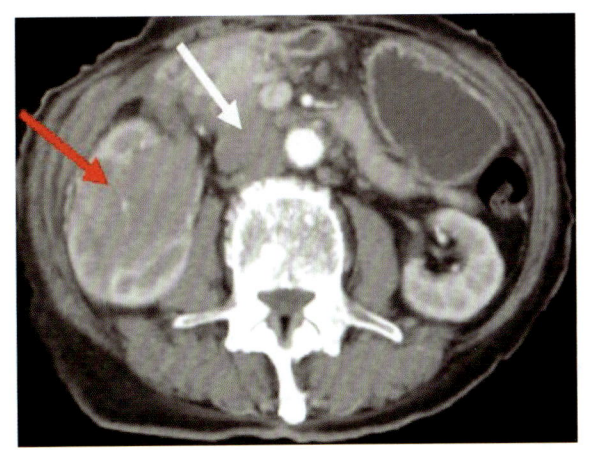

图 3-18 右肾肿物（红箭头），均匀轻度强化，包绕肾门血管，腹膜后肿大淋巴结（白箭头）

3. 肾周受侵可表现为肾周脂肪间隙内软组织密度影。

鉴别诊断：

1. 肾癌：表现为肾实质内单发肿块，少数为多发，呈类圆形或分叶状，常造成局部肾轮廓外突。肿瘤较大者可出现囊变出血和坏死，造成密度不均。增强扫描肿块的强化形式与组织学亚型相关，透明细胞癌表现为明显不均匀强化，乳头状和肾嫌色细胞癌呈轻度强化。进展期易累及肾窦，常向肾外侵犯；肾静脉和下腔静脉可发生瘤栓；淋巴结可发生转移。

2. 转移瘤：肾淋巴瘤表现为多发肿块时需要与转移瘤鉴别，二者影像表现有重叠，转移瘤一般来源于肺或乳腺，影像表现类似原发灶表现，结合原发肿瘤病史不难鉴别。

3. 腹膜后恶性肿瘤：肾周肿块型淋巴瘤需与腹膜后来源恶性肿瘤鉴别。腹膜后来源恶性肿瘤，体积较大，常表现为不均匀强化，侵犯肾时会造成肾形态、密度改变；而淋巴瘤常包绕肾，肾形态一般不改变。

（郭 炜）

第四节　CT 报告的组成及解读

一、CT 报告的组成

一份完整的 CT 检查报告通常由三部分组成（图 3-19）：基本信息、征象描述和影像诊断。

（一）第一部分，患者基本信息

包含患者的姓名、性别、年龄、影像号、住院号、所属病房及病床、临床初步诊断及本次检查的项目和部位，是根据临床申请单信息自动生成的。因此，临床医生在开具申请单时，应根据已掌握的临床资料，给予尽可能准确的临床诊断，以及对本次 CT 扫描最关注的问题进行尽可能详细的描述，利于放射科医师快速明白临床需求，进行有针对性的阅片。例如我们在临床工作中，经常遇到申请单上诊断为"腹痛待查"，放射科医师第一直觉是可能存在急腹症情况，但看到患者腹部 CT 图像时，发现腹腔内、腹膜后多发大小不等淋巴结，同时伴有肝、脾的多发低密度病变，很快就意识到这是一个复杂的病例。调阅患者既往影像资料，发现患者是第一次来本院放射科检查，难以参阅既往图片，这会给患者的准确诊断带来一定的困难。由于无法获取患者详尽资料，放射科医师可能出具类似以下诊断意见：恶性肿瘤的多发转移？淋巴瘤？其他？在临床诊断"腹痛待查"帮助甚微的情况下，放射科医生只能从海量影像图像中进行诊断与鉴别诊断，此次检查所能给临床提供的信息价值有限。

（二）第二部分，征象描述

临床医生从征象描述中最易获取的信息是病变的部位、数量、大小、形态、密度、强化情况以及与周围组织结构的关系，或者对于治疗中的患者用以评估现行的治疗方案是否有效，抑或存在疾病进展。临床医生可能会过度解读病灶有无强化。需要指出的是，"有无强化"或"强化程度高低"与"恶性病变"之间无直接关系，强化的高低主要与病变的组织成分有关，通常病变含血管成分多强化明显，含纤维成分多强化程度低。对于一个实性病变或肿大淋巴结，综合关注病变的分布、形态、大小、密度及强化更具临床意义。对于病灶细节征象的描述其实最能体现放射科医生的诊断和鉴别诊断思路，但由于非本专业医生

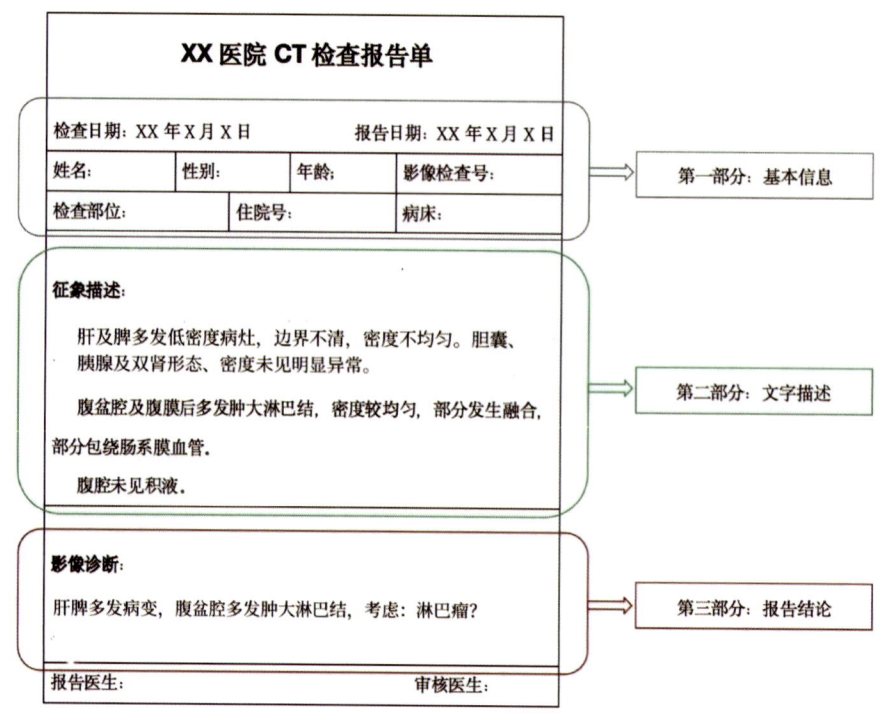

图 3-19　CT 报告单的组成

难以理解各种征象所代表的意义，往往导致描述部分反而成为报告中最容易被忽视的内容。为了更好地帮助临床医生理解报告中传达的病变信息，需要加强影像科室和临床科室之间的沟通，有助于影像医生及时了解临床医生诉求。例如 CT 报告中描述淋巴瘤受累淋巴结时，会出现类似这样的描述："多发淋巴结肿大、融合、包绕大血管，内部未见坏死。"转移淋巴结通常表现为肿大融合的淋巴结内部出现坏死，可以直接侵犯血管。这样细节的描述，其实就是提示临床一定的鉴别信息。其次，在考虑到淋巴瘤的诊断后，放射科医生还对淋巴瘤其他好发部位的淋巴结进行详细阅片；如果涉及本次检查未扫及的部位，有经验的放射科医师还会提出合理化检查的建议，为临床医生全面了解患者病情提供重要信息。

（三）第三部分，影像诊断

放射科医生根据 CT 图像获得的信息对病变做出倾向性的诊断，也是临床医生获取检查结果最直接的方式。例如，临床工作中我们会遇到这样的情况，患者既往体健，本次因体检发现"腹部包块"就诊，具体情况不详。CT 检查提示脾 3 cm×4 cm 低密度肿块，腹膜后腹主动脉旁另可见多发肿大淋巴结。仅凭目前 CT 所见，难以给出明确的诊断。从 CT 检查的结论中我们可以获得以下信息：①"腹部包块"的位置、密度、大小；②虽然无法直接定性诊断，但是有淋巴瘤的可能。

二、CT 报告相关问题解读

（一）对于胸腹盆腔的淋巴结，应用 CT 检查可对哪些特征进行观察和描述？

CT 的常规扫描范围应包括颈、胸、腹及盆腔，应观察淋巴结的部位、大小、密度、形态、有无钙化及坏死、强化情况等。值得注意的是，淋巴结的形态在多种良、恶性淋巴结病变影像表现方面之间存在一定的重叠。当 CT 扫描发现多发淋巴结肿大，多呈圆形或椭圆形，短径 > 10 mm，密度较均匀，正常淋巴门结构消失，增强扫描呈轻度较均匀强化特点时，应高度怀疑淋巴瘤，提示临床进一步检查。

（二）CT 病变的大小如何测量？

对于淋巴结而言，一般选取测量最大淋巴结。通常孤立单发或多发椭圆形淋巴结，密度较高，或内含脂肪密度，常见于良性病变；不规则形或发生融合的淋巴结更常见于恶性病变。对于软组织肿物和腹腔内实性占位性病变而言，进行 3 个径线的测量更能准确地反映病变的范围，并按照上下径×左右径×前后径的顺序依次记录。当报告中使用 2 个径线对肿物进行描述时，一般指的是最大截面上相互垂直的两个最大径线。

（三）CT 增强扫描在淋巴瘤的诊断中具有哪些作用？

CT 增强扫描比平扫可以明显提高实质脏器如肝、脾、肾浸润的敏感性和评价淋巴结累及情况的准确性，为病变性质的判断提供更为丰富的诊断信息。

（四）CT 对化疗后残留淋巴结性质的评估有何作用？淋巴瘤复查时化疗有效的 CT 表现有哪些？

淋巴瘤治疗后常有淋巴结残留，这些淋巴结可能是残存的肿瘤组织，也可能是治疗后的炎症反应或纤维组织增生。通常与基线片比较，淋巴结较前缩小，多提示治疗有效；残留淋巴结强化较治疗前明显，可能为炎症反应；较治疗前强化减低或无明显强化，可能反映淋巴结发生纤维化、坏死等病理过程。总体上 CT 对于残留淋巴结的性质判断特异性不高，缺乏定量指标评价，临床可参阅 PET/CT 摄取及 SUV 值。

（五）CT 对接受 PD1/PDL1 抑制剂治疗和 CART 细胞免疫治疗后淋巴瘤水肿与残留如何鉴别？

淋巴瘤接受免疫治疗早期，可能会出现假性进展，即肿瘤会出现水肿、体积增大，免疫治疗有效的中后期肿瘤会缩小。肿瘤水肿 CT 平扫密度较基线片无明显变化，病变周围脂肪间隙模糊，表现为脂肪的炎性水肿，但肿瘤强化程度较治疗前有减低；肿瘤残留 CT 上一般强化程度与治疗前基线片表现大致相同，肿瘤与周围脂肪间隙清晰。

CT 对于鉴别肿瘤水肿及残留主要依赖于形态学及密度的改变，特异性不高，PET/CT 在评估肿瘤水肿及残留方面较 CT 更具优势，临床可参阅 PET/CT 摄取情况。

（郭 炜）

参考文献

[1] Konstantin N, Fabian BL, Geoffrey DR. Multislice CT. 4th ed. Berlin：Springer International Publishing, 2019.

[2] Henwood S. Clinical CT：Techniques and Practice. London：Cambridge University Press, 1999.

[3] Hatem A, Andre E, David M, et al. Spectral Imaging：Dual-Energy, Multi-Energy and Photon-Counting CT. Cham：Springer International Publishing, 2022.

[4] 彭卫军，朱雄增. 淋巴瘤影像诊断学. 上海：科学技术出版社, 2008.

[5] 周纯武. 肿瘤影像诊断图谱. 北京：人民卫生出版社, 2003.

[6] 石木兰. 肿瘤影像诊断学. 北京：科学出版社, 2003.

[7] 陈梦健，钱素英. PD-1/PD-L1 抑制剂在淋巴瘤治疗中的研究进展. 中国肿瘤临床, 2018, 45（10）：535-538.

[8] 朱祎静，张仪，尤良顺，等. 嵌合抗原受体 T 细胞治疗淋巴瘤的现状及展望. 中国肿瘤, 2020, 29（10）：787-791.

[9] 胡岚萍，邱大胜. 恶性肿瘤免疫治疗疗效影像学评估现状. 肿瘤防治研究, 2021, 48（12）：1118-1122.

[10] Dercle L, Seban RD, Lazarovici J, et al. ^{18}F-FDG PET and CT Scans Detect New Imaging Patterns of Response and Progression in Patients with Hodgkin Lymphoma Treated by Anti-Programmed Death 1 Immune Checkpoint Inhibitor. J Nucl Med, 2018, 59（1）：15-24.

第四章

淋巴瘤的 MRI 诊断

第一节 MRI 检查原理概述

原子核由质子和中子组成，质子和中子由于具有自旋的特性，从而会各自产生一个微小的磁场，即核磁（图4-1）。如原子核含有的质子和中子数均为偶数，则其自旋所产生的磁场相互抵消，为非磁性。当原子核含有奇数（不成对）的质子或中子时，其自旋可产生磁场，此时产生的磁场用磁矩来表示，磁矩有其大小、方位和方向。生物组织中的 ^1H、^{13}C 及 ^{19}F 等多种元素均具有磁性，其中 ^1H 为磁化最高的原子核，同时在活体组织原子数量中的占比高达 2/3。因此，临床上常使用氢原子（^1H）进行磁共振成像（magnetic resonance imaging，MRI）。

在没有外加磁场时，组织内大量原子核的磁矩方向杂乱无章，磁矩总和是零。而当外加磁场（又称主磁场）存在时，大部分原子核的磁矩都将顺着主磁场的方向排列，仅有一小部分具有较大位能的原子核会逆着主磁场方向排列，因此人体会出现与主磁场方向一致的净宏观磁矩。这时，如果在与外加磁场垂直的方向再引入一个交变磁场（射频脉冲），并改变其频率，则在某一频率上（被激发原子的共振频率），交变磁场的能量会突然大量地被某种原子核（比如 ^1H）吸收，使得原子核外的电子发生跃迁，由低能态变为高能态，称为磁共振的激励过程。当射频脉冲停止后，原子核外的电子会自发地由高能态恢复至低能态，并把吸收的能量发射出来，这个过程被称为核磁弛豫，被激发的原子核将通过弛豫过程恢复到未激励状态。由于正常组织与病变组织的分子结构不同，氢质子密度不一致，会使得释放的能量不同，释放后的能量信号由接收线圈接收，并进行复杂的信号转换处理从而形成不同灰阶的影像（图4-2）。

MRI 可测定 4 种参数：T1 弛豫时间（纵向弛豫时间）、T2 弛豫时间（横向弛豫时间）、质子密度和血流。"弛豫"主要指一个体系从不平衡状态恢复到平衡状态的过程，可分 2 种：一种是"自旋-晶体弛豫"，另一种是"自旋-自旋弛豫"。T1 弛豫时间（纵向弛豫时间）是指纵向磁化矢量恢复到初始值的 63% 所需要的时间，纵向弛豫是由于氢质子将能量与周围组织交换后产生，所以又称为自旋-晶体弛豫。T2 弛豫时间（横向弛豫时间）是指横向磁化矢量减少到最大值 37% 所需要的时间，横向弛豫时，水分子热运动的作用使质子间的旋进方位和频率互异，干扰原子核的相位使得横向磁化矢量消失，但无能量交换纵向弛豫，因此又称为自旋—自旋弛豫。质子密度主要反应

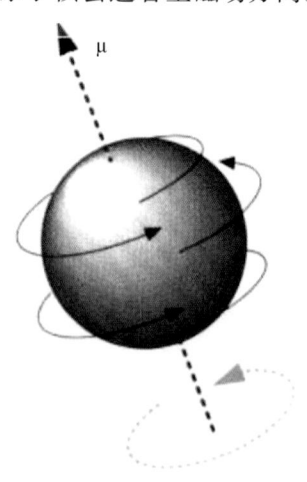

图 4-1 质子自旋示意图

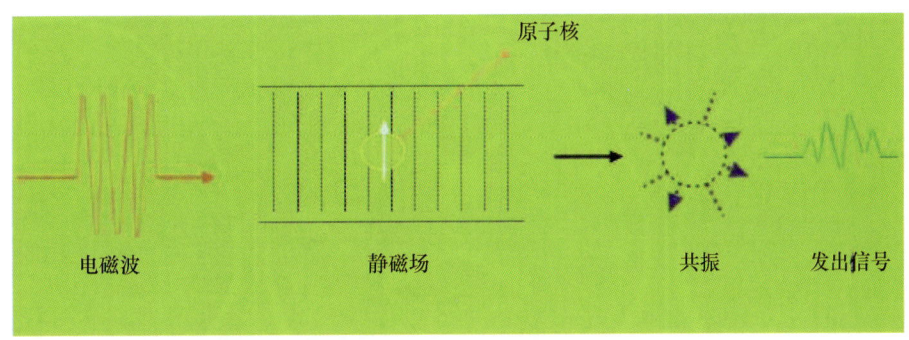

图 4-2 磁共振成像示意图

组织中质子含量的差别。血流测定主要依赖于流动质子的时间飞跃和相位对比两种方法来实现血管成像，并在一定程度对大血管的血流量和流速进行测定。

（叶　凯　曾祥柱）

第二节　MRI 的检查方法与新技术

MRI 检查由于具有良好的软组织分辨率，因此广泛应用于各个系统的诊断。MRI 的多种序列在神经系统、头颈部、腹腔和骨关节淋巴瘤的诊断中均有广泛的应用。这些序列主要分为常规序列和非常规序列。

一、常规序列

临床扫描中常规序列主要包括 T1 加权像、T2 加权像、水抑制序列和 T1 增强成像等。T1 加权像（T1 weighted image，T1WI），主要反映组织间 T1 值的差别，在 T1WI 上，短的 T1 值呈高信号，长的 T1 值呈低信号。T2 加权像（T2 weighted image，T2WI），主要反映组织间 T2 值的差别，在 T2WI 上，短的 T2 值呈低信号，长的 T2 值呈高信号。以脑脊液为例，由于脑脊液的 T1 值长、T2 值长，因此在 T1WI 呈低信号、在 T2WI 呈高信号，可以据此来区分图像为 T1 序列或者 T2 序列。由于脑脊液为 T1 低信号 T2 高信号，因此，在神经系统，若图像中脑室系统中水为高信号且脑灰质信号高于脑白质，则为 T2 序列，若脑室系统中水为低信号且脑灰质信号低于脑白质，则为 T1 序列。在腹部可以同样据此判断，若椎管内水为高信号则为 T2 序列，反之若椎管内水为低信号则为 T1 序列。液体衰减反转恢复序列，又称水抑制序列（fluid attenuated inversion recovery，FLAIR），该序列通过将 T2 序列中自由水的高信号抑制而不改变其他组织的信号，使得病变的检出更加敏感，因而被广泛应用于颅脑病变的诊断，在临床中常简称为 T2-FLAIR 序列。3 种序列颅脑图像如图 4-3 所示。

除了常规平扫之外，还有增强检查，其特点为可以增强组织对比度。增强检查主要是在 T1 序列上进行，通过注射钆对比剂（常用的 DPTA）来缩短 T1 弛豫时间，使得病变在 T1 序列上表现为相对高信号。通过观察病变组织的强化方式，有助于判断病变的良恶性及血供情况。T1 增强图像上血管因注射对比剂后从流空信号（明显低信号）变为明显高信号，可以据此来判断图像是否为 T1 增强图像。血管的强化程度最高，其次为供血丰富的脏器，如脾和胰腺等，正常脑组织由于血脑屏障干扰强化程度较低。淋巴瘤在腹盆腔一般表现为轻中度强化，而神经系统的淋巴瘤常表现为明显强化（图 4-4）。

二、非常规序列

随着磁共振技术的进步，近年来涌现出越来越多的功能序列，主要包括弥散加权成像（diffusion weighted imaging，DWI）、灌注加强

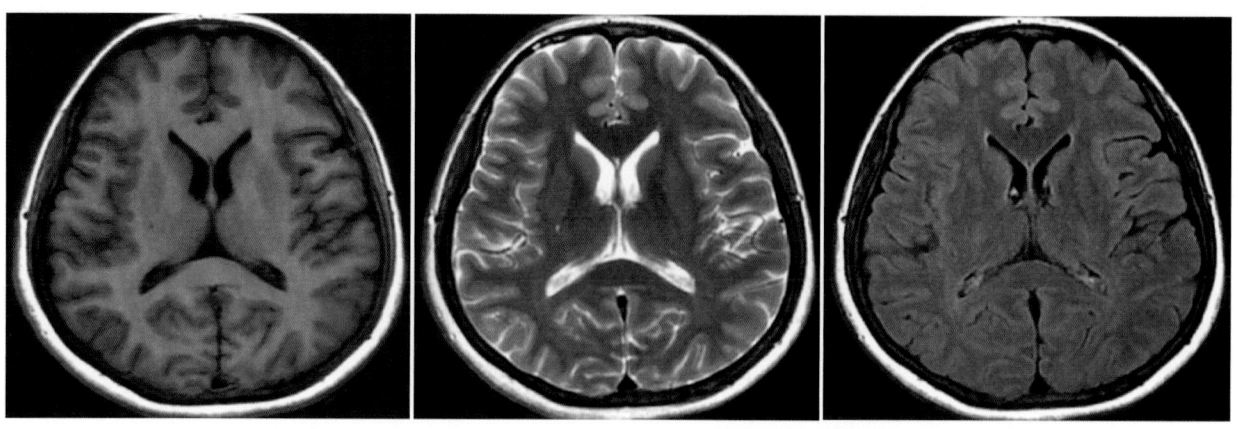

图 4-3　脑组织常规临床序列图，从左到右依次为 T1WI 轴位图像、T2WI 轴位图像以及 T2-FLAIR 轴位图像

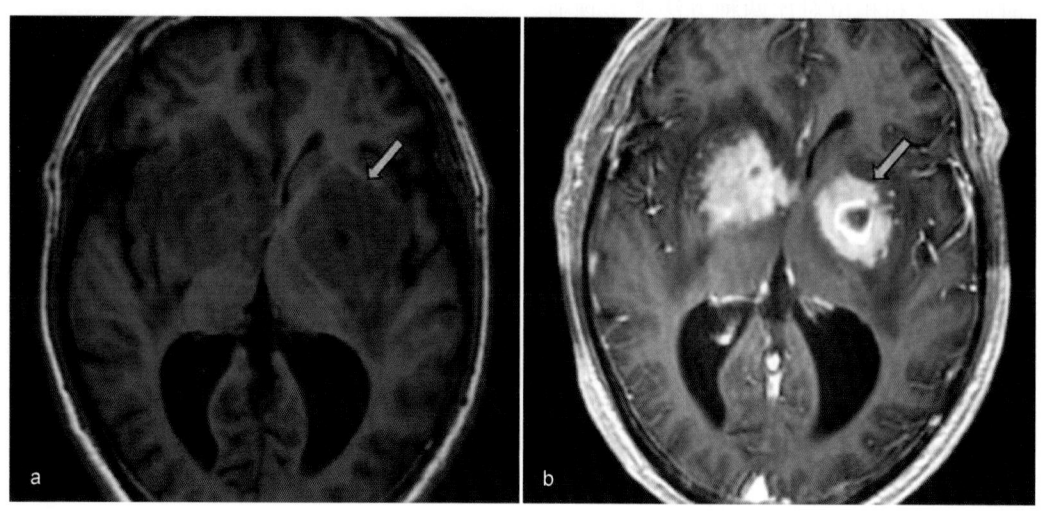

图 4-4　神经系统淋巴瘤增强示例图，a.T1WI 平扫；b.T1 增强图；可见看到双侧基底节区淋巴瘤呈明显不均匀强化

成像（perfusion weighted imaging，PWI）和磁共振波谱成像（magnetic resonance spectroscopy，MRS）。

（一）弥散加权成像

DWI 是指水弥散加权成像，是目前可以检查活体组织内水分子扩散运动的一种无创技术，它主要基于水分子的布朗运动。除了 DWI 序列之外，还有在 DWI 序列上进一步改进形成的磁共振扩散张量成像（DTI）和扩散峰度成像（DKI），它们也都是属于弥散成像的大范畴，但是目前临床实践主要使用 DWI 检查。当细胞成分比较疏松时，水分子的扩散比较自由，因此在 DWI 上组织信号衰减也更明显，表现为低信号。当组织细胞成分比较密集时，水分子的扩散明显受限，因此 DWI 表现为明显的高信号。在脑组织中，脑室系统 DWI 为明显低信号，而脑实质的 DWI 信号明显高于脑室系统。DWI 序列在肿瘤检查中应用广泛，可以提供肿瘤的细胞密集程度信息，有助于肿瘤的诊断与治疗效果评估。淋巴瘤因细胞成分比较密集，在 DWI 序列中表现为明显高信号，根据公式计算出的表观扩散性值较低，在 ADC 图上为低信号。ADC 图为淋巴瘤提供了可定量测量的指标（图 4-5）。

（二）灌注加强成像

PWI 是建立在流动效应基础上的成像方法，它观察的是分子的微观运动，而非血液的宏观流动。PWI 可以观察组织微观血流动力学，为肿瘤滋养血管的生长模式提供了可视化的研究方法。PWI 包括打造影剂的动态磁敏感对比（DSC）和不打造影剂的动脉自旋标记（ASL）。最近几年研究的比较热门的 MRI 动态增强检查（DCE-MR）属于 DSC 的范畴。DCE-MR 通过造影剂增强方法

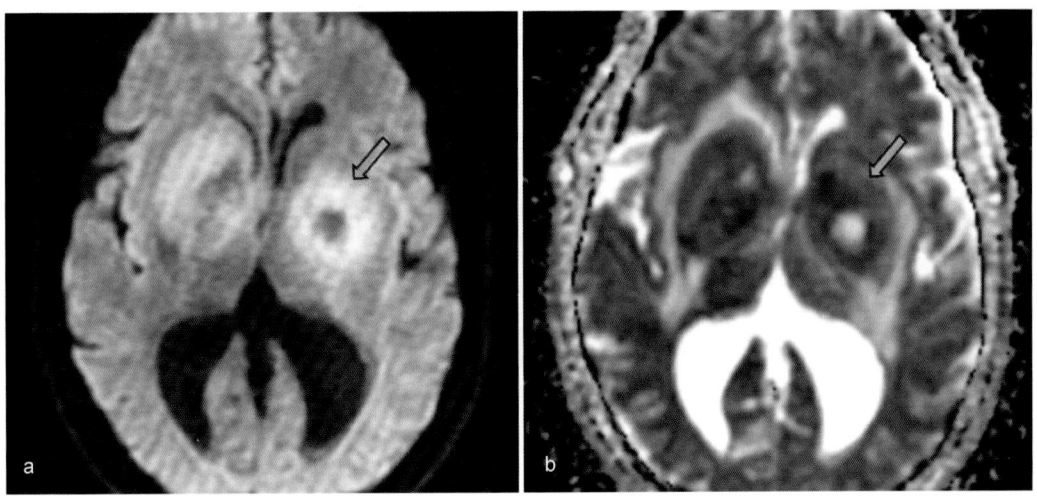

图 4-5 双侧基底节区淋巴瘤的 DWI 序列图像及相应的 ADC 值图。a.DWI 图；b. 根据弥散受限程度计算出的相应表观扩散性图

来动态的研究器官、组织或病灶区微血管灌注情况，可以评价肿瘤的血管分布，了解肿瘤的性质和观察肿瘤对于放射治疗和（或）化疗后的反应等。目前 PWI 序列主要进行科学研究，在常规临床诊疗中并没有大规模应用。

（三）磁共振波谱成像

MRS 是利用化学位移现象来测定活体组织化学成分和含量的检查方法，常用的是氢质子（^{1}H）波谱技术。由于不同化合物中 ^{1}H 的共振频率不同，其在 MRS 谱线中的共振峰位置不同，据此可以判断化合物的性质，同时峰下面积反映了化合物的浓度，可以据此进行肿瘤鉴别和效率评估方面的分析。

（叶 凯 曾祥柱）

第三节 淋巴瘤的 MRI 诊断要点及鉴别诊断

淋巴瘤是淋巴细胞恶性增生所形成的肿瘤，不同类型淋巴瘤的临床表现、治疗和预后各不相同，因此，准确的病理学诊断和分型具有重要意义。淋巴瘤的诊断是涉及多学科的综合诊断。MRI 主要依据淋巴结或肿块的大小和数目异常，用于恶性淋巴瘤的诊断、确定病变范围、辅助制订治疗计划、评估疗效和肿瘤残留的情况；当淋巴结不增大或无明显肿块时则无法检测。

淋巴瘤按照组织病理学类型分为霍奇金淋巴瘤（HL）和非霍奇金淋巴瘤（NHL）。在 MRI 上，根据发病部位又分为中枢神经系统淋巴瘤、头颈部淋巴瘤、胸部淋巴瘤、腹部及盆腔淋巴瘤、骨关节淋巴瘤、皮下软组织淋巴瘤和皮肤淋巴瘤。淋巴瘤细胞因胞质少，细胞核增大，核质比增高，细胞含水量较少，水分子扩散受限，故 T1WI 呈均匀稍低信号，T2WI 信号无特异性，DWI 图上呈高信号，ADC 值降低。各部位淋巴瘤磁共振常用序列的信号特点见表 4-1。

一、中枢神经系统淋巴瘤

分为原发性中枢神经系统淋巴瘤（primary central nervous system lymphoma，PCNSL）和继发性中枢神经系统淋巴瘤（secondary central nervous system lymphoma，SCNSL）。PCNSL 是指淋巴瘤仅存在于中枢神经系统内，而中枢神经系统外无淋巴瘤存在，多位于脑内、脊髓、眼或脑膜，一般不累及全身；SCNSL 实际上是系统性淋巴瘤（非霍奇金淋巴瘤和霍奇金淋巴瘤）的中枢神经系统侵犯，包括难治性淋巴瘤中枢神经系统侵犯或

表 4-1 各部位淋巴瘤磁共振常用序列的信号特点

	中枢神经系统淋巴瘤	头颈部淋巴瘤	腹部及盆腔淋巴瘤	骨关节淋巴瘤	皮下软组织淋巴瘤
T1WI	等或稍低信号	等或低信号	表现多样，无特异性	表现多样，无特异性	等或稍低信号
T2WI	稍低、等或高信号	等或高信号，多数信号不均	表现多样，无特异性	表现多样，无特异性	高信号
T2WI-FLAIR	等或稍高信号				

注：因磁共振在胸部应用受限，因此本表未包含胸部淋巴瘤。

单独的中枢神经系统淋巴瘤复发。两者在影像学、病理学及免疫组化学上常不易区分。

（一）颅内淋巴瘤

临床特点：

1. 原发性颅内淋巴瘤起自脑膜或脑实质内，可以是单发或多发，好发于基底节、胼胝体、丘脑和脑室周围，幕上多于幕下。靠近大脑镰时，可引起大脑镰的浸润增厚，可侵及室管膜、软脑膜，并可沿之播散。

2. 临床症状以颅内高压及占位性病为主，表现为头痛、头晕、恶心、呕吐等，并无特征性。少数可出现偏瘫、肢体无力、痴呆、抑郁精神状态异常、共济失调等表现。

3. 颅内淋巴瘤临床诊断较为困难，病理也易与其他肿瘤混淆。

MRI 表现（图 4-6）：

1. 病变多较均匀，囊变、坏死、钙化少见。瘤周水肿及占位效应较轻。

2. 信号有一定的特征性，T1WI 呈等或稍低信号，T2WI 呈稍低、等或高信号，T2-FLAIR 呈等或稍高信号，少数呈稍低信号。DWI 呈高信号。

3. 尽管脑淋巴瘤血供不丰富，但是因为病变以血管周围间隙为中心向外呈浸润生长，血脑屏障破坏较明显，故 Gd-DTPA 增强后呈明显强化，且强化时相较靠后，囊变坏死较少见，多呈均匀强化，且有"握拳样"或周围血管强化特征。

诊断要点：

1. MRI T1WI 呈等或低信号，T2WI 可呈高、等或稍低信号。DWI 呈高信号。

2. 增强后肿瘤多有明显强化。

3. 原发性颅内淋巴瘤可侵及室管膜、软脑膜，并可沿之播散。

4. MRI 是诊断脑淋巴瘤的最佳影像学方法。

鉴别诊断：

1. 胶质瘤：T1WI 呈低信号，T2WI 呈高信号。低级别胶质瘤偏良性，血供较差，对血脑屏障的破坏较轻，造影剂不容易进入，强化不明显，占位效应较轻。高级别胶质瘤血供较丰富，强化明显而不均匀，多呈环状或花边样强化，囊变坏死多见，周围水肿区较大，占位效应明显，可跨区跨叶生长。

2. 脑膜瘤：具有脑外肿瘤的特征，如以广基与颅骨或脑膜相连，白质塌陷征，肿瘤邻近脑池或脑沟有增宽等。T1WI、T2WI 呈等信号。脑膜瘤常有钙化和沙砾体，增强后均匀强化，常出现"脑膜尾征"。

3. 转移瘤：一般有脑外原发肿瘤病史。多发较单发常见。转移瘤多为血运转移，肿瘤的部位常发生在皮质下（大脑前、中和后动脉皮质支的远端），多位于脑灰白质交界区，肿瘤可大可小，但水肿及占位效应明显，坏死较常见，呈不均匀环状或花边样强化。

4. 血管母细胞瘤：常发生于小脑半球，儿童多见，有大囊（囊变明显）和小结节（壁结节）特征，血供丰富，有时可见流空的血管影。

5. 继发性淋巴瘤：是全身系统性淋巴瘤的一部分，有原发病史，发生部位更接近脑转移瘤的特征，常多发。

（二）脑脊膜及室管膜淋巴瘤

临床特点：

1. 临床症状无特异性。主要依其浸润的部位和范围、程度而异。可出现脑膜占位表现，头痛、呕吐、嗜睡、肢体活动障碍等。并发脑积水时有颅内高压表现。马尾终丝浸润时可出现下肢无力、

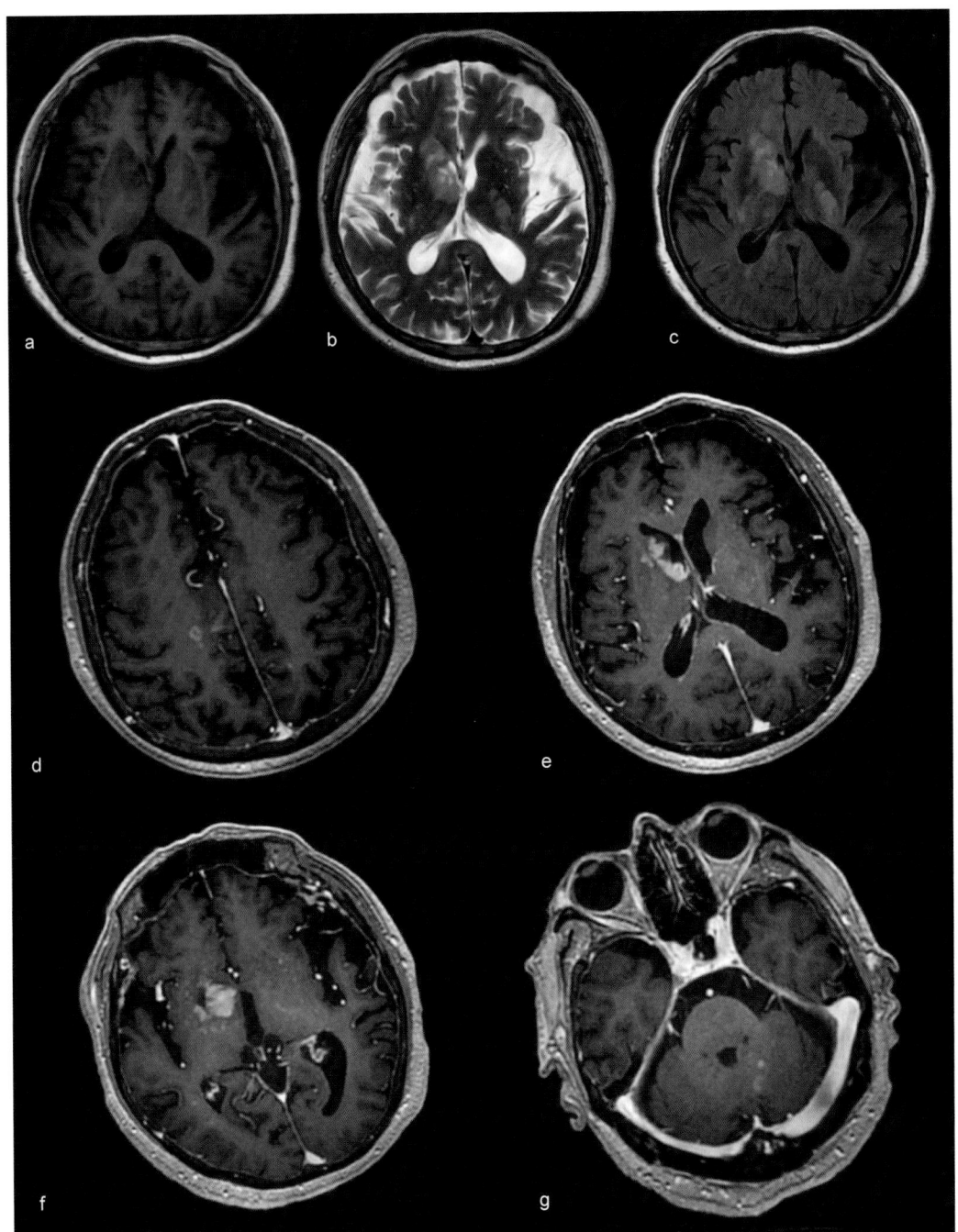

图 4-6　非霍奇金淋巴瘤，弥漫大 B 细胞淋巴瘤ⅣA 期中枢受累颅脑 MRI 平扫＋增强示例图。a. T1WI 平扫；b. T2WI 平扫；c. T2-FLAIR；d.~g.T1 增强。发病部位及 MRI 表现：a~c：右侧脑室旁、双侧基底节区受累，可见斑片状异常信号，T1WI 呈等信号，T2WI 呈等或稍高信号，T2-FLAIR 呈稍高信号。d~g：右侧顶叶、右侧脑室旁、右侧基底节区、左侧小脑半球受累，增强扫描可见不规则强化

瘫痪、大小便失禁等表现。

2. 脑脊膜包括硬脑膜、蛛网膜及软脑膜。室管膜衬于脑室系统内表面，与脑脊液直接接触并与蛛网膜下腔相连通。继发性室管膜、软脑膜淋巴瘤较常见，由原发性中枢神经系统淋巴瘤侵犯之播散所致，原发性室管膜、软脑膜淋巴瘤较为罕见。

MRI 表现：

1. 原发性和继发性脑脊膜、室管膜淋巴瘤的影像学表现类似。

2. 脑膜淋巴瘤的直接征象是脑膜局限性或弥漫性增厚、强化和肿块，包括脉络膜和马尾神经的增厚及强化，间接征象是脑积水。当脑膜淋巴

瘤存在时，脑膜局限性增厚，MRI 可显示 T1WI 等或稍低信号、T2WI 等或稍高信号，T2-FLAIR 及 DWI 呈高信号。

3. 显示脑膜病变则须通过 MRI 增强扫描，表现为紧贴颅骨内表面的节段性规则线状强化，多见矢状窦旁。

诊断要点：

1. 多与脑内淋巴瘤并存。

2. MRI T1WI 等或稍低信号、T2WI 等或稍高信号。

3. 直接征象是脑膜局限性或弥漫性增厚、强化和肿块，包括脉络膜和马尾神经的增厚及强化，间接征象是脑积水。

4. MRI 平扫＋增强对脑脊膜和室管膜淋巴瘤的诊断价值最大，可准确显示病变的部位、范围、强化方式及与周围结构的关系等。

鉴别诊断：

1. 脑膜瘤：淋巴瘤位于脑表面时则需与脑膜瘤鉴别。两者的 MRI 表现相似，脑膜瘤的边缘光滑锐利。脑血管造影可有助于两者的鉴别，脑膜瘤常可见颈外动脉供血及肿瘤从中央开始染色，而淋巴瘤的肿瘤染色则常从周边开始向中央弥散。

2. 转移瘤：白血病、乳腺癌及肺癌等恶性肿瘤晚期可发生脑脊膜转移，脑脊膜弥漫性增厚，可出现多发小结节，表现为脑脊膜增厚、强化。

3. 脊髓拴系综合征：马尾神经增粗，但一般无强化。多发生于 7 岁以下儿童，常合并脊髓低位、腰椎脂肪瘤或畸胎瘤、脊柱裂及皮毛窦等表现。临床上有大小便失禁等症状。淋巴瘤马尾浸润时马尾神经也增粗，但是造影时强化，与脊髓栓系综合征不同。

（三）脊髓淋巴瘤

临床特点：

1. 继发性脊髓淋巴瘤为全身系统性淋巴瘤的脊髓浸润，较常见，有淋巴结肿大和其他脏器的浸润。原发性脊髓淋巴瘤非常罕见，仅限于脊髓内。临床表现、病理和影像检查通常无法区分两者。

2. 临床症状无特异性。发病部位以颈胸椎多见，腰椎次之，尾椎少见。

MRI 表现：

T1WI 等或低信号，少数为混杂信号，T2WI 多呈高信号，少数为等信号，增强后明显强化，强化均匀，极少数不强化。极少出现脊髓空洞症。

诊断要点：

1. 临床表现、病理和影像检查通常无法区分原发性和继发性。

2. MRI T1WI 多呈等或低信号，T2WI 多呈高信号。

3. 增强后明显强化，极少出现脊髓空洞症。

4. MRI 为首选最佳检测方法。

鉴别诊断：

1. 星形细胞瘤：多见于儿童和青少年，累及范围广泛，脊髓增大明显，肿瘤常位于脊髓偏侧和后部，肿瘤两端可见囊变，增强后强化较均匀。

2. 室管膜瘤：病变范围较淋巴瘤大，可引起脊髓明显增粗，病变占据整个脊髓横径，且脊髓空洞症多见，强化不均匀。

（四）脊柱及硬膜外淋巴瘤

临床特点：

1. 主要表现为硬膜外占位所特有的表现，包括脊髓和神经根受压症状，以局部疼痛最为多见，逐渐出现下肢运动、感觉障碍和括约肌功能紊乱。

2. 发病部位以胸段多见。

MRI 表现（图 4-7）：

1. 以椎体受累多见，T1WI、T2WI 呈低信号，椎管内硬膜外原发性恶性淋巴瘤信号特点表现为 T1WI 呈等或稍高信号，T2WI 呈稍高信号，信号均匀。

2. Gd-DTPA 增强后可见肿瘤及受侵硬膜囊明显强化。

诊断要点：

1. T1WI 呈等或稍高信号，T2WI 呈稍高信号。

2. 增强后肿瘤及受侵硬膜囊明显强化。

3. MRI 是诊断脊柱旁及硬膜外淋巴瘤的最佳方法。

鉴别诊断：

1. 硬膜外脓肿：位于硬膜外间隙的梭形占位，有明确的感染病史及较为明确的临床表现，增强扫描后硬膜外脓肿呈现周边环行增强，内部无增强。

2. 硬膜外血肿：偏于一侧的梭形占位。血肿信号随着时间改变符合血肿发展演变规律，增强扫描后无增强。

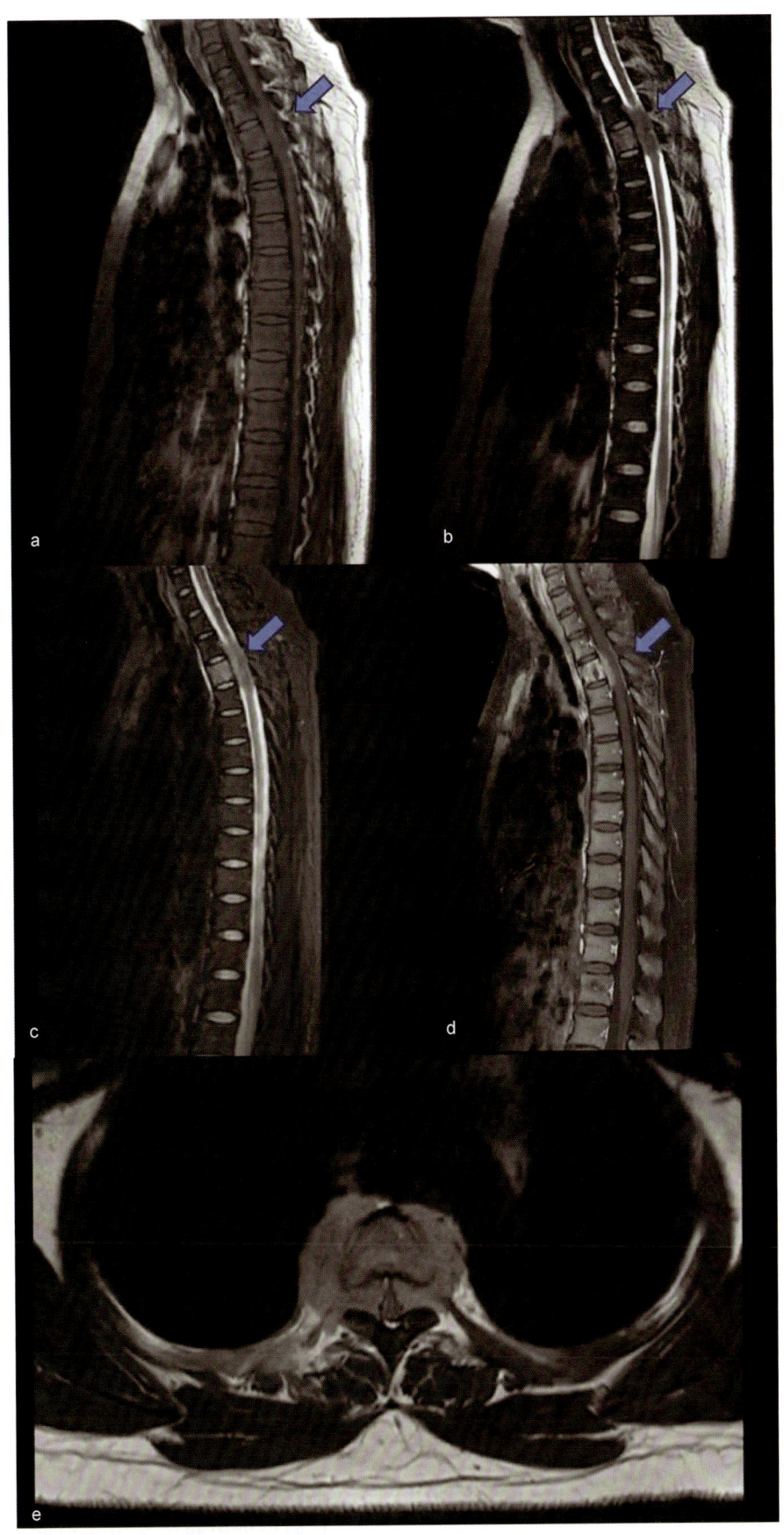

图 4-7 非霍奇金淋巴瘤，弥漫大 B 细胞淋巴瘤，非特指型，胸椎 MR 平扫＋增强示例图。a. T1WI 平扫；b. T2WI 平扫；c. 压脂 T2；d. T1 增强；e. T1WI 平扫轴位。发病部位及 MRI 表现：胸 2～胸 4 椎旁椎管内软组织肿物，T1WI 呈低信号，T2WI 呈低信号，压脂 T2 呈稍高信号。胸 3 椎体信号不均，T1WI 呈低信号，T2WI 呈混杂稍高信号，压脂 T2 呈混杂高信号，增强扫描明显强化

二、头颈部淋巴瘤

（一）鼻腔、鼻窦淋巴瘤

属于结外淋巴瘤。

临床特点：

1. 鼻腔淋巴瘤常见于中下鼻甲、下鼻道、鼻前庭、鼻中隔等部位，鼻窦淋巴瘤最常见于上颌窦，其次为筛窦，少数也可见于额窦和蝶窦。肿瘤以弥漫性生长为主，可侵犯邻近颌面部、眼眶、上腭、鼻咽、翼腭窝等处。

2. 早期临床症状为一侧或双侧性鼻塞、鼻涕，鼻腔分泌物增多，涕中带血，疼痛，肿胀，如果出现恶臭气味或涕中带有小块坏死组织则有特殊的临床诊断意义。随后出现黏膜糜烂、难治性溃疡及坏死。严重者出现鼻甲脱落、鼻骨塌陷、鼻中隔穿孔、硬腭穿孔。

MRI 表现（图 4-8）：

1. 病变呈软组织信号，T1WI 为低或等信号，T2WI 为等或高信号，多数信号不均。
2. 增强扫描轻-重度强化。
3. 可出现骨壁吸收破坏。

诊断要点：

1. 鼻腔淋巴瘤多见于一侧或双侧鼻腔前下部，鼻窦淋巴瘤多见于上颌窦和筛窦。
2. MRI 病变弥漫性生长，呈软组织信号，T1WI 为低或等信号，T2WI 为等或高信号，信号不均。
3. 增强后肿瘤轻-中度强化。

鉴别诊断：

1. 鼻腔鼻窦息肉和炎症：临床症状相似。鼻腔息肉多位于中鼻道，为软组织结节增生，一般局限于鼻腔内，较大的息肉可引起鼻中隔、上颌窦内侧壁受压移位。慢性炎症引起骨壁硬化增厚，无明显骨质破坏。

2. 鼻腔内翻性乳头状瘤：为鼻腔常见良性肿瘤，好发于鼻腔侧壁，前、后鼻腔均可发生，鼻腔内结节状肿块，边界较淋巴瘤清楚。可以压迫鼻中隔、上颌窦内侧壁、筛窦纸板移位或吸收。

3. 鼻腔鼻窦上皮源性恶性肿瘤：肿块进展较快，形态不规则，强化不均匀，可出现液化坏死区，早期即可出现侵袭性骨质吸收破坏，肿瘤组织内有时可见到高密度钙化灶或坏死骨片。

（二）眼眶淋巴瘤

属于结外淋巴瘤。

临床特点：

1. 瘤早期可无明显症状，或仅轻度眼球活动受限，随后出现眼睑肿胀下垂，病变侵犯结膜时，可见结膜下基质内橙红色鱼肉样软组织肿块，随球结膜活动。泪腺为淋巴瘤好发部位，可在眼眶外上方扪及质韧或质硬肿块，或泪腺弥漫性肿胀。眶内肿块常引起眼球突出，肿瘤浸润眼外肌和视神经时引起眼球运动障碍、视力下降、复视，恶性程度较高的淋巴瘤可致眼睑浸润变硬，遮盖眼球表面。部分淋巴瘤可伴有全身性侵犯表现。

2. 常发生于眼睑、结膜、泪腺等部位，也可见于球后肌锥内外，少数可累及球内、虹膜、睫状体等部位。多数首发于眼部。

MRI 表现（图 4-9）：

多数表现为弥漫性软组织肿块，常环绕球壁及眶内结构塑形生长。T1WI 呈低或等信号，T2WI 呈等或高信号，病变信号多数较均匀，增强扫描呈中度强化。

诊断要点：

1. 多数有眶隔前侵犯，弥漫性生长为主、可累及多处、眶内塑形生长。
2. 信号较均匀，较少侵犯骨质结构。
3. MRI 脂肪抑制技术有助于更清楚了解肿瘤范围。

鉴别诊断：

1. 泪腺混合瘤：为最常见良性肿瘤，位于眼眶外上方肿块，通常信号均匀，边界清楚，均匀强化，病程较长或肿块较大时可致泪腺窝受压扩大，骨壁压迫性吸收，少数肿瘤发生恶变时可引起眶骨侵蚀性破坏。

2. 泪腺上皮癌：形态欠规则，信号欠均匀，边界欠清，泪腺窝骨质常有不规则侵蚀破坏。

（三）原发性甲状腺淋巴瘤

临床特点：

1. 原发性甲状腺淋巴瘤少见，发病率占甲状腺恶性肿瘤的 0.5%～5.0%，占结外淋巴瘤的 2%。

2. 多见于老年患者，女性远多于男性。病变

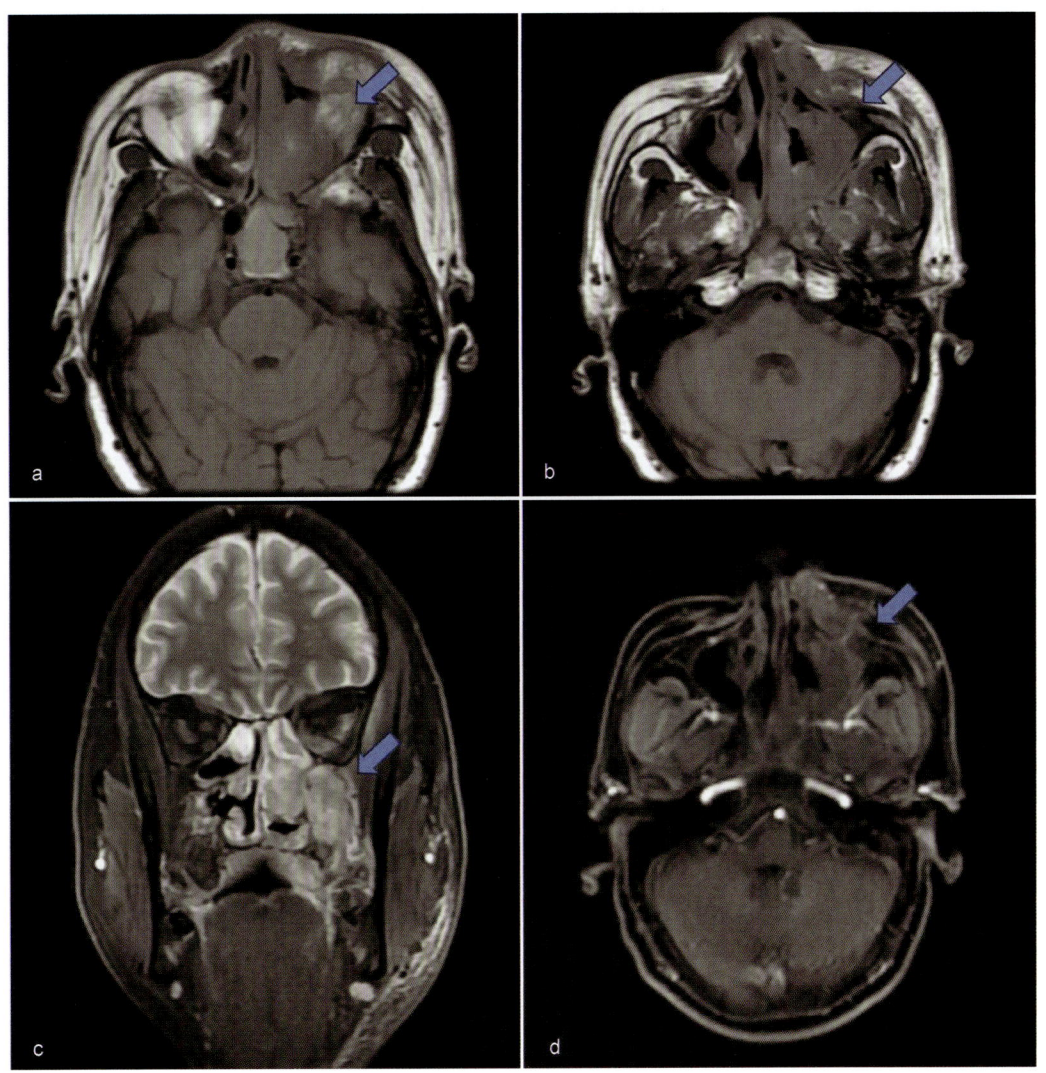

图 4-8 非霍奇金淋巴瘤，结外 NK/T 细胞淋巴瘤鼻窦 MRI 平扫＋增强示例图。a.～b. T1WI 平扫；c. T2WI 平扫冠状位；d. T1 增强。发病部位及 MRI 表现：左侧上颌窦内软组织密度影，伴左侧上颌窦内壁、左侧眼眶下壁及内壁骨质受累，左侧鼻前庭、鼻翼及其旁皮下软组织受累，左侧筛窦、左侧鼻咽后壁、左侧颞下窝肌肉受累。T1WI 呈等信号，T2WI 呈等/稍高信号，增强扫描轻度强化

表现为生长较快的颈前肿块，或原有颈前肿块短期内明显增大，可以伴有呼吸困难、声音嘶哑等症状。

3. 体检甲状腺呈弥漫性肿大，质地中等偏硬。

4.80% 伴有桥本甲状腺炎。

MRI 表现：

绝大多数表现为双侧叶甲状腺巨大肿块，T1WI 和对侧正常甲状腺相比呈等信号，T2WI 呈明显高信号，增强后均匀强化，但强化程度要明显低于甲状腺其他实质性肿瘤。

诊断要点：

1.80% 伴有桥本甲状腺炎病史。

2. 巨块型多见。若在甲状腺的轮廓之外，出现异常软组织信号影响周围间隙浸润时，可作为其特征性表现。

3. 甲状腺短期内迅速增大。

4. 最后确诊需要结合免疫组化检查。

鉴别诊断：

甲状腺癌：病灶信号可较均匀，侵及一侧叶甲状腺多见，转移淋巴结常以强化为特征。

（四）头颈部淋巴瘤

临床特点：

1. 分为霍奇金淋巴瘤（在头颈部几乎都见于淋巴结病变，结外累及非常少见）和非霍奇金淋巴瘤（常累及颈部淋巴结，常发生在颈深部淋巴

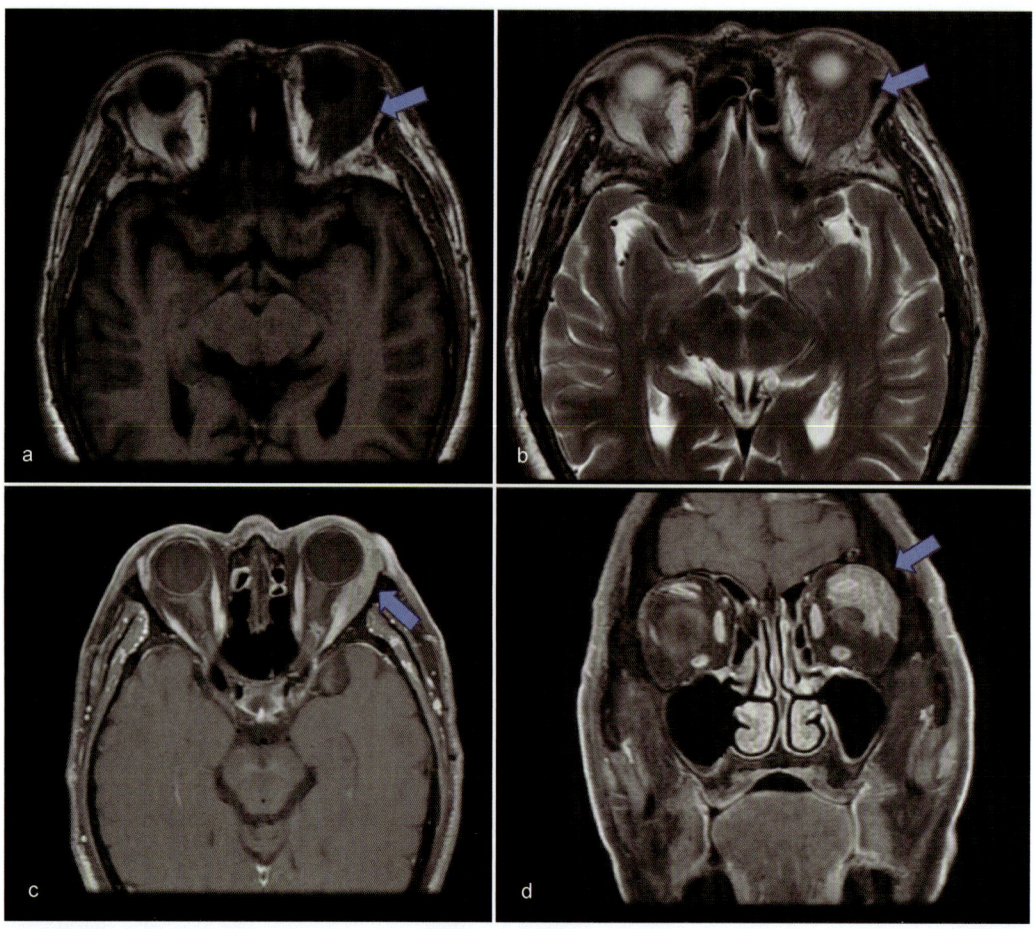

图4-9 黏膜相关淋巴组织（MALT）淋巴瘤眼眶MRI平扫＋增强示例图。a. T1WI平扫；b. T2WI平扫；c. T1增强轴位；d. T1增强冠状位。发病部位及MRI表现：左侧眼眶外上方软组织肿物，包绕眼球壁生长，临近结构受压。T1WI呈等信号，T2WI呈等信号，增强扫描可见强化

结或脊副淋巴结链，以中颈部多见）。

2.霍奇金淋巴瘤首发表现常是无痛性进行性增大的颈部肿块，常发生于下颈部以及锁骨上区，颈部以颈内静脉链淋巴结多见。并且经常同时伴有纵隔病变。不大会出现跳跃性远处迁移。以单侧为主，常表现为沿着淋巴引流顺序的一组多个淋巴结肿大，可发生融合。

3.非霍奇金淋巴瘤多见于下颈部的颈深淋巴结链和脊副淋巴结链，以中颈部多见。经常会出现跳跃性的迁移。由鼻咽、扁桃体、舌根部的淋巴组织所组成韦氏环是最好发的部位，其中又以扁桃体为淋巴瘤最易累及。鼻咽累及率亦较高。淋巴瘤通常呈黏膜下生长。扁桃体处病变表现为扁桃体肿胀与喉部疼痛；鼻咽部的肿瘤表现为颈部肿块，鼻腔堵塞，听力下降；舌根的肿瘤常表现为局部异物感，声音沙哑；口腔内淋巴瘤常会有疼痛和局部肿胀；喉部淋巴瘤易出现声嘶，吞咽困难及呼吸困难；腮腺淋巴瘤的表现通常是腮腺内肿块，较少累及面神经。

MRI表现（图4-10）：

头颈部霍奇金淋巴瘤和非霍奇金淋巴结病变在影像学表现上无论是大小、形态、信号还是增强表现均没有明显差异。

1.结内淋巴瘤：

（1）好发于双侧，大小不等，病灶较大时不易发生坏死。

（2）T1WI呈等或稍低信号，T2WI呈等或稍高信号。增强扫描不同程度及不同形态的强化。

2.结外淋巴瘤（韦氏环淋巴瘤）：

韦氏环是仅次于胃肠道的结外淋巴瘤发生部位，在头颈部则是结外淋巴瘤最好发的部位（HL极少累及韦氏环）。可以表现累及韦氏环区所有部位的大肿块；也可表现为仅累及韦氏环的一个部位，最常见的是腭扁桃体。肿块可以从上咽部一

直累及到口腔，常呈外生性生长的息肉样表现。

（1）扁桃体淋巴瘤：是韦氏环淋巴瘤最好发部位。T1WI呈等或稍低信号，T2WI呈等或稍高信号，增强后轻度强化，有时强化不均匀。病灶中心可出现小的坏死灶改变。肿瘤对周围的结构大都是推移改变，少有侵犯。

（2）鼻咽淋巴瘤：是继扁桃体以后的第二好发部位。T1WI呈等信号，T2WI呈等或稍高信号，信号均匀。

（3）舌根部淋巴瘤：是继鼻咽以后第三好发的部位。信号与肌肉相似。

（4）口腔淋巴瘤：信号与肌肉相似。

（5）喉部淋巴瘤：信号与肌肉相似。

（6）涎腺淋巴瘤：好发部位是腮腺。信号与肌肉相似。

诊断要点：

1. 结内淋巴瘤，T1WI呈等信号，T2WI呈等或稍高信号，强化方式多样。

2. 结外淋巴瘤，韦氏环是仅次于胃肠道的结外淋巴瘤好发部位，在头颈部则是结外淋巴瘤最好发的部位。信号与肌肉相似。

鉴别诊断：

1. 结内淋巴瘤：

（1）转移性淋巴结：鳞状细胞癌是头颈部最好发的恶性肿瘤。特别是恶性淋巴瘤同时伴有结内外病变时，鉴别较为困难。肿大淋巴结自身所处的位置对鉴别诊断的帮助也较有限。转移性淋巴结一般有相对较规律的引流途径，常发生在

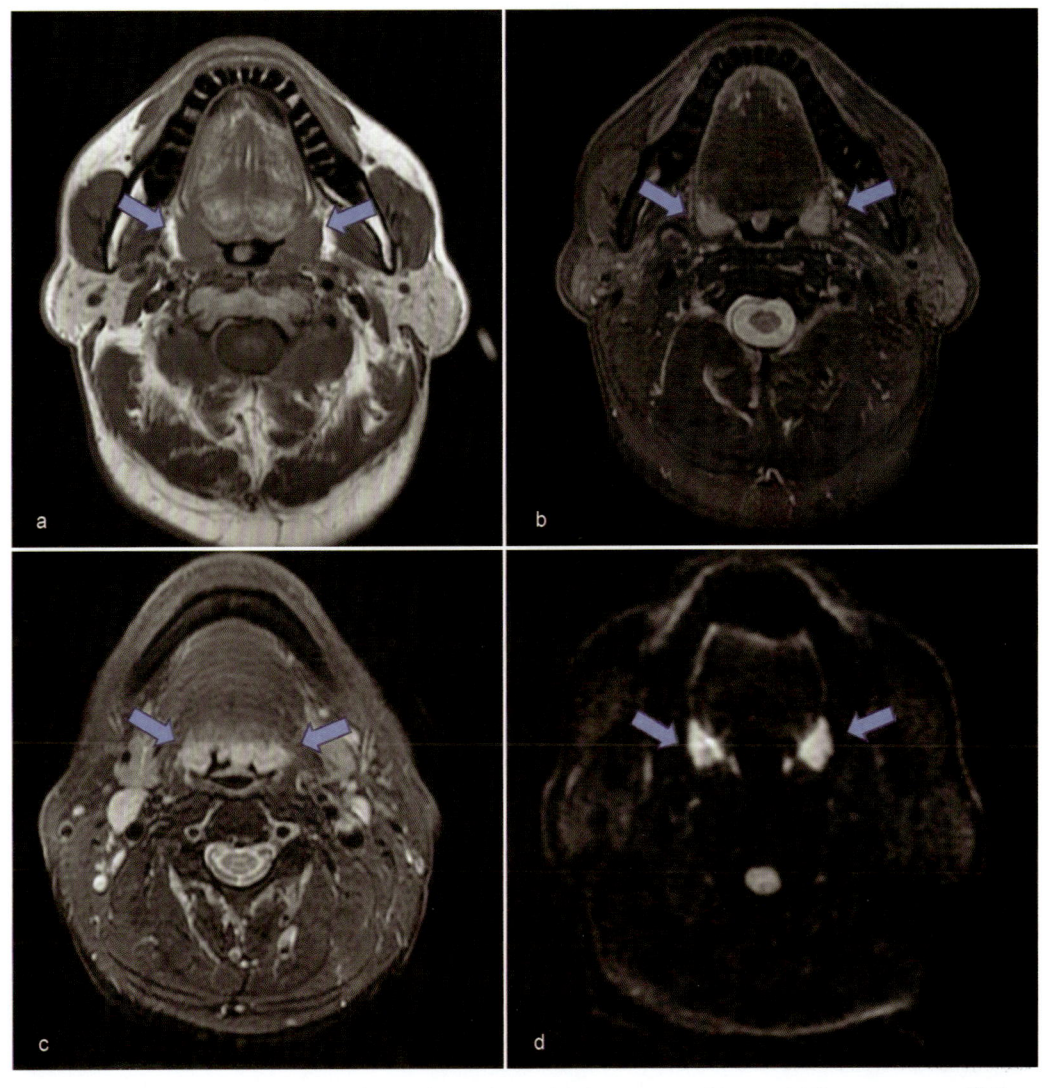

图 4-10 非霍奇金淋巴瘤，滤泡型ⅢA期鼻咽平扫＋增强示例图。a.T1WI平扫；b.压脂T2WI；c.T1增强；d.DWI图。发病部位及MRI表现：双侧舌根软组织肿物，颈部可见肿大淋巴结。T1WI呈等信号，T2WI呈稍高信号，增强扫描可见强化DWI呈高信号

原发肿瘤周围或邻近的一组淋巴结，当淋巴结较大时会容易出现坏死表现。鳞状细胞癌转移性淋巴结最典型的表现为不规则环形强化伴中央混杂信号。

（2）颈部结核性淋巴结炎：表现为无痛性的颈部肿块，颈内静脉链和颈后三角是最常累及的区域，往往体积较小。MRI 表现上信号基本均匀，在 T1WI 和 T2WI 上均为相对于肌肉稍高信号，病变进一步发展则可表现为淋巴结边缘环状增强伴中心低信号改变，这是最具特征性的结核性淋巴结炎影像学表现，有助于提示诊断。

2. 结外淋巴瘤：与相应部位肿瘤性病变相鉴别。

（1）扁桃体淋巴瘤与扁桃体鳞状细胞癌：鳞状细胞癌肿块较大时常会出现表面溃疡改变，边缘多不规整，对周围结构有侵犯，信号不均。

（2）鼻咽淋巴瘤与鼻咽癌：鼻咽淋巴瘤往往从鼻咽累及一侧或双侧的扁桃体，有时可更进一步累及软腭；而鼻咽部鳞状细胞癌往往以局限于鼻咽的一侧壁多见，当然肿瘤较大也可以累及整个鼻咽腔。

三、腹部及盆腔淋巴瘤

（一）肝淋巴瘤

临床特点：

1. 原发于肝的淋巴瘤非常罕见，只占所有结外淋巴瘤的不到 1%。非霍奇金淋巴瘤（NHL）常侵犯肝，是恶性淋巴瘤的晚期表现。

2. 大体病理上以单结节型为主，少数为多结节型，弥漫型罕见。原发性以单结节型多见，而继发性以多结节型多见。

3. 原发性肝淋巴瘤诊断标准有以下几点：临床症状主要为肝浸润引起，包括右上腹痛、右上腹肿块或黄胆囊；无其他组织、器官侵犯和远处淋巴结肿大；无外周血白细胞浸润。

MRI 表现（图 4-11）：

1. 不论是单发肿块型或多发结节型，T1WI 通常呈高信号，T2WI 通常呈低信号，信号大多较均匀，增强后可以是轻度均匀强化或无明显强化。

2. 对于原发性肝淋巴瘤，MRI 表现可以多种

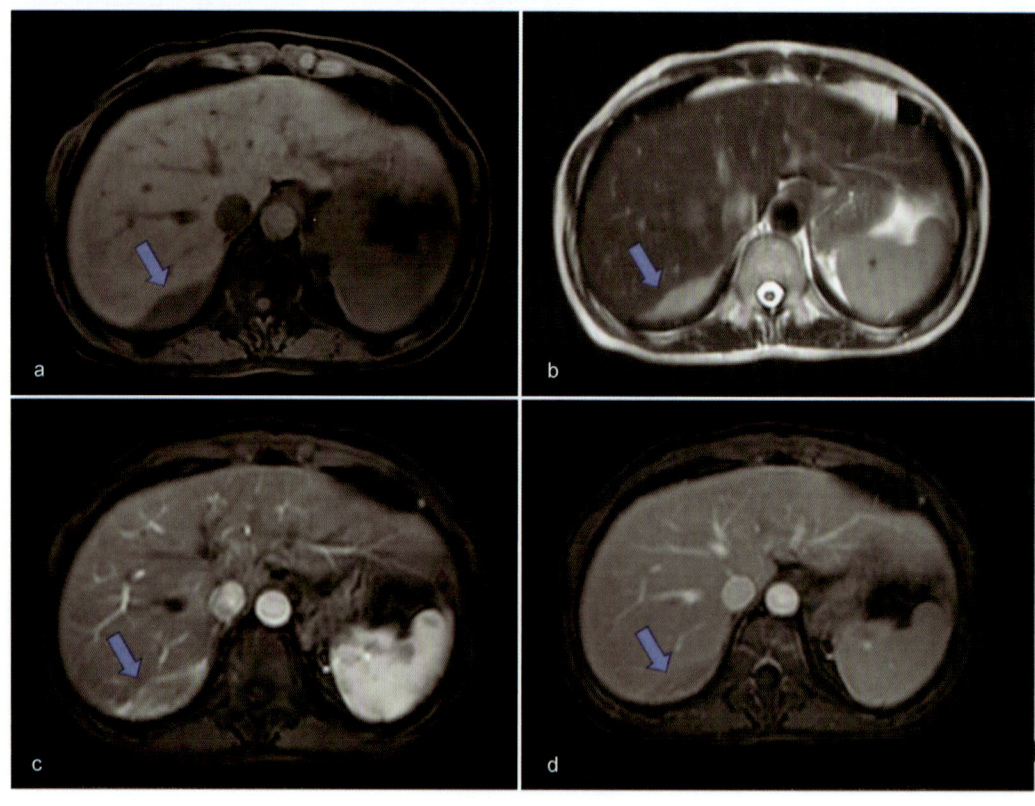

图 4-11　非霍奇金淋巴瘤　滤泡性淋巴瘤Ⅳ B 期上腹部 MR 平扫＋增强－肝示例图。a. T1WI 平扫；b. T2WI 平扫；c. T1 增强早期；d. T1 增强晚期。发病部位及 MRI 表现：淋巴瘤累及肝右叶。T1WI 呈等信号，T2WI 呈稍高信号，增强扫描早期明显强化，晚期强化程度减低

多样，有时病变在 T1WI 可呈等信号，而在 T2WI 可呈高、低到等信号，T2WI 上的这种变化至少可以部分归因于由淋巴瘤引起的炎症反应。

诊断要点：

1. MRI T1WI 呈高信号，T2WI 呈低信号。原发性肝淋巴瘤 MRI 表现可以多种多样。

2. 增强后可以是轻度均匀强化或无明显强化。

3. MRI 动态增强扫描不仅有利于鉴别诊断，有时能发现平扫不易发现的病灶。

鉴别诊断：

1. 原发性肝细胞癌（HCC）：HCC 一般有肝炎、肝硬化病史，甲胎蛋白（AFP）可为阳性。T1WI、T2WI 信号强度与肝淋巴瘤多有重叠，HCC 大多数是多血供病变，动态增强早期有明显强化，延迟扫描病灶内对比剂快速退出，典型者呈现较明显的"快进快出"。病灶较大时可发生液化、坏死。通常有门静脉的侵犯。

2. 胆管细胞癌：主要与外周型胆管细胞癌鉴别，左叶多见。MRI 信号则根据纤维化、坏死及黏液成分的不同而异，当黏液成分多，特别是黏液湖形成时，T1WI 可表现为明显低信号，T2WI 为明显高信号。动态增强早期病灶通常无明显强化，病灶中心可有延迟强化（可能与病灶中较多纤维成分有关）。另外，胆管细胞癌常伴有邻近肝的萎缩，肝内胆管扩张这些特点均有助于肝淋巴瘤的鉴别诊断。

3. 血管瘤：为肝内最常见的良性肿瘤。T2WI 呈明显高信号，有些病变呈现"亮灯征"。动态增强早期，大的血管瘤往往表现为周边结节状显著强化，随着时间的延长逐渐向中心扩展直至全部充填。小的病灶强化方式多样，可在早期呈均匀强化的高信号，在增强中晚期仍有持续强化。

4. 局灶性结节增生（FNH）：典型病变的 T1WI 呈等或稍低信号，T2WI 呈稍高或等信号，中心瘢痕在 T2WI 呈高信号。动态增强早期 FNH 病灶明显强化，中心瘢痕无明显强化，增强中晚期大多数病灶为稍高或等信号，边界显示不清，此时中心瘢痕可逐渐强化。FNH 的中心瘢痕及强化方式很有特点，可以和肝淋巴瘤鉴别。

5. 肝转移瘤：常可见原发灶的表现，T1WI 呈中等低信号，T2WI 呈中等高信号，可见到"靶征"或"牛眼征"，即 T2WI 病灶中央可见到更高信号（代表含水量增加，坏死或伴有出血等），瘤周可有水肿，T2WI 表现为略高信号环。

（二）脾淋巴瘤

临床特点：

1. 脾本身是一个很大的淋巴造血组织。

2. 常为淋巴瘤侵及的部位，比肝更容易受侵。

3. HL 晚期极易侵及脾，约有 1/3 的 HL 和 NHL 患者有脾受累。

4. 原发性脾淋巴瘤罕见，占淋巴瘤的 1%~2%。

MRI 表现（图 4-12）：

1. 分为弥漫浸润型和粟粒结节型、多发肿块型、巨块型。

2. 弥漫浸润型和粟粒结节型：T1WI 信号通常无异常表现，T2WI 对显示病灶较敏感，在正常脾较高信号背景下，表现为多发低信号小结节，Gd-DTPA 增强实质期以及延迟期易观察病灶。

3. 多发肿块型、巨块型：T1WI 呈等或稍低信号，T2WI 比脾实质信号强度略高或中等度高信号，增强扫描，病灶通常无明显强化。

MRI 在脾淋巴瘤诊断中的价值：

MRI 在脾占位性病变的诊断及鉴别诊断方面有重要价值，特别对于碘过敏患者。部分淋巴瘤患者，脾可疑占位但是 CT 又无法明确诊断者，进一步 MRI 检查可以帮助鉴别诊断。

诊断要点：

1. T1WI 信号通常无异常表现，T2WI 在正常脾较高信号背景下，呈低信号小结节。

2. 增强实质期以及延迟期易观察病灶。

3. 结合患者有淋巴瘤病史。

4. 患者全身浅表淋巴结和（或）腹膜后淋巴结肿大。

鉴别诊断：

1. 转移性肿瘤：有明确原发肿瘤病史。多发脾转移瘤患者脾可呈轻至中度的均匀性增大，T1WI、T2WI 信号多样。与肝转移瘤相似，典型转移瘤可呈"牛眼"状或"靶心"状。黑色素瘤转移在 T1WI 呈高信号，T2WI 呈高信号，与淋巴瘤容易鉴别。

2. 血管瘤：白血病、乳腺癌及肺癌等恶性肿瘤晚期可发生脑脊膜转移，脑脊膜弥漫性增厚，可出现多发小结节，表现为脑脊膜增厚、强化。

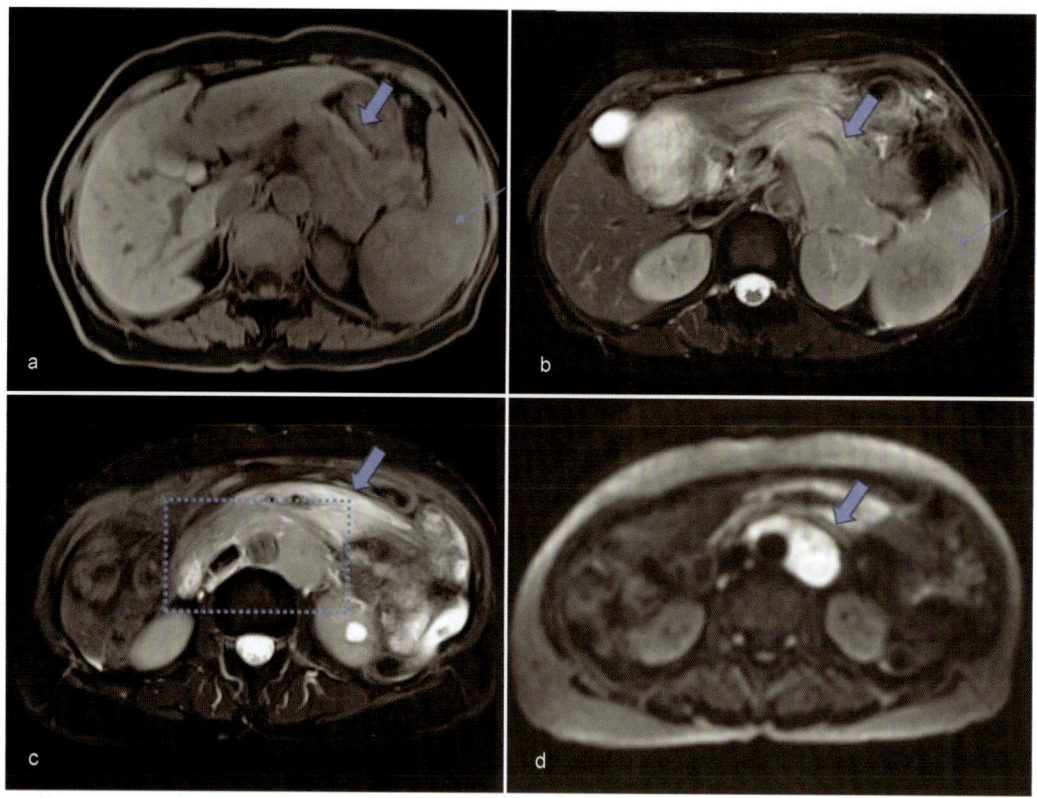

图 4-12 非霍奇金淋巴瘤，弥漫大 B 细胞淋巴瘤，上腹部 MR 平扫（上腹腔）示例图。a. T1WI 平扫；b.～c. 压脂 T2WI；d. DWI 图。发病部位及 MRI 表现：腹膜后、肠系膜、胰腺周围及脾多发占位。腹膜后、肠系膜、胰腺周围病灶 T1WI 呈等信号，T2WI 呈等信号，DWI 可见高信号。脾病灶 T1WI 呈等信号，T2WI 呈稍低信号

（三）胰腺淋巴瘤

临床特点：

1. 胰腺淋巴瘤大多为继发性淋巴瘤，常为腹腔淋巴瘤浸润所致。

2. 原发于胰腺的淋巴瘤是一种非常少见的疾病，确诊需要组织病理学。

3. 原发性胰腺淋巴瘤的诊断标准：表浅巴结和纵隔淋巴结无肿大，外周血白细胞数正常，胰腺肿块和受累淋巴结局限于胰腺周围区域，肝和脾未受侵犯。

MRI 表现：

1. 分为弥漫浸润型和肿块型。

2. 肿块型：T1WI 表现为胰腺内低信号肿块，信号均匀，边界清楚；T2WI 肿块信号表现多样。增强后肿块呈轻度强化，强化较均匀。

3. 弥漫浸润型：胰腺弥漫肿大，胰腺腺体 T1WI、T2WI 信号均匀、弥漫降低，增强扫描病灶轻-中等程度强化，大多信号较均匀。

MRI 在胰腺淋巴瘤诊断中的价值：

有梗阻性胆胰管扩张的病例，ERCP 可以帮助判断胆总管扩张的程度、梗阻的部位。作为诊断，MRCP 可以替代有创的 ERCP。

诊断要点：

1. MRI T1WI 低信号，信号均匀，T2WI 信号通常无异常表现。

2. 大多为继发性淋巴瘤，常为腹腔淋巴瘤浸润所致。

鉴别诊断：

1. 胰腺癌：直接征象为肿块影，T1WI 肿块大多表现为低或等信号，肿块较大时，病灶中央更低信号的不规则液化、坏死区，T2WI 信号通常无异常表现。间接征象有胆总管、胰管的扩张，典型者可形成"双管征"，胆囊增大；肿块远端的胰腺萎缩；假性囊肿形成；肝转移性病灶、腹膜后淋巴结转移、胰腺周围血管被肿瘤包绕等。

2. 急性胰腺炎：急性胰腺炎常常急性发病，血清或尿液淀粉酶明显升高，急性胰腺炎除有胰腺增大外，常常伴有胰周渗液，脂肪抑制 T1WI 胰腺信号往往不均匀，增强后不均匀强化。

（四）胃肠道淋巴瘤

临床特点：

1. 分为非霍奇金淋巴瘤（NHL）和霍奇金淋巴瘤（HL）。

2. 霍奇金淋巴瘤在国外以结节硬化型最常见，国内则以混合细胞型最常见。浅表淋巴结肿大常常是 HL 患者就诊的主要原因。80% 以上的淋巴结肿大位于隔上。10%～20% 患者仅有隔下病变。浅表淋巴结肿大最多见于颈部、锁骨上和腋下。90% 以上的患者病变连续侵犯，常沿淋巴道播散至邻近淋巴结区域。

3. 65%～70% 的 NHL 原发于淋巴结，30%～35% 原发于结外可累及全身所有器官和组织。浅表淋巴结肿大是 NHL 最常见的主诉。典型表现是淋巴结增大，经常融合成大块病灶。

MRI 表现（图 4-13）：

1. 胃肠道淋巴瘤呈弥漫、多节段的管壁增厚，环行浸润或伴管腔扩张、狭窄，息肉样或较大肿块，肠系膜的侵犯、肠系膜/后腹膜的肿大淋巴结。

2. MRI 无法鉴别良、恶性淋巴结。淋巴结肿大可以表现为多个散在的淋巴结或者融合成巨大肿块。

3. T1WI 呈低信号，T2WI 呈中等高信号，增强后轻度强化。坏死在 T2WI 是高信号，增强后无强化。

4. 放射治疗的患者易发生腹膜后纤维化，T1WI 和 T2WI 均为低信号，而肿瘤残留在 T2WI 表现为中等高信号。

诊断要点：

1. T1WI 呈低信号，T2WI 呈中等高信号。

2. 增强后轻度强化。

3. 淋巴结肿大可以表现为多个散在的淋巴结或者融合成巨大肿块。

4. 常见部位为胃窦、回盲部，具有多发性、非连续性的特点。结合临床可提示诊断，但确诊仍需依靠病理诊断。

鉴别诊断：

1. 转移性淋巴结：有原发肿瘤病史。转移淋巴结可孤立也可融合成团块状，多环形强化也可均匀强化。淋巴结转移与原发性肿瘤脏器的淋巴引流关系密切。

2. 结核：常合并肺结核及肝脾大。可以累及胃肠道、腹膜、淋巴结、脾、肝及肾上腺。淋巴结肿大是腹部结核最常见的表现形式。

3. 肠系膜脂膜炎：常局限于小肠系膜，且含有脂肪密度或信号。

4. 胃肠道间质瘤：根据生长方式分为：胃内型（肿瘤位于黏膜下，主要向腔内生长和形成肿块，表面常有溃疡形成易出血）；胃外型（肿瘤多较大，位于胃浆膜下，主要向腔外生长和发展，不突入胃腔内，有时可有蒂挂于胃壁上）；胃壁型或腔内腔外型（恶性发生于肌层，可直接侵犯胃周围组织，肿瘤同时向浆膜下及黏膜下生长，常累及大网膜和腹膜后，形成中间有瘤组织相连的哑铃状肿物，并易血行转移）。

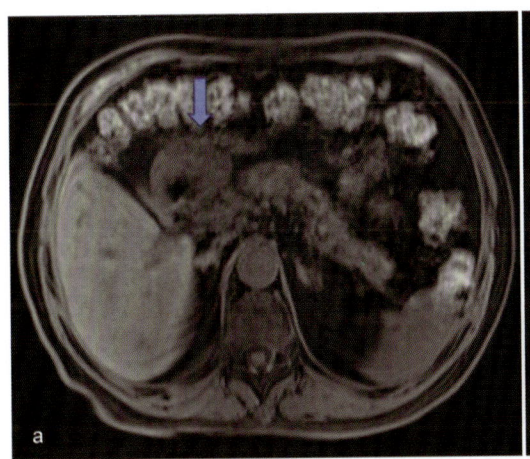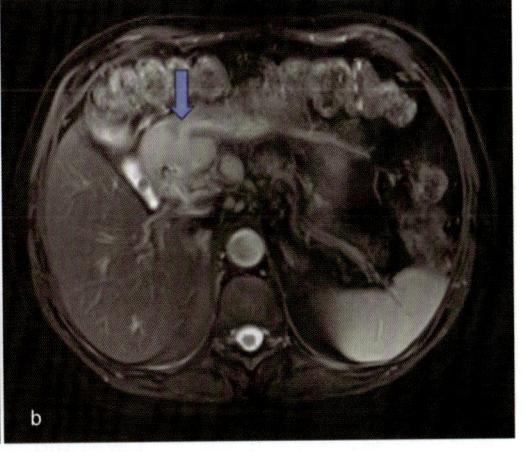

图 4-13 B 细胞性非霍奇金淋巴瘤，套细胞淋巴瘤上腹部 MRI 平扫（上腹腔）示例图。a. T1WI 平扫；b. 压脂 T2WI。发病部位及 MRI 表现：十二指肠球部占位。T1WI 呈低信号，T2 压脂呈稍高信号

(五) 肾淋巴瘤

临床特点：

1. 肾淋巴瘤最多见于全身性、多系统性淋巴瘤疾病或肿瘤的复发等，继发性多见，可由血行扩散或腹膜后病灶直接侵犯所致，淋巴瘤血行播散是肾继发受累的主要机制。原发于肾的淋巴瘤极少见。

2. 大体病理上肾继发性淋巴瘤：病灶多为肾皮质的多发瘤结节。肿瘤浸润生长者类似肾癌。但不同于后两者之处在于淋巴瘤没有完整包膜、边界不清，其内部呈现均质性。肾原发性淋巴瘤：肿瘤较大，界限不清，无包膜。

3. 肾淋巴瘤以中老年男性患者较多见。肿瘤可累及单或双侧肾。肾是结外淋巴瘤播散常见的脏器之一，临床无特异性症状。肾衰竭可能为最初发病的起因，腰部疼痛是原发性肾淋巴瘤患者最常见的症状，继发性肾受累是淋巴瘤的晚期表现。

MRI 表现（图 4-14）：

1. 按侵犯的病理机制不同，肾淋巴瘤影像学表现分 5 种类型：多发肿块型、邻近病灶侵犯型、单发肿块型、肾周肿块型、肾弥漫增大型。位于肾实质的淋巴瘤主要表现为多发肿块型和弥漫增

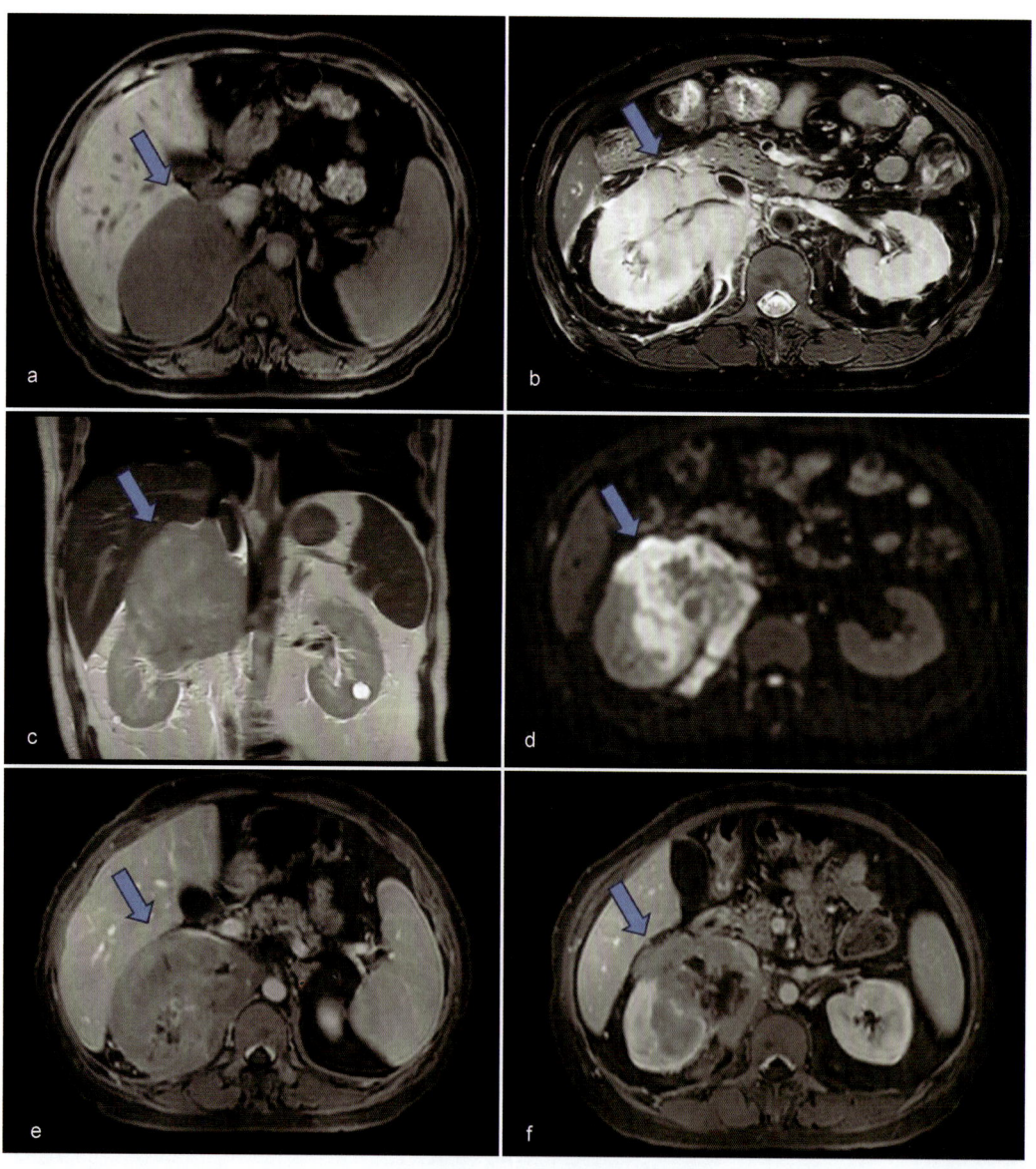

图 4-14 非霍奇金淋巴瘤，弥漫大 B 细胞型，上腹部 MRI 平扫＋增强－肾示例图。a. T1WI 平扫；b. 压脂 T2WI；c. T2WI 平扫冠状位；d. DWI；e.~f. T1WI 增强。发病部位及 MRI 表现：右肾及右侧肾上腺占位。T1WI 呈稍低信号，T2WI 与肾皮质相比呈低信号，局部信号欠均匀，DWI 呈高信号，增强扫描不均匀强化，强化程度低于正常肾实质信号

大型。

2.肾淋巴瘤的MRI常表现为单发或多发的实性均质结节。T1WI上发现皮质界限消失，可为弥漫性肾浸润提供有效证据。病变在T1WI呈低/等信号，T2WI与肾皮质相比呈低/等信号，部分信号稍欠均匀，增强扫描病变信号呈轻-中度均匀强化，但低于正常肾实质信号。

3.肾淋巴瘤浸润灶信号较均匀，而治疗后可表现出复杂的信号特征。

诊断要点：

1. MRI T1WI呈低/等信号，T2WI呈低/等信号。

2.增强后可以是轻-中度均匀强化。

3.约半数病例可合并腹膜后淋巴结肿大。

4.淋巴瘤累及多个实质性脏器时，其生长方式和影像学表现往往一致，这有助于判断淋巴瘤患者实质性脏器的受累情况。

鉴别诊断：

肾淋巴瘤的影像学表现缺乏特异性，与其他肾肿瘤很难鉴别。

1.单发肿块型肾淋巴瘤与肾癌：单发肿块型肾淋巴瘤主要累及髓质，与肾实质分界模糊，轻度较均匀的弥漫持续性强化，常伴有广泛的腹膜后淋巴结肿大。肾癌主要累及实质，病灶为膨胀性生长，常突出于肾轮廓外，内部信号不均，强化早期有明显的不均匀强化，与肾实质分界清，一般中央易出现坏死。

2.肾弥漫增大型肾淋巴瘤与炎性疾病（如肾盂肾炎），结合临床、实验室检查及增强扫描进行鉴别。

3.邻近病灶侵犯型肾淋巴瘤、肾周肿块型肾淋巴瘤与腹膜及肾周恶性肿瘤：双侧肾周间隙内紧密包绕肾的肿块应高度怀疑淋巴瘤，肾淋巴瘤肿块往往包绕肾，不影响肾形态。腹膜及肾周恶性肿瘤为肾外占位性病变，病灶较大，且常为明显不均匀强化，侵犯肾时常造成肾形态、信号的改变。

（六）腹腔腹膜后淋巴瘤

临床特点：

1.分为霍奇金淋巴瘤（国外以结节硬化型最为多见；国内则以混合细胞型最为常见，结节硬化型次之。）和非霍奇金淋巴瘤（发生在淋巴结的NHL趋向于肿瘤体积较大，临床分期较晚。结外NHL经常表现为局部病变，伴或不伴有局部或弥漫的淋巴结肿大）。

2.霍奇金淋巴瘤：浅表淋巴结肿大常常是患者就诊的主要原因。80%以上的淋巴结肿大位于膈上。浅表淋巴结肿大最多见于颈部、锁骨上和腋下，而腹股沟和肠系膜淋巴结较少累及。病变呈连续性侵犯，而结节硬化型常常"跳跃"到纵隔。患者均可有全身症状，但晚期发生率高。瘙痒在结节硬化型中多见，可早于诊断前数月到数年出现。周期性发热是HL的特异性症状。

3.非霍奇金淋巴瘤：浅表淋巴结肿大是最常见的主诉。最常见的受累部位是头颈部和腹膜后区。一般无疼痛，表面光滑，活动度好，质地中等，饱满。早期分散，晚期融合，可有皮肤粘连。播散呈跳跃式，无一定规律。50%以上的NHL患者是中、高度恶性淋巴瘤。

4.在AIDS患者中淋巴瘤是第2常见的恶性肿瘤，NHL比HL更常见。淋巴结、肝和脾是最常见的发病部位。

MRI表现（图4-15）：

基于淋巴结内部结构无法显示，因此MRI无法鉴别良、恶性淋巴结。

1.病变淋巴结通常是同质性的，但也可以因为坏死、钙化而表现为异质性。

2.淋巴结坏死和钙化在治疗前、后均不常见。淋巴结在T1WI呈低信号，T2WI呈稍高信号，增强后轻度强化。

3.放射治疗的患者易发生腹膜后纤维化，T1WI和T2WI均为低信号，而肿瘤残留在T2WI表现为等高信号。局部放疗后纤维化的信号强度随治疗后的时间而变化，在T2WI纤维化早期（治疗后6个月左右）信号增高，而纤维化晚期（治疗后1年左右）信号减低。

诊断要点：

1.结内淋巴瘤，T1WI呈低信号，T2WI呈稍高信号，增强后轻度强化。

2. MRI对淋巴结肿大引起的血管压迫、移位、包裹易于诊断。

3.淋巴瘤治疗后信号多样，治疗6个月后，MRI评估肿瘤的活动性更可靠。

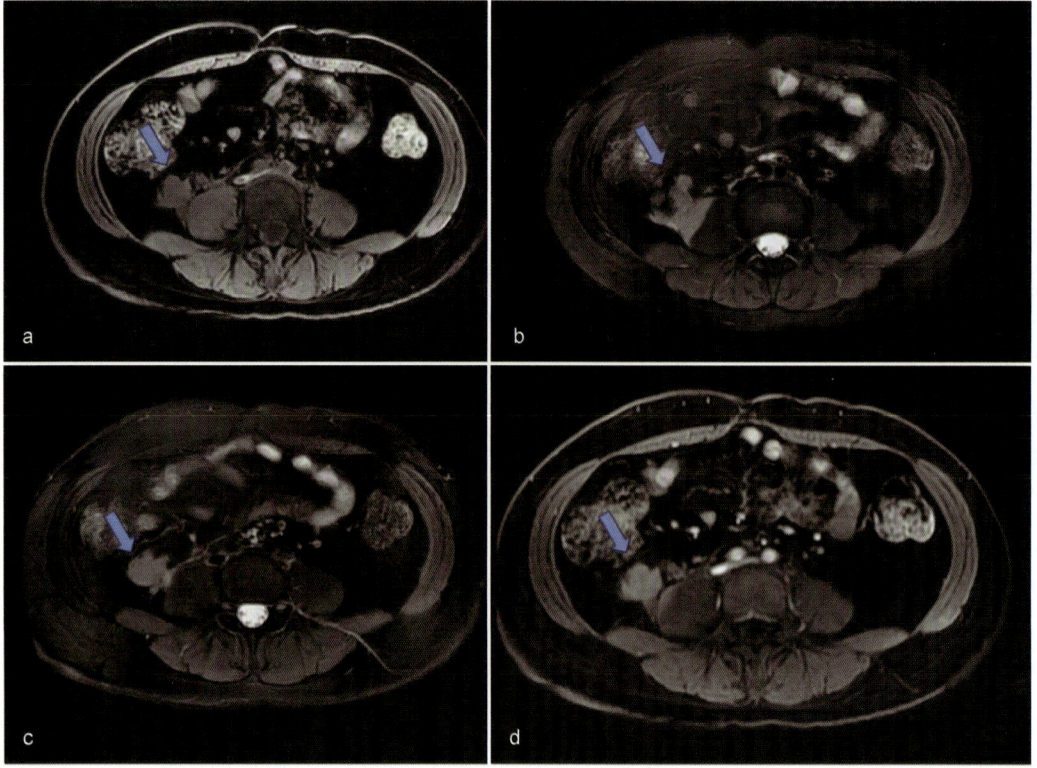

图 4-15 非霍奇金淋巴瘤，弥漫大 B 细胞瘤，非特指型下腹部 MRI 平扫+增强（下腹腔）示例图。a. T1WI 平扫；b.～c. 压脂 T2WI；d. T1 增强。发病部位及 MRI 表现：右腹膜后多发软组织信号结节，右侧腰大肌、右侧输尿管受累。T1WI 呈等信号，压脂 T2 呈稍高信号，增强扫描轻度强化

鉴别诊断：

1. 转移性淋巴结：腹部脏器的恶性肿瘤均可发生腹腔和腹膜后淋巴结转移，一般有原发肿瘤病史和原发肿瘤（肝癌、胰腺癌、胃癌等）的影像学表现。淋巴结转移与原发性肿瘤脏器的淋巴引流关系密切。转移性淋巴结可孤立亦可融合成团块状，多为环形强化，也可均匀强化。

2. 结核：结核是结核分枝杆菌引起的，大多数发生在肺部，也可以发生在腹部。腹部结核可以累及胃肠道、腹膜、淋巴结、脾、肝及肾上腺。淋巴结肿大是腹部结核最常见的表现形式。淋巴结增大具有自限性，淋巴结炎易粘连，因此易融合成多房样征象，增强扫描周边强化。

3. 特发性腹膜后纤维化：好发于大血管周围是本病的特点。典型的腹膜后纤维化肿块一般位于主动脉前方，不累及后方，主动脉和脊柱的关系保持正常，紧贴肾下方腹主动脉，可以包绕下腔静脉和输尿管等腹膜后结构，伴或不伴主动脉扩张和瘤样改变。病变相对局限，腹腔不会出现肿块，增强扫描明显强化。

四、骨关节淋巴瘤

临床特点：

1. 包括原发性骨淋巴瘤和继发性骨淋巴瘤，前者是指病变仅限于骨骼系统或周围软组织无全身症状的淋巴瘤。

2. 分为霍奇金淋巴瘤（HL）和非霍奇金淋巴瘤（NHL）。

3. 大体病理显示骨淋巴瘤多位于骨髓，边界不清，常混有骨小梁和脂肪组织。骨皮质变薄、破坏，侵犯软组织。大多数累及富含红骨髓的长管状骨和扁骨。原发性骨淋巴瘤多见于四肢管状骨，继发性骨淋巴瘤好发于中轴骨，最常见于脊椎和骨盆。

MRI 表现：

1. 原发性骨淋巴瘤（图 4-16）：主要表现为病变区骨髓信号异常、骨质破坏和软组织肿块。

（1）骨髓信号异常：原发性骨淋巴瘤的最显著的 MRI 表现是骨髓的替代，其 MRI 表现与患者年龄有关。对于中老年患者，由于骨髓绝大多

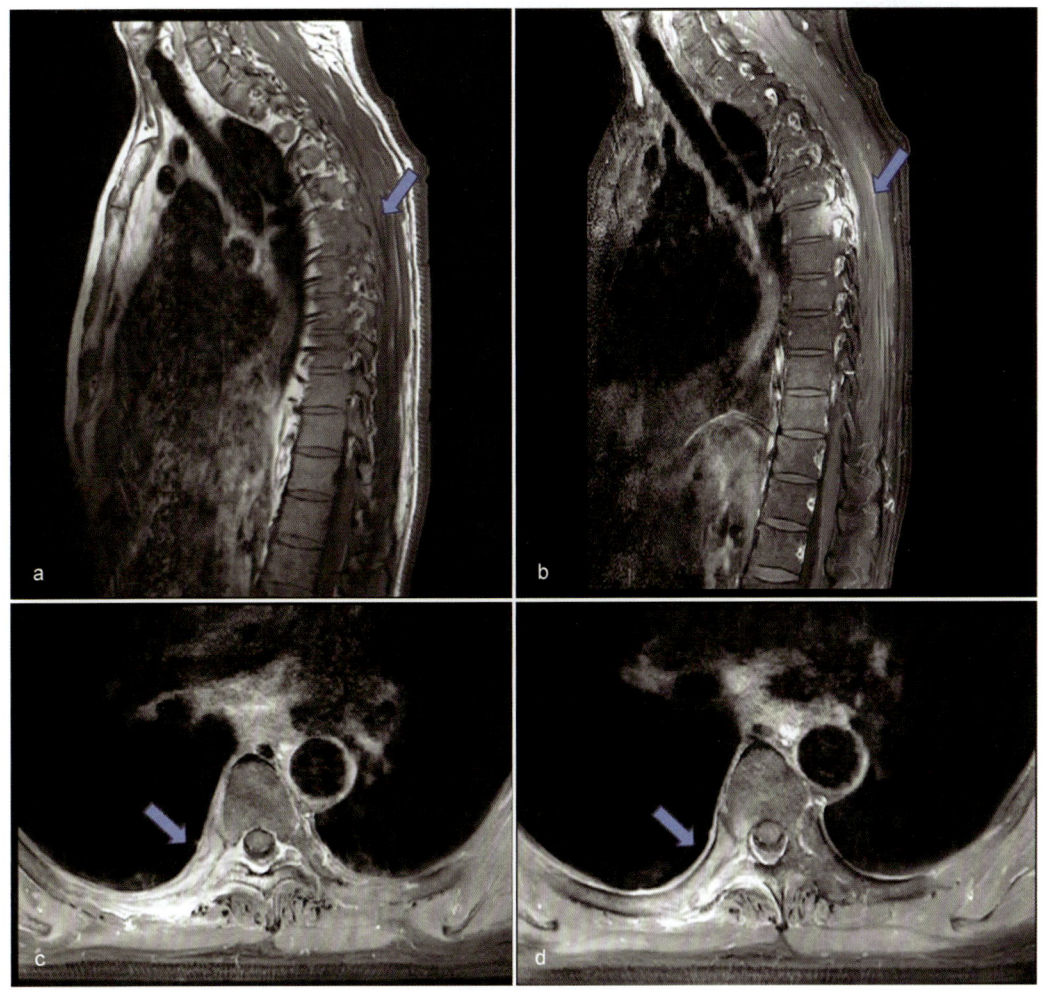

图 4-16 非霍奇金淋巴瘤，间变性大细胞淋巴瘤颈胸段平扫＋增强示例图。a. T1WI 平扫；b. 压脂 T2WI；c.～d. T1 增强。发病部位及 MRI 表现：T6 椎体及附件、T5 棘突及右侧 6、7 后肋异常信号，局部软组织肿块形成，T1WI 呈等信号，T2WI 呈高信号，增强扫描可见强化

数是黄骨髓，含有较多的脂肪成分，在 T1WI 和 T2WI 呈高信号，压脂 T2WI 呈低信号。当肿瘤组织含有较多的结合水，侵犯替代正常骨髓组织后，在 T1WI 呈低信号，T2WI 肿瘤与正常骨髓信号接近，压脂 T2WI 呈高信号，明显高于被抑制的正常骨髓。

（2）骨质破坏：正常骨皮质的所有序列都呈低信号，肿瘤侵犯、破坏骨皮质后 T1WI 和 T2WI 均呈高信号，表现为骨皮质变薄、皮质不连续或中断，在低信号的骨皮质线影中出现高信号，或正常皮质低信号影被软组织肿块代替。

（3）软组织肿块：肿瘤侵犯周围软组织后可形成不同程度的软组织肿块，原发性骨淋巴瘤的软组织肿块很常见。其特点是皮质旁的软组织肿块包绕骨干，呈"围骨生长"表现，相应区域骨髓异常信号明显，但骨皮质破坏较少。

2. 继发性骨淋巴瘤：影像学表现较复杂，HL 也有较高的比例，尤其是在骨髓浸润的患者中。根据病变形态和肿瘤对骨质的破坏程度可分为两大类，骨质破坏型和骨髓浸润型。

（1）骨质破坏型：中轴骨多见，占 70% 以上，包括脊柱、骨盆、颅骨等；多骨发病，往往同时侵犯骨盆、脊柱、股骨等；骨硬化比例提高。继发性骨淋巴瘤仍以溶骨破坏型表现为主。

（2）骨髓浸润型：有 5%～10% 的 HL 和 18%～23% 的 NHL 在病程中发生骨髓的侵犯。继发性骨淋巴瘤骨髓浸润也与患者年龄有关。

3. 骨淋巴瘤治疗后改变（图 4-17）：

（1）骨淋巴瘤放疗后改变：早期主要是水肿和坏死，T1WI 无明显变化，在压脂 T2WI 信号可升高。后期可逐渐出现骨髓纤维化、脂肪化，T1WI 椎体中央见带状的高信号，脂肪化的范围逐

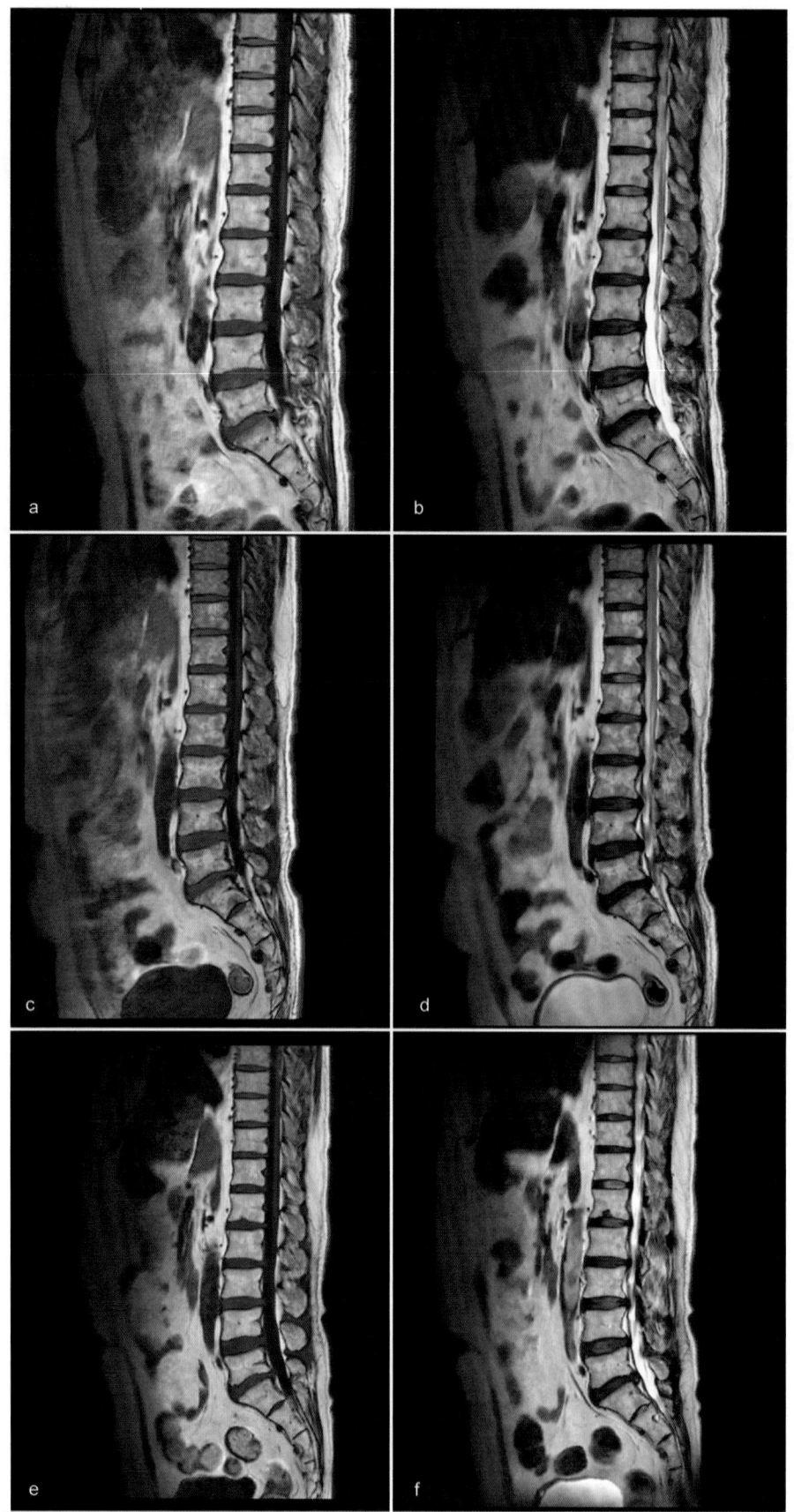

图 4-17 非霍奇金淋巴瘤,弥漫大 B 细胞淋巴瘤Ⅲ B 期腰椎平扫+增强示例图。a. T1WI 平扫(第一次);b. T2WI 平扫(第一次);c. T1WI 平扫(第二次);d. T2WI 平扫(第二次);e. T1WI 平扫(第三次);f. T2WI 平扫(第三次)。发病部位及 MRI 表现:胸腰椎多发椎体 T1、T2 信号不均,第二次检查较前进展,呈花斑样改变,第三次检查信号较前均匀

渐扩大，T1WI 高信号逐渐均匀。

（2）骨淋巴瘤化疗后表现：病变区 T1WI 低信号和 T2WI 高信号的表现较化疗前更明显，范围可能会稍有扩大。随后，由于肿瘤细胞进一步坏死、消退和骨髓组织的再生，表现为 T1WI 信号升高，T2WI 信号降低，有时甚至可恢复到正常水平。不结合临床病史容易误诊为肿瘤的进展。

（3）骨髓移植后表现：骨髓移植主要用于造血系统的恶性病变骨髓移植后表现。早期由于骨髓水肿坏死，在 T1WI 表现为低信号，脂肪抑制 T2WI 呈高信号；随着广泛抑制的骨髓组织被脂肪组织取代，在 T1WI 逐渐表现为高信号。骨髓移植成功 3 周后，MRI 能观察到骨髓内的信号变化，在 T1WI 外周出现中等信号，中央区仍为脂肪高信号。脂肪抑制 T2WI 则相仿，周围为高信号，中央为低信号。

诊断要点：

1. 在压脂 T2WI 黄骨髓低信号的背景下，高信号的肿瘤能很好地显示，因此压脂 T2WI 的特异性最高。

2. 原发性骨淋巴瘤以长骨为主，骨干和干骺端常见，典型的骨质破坏呈"渗透性"或"虫蚀样"，多伴有较明显的软组织肿块。

3. 继发性骨淋巴瘤以中轴骨常见，往往多骨侵犯，可出现骨硬化表现。

4. 对于继发性骨淋巴瘤应首选 MRI 检查。

5. 骨淋巴瘤的临床和影像学表现缺乏特征性，临床易误诊。

鉴别诊断：

1. 化脓性骨髓炎：化脓性骨髓炎是骨骼系统最常见的病变之一。急性化脓性骨髓炎常见于儿童和青少年，发病部位常见于下肢长骨干骺端和骨干。早期以局部软组织充血水肿为主，易出现骨膜下和软组织内的脓肿。骨膜下脓肿呈线形，软组织内脓肿分布在肌间隙内无明确边界即无包膜，常伴有皮下组织水肿，肌间筋膜脂肪线影消失。慢性化脓性骨髓炎的骨质增生硬化显著，多伴有明显的骨膜成骨引起骨干增粗变形。

2. 骨结核：脊柱结核最为常见，其中以胸椎、腰椎最为常见。典型的脊柱结核多伴有相邻椎间盘的破坏和椎间隙的狭窄，骨质破坏后容易出现成角压缩和骨质碎裂。椎旁寒性脓肿的特点是出现在下垂部位，往往沿椎旁向下引流，可达盆壁处，增强后以环形强化为主。

3. 骨转移瘤：多有原发病史。早期侵犯范围多较局限，合并软组织肿块多属较晚期的表现。常多骨发病，发生在椎体时常呈跳跃式侵犯，椎旁软组织肿块多较局限，偏于一侧，椎弓根的侵犯也是脊椎转移瘤与其他骨肿瘤鉴别的特征之一。对于没有原发病史的骨转移瘤与不典型的骨淋巴瘤，尤其是继发性骨淋巴瘤的鉴别是很困难的，往往需要活检病理，甚至是免疫组化最后确定。

五、软组织及皮肤淋巴瘤

（一）软组织淋巴瘤

临床特点：

1. 分为原发性和继发性，原发性较罕见。最常见的病理类型是弥漫大 B 细胞性。

2. 原发性软组织淋巴瘤多为肌肉受侵，肌肉弥漫肿胀。好发于四肢，尤其是下肢，其次是躯干。

3. 继发性软组织淋巴瘤常由相邻淋巴结或其他隐匿的结内淋巴瘤扩散侵犯所致。好发于躯干、四肢，且常为多发。

MRI 表现：

1. 不同程度的软组织增厚，亦可形成结节或肿块。病变位于椎旁可有"钻孔"样生长的特点，常沿椎骨侵犯至对侧椎旁和附件周围，并可通过椎间孔侵犯椎管，较有特异性。

2. T1WI 呈等或稍低信号，与周围未受累的肌肉信号相近。T2WI 受累肌肉或增厚的软组织呈显著的高信号，与周围较低信号未受累的肌肉差别明显。压脂 T2 序列更有利于病变显示。当病灶侵及周围骨质时，原本 T1WI 极低信号的骨皮质显示为高信号。

3. 增强扫描轻-中度强化。

诊断要点：

1. T1WI 呈等或稍低信号，T2WI 呈高信号。

2. 增强后轻-中度强化。

3. 多表现为病变部位的软组织肿胀或肿块形成，常表现为"钻孔"样生长方式。

鉴别诊断：

1. 炎性病变：通常有明确的外伤病史。受累肌肉的弥漫肿胀，肌肉间隔消失，T1WI呈高信号，筋膜和皮下多伴明显水肿。

2. 良性肿瘤：受累肌肉较局限，位于肌肉内或只累及肌肉的一部分。T2WI和增强扫描肿瘤内部信号不均，为斑片状高-低信号相间。

3. 恶性肿瘤（软组织肉瘤）：肿瘤内部信号混杂，易出现坏死囊变区；增强扫描肿瘤实性部分强化显著；肿瘤多呈较大的软组织肿块样表现，边界清，有分叶，肿瘤周围有假胞膜。

（二）皮肤淋巴瘤

临床特点：

1. 分为原发性皮肤恶性淋巴瘤和继发性皮肤恶性淋巴瘤。

2. 原发性皮肤恶性淋巴瘤在结外淋巴瘤的发病率中仅次于胃肠道淋巴瘤和鼻咽部淋巴瘤，居第三位。

3. 继发性皮肤恶性淋巴瘤是全身恶性淋巴瘤的一部分，为淋巴结和其他结外器官的淋巴瘤直接侵犯或是经血行或淋巴道转移而来，多为淋巴瘤晚期表现。

MRI表现（图4-18）：

1. 早期仅局限于表皮层，皮肤增厚不明显时，MRI需要双侧对比才能显示局部的皮肤稍增厚，T1WI无明显异常，压脂T2WI呈稍高信号或等信号，增强扫描可以显示局部的轻度强化。

2. 病变进一步发展皮肤增厚明显，皮下形成软组织结节或肿块时，可显示软组织结节或肿块多侵犯皮肤和皮下组织，并与局部皮肤紧密相连，皮肤淋巴瘤晚期可形成较大肿块并可发生坏死、液化，向皮肤表面破溃形成溃疡。T1WI呈等或稍低信号，T2WI呈高信号，多伴有不同程度的水肿呈不均匀信号。增强扫描肿瘤明显强化，信号往往不均匀。

3. 晚期可出现区域淋巴结，甚至远隔淋巴结和皮肤以外器官的播散。

4. 影像检查的作用主要是确定病变范围和临床分期。

诊断要点：

1. 早期T1WI无明显异常，压脂T2WI呈稍高

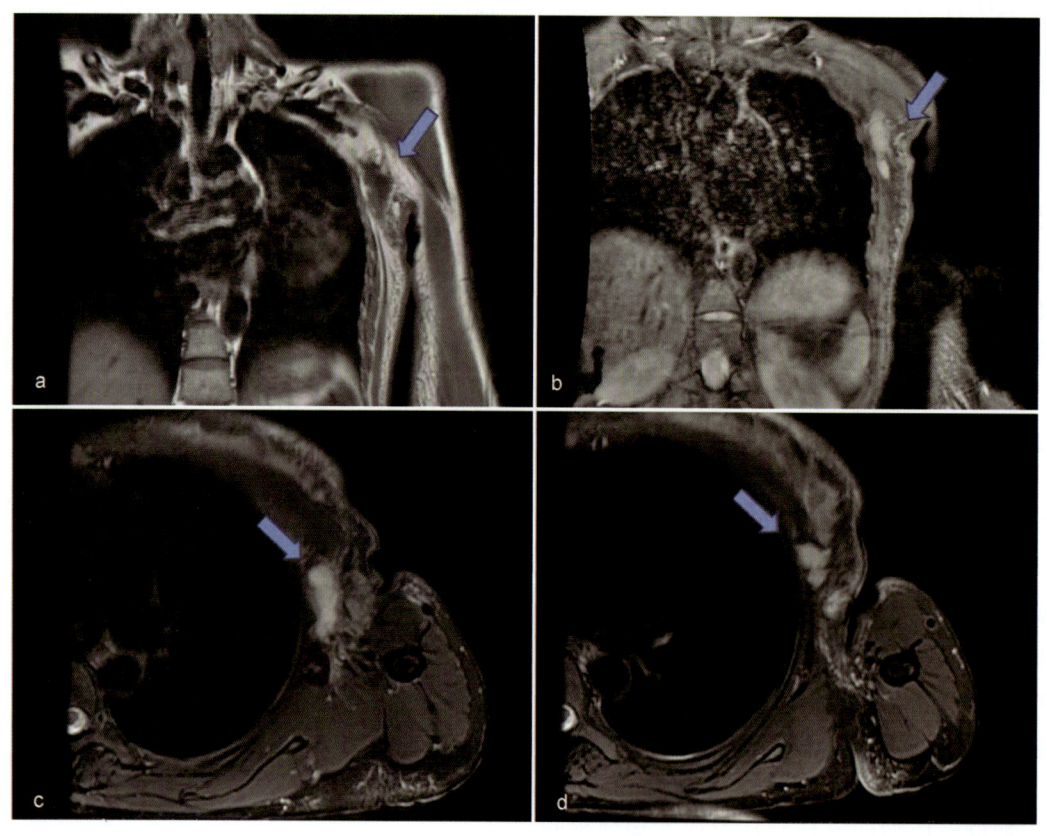

图4-18 原发性皮肤T细胞淋巴瘤（蕈状肉芽肿）上臂平扫（左）示例图。a.T1WI平扫冠状位；b.压脂T2WI冠状位；c.~d.压脂T2WI轴位。发病部位及MRI表现：左侧腋窝结节样异常信号，T1WI呈等信号（类似于肌肉信号），T2WI呈稍高信号，临近皮肤水肿

信号或等信号；结节或肿块形成后，T1WI 呈等或稍低信号，T2WI 呈高信号。

2. 早期增强后轻度强化；结节或肿块形成后，明显不均匀强化。

3. 确诊需要进行穿刺活检和病理免疫组。

鉴别诊断：

单纯皮肤增厚的病例需要与炎性病变或其他良性皮肤病变鉴别；多发结节性改变需要与系统性红斑狼疮性脂膜炎等鉴别；软组织肿块样表现的皮肤淋巴瘤则需要与其他原发和转移的良、恶性软组织肿瘤鉴别。皮肤淋巴瘤的影像学表现不具有特征性，单纯影像学检查很难确定病变的性质。鉴别诊断主要依靠病史、临床表现和病理检查。

（王　妍　曾祥柱）

第四节　MRI 报告的组成及解读

一、MRI 报告的组成

一份完整的 MRI 检查报告通常由三部分组成（图 4-19）。

（一）第一部分，基本信息

包含患者的一般信息，如患者的姓名、性别、年龄、影像号、住院号、所属病房及病床、临床初步诊断及本次检查的项目和部位，是根据临床申请单信息自动生成的。因此，临床医生在开具申请单时，应根据已掌握的临床资料（如主诉、现病史、既往史、外院检查等信息），给予尽可能准确的临床诊断，以及对本次 MRI 检查最关注的问题进行尽可能详细的描述，利于放射科医生快速明白临床需求，进行有针对性的阅片。

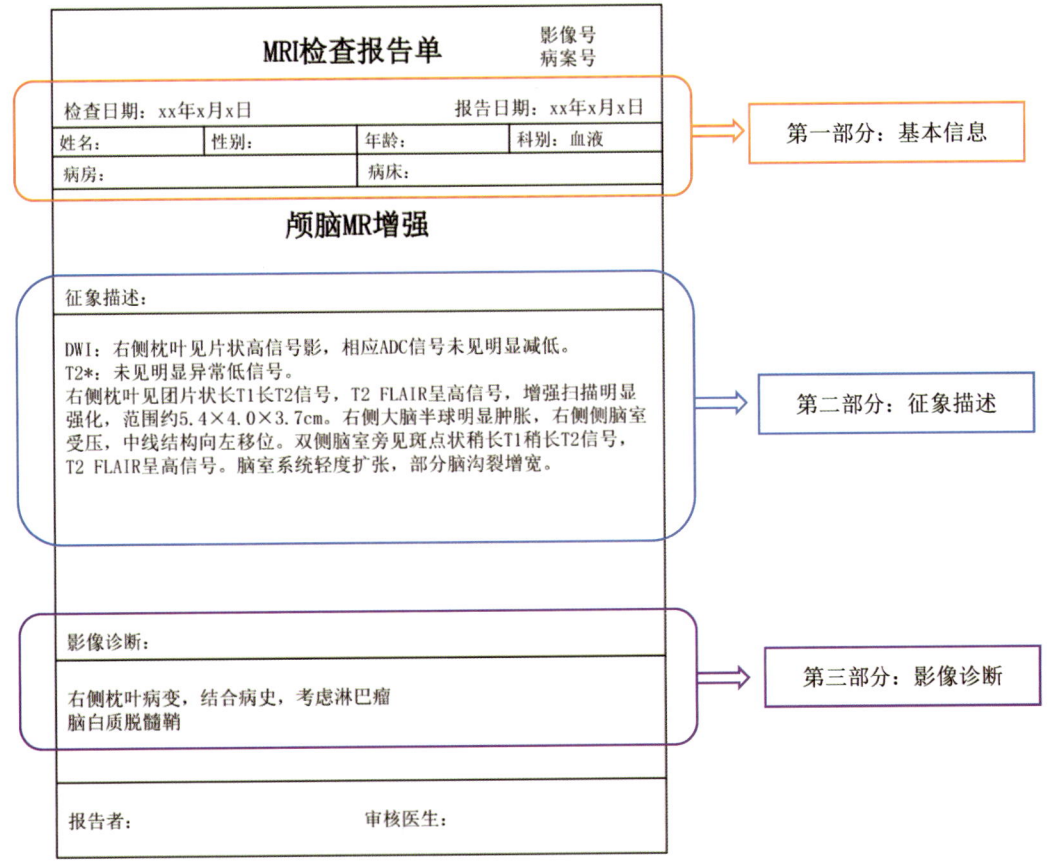

图 4-19　MRI 检查报告单的组成

（二）第二部分，征象描述

这里主要写放射科医生观察到的异常情况，临床医生从报告描述中最易获取的信息是病变的位置、大小、形态、信号以及对周围结构的累及范围。对组织或病变的表达，超声用回声强弱描述，CT和X线用密度描述，而MRI是用信号高低来表达，在图像上越白越亮的，代表高信号，越黑越暗的，代表低信号。磁共振平扫常规序列包括：T1WI、T2WI、T2-FLAIR、DWI、ADC、T2*（颅脑）；T1WI、T2WI、压脂T2、DWI、ADC（头颈部）；T1WI、T2WI、压脂T2、DWI、ADC（腹盆腔）；T1WI、T2WI、压脂T2、DWI、ADC（骨关节），因病灶较小、病变信号改变不明显等因素，磁共振平扫显示不佳时，可以通过注射Gd-DTPA［钆喷酸葡甲胺盐，商品名为马根维显（Magnevist）］进行增强检查，进一步显现或评价病变情况。除描述病灶的直接征象外，对于病灶间接征象的描述也很重要，可以体现放射科医生诊断和鉴别诊断思路。为了更好地帮助临床医生理解报告中传达的病变信息，需要加强影像科室和临床科室之间的相互学习、紧密沟通，这同样有助于影像医生及时了解临床医生在诊断与治疗中的侧重点。

（三）第三部分，影像诊断

放射科医生根据临床申请单的描述以及MR图像获得的信息，对病变做出倾向性的诊断，也是临床医生获取检查结果最直接的方式。仅凭目前影像学所见，难以给出明确的诊断。所以从MR检查的结论中我们可以获取以下信息：第一，病灶的具体位置，是否累及周围结构；第二，虽然无法直接定性诊断，但是可以通过临床信息以及其他科室的检查，做出初步评估和倾向性的诊断。

二、MRI报告相关问题解读

（一）病变的大小如何测量？

对于淋巴结而言，一般通过三个断面进行测量：轴位、冠状位、矢状位。对于软组织肿物和腹腔内实性占位性病变而言，进行三个径线的测量更能准确地反映病变的范围，并按照左右径×前后径×上下径的顺序依次记录。另外，当多个肿大淋巴结彼此相互融合，无明显分界时，也可测量最大范围的数值。

（二）复查时治疗有效的淋巴结有哪些磁共振表现？

治疗后，病变淋巴结体积缩小，信号变化，较前均匀等表现，多提示治疗效果良好。

（三）磁共振对治疗后残留淋巴结性质的评估有何作用？

淋巴瘤治疗后常有淋巴结残留，这些淋巴结可能存在残留的肿瘤组织，也可能是治疗后的炎症反应或纤维组织增生，对于残留淋巴结的性质判断将直接影响下一步的治疗决策。磁共振检查判断淋巴瘤治疗后残留淋巴结性质，主要是综合淋巴结的大小、形态、信号、血供等情况做出提示。PET/CT检查更能准确显示肿瘤病变部位及功能变化。

（四）磁共振增强在淋巴瘤的诊断中具有哪些作用？

Gd-DTPA磁共振增强检查，可以显示淋巴瘤内的供血、病灶周围结构（比如血脑屏障）破坏情况，为病变性质的判断和疗效的监测提供更为丰富的信息。

（王　妍　曾祥柱）

参考文献

[1] 章伟敏. 医学影像检查技术 MR检查技术卷. 北京：人民卫生出版社，2014.

[2] 于春水，郑传胜，王振常，等. 医学影像诊断学. 5版. 北京：人民卫生出版社，2022.

[3] 马纳斯特BJ. 骨肌影像诊断学（非创伤性疾病）. 谢晟，徐磊，蒋涛，等译. 南京：江苏凤凰科学技术出版社，2019.

[4] Suh CH, Kim HS, Jung SC, et al. MRI as a diagnostic biomarker for differentiating primary central nervous system lymphoma from glioblastoma: A systematic review and meta-analysis. J Magn Reson Imaging, 2019, 50 (2): 560-572.

[5] Slone HW, Blake J, Shah R, et al. CT and MRI findings

of intracranial lymphoma. AJR Am J Roentgenol, 2005, 184（5）: 1679-1685.

[6] 宋树林, 曾自三. 颈部常见淋巴结病的CT及MRI研究现状. 中国中西医结合影像学杂志, 2019, 17（2）: 212-214.

[7] 冯少美, 林跃辉, 刘海迪, 等. 原发性肝脏淋巴瘤的CT、MRI影像学特点及其临床诊断价值分析. 中国CT和MRI杂志, 2022, 20（7）: 98-100.

[8] 岳婧婧, 马媛媛, 宋琦, 等. 胰腺淋巴瘤的CT及MRI表现. 中国医学计算机成像杂志, 2017, 23（2）: 156-160.

[9] 高亚枫, 诸伟, 胡春洪, 等. 肾少见原发肿瘤的影像诊断. 实用放射学杂志, 2018, 34（3）: 392-394, 483.

[10] Maisey NR, Hill ME, Webb A, et al. Are 18-fluorodeoxyglucose positron emission tomography and magnetic resonance imaging useful in the prediction of relapse in lymphoma residual masses? Eur J Cancer, 2000, 36（2）: 200-206.

[11] 李小优, 冯继锋, 吴剑秋, 等. 中枢神经系统淋巴瘤22例临床分析. 实用临床医药杂志, 2014, 18（13）: 171-173, 179.

[12] 杨本涛, 王振常, 姜祖超, 等. 鼻腔鼻窦淋巴瘤的CT和MRI诊断. 临床放射学杂志, 2006, 25（6）: 518-523.

[13] Maeda M, Kato H, Sakuma H, et al. Usefulness of the apparent diffusion coefficient in line scan diffusion-weighted imaging for distinguishing between squamous cell carcinomas and malignant lymphomas of the head and neck. AJNR Am J Neuroradiol, 2005, 26（5）: 1186-1192.

[14] Kim HJ, Hong HS, Kim JY. CT and MRI features of localized peritumoral amyloidosis in a patient with head and neck mucosa-associated lymphoid tissue lymphoma: A case report. Taehan Yongsang Uihakhoe Chi, 2021, 82（5）: 1334-1340.

[15] 张汝鹏, 王殿昌, 李强, 等. 23例脾脏原发性恶性淋巴瘤临床分析. 中华外科杂志, 2002, 40（3）: 51-52.

[16] Mendelson RM, Fermoyle S. Primary gastrointestinal lymphomas: A radiological pathological review. Part 1: Stomach, oesophagus and colon. Australas Radiol, 2005, 49（5）: 353.

[17] Hulinick DH, Megibow AJ, Naidich DP, et al. Abdominal tuberculosis: CT evaluation. Radiolgy, 1985, 157: 199-204.

[18] Kissane JM. Anderson's pathology. 9th ed. St Louis: Mosby, 1990: 1429-1492.

[19] Yang ZG, Min PQ, Song SS, et al. Tuberculosis versus lymphomas in the abdominal lymph nodes: evaluation with contrast-enhanced CT. AJR Am J Roentgenol, 1999, 172（6）: 619-623.

[20] Deutch SJ, Sandler MA, Tankanow LB. Abdominal lymphadenopathy in sarcoidosis. J Ultrasound Med, 1987, 6: 237-242.

[21] 李雪梅, 苏丽, 李霞, 等. 弥漫大B细胞淋巴瘤继发性腹膜后纤维化1例并文献复习. 疑难病杂志, 2019, 18（2）: 197-198.

[22] Papanicolau N, Hahn PF, Edelman RR, et al. Magnetic resonance imaging of the kidney. Urol Radiol, 1986, 8: 139-150.

[23] Eisenberg PJ, Panicolaou N, Lee MJ, et al. Diagnostic imaging in the evaluation of renal lymphoma. Leuk Lymphoma, 1994, 16（1-2）: 37-50.

[24] Yasunaga Y, Hoshida Y, Hashimoto M, et al. Malignant lymphoma of the kidney. J Surg Oncol, 1997, 64（3）: 207-211.

[25] Levallier X, Troussard X, Fournier L, et al. Primary adrenal lymphoma. Report of a case. Presse Med, 1994, 23（8）: 372-379.

[26] McNicholas MM, Lee MJ, Mayo-Smith WW, et al. An imaging algorithm for the differential diagnosis of adrenal adenomas and metastases. AJR Am J Roentgenol, 1995, 165（6）: 1453-1459.

[27] 高亚枫, 诸伟, 胡春洪, 等. 肾少见原发肿瘤的影像诊断. 实用放射学杂志, 2018, 34（3）: 392-394, 483.

[28] 杨东, 安立龙, 孙满顿, 等. 原发性骨淋巴瘤的影像诊断及误诊分析. 医学影像学杂志, 2017, 27（8）: 1550-1553.

[29] 胡剑波, 陈焱君, 吴泽文, 等. 原发性骨淋巴瘤的影像学表现分析. 中国CT和MRI杂志, 2008, 6（1）: 47-49.

[30] 夏宾, 朱景瑞, 窦国胜. 骨淋巴瘤影像学诊断与鉴别诊断. 中国实用医刊, 2017, 44（4）: 3.

[31] 王琳, 秦叔逵, 马永泉. 原发性软组织恶性淋巴瘤（附9例报道）. 山西白血病, 1994, 3（3）: 173-174.

[32] 刘瑛, 吴宁, 石木兰. 肌肉淋巴瘤的CT表现. 临床放射学杂志, 2002, 21（11）: 876-879.

[33] Salomao LR, Nascimento AG, Lloyd MT, et al. Lymphoma in soft tissue: a clinicopathologic study of 19 cases. Hum Pathol, 1996（3）, 27: 253-257.

[34] 邹霓, 金仲品. 皮肤T细胞淋巴瘤. 综合临床医学, 1997（1）: 103-105.

[35] Picker LJ, Michie SA, Rott LS, et al. A unique phenotype of skin-associated lymphocytes in human:

preferential expression of the HECA-452 epitope by benign and malignant T-cell at cutaneous sites. Am J Pathol, 1990, 136（5）: 1053-1068.

[36] 王光超. 皮肤病及性病学. 北京: 科学出版社, 2002: 99.

[37] Lee HF, Im FG, Goo FM, et al. Peripheral T-cell lymphoma: spectrum of imaging findings with clinical and pathologic features. Radiographics, 2003, 23（1）: 7-26.

[38] Bass JC, Korobkin MT, Cooper KD, et al. Cutaneous T-cell lymphoma: CT in evaluation and staging. Radiology, 1993, 186（1）: 273-278.

第五章

淋巴瘤的 PET/CT 诊断

第一节 PET/CT 检查原理概述

PET 是正电子发射体层成像（positron emission tomography）的英文缩写。"正电子"由放射性药物衰变产生，并且迅速与电子结合，发生湮灭辐射，正电子和电子均消失，生成2个伽马（γ）光子。这2个γ光子方向相反，成180°，能量均为511 keV。"发射"是指γ射线是从人体内部产生，发射到体外后被探测器接收。探测器接收到的原始数据包含湮灭辐射发生的部位、数目等重要信息，通过计算机处理，重建、重组为横断面、冠状面及矢状面图像，来反映机体不同组织器官内部放射性药物的分布，即代谢情况。CT是计算机断层成像，检查时球管围绕人体旋转，发射 X 线穿透人体。经过不同组织器官的吸收衰减，"透射"的 X 线被探测器接收，经过计算机分析处理生成图像，反映组织的形态、结构。PET/CT 扫描仪把 PET 和 CT 融为一体，共享机架、扫描床、图像采集和处理工作站，将 PET 获取的功能代谢信息与 CT 提供的形态解剖信息进行融合，在对病灶进行定性的同时还能准确定位，大大提高了诊断的准确性及临床实用价值（图 5-1）。

PET 有以下优势：①能够从细胞、分子水平反映脏器、病变的血流、代谢等信息，可以在疾病早期尚未出现形态结构异常时做出诊断；②可以进行定量分析，有助于疾病评估、疗效评价和随访；③特异性较高，可以根据不同的显像目的，选择有器官或者病变特异性的显像剂，获得特异性较高的图像。PET 的不足之处在于空间分辨率较差，

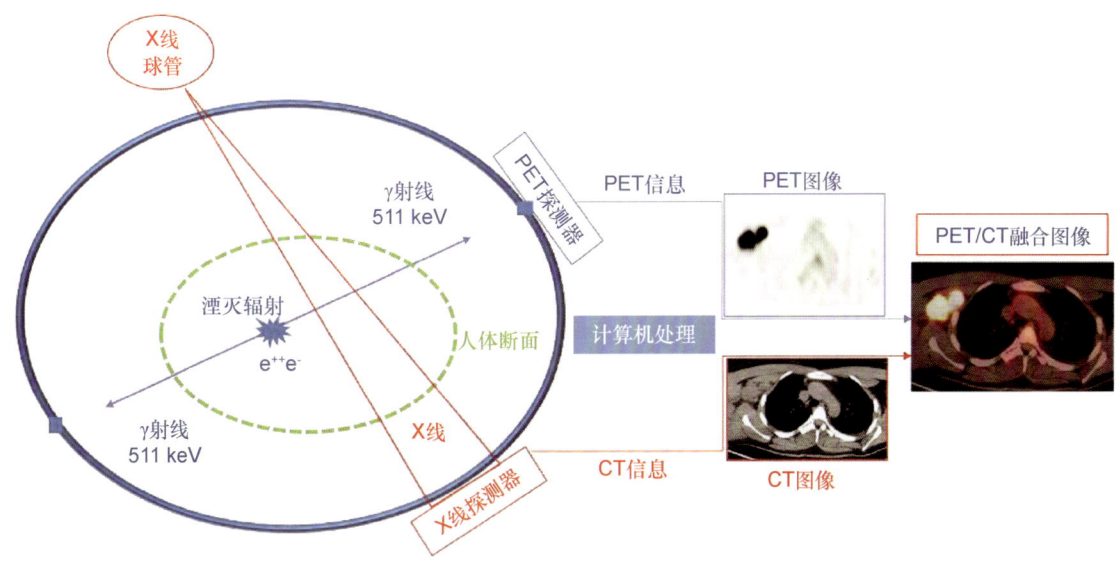

图 5-1 PET/CT 成像原理简要示意图

对细微结构的显示不如 CT、MRI 和超声清晰。把 CT、MRI 与 PET 融为一体的 PET/CT、PET/MRI 很好地弥补了单纯 PET 分辨率较低的不足。

应用最为广泛的 PET/CT 显像剂是 ^{18}F-氟代脱氧葡萄糖（^{18}F-FDG）。^{18}F-FDG 与天然葡萄糖结构类似，能够示踪葡萄糖摄取和磷酸化的过程。^{18}F 能够发射正电子，进而产生 γ 射线，通过 PET 扫描生成图像。将 ^{18}F 原子取代天然葡萄糖结构中与 2 号碳原子相连的羟基后形成 ^{18}F-FDG（图 5-2）。^{18}F-FDG 与天然葡萄糖类似，进入细胞外液后，能够通过细胞膜的葡萄糖转运蛋白进入细胞内，被己糖激酶磷酸化为 6 磷酸氟代脱氧葡萄糖（^{18}F-FDG-6P），但是不能被磷酸果糖激酶识别进入糖酵解途径的下一个反应过程，又不能够脱磷酸化排出细胞，而只能滞留在细胞内（图 5-2）。通过 PET/CT 成像后，可以反映机体不同组织器官利用葡萄糖的分布和摄取水平。一般而言，如果不做特殊说明，PET/CT 显像即指 ^{18}F-FDG PET/CT 显像。

^{18}F-FDG 经过静脉注射进入人体后，能够被正常组织吸收，称为生理性摄取。人体不同组织对于 ^{18}F-FDG 的生理性摄取程度不同。在 PET 图像中用不同的灰度或伪彩色显示，一般来说摄取 ^{18}F-FDG 越多，图像颜色越深。在 PET/CT 报告描述中一般应用放射性摄取（或浓聚）来表示组织或病变摄取 ^{18}F-FDG 的程度，例如未见放射性摄取（如囊肿）、轻度或显著放射性摄取。由于脑组织能量底物主要是葡萄糖，因而摄取 ^{18}F-FDG 较多，PET/CT 图像呈显著放射性浓聚。唾液腺、甲状腺、肝、脾、消化道、心脏、骨骼肌、性腺、骨髓均有不同程度的生理性摄取。^{18}F-FDG 经过泌尿系统排泄，因而双肾、输尿管及膀胱呈放射性浓聚。我们将在第二节对正常人体的 PET/CT 表现进行详细讲述。

不同肿瘤摄取 ^{18}F-FDG 的程度有别，与肿瘤细胞数目、葡萄糖转运蛋白的表达、去磷酸化水平等因素相关。如表 5-1 所示。

表 5-1 不同肿瘤摄取 ^{18}F-FDG 举例

^{18}F-FDG 摄取	常见肿瘤类型
显著增高	鳞状细胞癌、小细胞肺癌、大部分淋巴瘤、黑色素瘤、低分化癌
轻度增高	低级别胶质瘤、高分化肝细胞肝癌、黏液腺癌

^{18}F-FDG 并非肿瘤特异性显像剂。炎性病变例如结核、脓肿、真菌感染、非感染性炎症、结节病等均可摄取 ^{18}F-FDG。因此，临床工作中，不能仅依靠病变摄取 ^{18}F-FDG 高低鉴别良恶性，还需要结合 CT、MRI、超声等其他影像学检查及临床资料，甚至进行组织病理学检查获得明确诊断。

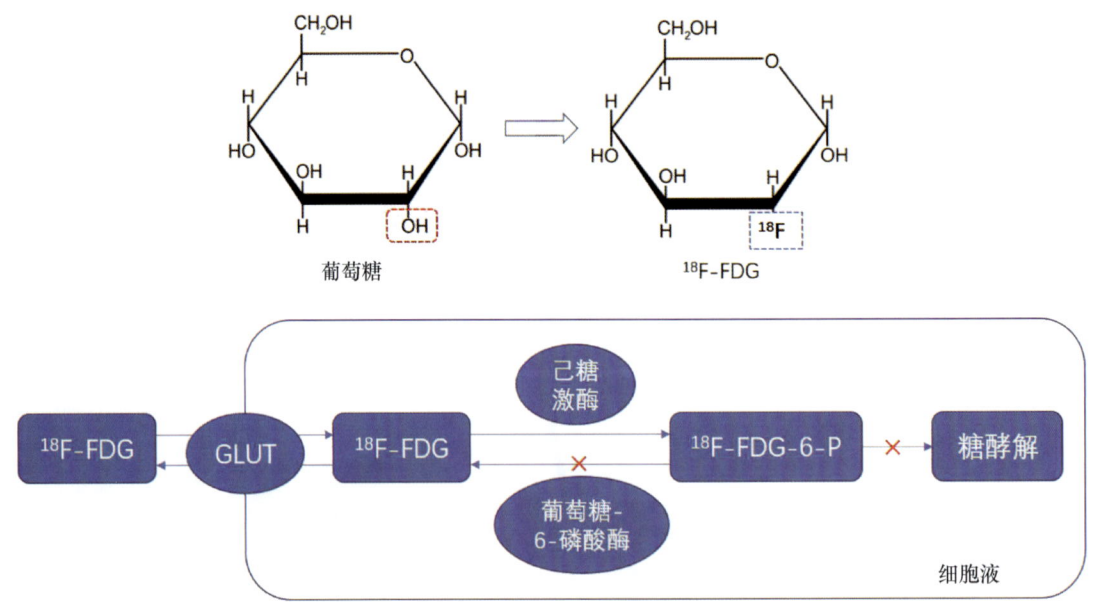

图 5-2 ^{18}F-FDG 示意图及细胞内代谢过程：^{18}F-FDG，^{18}F-氟代脱氧葡萄糖；GLUT，葡萄糖转运蛋白；^{18}F-FDG-6P，6 磷酸氟代脱氧葡萄糖

（宋 乐）

第二节 PET/CT 的检查方法与正常表现

一、PET/CT 检查肿瘤的适应证

1. 对良、恶性病变进行鉴别诊断。
2. 寻找原发肿瘤（患者诊断为转移瘤或副肿瘤综合征时）。
3. 恶性肿瘤的分期。
4. 恶性肿瘤治疗后效果评估。
5. 鉴别肿瘤治疗后残留或纤维化、坏死。
6. 检测肿瘤复发。
7. 指导选择活检部位。
8. 指导放射治疗计划制订等。

二、PET/CT 检查方法和正常表现

（一）流程

挂号→开具申请单→预约→检查当日分诊→测血糖→注射 ^{18}F-FDG→等候 60 min→PET/CT 扫描→图像合格可以离开→取结果。

（二）检查前准备

患者需要能够在 PET/CT 扫描过程中仰卧制动，并保持平稳呼吸。扫描时间可能短至几分钟，也可长达 30 min，与扫描部位、范围及设备性能（例如探测器宽度、灵敏度等有关）。因疼痛不能耐受者，应给予镇痛剂。幽闭恐惧症者可能无法耐受 PET/CT 检查，应该量力而行。帕金森病、躁狂症等神经、精神疾病患者，需要通过药物控制。危重患者需要临床医生谨慎评估，必要时在严格监护下进行检查。

检查前 24 h 内避免剧烈运动，注射 ^{18}F-FDG 前后避免说话、咀嚼、吸烟等，减少肌肉生理性摄取 ^{18}F-FDG。

检查当日需要保暖，避免寒冷引起棕色脂肪摄取 ^{18}F-FDG。

检查前禁食、禁饮含糖饮料 4 h 以上。避免 4 h 内输注肠外营养、含糖液体。保证注射 ^{18}F-FDG 之前血糖≤11 mmol/L（200 mg/dl）。如果血糖太高，建议改日检查。高血糖并非肿瘤 ^{18}F-FDG PET/CT 显像的禁忌证。但指南建议对于试验入组患者严格控制血糖水平，临床试验患者血糖≤11 mmol/L，科研患者血糖的上限为 7.0~8.3 mmol/L。一般不推荐当日应用胰岛素，如需应用，可选择速效胰岛素皮下注射，至少 4 h 后注射 ^{18}F-FDG。

如需评估心脏或其邻近病变，需在 PET/CT 检查前 24 h 内低碳水化合物饮食，以减少心肌生理性摄取 ^{18}F-FDG。

需要重点评估脑部病变的患者，注射 ^{18}F-FDG 前 20 min 直到开始 PET/CT 扫描的期间，需在舒适、光线昏暗的房间静候，避免交谈、阅读或其他活动，尽量封闭试听。

关于孕妇、哺乳期女性：对于已经或可能怀孕的女性，需要权衡利弊后决定是否进行 PET/CT 检查。^{18}F-FDG 极少量进入乳汁，无须中断哺乳。但哺乳期乳腺摄取 ^{18}F-FDG 明显增高。在注射 ^{18}F-FDG 后 12 h 内，母亲避免直接哺乳婴儿，减少与婴儿近距离接触的时间，最大限度减少母亲体内发射的 γ 射线照射婴儿。

（三）显像剂注射及 PET/CT 扫描

根据患者体重计算 ^{18}F-FDG 的应用剂量，选择健侧静脉进行注射。患者静候 60 min，排空膀胱后开始 PET/CT 扫描。如需观察胃肠道，在注药后的等待期间，可以服用稀释的增强 CT 对比剂充盈胃肠道。需要进行多次检查的患者，应该选择相同 PET/CT 机器进行扫描，每次检查注射 ^{18}F-FDG 的剂量差异在 20% 以内，注射显像剂后等待时间的差异控制在 15 min 以内。

患者去除体外的金属物品，仰卧于检查床，尽量双臂上举，以减少腹盆部的伪影。如果患者无法配合，或需要重点关注头颈部病变，手臂应置于身体两侧。检查过程中，患者均匀浅呼吸，不可移动身体。扫描开始之前，需要录入患者身高、体重、注入 ^{18}F-FDG 的剂量、注射时间等。

PET/CT常规扫描范围为颅顶至股骨上段，必要时加做四肢扫描，包括CT及PET两部分。CT多采用低剂量扫描，数据和图像用于PET衰减校正、形态学诊断。也可进行诊断剂量的增强CT扫描。PET扫描范围与CT相同，详细的采集、重建参数不做展开介绍。PET与CT图像传输至后处理工作站进行融合。如果图像质量良好，患者可以离开。肾、膀胱内尿液放射性可能会干扰局部病变的观察，可嘱患者口服或静脉注射呋塞米，多饮水、排尿，降低尿液内放射性，然后进行延迟PET/CT显像。

（四）图像分析

定性分析：视觉观察有无^{18}F-FDG摄取异常增高或降低区。一般以病变周围正常组织、大血管、肝等作为参照物，衡量病灶^{18}F-FDG的摄取程度。通过融合图像，确定病变部位，并参考CT形态学表现，分析病灶的性质。

定量分析：应用最为广泛的衡量^{18}F-FDG摄取程度的半定量指标为标准摄取值（standardized uptake value，SUV）。计算公式为：SUV=感兴趣区内平均放射性活度（MBq/ml）/[注入体内的放射性活度（MBq）×体重（g）]。应用阅片软件勾画感兴趣区后，计算机可以自动提供SUV最大值、平均值、最小值等参数。影响SUV值的技术性因素较多，包括设备性能、采集参数、图像重建方法、录入信息的准确性等。

（五）正常PET/CT表现

人体大部分器官有不同程度的^{18}F-FDG摄取（图5-3）。充分认识人体的正常表现是准确判读异常PET/CT征象的前提。为此，我们大致按照器官、系统为顺序，依次介绍正常组织摄取^{18}F-FDG的PET/CT表现。

葡萄糖是中枢神经系统神经元唯一的能量底物。因此，作为葡萄糖的类似物，^{18}F-FDG在脑组织中摄取显著增高（图5-4）。大脑皮层、基底节、小脑和丘脑摄取^{18}F-FDG显著高于脑白质（灰质/白质摄取比为2.5~4）。大脑枕叶、顶叶和额叶摄取高于颞叶。全脑代谢率与年龄呈负相

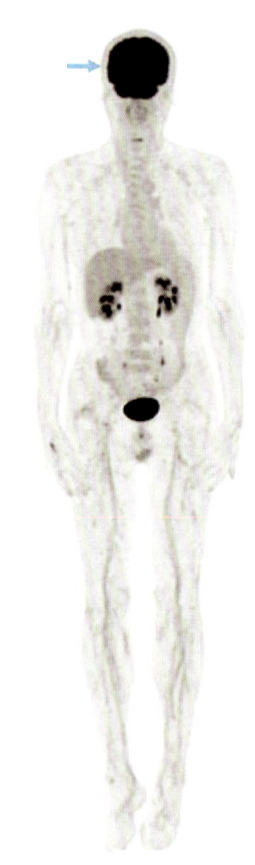

图5-3 正常人体摄取^{18}F-FDG的PET/CT表现，脑组织摄取显著增高（箭头）

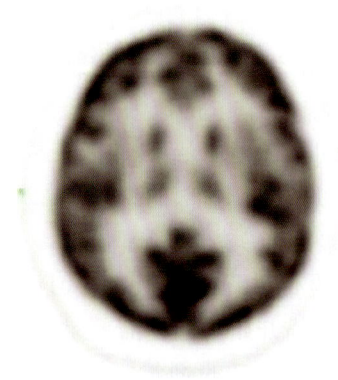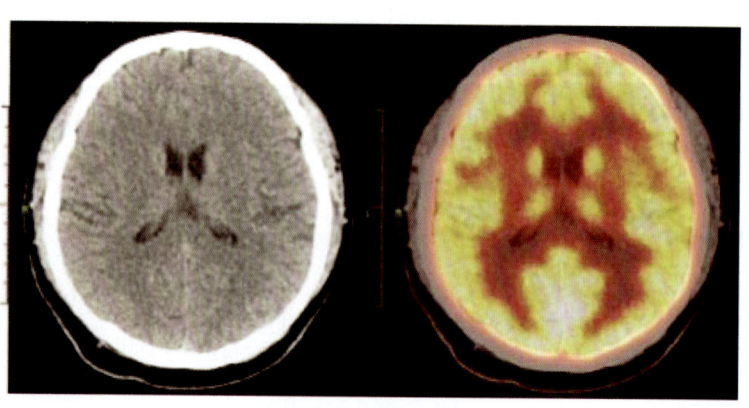

图5-4 脑组织PET/CT表现：从左到右依次为PET、CT及PET与CT融合图像，PET/CT融合图像中PET图像用伪彩显示

关,尤其是高龄患者的额叶 FDG 摄取减少。摄入咖啡因、乙醇、糖皮质激素和化疗药物,血糖水平升高和放射治疗均会导致脑组织 ^{18}F-FDG 摄取降低。

1. 颈部:腮腺、舌下腺和颌下腺常见 ^{18}F-FDG 生理性摄取,双侧对称。咽淋巴环由鼻咽淋巴组织、舌扁桃体和腭扁桃体组成,经常呈现轻中度 ^{18}F-FDG 生理性摄取(图 5-5)。腭扁桃体可呈显著代谢增高,甚至双侧轻度不对称。头颈部肌肉包括眼外肌、咀嚼肌、舌肌、喉肌、胸锁乳突肌等可能出现不同程度 ^{18}F-FDG 生理性摄取,双侧对称。因而注射 ^{18}F-FDG 前后患者应该避免咀嚼、说话。单侧肌肉 ^{18}F-FDG 摄取增高,可能与手术、放射治疗、喉返神经麻痹等导致对侧肌肉摄取减低有关。甲状腺一般不摄取或轻度均匀摄取 ^{18}F-FDG。甲状腺弥漫性摄取增高往往提示甲亢、炎症;局灶性摄取增高大部分为良性结节,约 30% 可能为甲状腺癌,此时需要结合超声进行诊断。棕色脂肪呈双侧对称性 ^{18}F-FDG 摄取增高(图 5-6),多分布于颈根部、锁骨上、椎旁等区域,CT 图像呈脂肪密度,容易诊断,但是会干扰淋巴结等部位的病变代谢水平的判断。棕色脂肪是一种产热组织,常见于体型偏瘦的年轻女性,处于温度较低的环境时出现。因而患者应该在注射 ^{18}F-FDG 后的等待期间注意保暖。义齿可能会导致伪影。头颈部比身体其他部位更容易出现运动伪影和图像融合错位,扫描完成后应该及时判断图像质量,酌情重新扫描。此外,预约和检查前应询问、评估患者能否配合检查,充分告知患者扫描全程禁止移动身体。

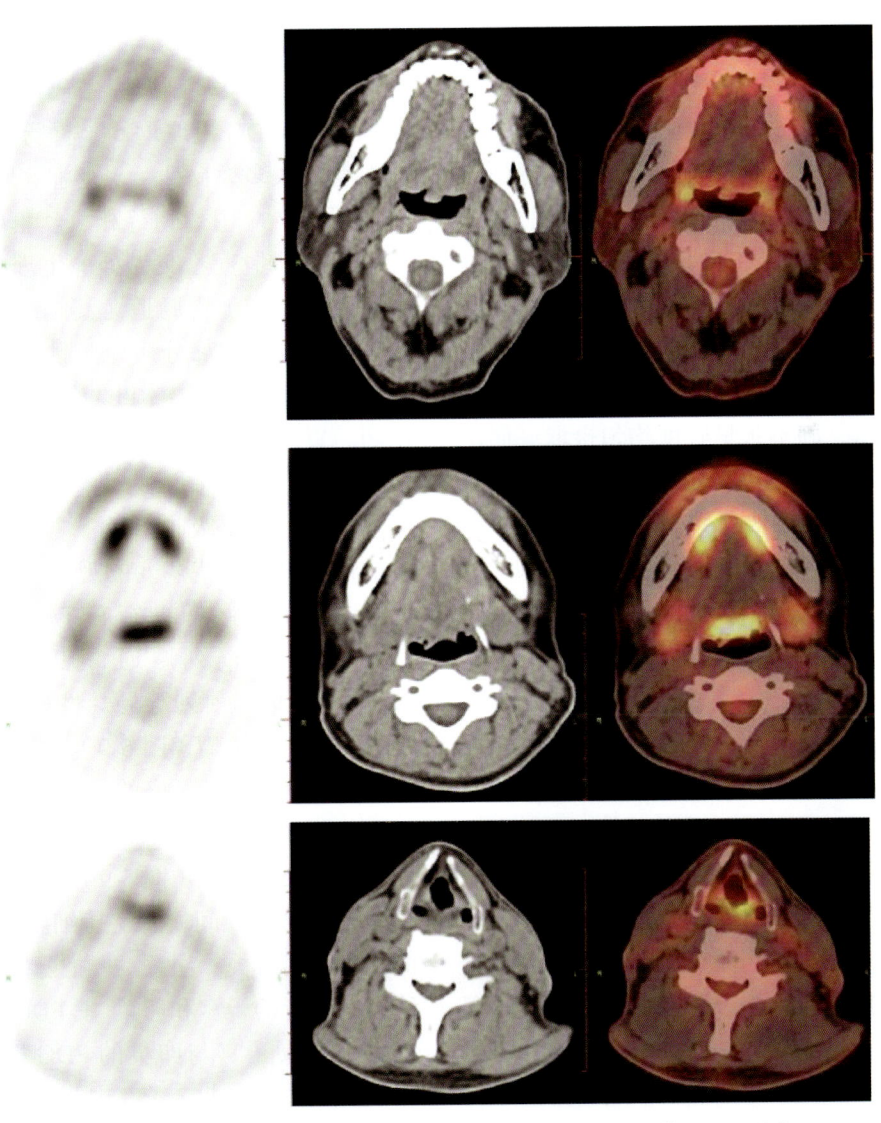

图 5-5 双侧扁桃体、舌下腺、颌下腺、舌根、喉部摄取 ^{18}F-FDG 增高

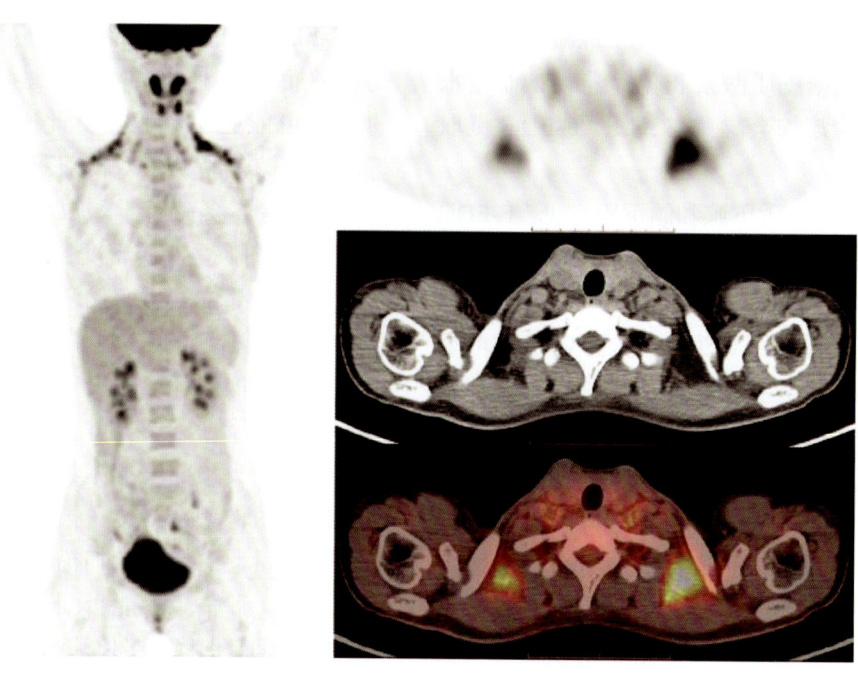

图 5-6 双侧锁骨上区棕色脂肪摄取 ^{18}F-FDG 增高

2.胸部：乳腺的生理性 ^{18}F-FDG 摄取与腺体数量、月经周期有关，老年女性乳腺摄取较低，排卵后乳腺摄取增高。哺乳期女性乳腺摄取 ^{18}F-FDG 显著增加，双侧经常不对称（图 5-7）。一般来说，乳头也有轻微的 ^{18}F-FDG 生理性摄取。男性乳房发育时，腺体增大，摄取 ^{18}F-FDG 增加。慢性阻塞性肺疾病患者由于用力呼吸，可能导致肋间肌、膈肌和腹肌摄取 ^{18}F-FDG 增加。正常的肺组织摄取较低，肺不张呈轻度均匀摄取。偶尔肺内可见局部放射性浓聚灶，CT 未见异常，推测为含有 ^{18}F-FDG 的凝血块所致。胸腺生理摄取多见于 30 岁以下的患者，化疗后可能会出现胸腺肿大，摄取增高。在禁食状态下，心肌生理性摄取表现多样，轻微、中度、甚至显著增高（图 5-7）。食管弥漫性 ^{18}F-FDG 摄取或胃食管交界处局灶性轻度摄取大部分为良性。双侧肺门区轻中度对称性 ^{18}F-FDG 摄取亦为良性。大血管腔内的放射性与 ^{18}F-FDG 含量有关。肾衰竭患者 ^{18}F-FDG 清除减少，血池放射性可能较高。老年患者大血管内皮下平滑肌增生，导致血管壁摄取 ^{18}F-FDG 轻度至中度增加。呼吸过程中的膈肌运动可能导致 PET 和 CT 图像融合错位，影响肺底或肝顶病变的观察。

3.腹部：肝、脾、肾上腺和胰腺呈现轻度、弥漫性、均匀的 ^{18}F-FDG 摄取，肝最为明显（图 5-8）。粒细胞集落刺激因子或近期化疗会导致脾和骨髓 ^{18}F-FDG 摄取增高。胃肠道弥漫性、轻度到中度摄取多为良性，与炎症、肌肉收缩、淋巴组织摄取、应用药物等相关。盲肠、乙状结肠、直肠（尤其是直乙交界处）生理摄取较为显著。二甲双胍会增加胃肠道尤其是结肠的 ^{18}F-FDG 摄取，可能会掩盖部分病灶，服用二甲双胍的糖尿病患者最好在 ^{18}F-FDG PET/CT 检查前换用其他降糖药。胃肠道局灶性 ^{18}F-FDG 摄取增高，应该进行内镜检查排除恶性肿瘤。^{18}F-FDG 通过肾排泄，而不被肾小管重吸收。肾、输尿管、膀胱内尿液放射性可能会干扰病变的观察，可以应用利尿剂降低尿液放射性，再进行 PET/CT 显像。

4.盆腔：前列腺通常表现为轻度弥漫性 ^{18}F-FDG 摄取。前列腺局灶性摄取增高需要进一步评估排除肿瘤（图 5-9）。尽管 ^{18}F-FDG PET/CT 并非评估前列腺癌的最佳影像学工具，但高级别前列腺癌 ^{18}F-FDG 摄取增高。睾丸呈轻中度均匀 ^{18}F-FDG 摄取（图 5-9），与患者年龄呈负相关，可能与睾丸间质、支持细胞或新生精母细胞的代谢活动有关。注意不要把隐睾误诊为淋巴结。绝经后患者的子宫和卵巢 ^{18}F-FDG 摄取通常较低。绝经前妇女子宫与卵巢的 FDG 摄取与月经周期相关。在月经中期，子宫内膜 ^{18}F-FDG 摄取增加；在出血期，子宫腔内可见放射性积血。在月经周

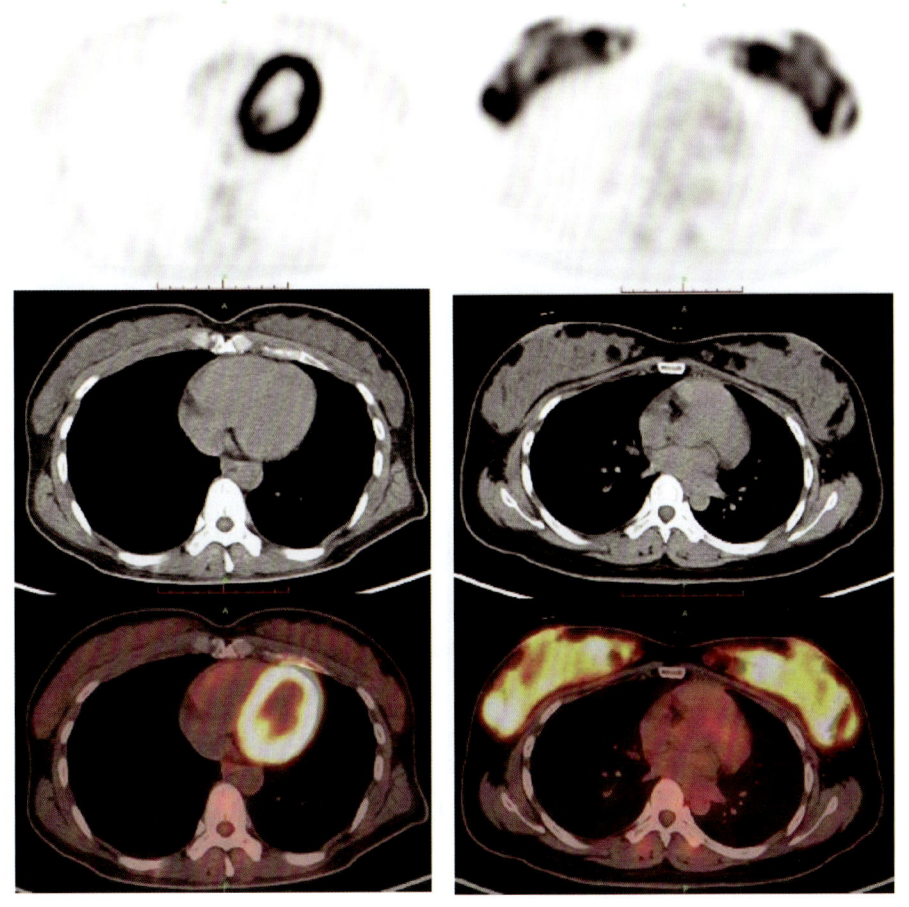

图 5-7 乳腺 ^{18}F-FDG 生理性摄取（左），哺乳期摄取明显增高（右）；心脏 ^{18}F-FDG 不同程度摄取

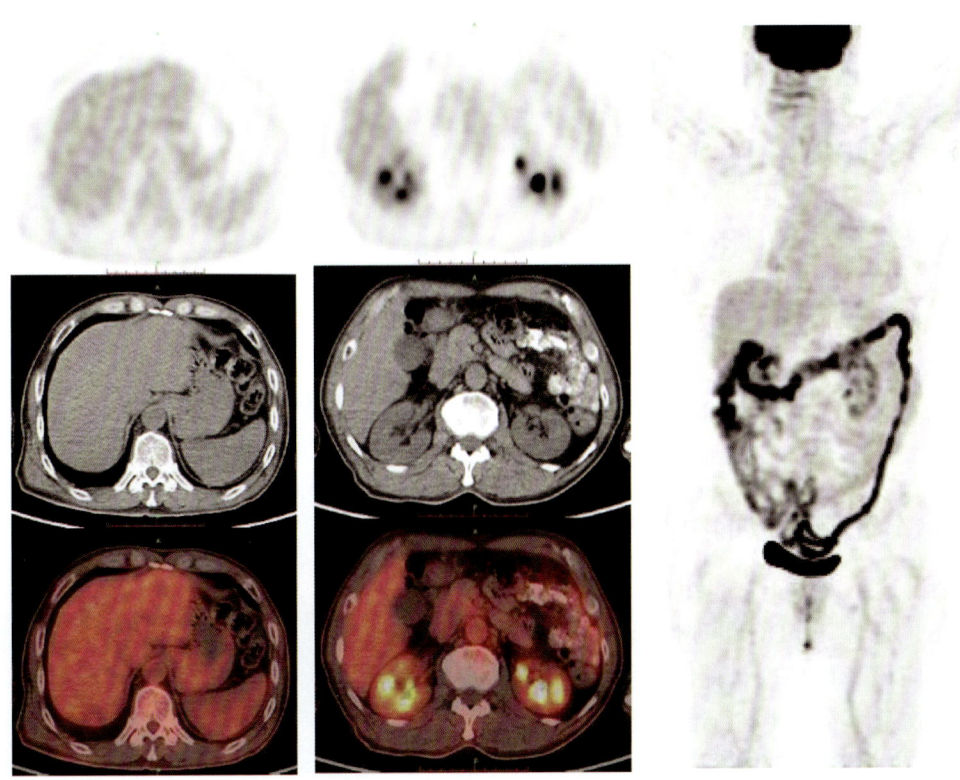

图 5-8 肝、胃壁、脾、胰腺、胆囊、双肾、肠道生理性 ^{18}F-FDG 摄取

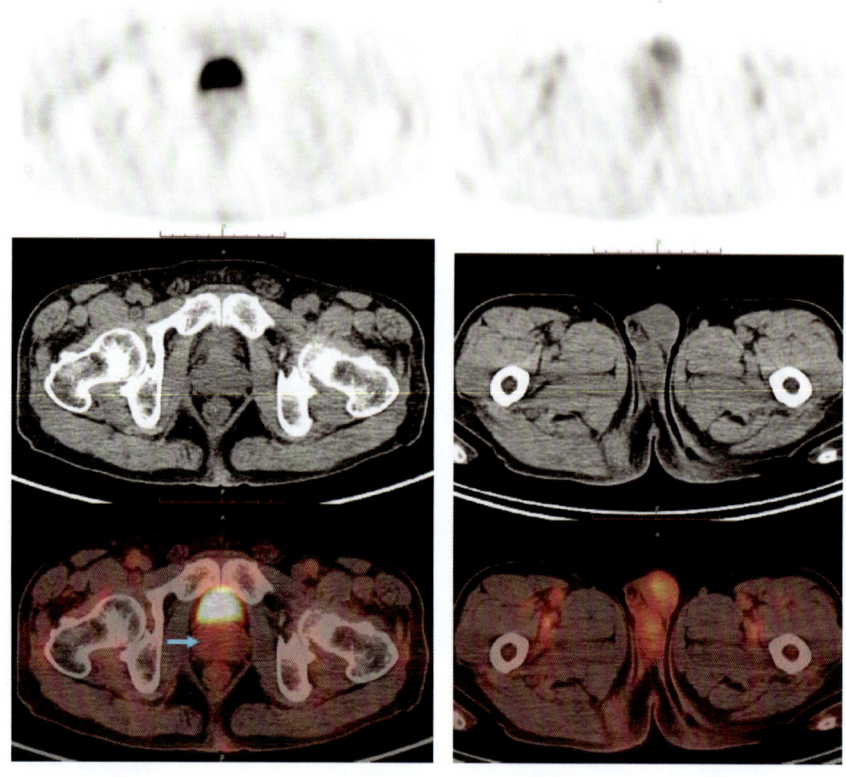

图 5-9　前列腺、睾丸生理性 ^{18}F-FDG 摄取。箭头所示为前列腺

期第 10～25 天，卵巢 ^{18}F-FDG 摄取增高，中期达到高峰，多为单侧（图 5-10）。

5. 四肢：四肢肌肉一般呈轻度 ^{18}F-FDG 摄取。PET/CT 检查前健身、骑车、使用电子产品等可能导致相应部位的肌肉摄取增加（图 5-11），从而干扰肌肉自身病变的观察，并可能影响其他部位病变摄取 ^{18}F-FDG。因而，PET/CT 检查前 24 h 内患者应该避免剧烈运动。PET/CT 扫描过程中根据需要双臂上举或置于身体两侧，并保持制动。注射 ^{18}F-FDG 时应该选择健侧血管，避免渗漏，导致局部放射性浓聚，产生伪影，干扰邻近器官观察、影响 SUVmax 等定量指标计算、引起区域淋巴结或回流血管的放射性浓聚等改变（图 5-12）。

（六）如何区分正常摄取的组织与病变

上文详细讲述了人体正常组织的 ^{18}F-FDG 生理性摄取。PET 发现 ^{18}F-FDG 生理性摄取以外的放射性浓聚，应该考虑病变，此时通过 PET/CT 融合图像，对放射性浓聚灶进行准确定位，结合 CT 所见形态异常，分析病变的性质。

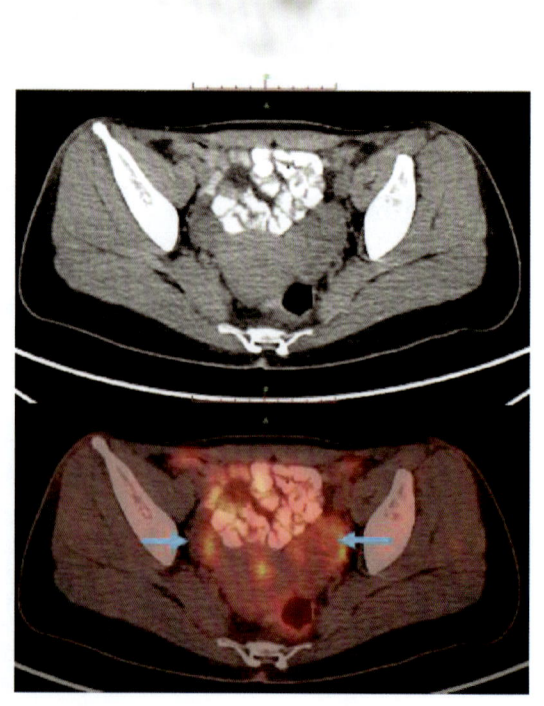

图 5-10　子宫、双侧卵巢（箭头）生理性 ^{18}F-FDG 摄取

第五章 淋巴瘤的 PET/CT 诊断

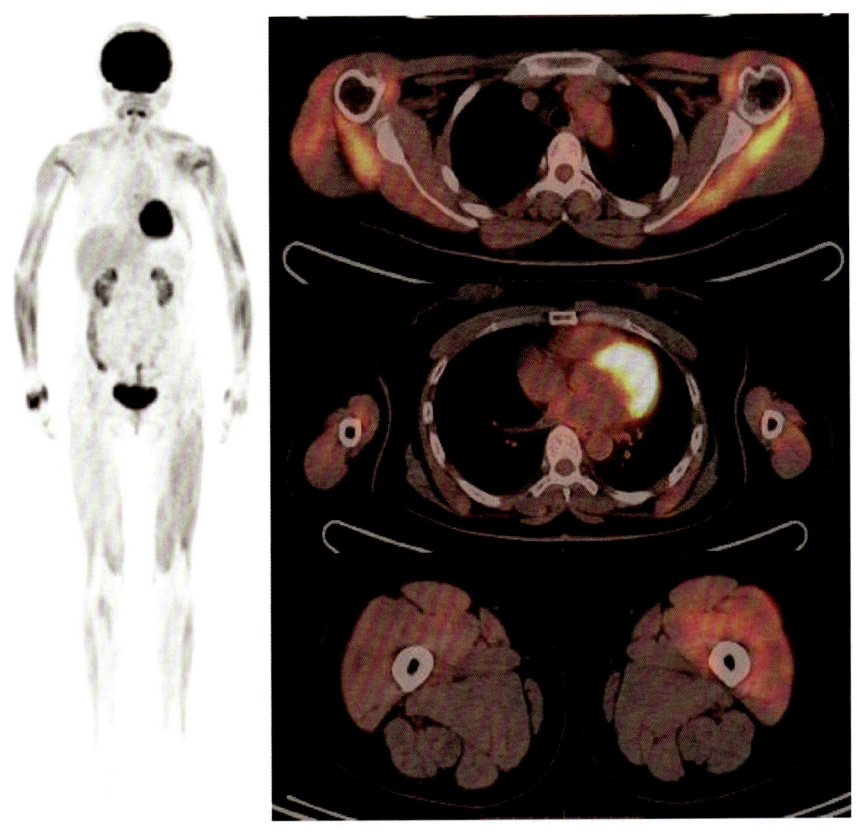

图 5-11 患者 PET/CT 检查前一日健身，导致四肢肌肉摄取 ^{18}F-FDG 显著增高

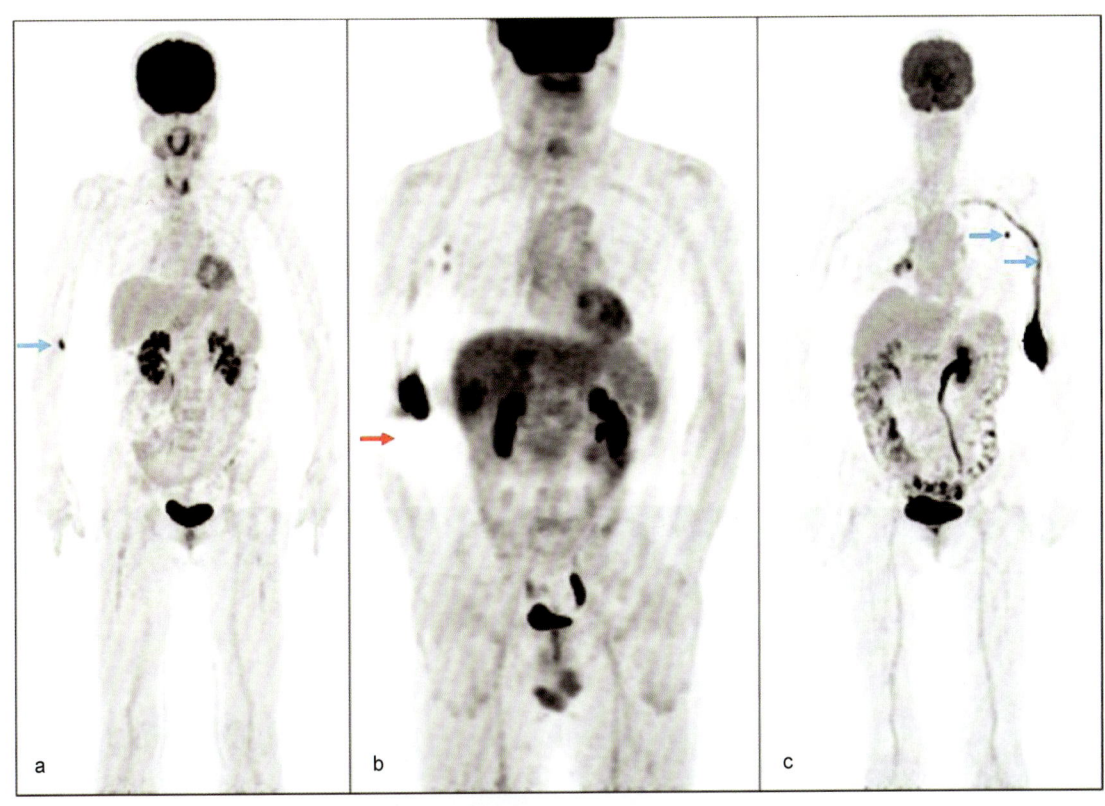

图 5-12 ^{18}F-FDG 注射部位渗漏。a. 右肘部少量渗漏（箭头）；b. 右肘部渗漏较多，产生伪影，干扰邻近器官观察，如周围放射性缺损区（红箭头）；c. 左肘部药物注射后腋窝淋巴结及回流静脉（箭头）放射性浓聚

（宋 乐）

第三节　淋巴瘤的 PET/CT 影像特点及主要评价标准

^{18}F-FDG PET/CT 已经广泛用于淋巴瘤的分期、疗效评估、复发监测和随访。临床研究的不断深入、新的治疗方法的不断涌现，也给 PET/CT 在淋巴瘤中的应用带来了新的变化。大部分患者在接受 PET/CT 时已经完善了其他影像检查且经病理检查确诊，^{18}F-FDG PET/CT 经常是患者开始治疗前的最后一个检查，患者行 PET/CT 的原因主要为治疗前分期及治疗后随访。本篇的重点在于讲述淋巴瘤累及各个系统的 ^{18}F-FDG PET/CT 影像表现及疗效评价标准。

一、淋巴瘤的 PET/CT 影像特点

以弥漫大 B 细胞淋巴瘤和霍奇金淋巴瘤为代表的侵袭性淋巴瘤是 FDG-PET/CT 的主要适应证。对于未治疗的患者，受累病灶一般呈 FDG 摄取异常增高。受累的部位可分为淋巴结、淋巴器官（主要包括胸腺、扁桃体、骨髓、脾）及其他脏器。其具体 PET/CT 影像特点如下。

（一）结内淋巴瘤

淋巴结是淋巴瘤最常见的受累器官。形态上，多表现为淋巴结肿大，常见互相融合。分布常为多发，亦可累及单一淋巴结区（图 5-13）。多发者分布常无规律，亦可同时累及全身所有淋巴结区，一般不符合上皮性肿瘤淋巴结转移的分布走行特点。FDG 摄取多明显增高，SUVmax 可达 20 以上。

（二）其他淋巴器官受累

1. 胸腺淋巴瘤：胸腺是重要的中枢免疫器官，也是淋巴瘤侵犯的常见部位。胸腺淋巴瘤大部分为继发性，原发胸腺的淋巴瘤较为少见，最常见的病理类型为结节硬化型霍奇金淋巴瘤和非霍奇金淋巴瘤中的弥漫大 B 细胞淋巴瘤，儿童的 T 淋巴母细胞淋巴瘤也常累及胸腺。胸腺淋巴瘤一般呈较大的软组织密度肿块，边缘常呈分叶状，密度较均匀，出血、坏死、钙化少见，常伴有纵隔其他部位的肿大淋巴结，^{18}F-FDG 摄取一般明显增高（图 5-14）。值得注意的是，淋巴瘤患者在化疗后常出现胸腺的反应性增生，应注意与淋巴瘤累及鉴别。胸腺的反应性增生表现为胸腺实质性组织弥漫性增大，多数仍保持正常胸腺形态，密度均匀一致，^{18}F-FDG 摄取一般低于淋巴瘤侵犯。部分胸腺增生呈结节状或肿块样，难以与淋巴瘤

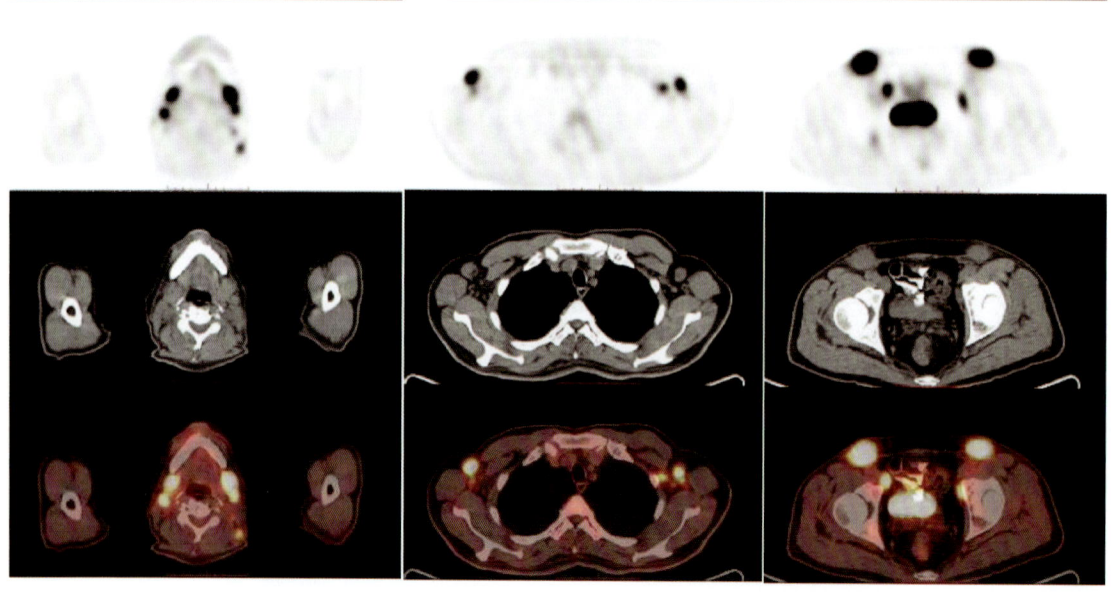

图 5-13　淋巴瘤侵犯颈部、腋窝、盆腔、腹股沟淋巴结

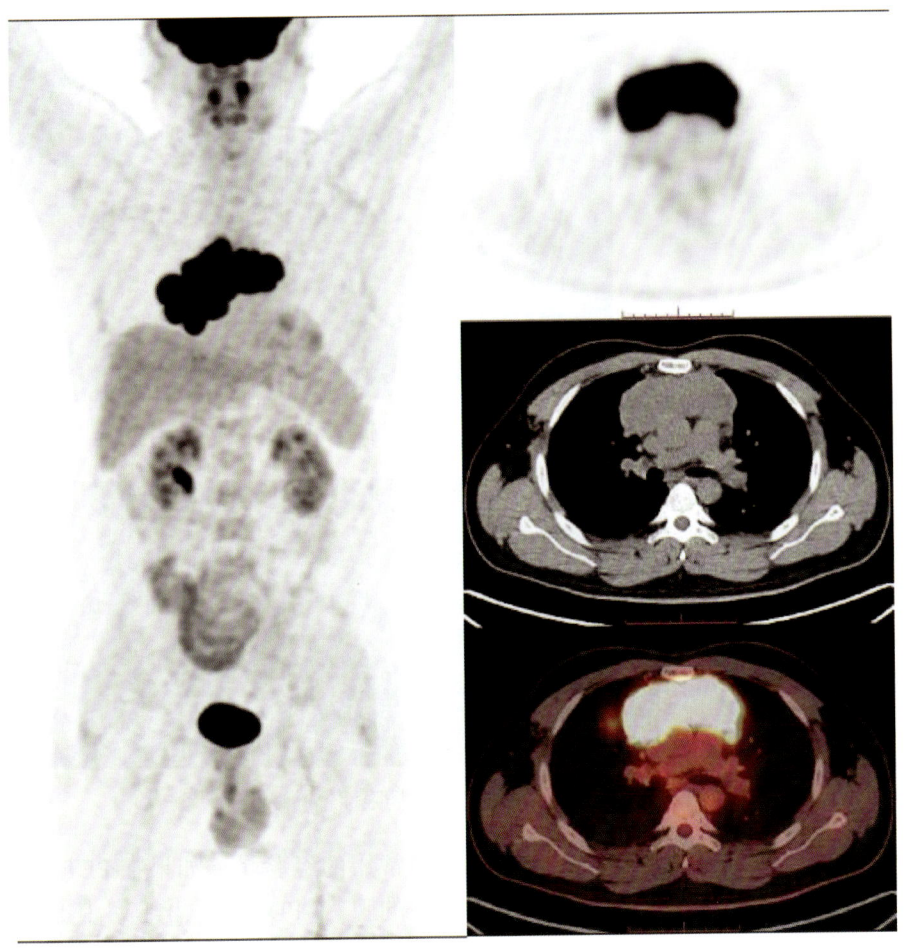

图 5-14 胸腺淋巴瘤

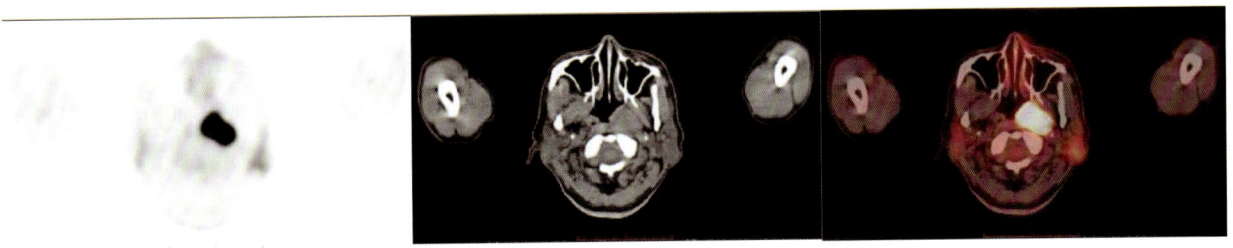

图 5-15 淋巴瘤侵犯左侧鼻咽

累及鉴别，此时可对比全身其他部位淋巴瘤病灶的代谢程度和变化趋势，如果其他部位病灶缩小或消失，仅胸腺出现新发病灶，或胸腺病灶的 ^{18}F-FDG 摄取程度明显低于其他淋巴瘤病灶，则为反应性增生可能大。

2. 韦氏环淋巴瘤：韦氏环又称咽淋巴环，是重要的结外受累器官。淋巴瘤累及多引起局部软组织的明显肿胀，^{18}F-FDG 摄取增高。最常见的受累部位是腭扁桃体（图 5-15）。但由于咽淋巴环常因炎症或生理性改变导致 ^{18}F-FDG 摄取增高，有时在基线时难以判断局部究竟是淋巴瘤累及还是炎症，抑或是生理性摄取，也无法根据 ^{18}F-FDG 摄取的 SUV 值来判断。一般来说，不引起局部形态学改变，且双侧对称的 ^{18}F-FDG 摄取增高，通常被判为炎症性或生理性摄取，明显的不对称摄取或合并局部组织的明显肿大、增厚，被判断为淋巴瘤侵犯（图 5-16）。

3. 骨淋巴瘤：分为原发性骨淋巴瘤及继发性淋巴瘤骨髓浸润2种。原发性骨淋巴瘤少见，是指病变局限于骨骼系统而无其他系统侵犯，以弥漫大 B 细胞淋巴瘤为主，多伴有明显的骨质破坏和软组织肿块形成，^{18}F-FDG 摄取明显增高，从

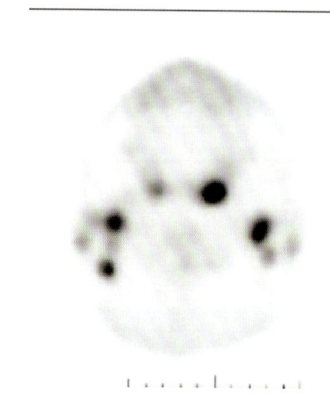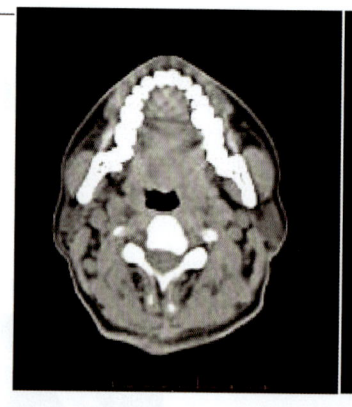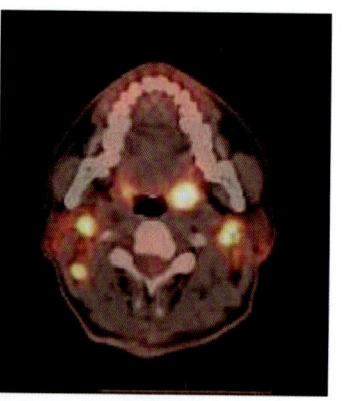

图 5-16　淋巴瘤侵犯左侧腭扁桃体

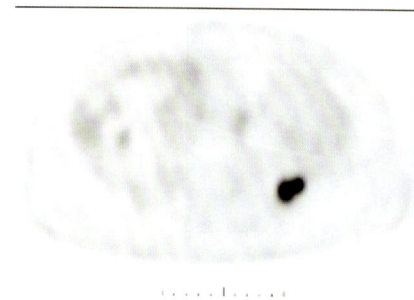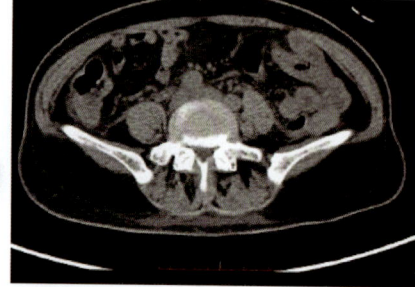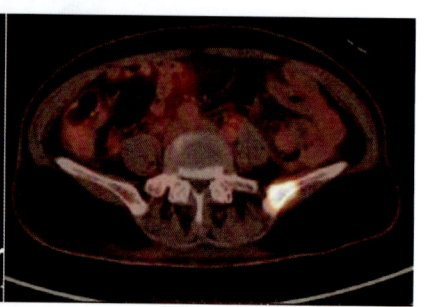

图 5-17　淋巴瘤左侧髂骨局限性骨髓浸润

PET/CT 影像上，无法与原发骨肿瘤鉴别，诊断主要依赖病理。继发性淋巴瘤骨髓浸润相对常见，在各种病理类型的淋巴瘤中均可出现，有两种类型——弥漫性浸润和局限性浸润。淋巴瘤弥漫性骨髓浸润可在 PET/CT 上表现为弥漫性的骨髓 ^{18}F-FDG 摄取增高（高于肝被视为阳性），亦可无阳性影像表现。但如果在 PET/CT 上观察到弥漫性的骨髓摄取增高，更常见的原因是良性反应性增生，尤其是应用了粒细胞集落刺激因子之后的患者。因此只有局限性的骨髓浸润才能依赖 PET/CT 诊断，通常表现为局灶性的骨髓 ^{18}F-FDG 摄取增高，一般为多发，骨质破坏少见，部分研究认为，对于 HL 及部分 DLBCL，PET/CT 诊断局限性的骨髓浸润甚至可以替代骨髓活检。对于尚未确诊原发疾病的患者，PET/CT 存在骨髓的局限性 ^{18}F-FDG 摄取增高灶，而无明确的骨质破坏，是指向淋巴瘤的提示征象之一（图 5-17）。

4.脾淋巴瘤：脾淋巴瘤也分两种类型——原发性和继发性，以继发性常见。按照累及范围，脾淋巴瘤可分为局限性和弥漫性。弥漫性脾淋巴瘤多表现为脾 ^{18}F-FDG 摄取弥漫性增高（与肝相比）（图 5-18），有时伴有脾大，有时难以与良性反应性改变相鉴别。对于未经治疗的患者，目前常用的经验是，如果在 PET/CT 上观察到弥漫性的脾 ^{18}F-FDG 摄取增高，其是否为淋巴瘤弥漫侵犯，可通过其是否和骨髓摄取同步而判断。如果脾、骨髓均为弥漫性的摄取增高，通常均认为是良性反应性改变。若中轴骨摄取正常，而仅有脾弥漫、均匀摄取增高，则被认为是淋巴瘤浸润的表现。局限性脾淋巴瘤一般表现为脾局限性的 ^{18}F-FDG 摄取增高灶。

（三）其他脏器侵犯

1.肺淋巴瘤：肺淋巴瘤分两种类型。原发性肺淋巴瘤指淋巴瘤仅累及肺内，而无肺门、纵隔淋巴结肿大，亦无全身其他部位受累。若有肺外受累，则为继发性肺淋巴瘤，继发性肺淋巴瘤属于全身淋巴瘤病变的一部分。肺淋巴瘤的 CT 表现多样，分为结节肿块型、肺炎或肺泡型、间质型、粟粒型、混合型五种类型，缺乏特异性，易误诊为其他疾病。其 ^{18}F-FDG 摄取程度与淋巴瘤病理类型有关，与肺外淋巴瘤摄取程度一般保持一致。MALT 淋巴瘤常表现为轻至中度的 ^{18}F-FDG 摄取增高，甚至可为假阴性，侵袭性淋巴瘤如 DLBCL、HL、NK/T 淋巴瘤，^{18}F-FDG 摄取通常明显增高（图 5-19）。

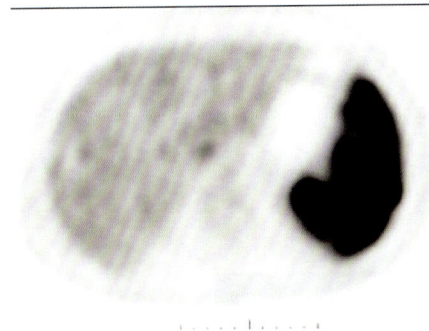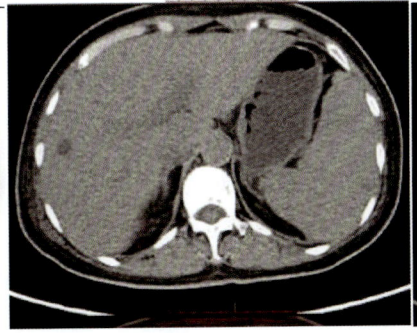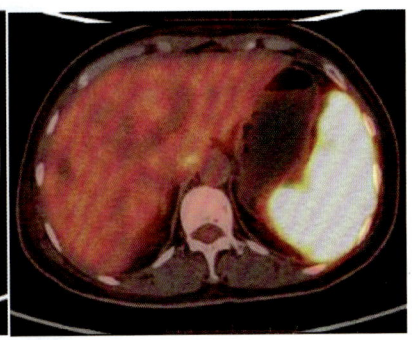

图 5-18　淋巴瘤脾弥漫浸润

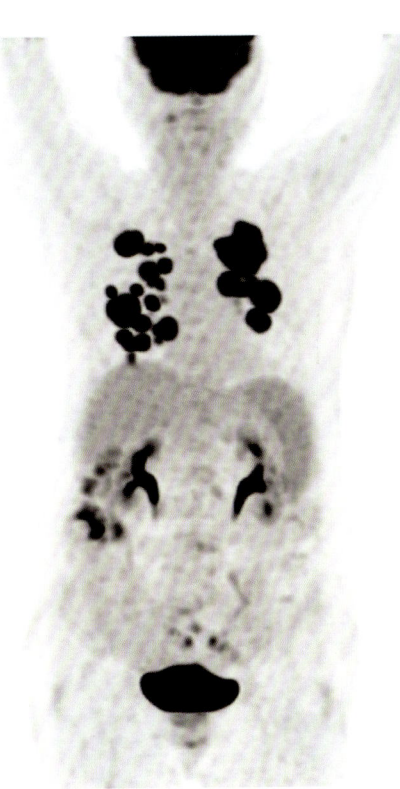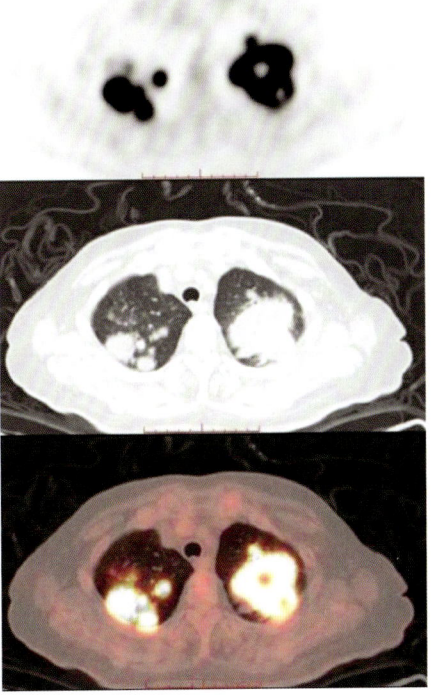

图 5-19　肺淋巴瘤

2. 肾上腺淋巴瘤：多为继发性，伴有全身其他系统的淋巴瘤浸润，原发性肾上腺淋巴瘤相对少见。最常见于弥漫大 B 细胞淋巴瘤。多表现为一侧或双侧肾上腺肿块，双侧发病更多见，^{18}F-FDG 摄取异常增高而无明显坏死，具有一定特征性（图 5-20）。

3. 肾淋巴瘤：多发生于弥漫大 B 细胞淋巴瘤，与全身其他系统淋巴瘤合并存在，原发性肾淋巴瘤少见。常表现为肾实质弥漫性肿胀或多发结节、肿块，双侧受累多见。^{18}F-FDG 摄取多明显高于正常肾实质的生理性摄取（图 5-21）。

4. 胃肠道淋巴瘤：淋巴瘤对于胃肠道的侵犯在 PET/CT 影像上具有一定特点，MALT 淋巴瘤的累及常不引起代谢改变，^{18}F-FDG PET/CT 表现为假阴性。侵袭性淋巴瘤累及肠道，形态上常表现为肠壁局限性环周增厚，肠腔不窄，反而增宽，^{18}F-FDG 摄取明显增高（图 5-22）。淋巴瘤的消化道侵犯应注意与肠道的生理性摄取和原发消化道上皮性肿瘤鉴别。生理性摄取分布多呈节段性或弥漫性，不伴有局部胃肠道形态异常。原发的胃肠道上皮性肿瘤多为偏心性侵犯，伴有胃壁/肠壁僵硬，腔变窄。如果在淋巴瘤基线评估时存在胃肠道局限性的高摄取灶，在治疗后病灶不消失，反而增大或摄取更高，与全身其他淋巴瘤病灶变化不平行，亦应考虑到局部原发上皮性肿瘤的可能。

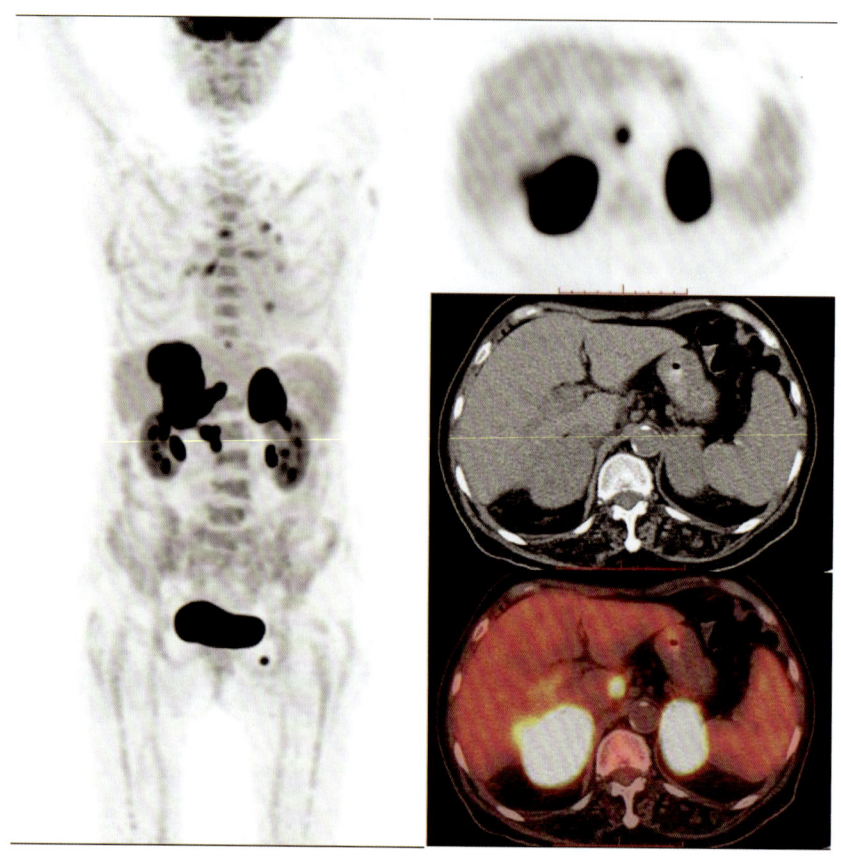

图 5-20　双侧肾上腺淋巴瘤

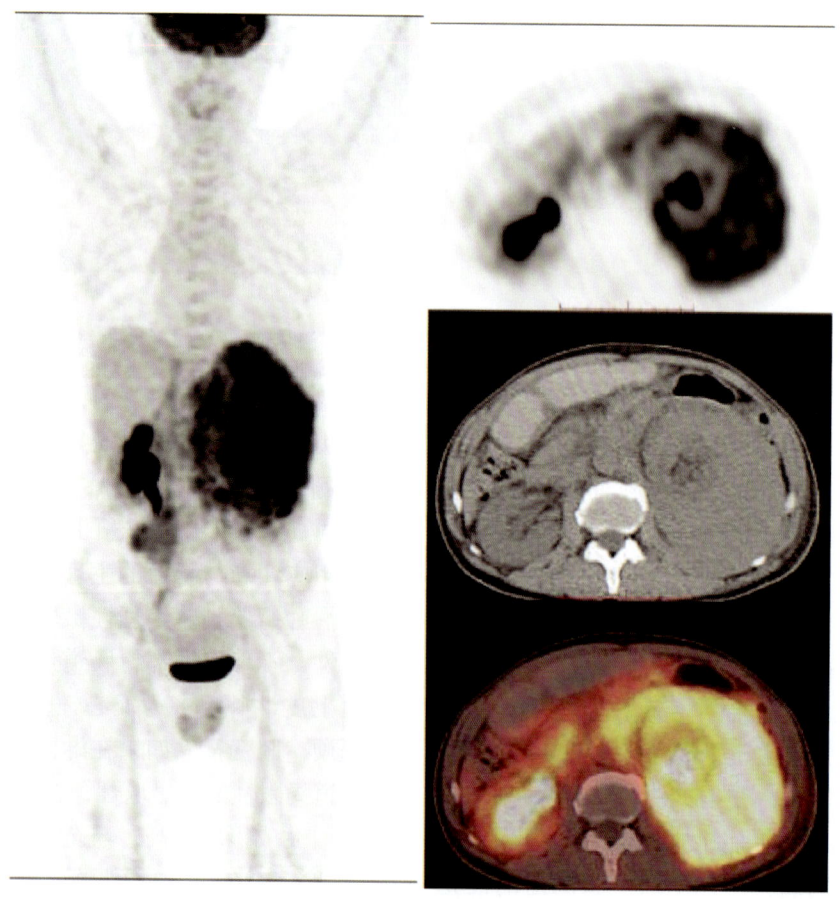

图 5-21　左肾淋巴瘤

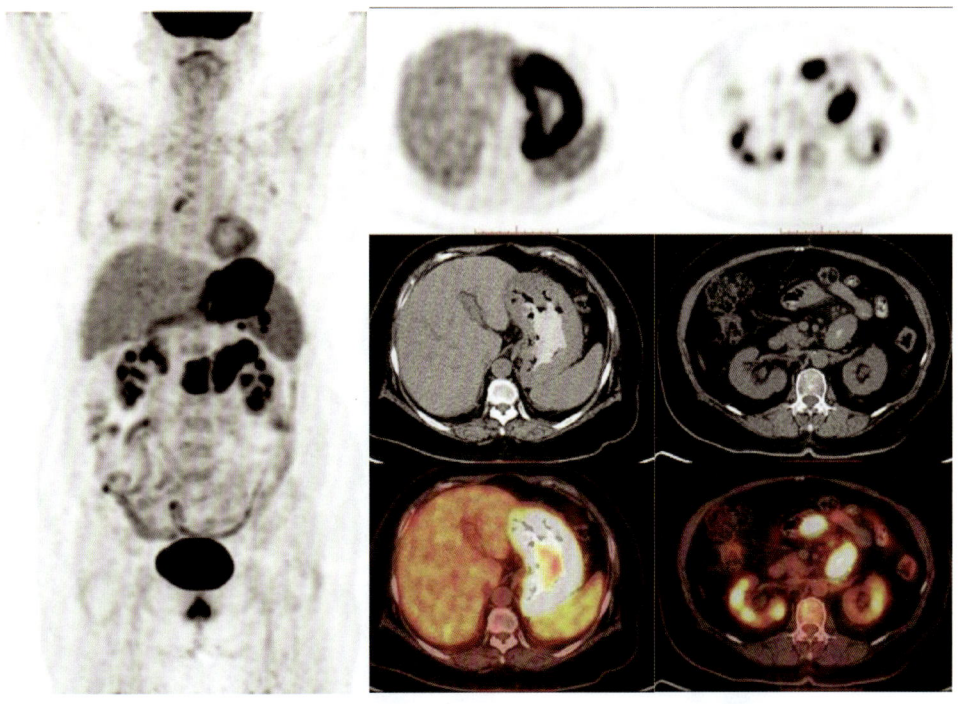

图 5-22 胃、小肠淋巴瘤

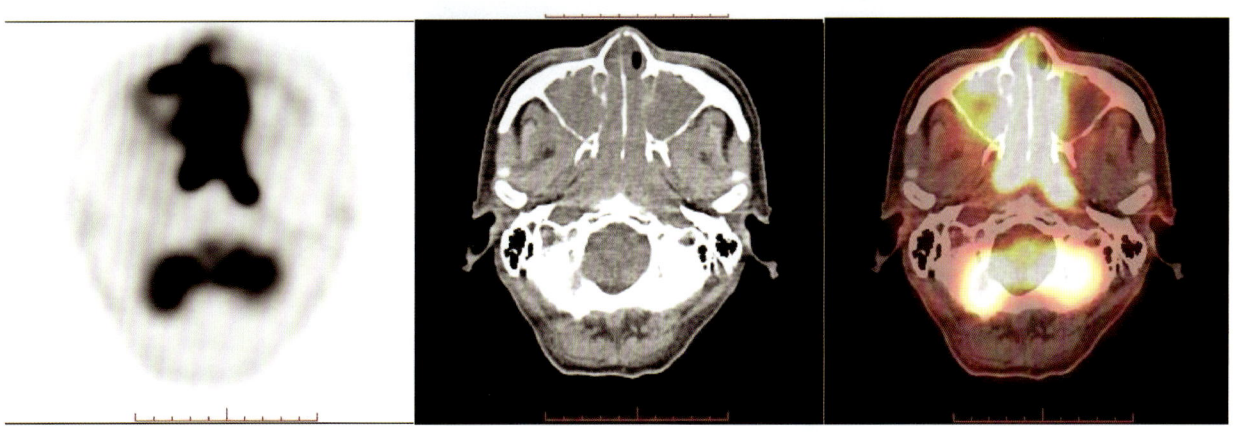

图 5-23 鼻窦外周 T 细胞淋巴瘤

5. 鼻腔及鼻窦受累：多见于 NK/T 淋巴瘤或弥漫大 B 细胞淋巴瘤，双侧受累多于单侧，可伴有窦壁骨质破坏（图 5-23），^{18}F-FDG 摄取一般均匀增高。

6. 乳腺淋巴瘤：病理类型以弥漫性大 B 细胞淋巴瘤最常见，多为继发性淋巴瘤，原发乳腺淋巴瘤罕见。PET/CT 表现为单侧或双侧的乳腺结节或肿块，^{18}F-FDG 摄取明显增高（图 5-24）。

7. 甲状腺淋巴瘤：原发性甲状腺淋巴瘤少见，多为全身性淋巴瘤的一部分。最常见的病理亚型为 DLBCL 和 MALT。多呈现为甲状腺软组织肿块，双侧多见，常失去甲状腺原有形态，^{18}F-FDG 摄取明显均匀增高（图 5-25）。常伴有颈部淋巴结受累。

8. 皮肤、肌肉及软组织淋巴瘤：皮肤淋巴瘤既可为原发性，也可为淋巴结或其他脏器淋巴瘤的皮肤扩散或累及的继发性淋巴瘤。皮肤原发淋巴瘤以 T 细胞为主，占 75%～80%，其中蕈样肉芽肿为 T 细胞淋巴瘤的主要类型，继发性皮肤淋巴瘤以 DLBCL 最多见。皮肤淋巴瘤一般表现为局部皮肤的增厚、结节或肿块，大部分伴有 ^{18}F-FDG 摄取的增高（图 5-26），根据病理类型不同，部分病灶 ^{18}F-FDG 摄取存在假阴性。总体 PET 阳性率为 75%～82%。淋巴瘤侵犯肌肉及软

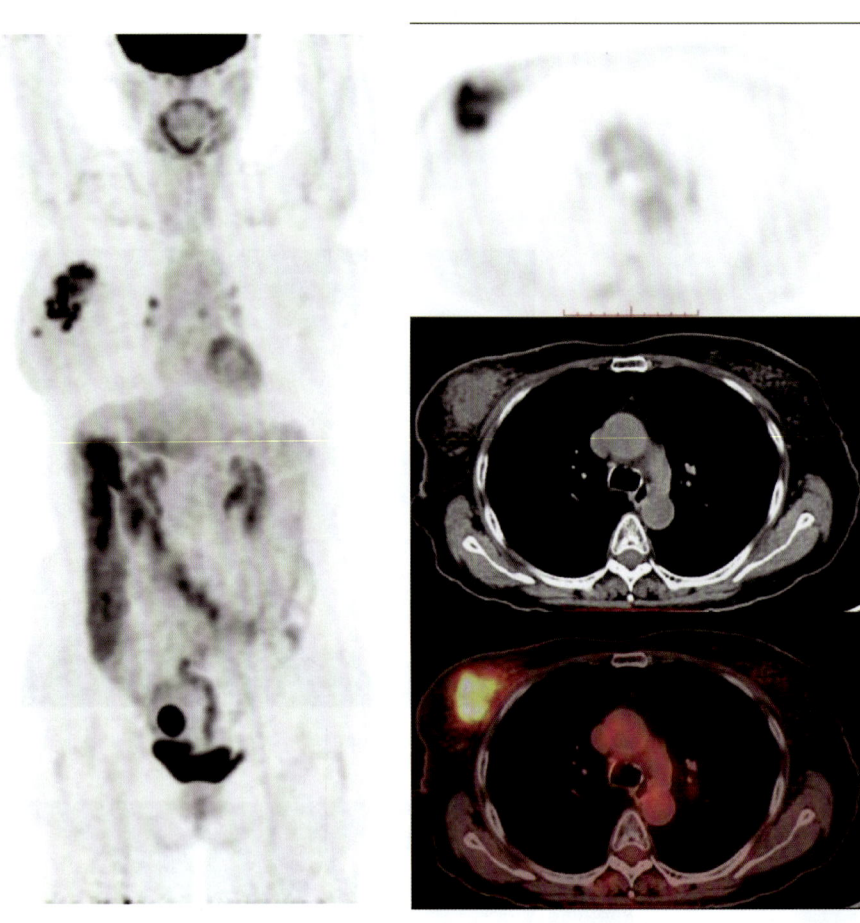

图 5-24　右侧乳腺淋巴瘤

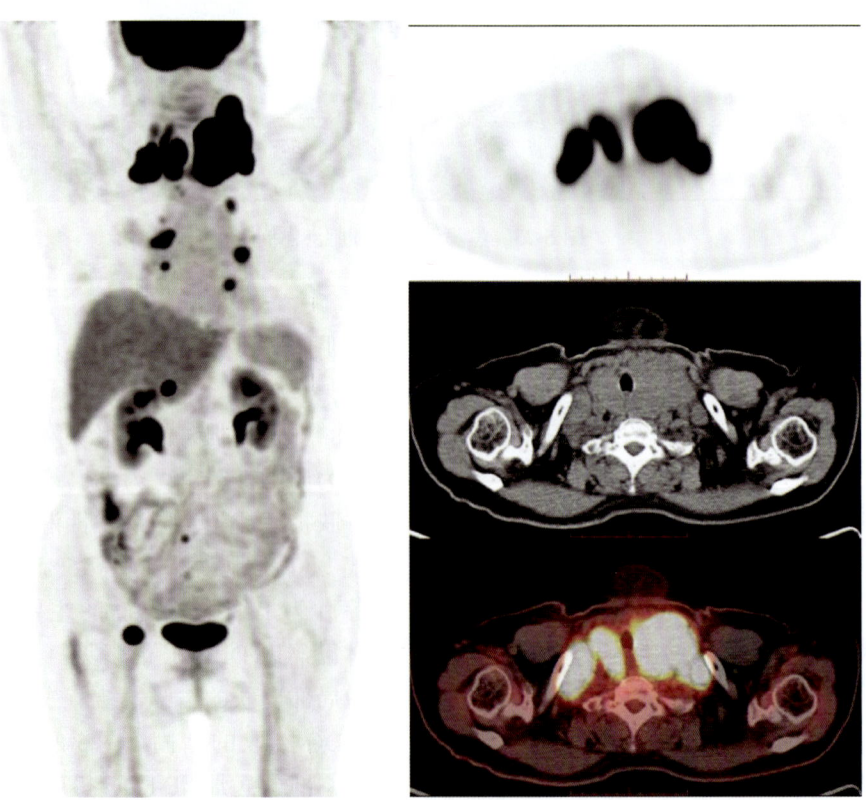

图 5-25　甲状腺淋巴瘤

组织发生率较低,以弥漫大B细胞淋巴瘤多见。多表现为局限性结节或肿块,密度常与正常肌肉接近,^{18}F-FDG摄取明显增高(图5-27)。

9.中枢神经系统淋巴瘤:分为原发性中枢神经系统淋巴瘤和其他系统淋巴瘤合并中枢侵犯两种。原发中枢神经系统淋巴瘤是指发生于脑和脊髓的淋巴瘤,未累及其他组织及器官。原发性中枢神经系统淋巴瘤以DLBCL多见,好发生于中线周围深部脑组织,以丘脑、基底节区、胼胝体和侧脑室旁皮髓质交界处多见,常表现为等密度或高密度,小病灶周围一般无水肿,占位效应较轻,较大病灶周围可有不同程度的水肿和占位效应,^{18}F-FDG摄取一般明显高于正常脑实质(图5-28)。

10.其他系统淋巴瘤:理论上,淋巴瘤可累及全身任何部位。作为一个全身性的检查,^{18}F-FDG PET/CT集解剖与代谢显像于一体,可以敏锐地检出各个系统其他检查未发现的淋巴瘤病灶,尤其是侵袭性淋巴瘤,一般表现为局部的软组织结节、肿块伴^{18}F-FDG摄取增高,当CT密度变化不明显的时候,PET显像可以清楚地勾勒出^{18}F-FDG高摄取病灶的范围。

二、淋巴瘤的主要疗效评估标准

2014年恶性淋巴瘤影像工作组国际会议发表共识,推荐使用Deauville 5分法评价标准用于淋巴瘤^{18}F-FDG PET/CT疗效分析(表5-2),多年的临床应用也进一步肯定了Deauville 5分法于化疗后评估的可重复性及预后价值。

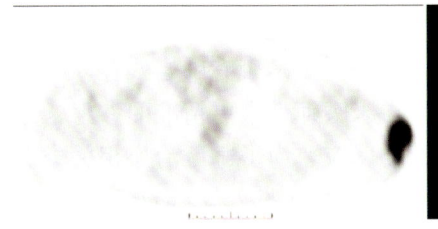
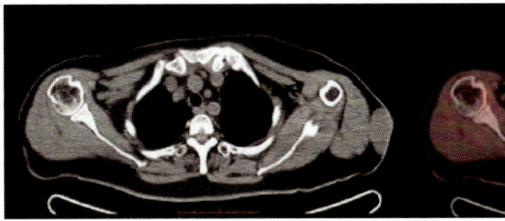
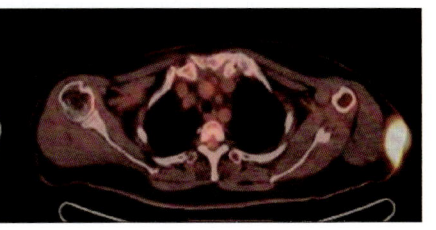

图5-26 左肩部皮肤淋巴瘤

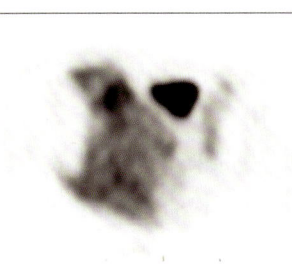
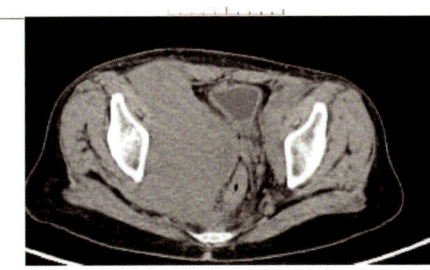
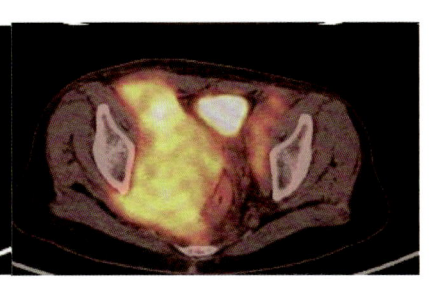

图5-27 盆底肌淋巴瘤

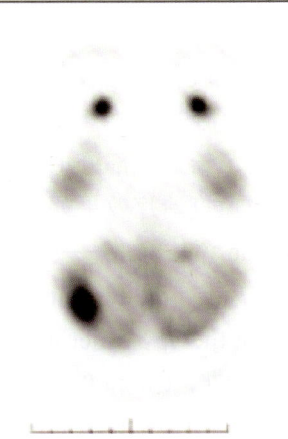
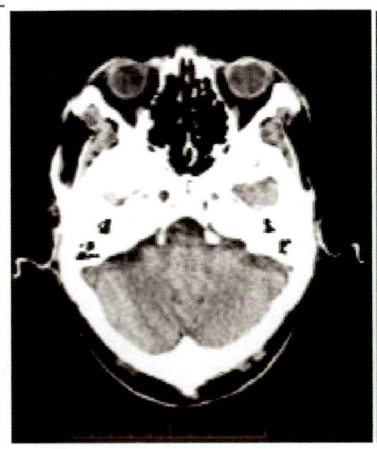
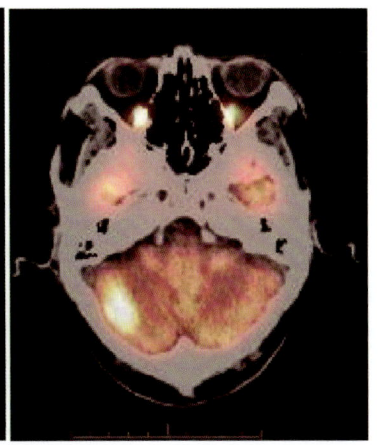

图5-28 右侧小脑淋巴瘤

Deauville 5 分法需列出纵隔血池和肝血池 SUVmax。具体测量方法是，纵隔血池最大标准摄取值，测量取胸主动脉降段直径 1 cm 的感兴趣区；肝血池 SUVmax 测量取肝右叶直径 3 cm 的感兴趣区。

表 5-2　Deauville 5 分法

评分	PET/CT 显像结果评判标准
1	病灶 ^{18}F-FDG 摄取不超过背景放射性分布
2	病灶 ^{18}F-FDG 摄取 ≤ 纵隔血池摄取
3	纵隔血池摄取 < 病灶 ^{18}F-FDG 摄取 ≤ 肝血池摄取
4	病灶 ^{18}F-FDG 摄取轻度高于肝血池摄取
5	病灶 ^{18}F-FDG 摄取明显高于肝血池摄取
X	新部位有放射性摄取，但与淋巴瘤无关

注：纵隔血池 SUVmax 测量取胸主动脉降段直径 1 cm 的感兴趣区；肝血池 SUVmax 测量取肝右叶直径 3 cm 的感兴趣区；5 分判定标准为病灶 SUVmax 高于肝血池 SUVmax 2 倍以上。

值得注意的是，因为不同患者在实际检查中因注射放射性药物剂量、等待扫描时间、扫描设备的不同，单纯用 SUV 来进行患者间的比较，或患者自身的前后对照，是不科学的。所以我们在病灶的 SUV 之外，还需要可以用来比较的参考部位，这个部位应该 ^{18}F-FDG 摄取相对稳定，而且测量简便。经过多年的实践，核医学医师确立了肝和纵隔血池作为 PET/CT 图像中非常重要的本底参考部位，无论是对于实体肿瘤还是淋巴瘤。2009 年推出的实体瘤疗效 PET 评估标准——PERCIST 1.0 标准正式使用肝和纵隔血池 ^{18}F-FDG 摄取率作为参考。2014 年恶性淋巴瘤影像工作组国际会议共识和我国 2021 版淋巴瘤 ^{18}F-FDG PET/CT 及 PET/MR 显像临床应用指南均推荐使用以肝和纵隔血池作为参考脏器的 Deauville 5 分法用于 ^{18}F-FDG PET/CT 疗效分析。

我们利用 Deauville 5 分法评价淋巴瘤的缓解情况，因为软组织本身存在一定的生理性摄取，1~3 分通常被认为是阴性结果，而 4~5 分被认为仍有阳性病灶。

对于非霍奇金淋巴瘤，推荐以 Deauville 5 分法评分为基础的 Lugano 疗效评估标准。Lugano 疗效评估标准把淋巴瘤的治疗反应分为完全缓解（CR）、部分缓解（PR）、未缓解/疾病稳定（NR/SD）、疾病进展（PD）四种。简而言之，Deauville 5 分法评分为 1~3 分可评价为 CR；Deauville 5 分法评分为 4~5 分，但病灶较基线 FDG 摄取减低评为 PR；Deauville 5 分法评分为 4~5 分，病灶较基线 ^{18}F-FDG 摄取无明显改变评为 NR/SD；Deauville 5 分法评分为 4~5 分，病灶较基线 ^{18}F-FDG 摄取程度增加和（或）出现新发的 FDG 高摄取灶（排除淋巴瘤以外的其他原因）评为 PD。

与既往单纯基于 CT 的评价标准相比，目前的疗效评估标准更侧重于病灶代谢的变化。淋巴瘤化疗可导致淋巴结周围组织水肿、纤维化甚至坏死，CT 上观察到的残留病灶可能为淋巴瘤残存，也可能为肿瘤组织坏死和纤维瘢痕组织，单纯基于 CT 无法鉴别。另外，即使是恢复到正常大小的淋巴结，也可能存在活性肿瘤组织残存。PET/CT 基于淋巴瘤糖酵解旺盛的原理，通过治疗后残留组织的代谢活性来判断是否有肿瘤残存，判断治疗的效果，给临床医师带来更精准的参考，避免过度治疗的不良反应。为了避免治疗相关炎性反应对检查结果的干扰，推荐化疗结束后 6~8 周，放疗结束后 8~12 周进行检查。

除初始分期和疗效评估之外，^{18}F-FDG PET/CT 对淋巴瘤的复发监测、放疗定位、提示惰性淋巴瘤向侵袭性淋巴瘤转化、预后评价、干细胞移植前评价都发挥重要作用。

另外，新的治疗方法带来了新的挑战。肿瘤免疫治疗（尤其是靶向免疫检查点治疗）是恶性肿瘤研究热点之一。其通过解除肿瘤患者免疫抑制，发挥 T 细胞抗肿瘤作用，达到治疗目的。多项研究结果显示，程序性死亡受体 1（programmed death-1，PD-1）单药治疗延长了复发难治性的霍奇金淋巴瘤的生存期，改善了患者预后。但淋巴瘤免疫治疗早期（一般指 12 周内）可能出现假性进展或延迟缓解，为了给这一部分患者继续治疗的机会，目前淋巴瘤免疫治疗效果评估方法公认为 2016 版改良 Lugano 评估标准——淋巴瘤的免疫调节治疗疗效反应标准（the lymphoma response to immunomodulatory therapy criteria，LYRIC）。LYRIC 基于 Lugano 标准，CR 和 PR 的评估标准与 Lugano 标准一致，但增加了 ^{18}F-FDG PET/CT 显像不确定的反应（indeterminate response，IR）。

简单来说，对于接受免疫治疗的淋巴瘤患者，如果在治疗过程中观察到病灶的可疑进展，表现为形态上增大、^{18}F-FDG 摄取增高或出现新发病灶，不要贸然判断为疾病进展、治疗无效，也要想到免疫性的炎症的可能。此时不要立刻停止免疫治疗，可以继续治疗并随访病灶变化，一般在 12 周之后再次影像评价。

对于临床医师来说，为了获得准确的 PET/CT 报告，提供必要的病史非常重要。尤其是对于免疫治疗的患者，只有开具申请单时写明免疫治疗相关病史，核医学医师才会意识到患者存在假性进展或延迟缓解的可能，在出报告的时候予以正确的提示，而非一概而论评价为淋巴瘤进展或治疗无效。

总体来说，^{18}F-FDG PET/CT 对于淋巴瘤的主要价值在于其确诊后的分期和随访，与其他检查相比，其优势在于扫描范围全、反映病灶代谢活性变化，治疗前可一站式分期，治疗后可随访疗效并监测复发。但很多脏器对于 ^{18}F-FDG 本身存在一定的生理性摄取，如脑、心脏、咽淋巴环、胃肠道。另外，其他系统起源的恶性肿瘤、感染及炎性反应、结缔组织病等许多良性疾病也都可以摄取 ^{18}F-FDG，也可以造成 PET 显像的阳性结果，与淋巴瘤难以鉴别，此时需结合其他影像和临床信息，必要时活检。另外，并非所有淋巴瘤都表现为 ^{18}F-FDG 的高摄取，最常见的 DLBCL 和 HL 通常表现为明显异常的代谢增高，SUVmax 可达 20~30；但部分淋巴瘤，如滤泡性淋巴瘤，套细胞淋巴瘤，^{18}F-FDG 摄取跨度很大，MALT 等惰性淋巴瘤甚至可以表现为低摄取或无摄取。因此面对一个尚未确诊的患者，核医学医师基于 PET/CT 图像判断患者是不是淋巴瘤，并无一个绝对的 SUV 阈值，需要结合病史、病灶的解剖形态、全身病灶分布综合分析后给出一个倾向性的诊断。除了上文中各系统淋巴瘤累及部分提供的鉴别征象之外，对于尚未确诊的患者，核医学医师看到如下征象，会联想到淋巴瘤可能：淋巴结的明显肿大，^{18}F-FDG 摄取异常增高，而无明显坏死或其他系统原发肿瘤的证据；某个脏器的软组织肿块，坏死不明显，^{18}F-FDG 摄取明显增高；结外病灶与淋巴结病灶的分布不符合原发肿瘤淋巴结转移走行的一般规律。病理结果依然是金标准，但核医学医师可根据全身病灶情况标示推荐相对易取、无坏死、假阴性率低的活检部位。

对于基线 ^{18}F-FDG PET/CT 为阴性的惰性淋巴瘤，除非临床怀疑其向侵袭性淋巴瘤转化，否则一般不推荐用此检查作为后续影像随访方法。

（赵梅莘）

第四节　PET/CT 报告的组成及解读

PET/CT 报告涵盖的信息较多，内容较长，因此无法对每一页进行详尽展示。下面以淋巴瘤为例简述 PET/CT 报告的组成（图 5-29）。

一份完整的 PET/CT 报告由患者基本信息、检查所见、检查结论、图像说明四部分构成。

第一部分是基本信息。包含患者的一般信息、简要病史、检查技术和全身正面最大密度投影（maximum intensity projection，MIP）。病史对于出具一份准确、完备、满足临床医师需求的 PET/CT 报告非常重要。建议临床医师在开具检查时，提供尽可能详尽的病史，包括目前诊断、治疗史、检查目的、相关影像报告及病理结果等，有无特殊检查要求（如需添加四肢显像）也需备注。

对于淋巴瘤的检查需要明确：

1. 了解检查目的，是治疗前诊断与分期，还是疗效评估或复发监测。

2. 淋巴瘤的病理类型。不同类型的淋巴瘤，病灶 ^{18}F-FDG 摄取程度、全身易受累的脏器分布情况不同，因此后续 PET/CT 读图和出具报告时，关注的重点和对一些 PET 异常表现的解释不完全一样。如弥漫大 B 细胞淋巴瘤，病灶多表现为 ^{18}F-FDG 摄取异常增高，不容易误诊为其他疾病。但是对于一些相对惰性的淋巴瘤，如低级别滤泡性淋巴瘤、黏膜关联淋巴组织淋巴瘤，受累淋巴结的 ^{18}F-FDG 摄取常表现为轻至中度的升高，代谢程度上与炎症性淋巴结有很大程度重叠，下结

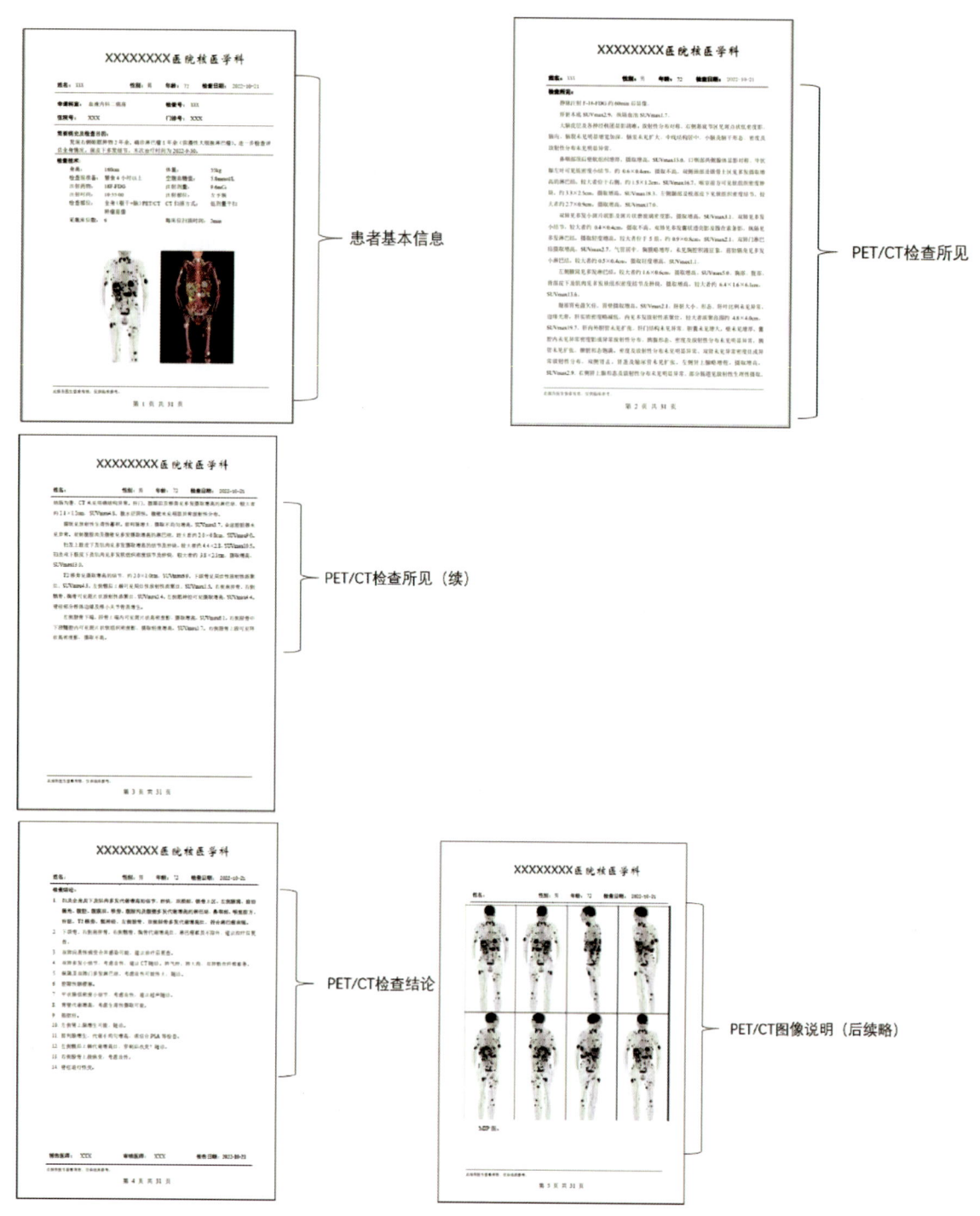

图 5-29 PET/CT 报告示例（图像说明部分省略）

论时需结合患者情况综合考虑。

3.患者的治疗方案和末次治疗时间。为了避免患者的治疗对图像的干扰，推荐下一次化疗前的 1~2 日、消化道钡餐造影检查 7 日后、升白细胞药物治疗结束 2 周后、手术后 6 周再行 PET 检查。化疗后的患者为了改善骨髓抑制的情况，经常会使用粒细胞集落刺激因子，导致骨髓增生活跃，在 PET/CT 图像上表现为中轴骨和四肢骨近段 ^{18}F-FDG 摄取明显增高。因此 PET/CT 检查建议安排在粒细胞集落刺激因子应用 2 周之后，在病史中也应该注明，以避免误诊为淋巴瘤的骨髓侵犯。对于接受了免疫治疗的患者，在病史中也应特殊备注，以提示核医学医师想到假性进展或延迟缓解的可能，检查技术提供了患者的基本检查参数。对于行淋巴瘤治疗前后对比的患者，要求各次检查注射剂量按同一标准、注射到采集等待时间基本一致、采集体位一致。全身 MIP 图可以一目了然地反映患者全身病灶的分布情况。

第二部分是检查所见。从上到下、按照器官和部位、从 CT 和 PET 两个角度描述患者全身 PET/CT 的正常和异常发现。如发现异常表现，描述应包括：病灶定位，病变数目、大小、形态、边界、范围及与周围组织的关系，病变密度变化，PET 半定量分析。虽然在文献中可以看到很多 PET 的半定量测量参数，如 SUVmax，SUVmean，SUVpeak，MTV，TLG 等等。但实际工作中，一般以 SUVmax 作为主要测量参数。SUVmax 反映肿瘤病灶内具有最大 SUV 的体素的肿瘤活性，其可重复率高，受部分容积效应影响小。疗效评估患者应比较病灶大小、数量、密度及 SUVmax 的变化，并列出本次和前次肝、纵隔血池本底 SUVmax 作为参考值。

第三部分是报告的结论。根据检查目的不同，核医学医师做出满足临床需求的诊断结论。对于疑诊淋巴瘤的患者，给出倾向性的诊断，符合淋巴瘤的表现，还是更像是其他系统疾病，如上皮起源肿瘤淋巴结转移或炎症性淋巴结，或其他的淋巴结增殖性疾病。对于基线的患者，给出病灶累及范围；对于复查评估的患者，按照 Deauville 5 分法进行评分。

（赵梅莘）

参考文献

[1] Boellaard R, Delgado-Bolton R, Oyen WJ, et al. FDG PET/CT: EANM procedure guidelines for tumour imaging: version 2.0. Eur J Nucl Med Mol Imaging, 2015, 42（2）: 328-354.

[2] Eskian M, Alavi A, Khorasanizadeh M, et al. Effect of blood glucose level on standardized uptake value（SUV）in（18）F- FDG PET-scan: a systematic review and meta-analysis of 20, 807 individual SUV measurements. Eur J Nucl Med Mol Imaging, 2019, 46（1）: 224-237.

[3] Morris M, Saboury B, Chen W, et al. Finding the sweet spot for metformin in 18F-FDG-PET. Nucl Med Commun, 2017, 38（10）: 875-880.

[4] 张永学, 黄刚. 核医学. 北京: 人民卫生出版社, 2010.

[5] Ahmadzadehfar H, Biersack HJ, Freeman LM, et al. Clinical nuclear medicine. Berlin: Springer Nature Switzerland AG, 2020.

[6] 乔文礼, 赵晋华. 淋巴瘤 18F-FDG PET/CT 及 PET/MR 显像临床应用指南（2021 版）解读与展望. 中华核医学与分子影像杂志, 2022, 42（4）: 193-195.

[7] 中华医学会核医学分会. 淋巴瘤 18F-FDG PET/CT 及 PET/MR 显像临床应用指南（2021 版）. 中华核医学与分子影像杂志, 2021, 41（3）: 161-169.

[8] Cottereau AS, Meignan M, Nioche C, et al. Risk stratification in diffuse large B-cell lymphoma using lesion dissemination and metabolic tumor burden calculated from baseline PET/CT（?）. Ann Oncol, 2021, 32（3）: 404-411.

[9] Barrington SF, Meignan M. Time to Prepare for Risk Adaptation in Lymphoma by Standardizing Measurement of Metabolic Tumor Burden. J Nucl Med, 2019, 60（8）: 1096-1102.

[10] Toledano MN, Desbordes P, Banjar A, et al. Combination of baseline FDG PET/CT total metabolic tumour volume and gene expression profile have a robust predictive value in patients with diffuse large B-cell lymphoma. Eur J Nucl Med Mol Imaging, 2018, 45（5）: 680-688.

[11] 中华医学会核医学分会 PET 与分子影像学组. 淋巴瘤 18F-FDG PET/CT 显像临床应用指南（2016 版）. 中华核医学与分子影像杂志, 2016. 36（5）: 458-460.

[12] Cheson BD, Fisher RI, Barrington SF, et al. Recommendations for initial evaluation, staging, and response assessment of Hodgkin and non-Hodgkin lymphoma: the Lugano classification. J Clin Oncol, 2014, 32（27）: 3059-68.

[13] Song MK, Chung JS, Lee JJ, et al. Metabolic tumor volume by positron emission tomography/computed tomography as a clinical parameter to determine therapeutic modality for early stage Hodgkin's lymphoma. Cancer Sci, 2013, 104（12）: 1656-61.

第六章

淋巴瘤的 PET/MR 诊断

虽然 ^{18}F-FDG PET/CT 在淋巴瘤成像方面比早期的独立方法有了重大改进，但 PET/MR 成像具有更大的通用性，有望进一步推进淋巴瘤诊断技术发展。除了解剖结构信息，MR 成像还能够提供 CT 无法比拟的组织结构和代谢的信息，如 DWI 序列或 MR 光谱成像。磁共振成像优越的软组织对比度有助于评估结外淋巴瘤的受累。与目前的 PET/CT 扫描仪相比，由于 MR 成像不使用电离辐射，因此进一步减少了放射线暴露。虽然 CT 的辐照强度在过去 10 年中已经显著降低，但是累加的辐射导致的副作用仍然存在，相比之下，儿科患者或接受多轮诊疗（初级分期、治疗反应评估等）的患者会从 PET/MR 成像辐射暴露的显著降低中获益。

第一节　PET/MR 成像技术

PET/MR 设备是将高敏感性、高特异性、高分子靶向性成像的 PET 技术和能够提供组织多参数、多序列、高软组织分辨力成像的 MRI 技术有机结合起来的分子影像设备。由于 MR 扫描对受检者的组织、细胞并无辐射电离损伤效应，临床应用范围远远大于 PET/CT 设备。PET/MR 影像设备按照 PET 与 MR 两个设备的探测器之间关系可以分成：分体式 PET/MR、一体化组合式 PET/MR 设备和一体化嵌入式 PET/MR 扫描设备。

分体式设计是 PET/MR 组合设备最直接的方法，是将现有的 PET 和 MRI 设备串联放置在一起，患者躺在扫描床上，顺序地在两种设备间滑动。这种设计最大的缺点是两种设备不能实现真正的同步扫描。通常 PET 和 MRI 检查时间均较长，所以增加扫描时间是临床的主要问题。此外，由于患者的生理活动和不同设备之间转运引起的运动，可导致图像配准误差，图像校准面临极大挑战。

一体化设计最主要的技术挑战是减小正电子在磁场内的移动范围，提高 PET 空间分辨率。由于组合式设计使 PET 插入 MR 射频线圈与梯度线圈之间，使扫描孔径缩小，从而应用受限，因此仅适用于小动物、人类颅脑和四肢的研究。嵌入式设计在组合式设计的基础上，使 PET 探测器环嵌入 MR 射频线圈与梯度线圈之间，与标准几何结构相比，探测器环直径小，可以提高敏感性。随着硬件的进步与图像重建算法和衰减校正的优化，一体化嵌入式 PET/MR 实现数据同步采集，成像质量得到进一步提升，目前已初步应用于临床。

淋巴瘤分期、治疗反应评估和随访的诊断算法需要重复成像。根据目前的临床实践和指南，HL 和 NHL 患者的既定成像策略需要接受大量的放射线成像程序。平均而言，患者在初始阶段需接受一次颈部、胸部、腹部和盆腔 CT 检查或一次 ^{18}F-FDG PET/CT 检查；在治疗过程中，对疗效的评估也需在短期内进行多次放射性成像，因此在儿科患者群体中具有明显的风险。众所周知，儿童对辐射诱发的癌变比成人更敏感，因为他们的细胞分裂更快，而且相对于成年人，他们在接受射线辐射后生存时间更长。因此，受射线照射的儿童更容易在其一生中出现辐射诱发的癌症。在评估淋巴瘤患者时，用PET/MR代替PET/CT，辐射暴露仅限于PET示踪剂单独的辐射剂量，可以显著降低累积有效剂量，减少近50%的辐射剂量暴露，从而减少辐射诱发癌变的风险，是儿童淋巴瘤诊疗的一种有前途的新替代方案，尤其是许多接受治疗的儿童淋巴瘤患者在病程中将接受多次PET/CT检查以评估疗效，这在很大程度上可以避免因辐射剂量过高引起的继发性恶性肿瘤。

虽然在过去十余年中，CT的辐射已经大大减少，但PET/MR成像中辐射暴露的减少对青少年患者及多阶段疗效评估的患者是有利的。中国临床肿瘤学会（CSCO）指南对于儿童淋巴瘤的诊断也是将PET/MR作为ⅡB类证据推荐。研究表明，在对儿童淋巴瘤的研究中，PET/MR在病变检测、病变分类和Ann Arbor分期方面与PET/CT相当。使用SUV测量对^{18}F-FDG摄取进行定量显示，PET/CT和PET/MR之间存在强相关性，但SUV值不能互换。

（王可铮　李明珊）

第二节　PET/MR检查方法

患者在^{18}F-FDG PET/MR成像前的准备工作可以综合采纳PET/CT检查以及MR检查的大部分流程，包括扫描技术的所有信息，尤其是扫描序列、检查时间、患者定位、呼吸指令和检查前准备等。

PET/MR对肿瘤成像的常规示踪剂是^{18}F-FDG，因此PET/MR与PET/CT检查一样，检查前患者需要禁食4h以上，常规控制血糖水平，保证注射^{18}F-FDG之前血糖≤11 mmol/L，高血糖同样会导致^{18}F-FDG PET图像质量降低，需要重新安排检查。^{18}F-FDG在PET扫描开始前约60 min静脉注射，根据先前PET和PET/CT的经验，静脉给药活性为4.5 MBq FDG/kg体重注射后，指示患者保持坐姿或平躺，避免过度运动。进行PET/MR检查之前，获得患者的相关信息，尤其是是否有金属植入物、起搏器，以及幽闭恐惧症、耳鸣等临床病史。所有铁磁性物体都必须与扫描仪保持适当距离。

通常淋巴瘤患者需要进行全身扫描，但MR对肺部的检查有严重的局限性。因此，根据临床情况需要，在必要时可以加做CT扫描。需要注意的是，PET/MR检查可能要放置若干个局部线圈，患者摆位时间较PET/CT长，因此技术员可能接受较高的辐射剂量。关于辐射安全，大多数剂量仪和辐射防护装置不能在扫描间内使用，因为磁场的吸引或相互干扰，所以需要特殊的防护装置，工作人员需要佩戴薄膜剂量仪，目前只能通过擦拭检查检测污染。

^{18}F-FDG PET之所以成为大多数类型淋巴瘤治疗的首选成像技术，是因为其能够在细胞水平上直接评估糖酵解活性，后者与细胞增殖相关。DWI作为一种先进的MRI技术，反映了水分子在组织中的扩散程度，是定量表观扩散系数（ADC）的基础，ADC表示组织扩散率，与水分子的分子迁移率有关。这是一种细胞密度的间接测量方法。DWI可以通过识别组织间不同的信号衰减来提供淋巴瘤结节病变的视觉评估，并利用获得的ADC进行定量评估。由于肿瘤中的细胞外水分子扩散受到组织结构与细胞密度的影响，细胞密度高的许多恶性疾病（包括淋巴瘤在内）的扩散程度均受到明显限制。DWI是^{18}F-FDG PET在淋巴瘤成像中的一个非常有力的潜在补充，PET/MR成像可以结合来自^{18}F-FDG PET和DWI的信息，并进行两种方法的比较。

对淋巴瘤患者进行PET/MR扫描时，在扫描序列中加入DWI序列可能会提高这种基于混合成像检查技术的敏感性和准确性。在一项对34例淋巴瘤患者的研究表明，^{18}F-FDG PET/MR DWI优于^{18}F-FDG PET/CT，值得注意的是，在Ann Arbor分期方面，^{18}F-FDG PET/MR DWI准确地对3例组织学证实的淋巴瘤病例升期，而这些淋巴瘤病灶表现是^{18}F-FDG PET/CT所忽略的。因此，DWI序列对于提高^{18}F-FDG PET/MR的诊断效能具有重要作用。

（王可铮　李明珊）

第三节 淋巴瘤的 PET/MR 影像诊断特点

诊断性 MR 成像在淋巴瘤 PET/MR 成像中的作用以及该应用的最佳序列选择还没有得到充分的评估。衰减磁共振成像是一种 T1 加权梯度回波扫描（有或没有脂肪抑制技术），通常用于快速获取，但可能不足以检测正常大小的淋巴结，特别是在体脂率低或肿瘤位于特定位置（如颈部或纵隔）的患者。T2 加权图像可以确保更好地显示淋巴结，同时需要相对较少的额外采集时间，特别是目前的同步 PET/MR 成像系统。然而，与 CT 相比，T2 加权图像并不能改善淋巴结的表征。

相比之下，DWI 序列在淋巴瘤成像中是 ^{18}F-FDG PET/MR 中的有益的潜在补充，因为它有助于区分组织高细胞数和低细胞数。DWI 序列上的信号强度与水分子的扩散（即布朗运动）有关，水分子的扩散受组织结构（包括组织细胞性）的影响，在包括淋巴瘤在内的许多恶性疾病中，由于细胞密度高，扩散明显受限。有研究证明，在足够的图像质量下，自由呼吸时的全身 DWI 是可行的。此后，多项研究证实 DWI 是一种很有前途的淋巴瘤成像方法。如前所述，PET/MR 成像可以结合 ^{18}F-FDG PET 和 DWI 的信息，也可以比较两种方法。

除淋巴瘤外，大多数其他恶性肿瘤也会增加 ^{18}F-FDG 的摄取。在大多数情况下，^{18}F-FDG PET/MR 成像可识别原发肿瘤。此外，肿大淋巴结的数量和分布有助于区分淋巴瘤和其他恶性肿瘤。然而，原发灶不明时，肿大的淋巴结可被误认为淋巴瘤。在这种情况下，最终诊断建立在组织病理学基础上。可引起淋巴结肿大的良性疾病包括感染、炎症和肉芽肿性疾病，影像表现类似淋巴瘤；结节病胸腺增生也可增加 ^{18}F-FDG 的摄取，并被误认为是纵隔淋巴瘤。

目前淋巴瘤的 PET/MR 影像学表现是各自的独立成像方式中已知的特征的组合。淋巴瘤侵犯淋巴结的特征是淋巴结肿大，呈圆形，无淋巴滤泡样结构，常见互相融合，分布常为多发，亦可累及单一淋巴结区。在 MR 上这种淋巴结大多表现为 T1WI 呈均匀稍低信号，T2WI 信号无特异性，DWI 呈明显扩散受限，增强大多呈明显强化。与其他恶性肿瘤相比，淋巴瘤坏死灶较少见。结外淋巴瘤在 MR 上表现为 T1WI 上受累器官实质呈低信号，T2WI 稍高信号，增强也多显示均匀强化。与结内淋巴瘤类似，结外淋巴瘤大多表现为弥散受限，即在 DWI 上通常呈高信号强度，好发于肝、脾、唾液腺和睾丸等实质器官；局灶性淋巴瘤表现通常比周围实质信号高。弥漫性肝或脾淋巴瘤可分别引起肝大和脾大。

一、中枢神经系统淋巴瘤

磁共振成像在已知或疑似涉及脑实质、脑膜、眼或脊髓的中枢神经系统淋巴瘤的成像中起着更重要的作用；增强 MRI 比增强 CT 具有更高的敏感性，可以识别脑和脊髓表面、脑室内或脊神经根区域的肿瘤。

中枢神经系统淋巴瘤分为原发性中枢神经系统淋巴瘤（PCNSL）和继发性中枢神经系统淋巴瘤（SCNSL），主要以弥漫大 B 细胞淋巴瘤为主，具有侵袭性，因此需要早期诊断以获得适当的治疗方式。PCNSL 通常表现为幕上颅内肿块，多见于大脑深部和中线结构，好发于基底神经节、胼胝体、脑室周围白质和小脑蚓部；罕见的 PCNSL 亚型仅限于硬脑膜，通常表现为低级别边缘区淋巴瘤。本病临床表现无特异性，因肿瘤所在部位而异，多以颅内高压和压迫性体征首发。本病病程短，进展快，预后差，其生长特点为多中心生长，即使单发病灶也是多中心生长病灶的融合，导致与脑转移病灶鉴别诊断困难。PCNSL 通常局限于大脑，而软脑膜、眼和脊髓较少受累。在免疫功能正常的患者中，其约占所有脑肿瘤的 3%；而 SCNSL 是系统性淋巴瘤扩散到中枢神经系统，通常发生在疾病进展或复发时。

检测 SCNSL 的首选成像技术是对比增强 MRI，PCNSL 的初步诊断以及复发检测需要非增强［即T1加权、T2加权、FLAIR序列、弥散加权成像（DWI）］和增强MRI结合。尽管中枢神经系统淋巴瘤可能具有特征性的影像学表现，但常规MRI无法明确区分中枢神经系统淋巴瘤与其他脑病变，以及SCNSL与PCNSL。

由于正常脑组织葡萄糖代谢旺盛，^{18}F-FDG PET/CT通常不常用于恶性脑肿瘤成像，但是可以用于显示中枢神经系统淋巴瘤中^{18}F-FDG摄取增加的高代谢病变。

PET/MR检查可以将PET的所有代谢信息和MRI的高分辨率软组织信息结合起来，综合评估有助于提高中枢神经系统淋巴瘤与其他脑肿瘤，以及SCNSL与PCNSL的鉴别诊断的准确性，同时有助于更容易和全面地评估全身性疾病的程度。然而，这些研究还在继续，目前尚未取得统一结果。

二、淋巴瘤骨髓浸润

淋巴瘤患者骨髓受累与否对预后和治疗具有重要的影响。其评估的金标准是骨髓活检（bone marrow biopsy，BMB），这是一种有创性检查，具有不可忽视的并发症的风险，并且由于可能的采样误差而导致敏感性降低。^{18}F-FDG PET在检测局灶性或多局灶性骨髓受累方面具有较高的敏感性和特异性，即使是在那些由于采样误差而出现假阴性BMB的患者中也是如此。但是需要注意的是，单独使用^{18}F-FDG PET检测骨髓小病变或低级别淋巴瘤的骨髓受累时结果并不准确，因此，PET扫描阴性不能排除淋巴瘤受累；另一方面，弥漫性或异质性骨髓摄取不应立即提示淋巴瘤累及骨髓，这种摄取反应可在反应性骨髓增生中看到；此外，在使用粒细胞集落刺激因子治疗的患者中也可以观察到^{18}F-FDG摄取的弥漫性增加，这可能导致PET扫描的假阳性解释。

PET/MR能够利用两种模式提供的互补信息克服这些不足。常规MRI（评价骨髓不可缺少的序列：T1WI、T2WI、反转恢复序列、STIR）和DWI能够发现骨髓小淋巴瘤病变。

综上所述，PET和MRI作为成像技术具有各自的价值，联合应用PET/MR有助于小淋巴瘤的诊断，然而仍需要进一步的专门研究来确定PET/MR在淋巴瘤各种临床情况中的作用。

（王可铮　李明珊）

第四节　淋巴瘤的PET/MR报告组成及解读

以下为一个完整的PET/MR报告（图6-1）。

PET/MR肿瘤显像报告应包括：基本信息、简要病史、检查过程、检查所见、诊断意见及图像说明六部分构成。

基本信息、简要病史、诊断意见部分同PET/CT一致。

在MR采集信息方面，MR扫描应标明扫描的部位、范围以及具体扫描的序列名称、主要参数（如层面、层厚、矩阵大小、视野、扫描时间、TE/TR等）；对于使用造影剂的检查，应描述造影剂名称、注射总量、注射速率、给药方式和延时等；如为动态增强，应标明期相。

在影像描述方面，对病变部位完整的MRI描述应有T1WI、T2WI、扩散加权成像、DWI及其他特殊序列，描述过程中能够量化的表现应该量化。如同时进行增强检查，要描述病灶的强化程度及表现。动态增强成像需描述各个期相中的信号变化，对动态增强的时间-信号曲线（如乳腺、前列腺）也要进行描述。对发现的肿瘤病灶或重要病灶，应描述PET显像代谢信息，如SUVmax等。一些未见^{18}F-FDG摄取但MRI发现异常的部位亦应给予描述，如脑缺血灶，肝、胆、胰脾良性病变，肾上腺结节，胆囊结石，骨髓信号异常区域及DWI上高信号灶等。任何一份完整的PET/MR报告应包含所有MRI发现。

XXXXXXXX 医院核医学科
PET-MR 影像诊断报告

姓　名：	XXXX	性　别：	男	年　龄：	51
科　别：	血液	检查部位：	全身	显像剂：	FDG
临床诊断：	淋巴瘤				

简要病史：
CT 示纵隔、双侧腋窝、后腹膜淋巴结肿大、肝脾肿大；左颈部淋巴结活检示 HD

检查过程：
全身 PET/MR 检查：颅顶至盆腔：5 床位 * 4 min/床位；
MR：颅顶至盆腔：Ax T1WI、Ax T2WI、Ax DWI；颅脑：Ax FLAIR；

检查所见：
　　双侧侧脑室后角旁可见小斑片状异常信号灶，FLAIR 呈高信号，其余大脑各叶、双侧基底节、丘脑、小脑及脑干形态、信号未见明显异常，代谢分布均匀、对称。诸脑室、脑池、脑沟、脑裂未见增宽、扩张。中线结构居中。
　　鼻咽顶后壁及双侧壁未见明显增厚，咽隐窝及咽旁间隙清晰，代谢分布未见明显异常。双侧额窦、蝶窦、筛窦及上颌窦粘膜未见明显增厚，代谢分布未见异常。口咽及喉咽信号未见明显异常，代谢分布未见异常增高。双侧甲状腺形态、信号未见明显异常，代谢分布未见异常。
　　双侧锁骨上下区、纵隔、双肺门、双侧腋窝、后腹膜包括腹腔干周围、腹主动脉旁、肠系膜根部、双侧髂血管旁多发肿大淋巴结显示，其中左侧锁骨区、纵隔及后腹膜淋巴结最为显著，部分融合成团，较大淋巴结直径可达 7cm，包绕血管生长，T1WI 呈等低信号、T2WI 呈等稍高信号，DWI 呈高信号，ADC 减低，代谢明显增高，SUVmax 为 19.1。
　　左侧胸腔内可见积液，双肺未见异常代谢分布。食管管壁未见明显增厚及异常代谢分布。
　　肝脾形态明显增大，肝脾内可见大小不等异常信号灶，直径约 0.8-3.0cm，T1WI 呈低信号，T2WI 呈高信号，DWI 呈高信号，ADC 减低，代谢明显增高，SUVmax 为 13.0；肝周、脾周可见少量液体影。胃壁未见明显增厚及异常代谢增高。脾脏大小、信号正常，代谢分布均匀。胰腺形态、大小、信号未见明显异常，胰管未见扩张，未见异常代谢分布。双肾上腺形态及代谢分布未见明显异常。双肾实质未见异常信号影，肾盂肾盏未见明显扩张，代谢分布未见异常增高。肠道各段代谢分布未见明显异常增高。
　　膀胱充盈，膀胱壁未见异常信号影。前列腺、精囊腺形态信号未见明显异常，代谢分布未见异常增高。盆腔内可见积液。
　　颅底骨左侧斜坡可见一处异常信号灶，DWI 呈高信号，代谢增高，SUVmax 为 9.2。颈胸腰椎、双侧肱骨上段、左侧肩胛骨、双侧肋骨、双侧髂骨、双股骨上段可见多发异常信号，T1WI、T2WI 呈低信号，DWI 呈高信号，ADC 减低，代谢增高，SUVmax 为 8.5。

诊断意见
1. 双侧锁骨上下区、纵隔、双肺门、双侧腋窝、后腹膜、肠系膜、双侧髂血管旁多发明显肿大淋巴结，部分融合成团，代谢明显增高，结合病史考虑 HD 浸润
2. 肝脾明显肿大，肝脾内多发高代谢灶，考虑 HD 浸润
3. 颅底骨左侧斜坡、颈胸腰椎、双侧肱骨上段、左侧肩胛骨、双侧肋骨、双侧髂骨、双股骨上段多发高代谢灶，考虑 HD 骨骼浸润可能大
4. 双侧侧脑室后角旁脑白质病变
5. 胸腔积液、肝脾周积液、盆腔积液

注：SUV 为标准化摄取值(Standardized Uptake Values)

报告医生：	XXXXX	核片医生：	XXXXX	报告日期：	XX-XX-XX

（本报告仅反映受检者受检时的情况）

图 6-1　PET/MR 报告示例

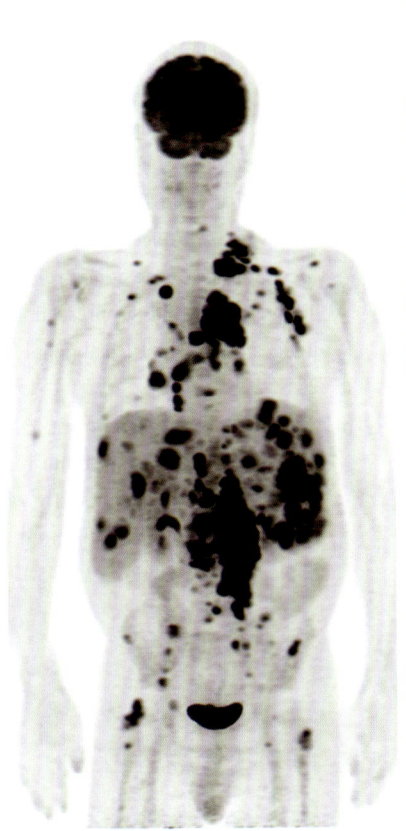
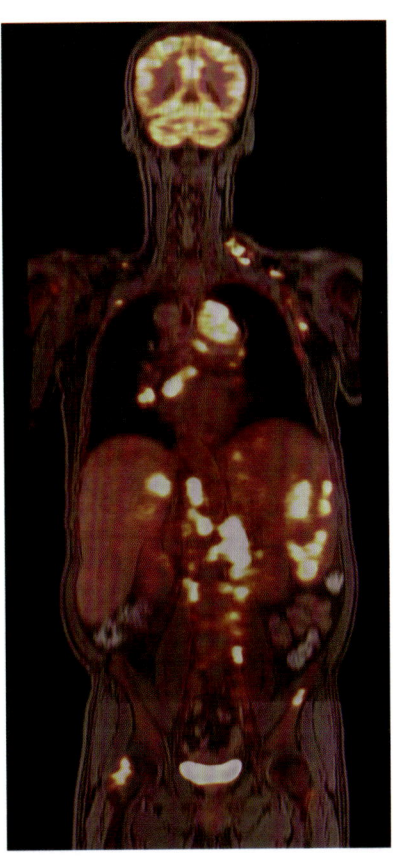

图 6-1（续）

（王可铮　李明珊）

参考文献

[1] Husby T, Johansen H, Bogsrud T, et al. A comparison of FDG PET/MR and PET/CT for staging, response assessment, and prognostic imaging biomarkers in lymphoma. Ann Hematol, 2022, 101（5）: 1077-1088.

[2] Torigian DA, Zaidi H, Kwee TC, et al. PET/MR imaging: technical aspects and potential clinical applications. Radiology, 2013, 267（1）: 26-44.

[3] Schlemmer HP, Pichler BJ, Schmand M, et al. Simultaneous MR/PET imaging of the human brain: feasibility study. Radiology, 2008, 248（3）: 1028-1035.

[4] Levin CS, Maramraju SH, Khalighi MM, et al. Design Features and Mutual Compatibility Studies of the Time-of-Flight PET Capable GE SIGNA PET/MR System. IEEE Trans Med Imaging, 2016, 35（8）: 1907-1914.

[5] Sher AC, Seghers V, Paldino MJ, et al. Assessment of Sequential PET/MRI in Comparison With PET/CT of Pediatric Lymphoma: A Prospective Study. AJR Am J Roentgenol, 2016, 206（3）: 623-631.

[6] Platzek I. （18）F-Fluorodeoxyglucose PET/MR Imaging in Lymphoma. PET Clin, 2016, 11（4）: 363-373.

[7] Giraudo C, Raderer M, Karanikas G, et al. 18F-Fluorodeoxyglucose Positron Emission Tomography/Magnetic Resonance in Lymphoma: Comparison With 18F-Fluorodeoxyglucose Positron Emission Tomography/Computed Tomography and With the Addition of Magnetic Resonance Diffusion-Weighted Imaging. Invest Radiol, 2016, 51（3）: 163-169.

[8] Haldorsen IS, Espeland A, Larsson EM. Central nervous system lymphoma: characteristic findings on traditional and advanced imaging. AJNR Am J Neuroradiol, 2011, 32（6）: 984-992.

[9] Taillibert S, Chamberlain MC. Leptomeningeal metastasis. Handb Clin Neurol, 2018, 149: 169-204.

[10] Baraniskin A, Deckert M, Schulte-Altedorneburg G, et al. Current strategies in the diagnosis of diffuse large B-cell lymphoma of the central nervous system. Br J Haematol, 2012, 156（4）: 421-432.

[11] Haldorsen I S, Espeland A, Larsen JL, et al. Diagnostic delay in primary central nervous system lymphoma. Acta Oncol（Stockholm, Sweden）, 2005, 44（7）:

728-734.

[12] Pelosi E, Penna D, Deandreis D, et al. FDG-PET in the detection of bone marrow disease in Hodgkin's disease and aggressive non-Hodgkin's lymphoma and its impact on clinical management. Q J Nucl Med Mol Imaging, 2008, 52（1）: 9-16.

[13] Moog F, Bangerter M, Kotzerke J, et al. 18-F-fluorodeoxyglucose-positron emission tomography as a new approach to detect lymphomatous bone marrow. J Clin Oncol, 1998, 16（2）: 603-609.

[14] Pakos EE, Fotopoulos AD, Ioannidis JP. 18F-FDG PET for evaluation of bone marrow infiltration in staging of lymphoma: a meta-analysis. J Nucl Med, 2005, 46（6）: 958-963.

[15] Cronin CG, Swords R, Truong MT, et al. Clinical utility of PET/CT in lymphoma. AJR Am J Roentgenol, 2010, 194（1）: W91-w103.

[16] Shelly MJ, Mcdermott S, O'connor OJ, et al. 18-Fluorodeoxyglucose positron emission tomography/computed tomography in the management of aggressive non-Hodgkin's B-cell lymphoma. ISRN Hematol, 2012, 2012: 456706.

[17] Mirowitz SA, Apicella P, Reinus WR, et al. MR imaging of bone marrow lesions: relative conspicuousness on T1-weighted, fat-suppressed T2-weighted, and STIR images. AJR Am J Roentgenol, 1994, 162（1）: 215-221.

[18] Yasumoto M, Nonomura Y, Yoshimura R, et al. MR detection of iliac bone marrow involvement by malignant lymphoma with various MR sequences including diffusion-weighted echo-planar imaging. Skeletal Radiol, 2002, 31（5）: 263-269.

第七章

淋巴瘤的超声诊断

第一节 超声成像原理

一、超声成像发展历史

人耳可听到的声波频率为 20~20 000 Hz，频率高于 20 000 Hz 的声波称为超声（波）（图 7-1）。在 1826 年，瑞士物理学家 Jean-Daniel Colladon 测量声波在水中传播的速度为 1435 m/s，并提出声波在水中的传播速度大于在空气中的传播速度。

人类对超声的探究始于 18 世纪对蝙蝠的实验，通过发现被堵住耳朵的蝙蝠无法安全地飞行，提出蝙蝠通过发射和接收超声进行定位及导航，进行飞行和抓捕猎物。多普勒效应是在 1842 年被澳大利亚物理学家 Christian Doppler 提出的，这个理论受到运动的火车鸣笛音调变化的启发，发现声源面与听者相向运动导致听者接收到的声波频率高于声波发射频率（鸣笛声音变得高尖），声源背向移动则接收到的频率低于声波发射频率（鸣笛声音变得低钝）。之后多普勒效应被应用于声波检测，在医学中重要应用于运动目标如心脏、血流的检查（图 7-2）。

压电效应是超声产生和接收重要的基础，该现象是在 19 世纪末 Jacques 兄弟和 Pierre Curie 论证的，他们发现一些晶体受到压力其表面能够产

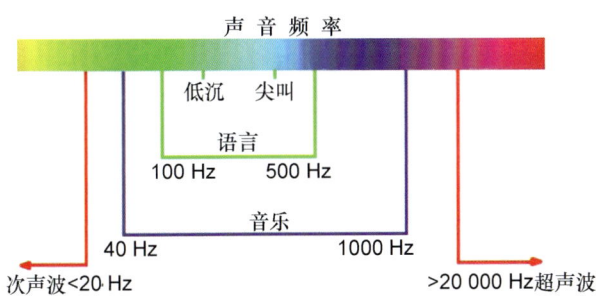

图 7-1 频率高于 20 000 Hz 的声波称为超声

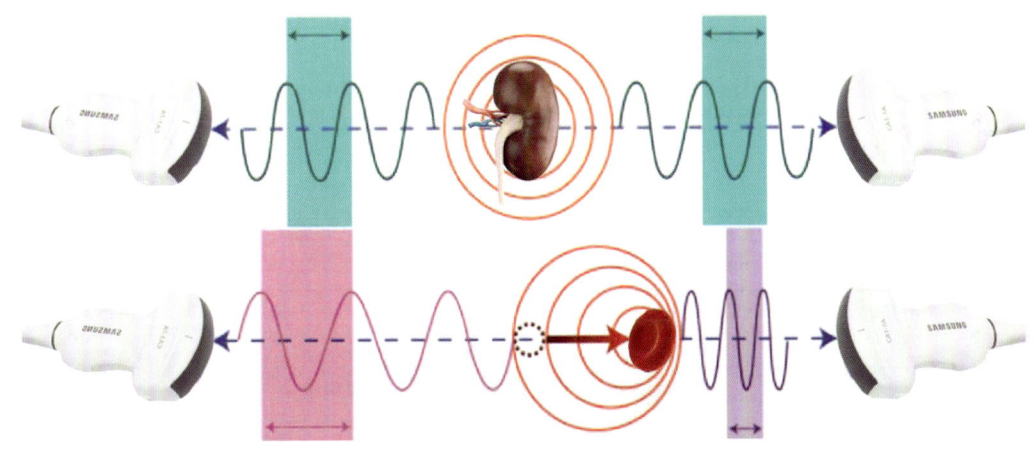

图 7-2 多普勒效应。上：静止的物体（例如肾），反射的声波相较于发射的声波频率没有变化，即频移为 0。下：运动的物体（例如红细胞），朝向探头运动时（朝向图像右侧探头），反射的声波相较于发射的声波频率增高；背离探头运动时（背离图像右侧探头），反射的声波相较于发射的声波频率降低

生电荷，该现象称为压电效应；反之，在晶体上施加电压，这些材料就会产生压力波，该现象称为逆压电效应（图7-3）。

超声开始应用于医学成像是在20世纪初，澳大利亚神经学家Karl Dussik使用超声描述继发于颅脑肿瘤的脑室大小的变化。他将探头分别放置于头两侧，通过透射方法，超声从一侧探头传播至另一侧探头，通过记录声波的变化描述脑室的变化。尽管后续实验证实了多数声波改变实为声波在颅骨的反射和衰减，该实验是超声应用于活体器官最早的尝试之一。由于透射技术存在诸多限制性，现代超声成像都使用脉冲回波方法，即超声探头发射声波并接收回波，通过测量声波发射至反射回探头的时间来计算目标的深度，该方法被应用于后续的A型、B型和M型超声成像（图7-4）。

二、超声的物理特性

依据传播方向与质点振动方向关系的不同，声波分为横波、纵波等，横波的质点振动方向与传播方向垂直，纵波的质点振动方向与传播方向平行，又称压缩波，超声成像采用的是纵波。

超声的在介质中的传播与光波类似，也有波的叠加、反射、折射、透射、衰减等特性，这一点与光在介质中传播很类似（图7-5）。这种不同介质的声学特性体现为声阻抗的差异用Z表示，其值等于介质密度ρ与声速c的乘积，即Z=ρc。简单来说，界面两侧介质的密度差别越大，声阻抗差异越大，声波反射越强，透射越弱。

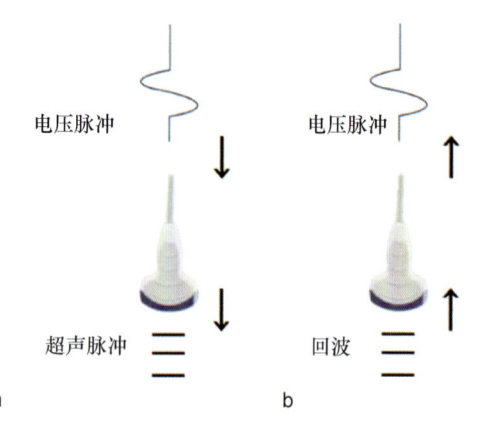

图7-3 压电效应与逆压电效应。a. 超声探头通过压电效应将电压脉冲转换为超声脉冲；b. 超声探头通过逆压电效应将接收到的声波转换为电压脉冲

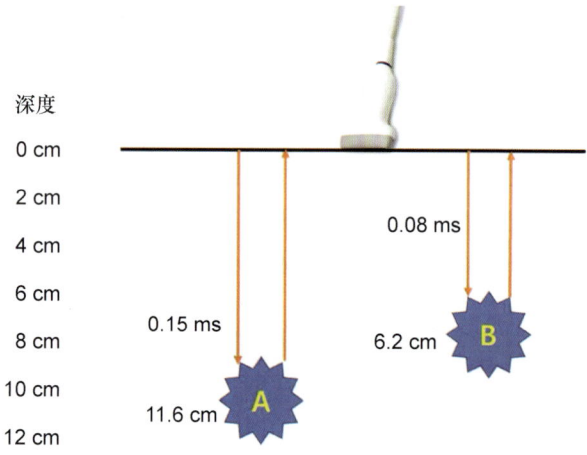

图7-4 脉冲回波成像。超声探头发出声波，遇到反射体后返回探头。根据回波的时间即可计算出该反射体所处的位置。例如，对于反射体A，探头发出声波0.15 ms后接收到回波。声波传播的距离=声速×时间，即0.15 ms×1540 m/s=23.8 cm。因此反射体A所处的深度=声波传播的距离÷2，即23.8 cm÷2=11.6 cm。同理可计算出反射体B所处的位置

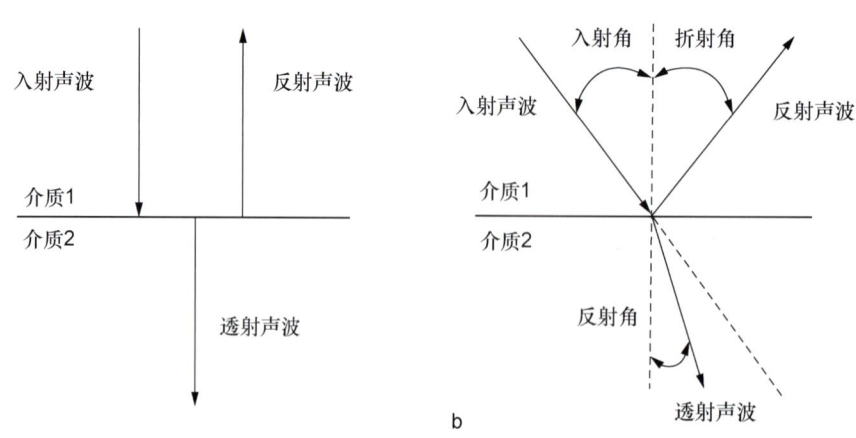

图7-5 超声的在介质中的传播与光波类似。a. 当入射声波垂直入射时；b. 入射声波以一定角度入射时

因此这个参数类似于光学传播中界面两侧介质的密度之比：比值越大，反射越强，反之越弱。光在传播过程中由于反射及传播会发生能量衰减，声波在介质中传播时也会发生衰减，因此超声检查时往往需要对深方的图像进行一定程度的能量补偿才能看清楚。

了解有关超声的基本物理量和概念对声像图调节和理解都有很重要的作用。

1.频率：是指质点在单位时间内的振动次数，用 f 表示，常用单位为赫兹（Hz），与波的振动周期（t）成反比。

2.波长：即声波在一个振动周期内传播的距离，即一个完整波的长度，用 λ 表示。

3.声速即声波在介质中传播的速度，用 c 表示，声速的大小取决于介质密度和弹性模量，人体软组织的平均声速为 1540 m/s。$c=\lambda/t=\lambda f$。波长越短，探头的发射频率越高，二维超声显示的组织结构越清晰。

4.脉冲重复频率（PRF），指单位时间内发射的脉冲个数（图 7-6），是彩色多普勒检查时的重要参数。PRF 越高，彩色多普勒就能够测量更快的血流速度。

三、超声的分辨力

分辨力是指仪器能够区分开两个相邻目标的最小距离，包括轴向分辨力、侧向分辨力和厚度分辨力，分别指沿声束传播方向、沿扫查平面与声束垂直方向和垂直于扫查平面与声束垂直方向的分辨力（图 7-7）。轴向分辨力约等于波长，因此超声频率越高，波长越短，轴向分辨力越高，越容易区分开声束传播方向上的两点。侧向分辨力和厚度分辨力分别约等于声束的宽度和厚度，均可以通过调节聚焦来分别提高同一深度区分两点的最小距离及沿着超声厚度方向上的分辨力。

因此，超声检查时在保证声波穿透力的前提下（即能够清晰显示目标）选择最高的频率从而获得最佳的分辨力。

四、超声诊断仪器和成像原理

超声诊断仪器由超声换能器、数字扫描转换器、超声图像显示和存储装置及相关电路构成（图 7-8）。换能器亦称为探头，是发射与接收超声的器件。探头由压电陶瓷元件构成，利用声电的压电效应和逆压电效应，实现机械信号和电信号的相互转换，是超声诊断仪器的核心器件。

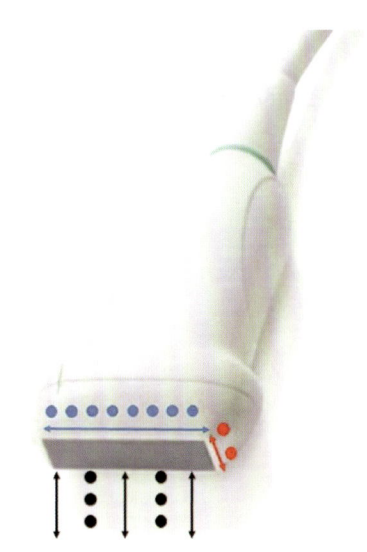

图 7-7 超声成像分辨力。无论何种探头都存在轴向分辨力、侧向分辨力和厚度分辨力。轴向分辨力代表区分沿着声束方向上两个黑色圆圈的能力，与声束传播方向平行；侧向分辨力，与轴向分辨力垂直，代表区分两个蓝色圆圈的能力；红色圆圈代表厚度分辨力，与扫查平面垂直

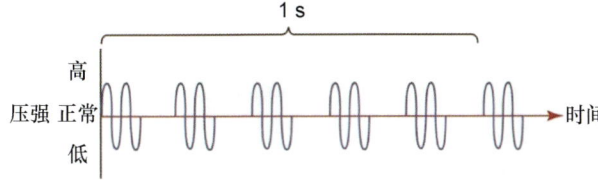

图 7-6 脉冲重复频率（PRF）是指发生在 1 s 内脉冲的个数，图中所示 1 s 内发生了 5 个脉冲，因此 PRF 是 5 Hz

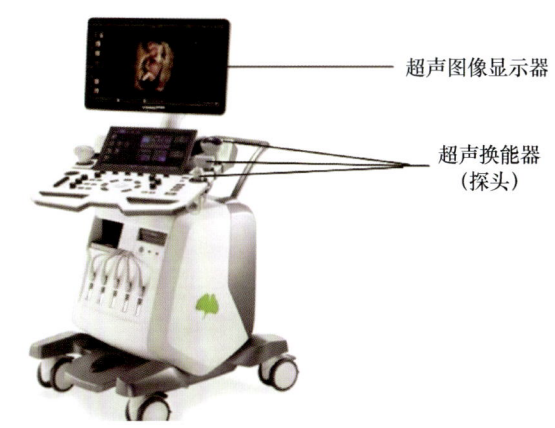

图 7-8 超声诊断仪器由超声换能器（探头）、数字扫描转换器、超声图像显示器及相关电路构成

超声探头的种类有很多，大小、形状、频率各不相同（图7-9）。选择探头需要综合考虑成像目标的深度、大小以及是否存在合适的声窗。声窗的概念对非超声专业的医生可能比较陌生，是指探头与目标物之间是否存在适合超声传播的媒介。骨、气体和软组织声阻抗差很大，超声几乎全被反射或吸收，因此超声仅能够显示骨表面或肺组织表面，而不能显示正常骨和肺深方的结构。对于淋巴瘤患者，如扫查腹膜后肿大淋巴结，由于病变位置深在，需要选择低频凸阵探头（频率1~5 MHz），从而获得较好的穿透力；如扫查颈部、腋下、腹股沟等表浅区域的异常淋巴结，则需要选择高频探头（频率>10 MHz），从而获得较好的分辨率。如想观察纵隔肿大的淋巴结，由于纵隔与探头之间受到胸骨或肺组织的阻隔，声波无法到达，因此胸部CT往往是更为合适的选择。

在探头接收组织回波信号后，数字扫描转换器将信号经过解调、滤波、相关运算等过程，将所需要的信息以不同的模式成像，供临床医生做诊断。

五、彩色多普勒成像原理

人们口中所说的"彩超"并不像彩色电视机一样，用来观察到成像组织的颜色，而是反映组织内血流的情况。如前所述，灰阶超声是基于分析回波的强度和时相进行成像，而彩色多普勒则是物体与探头发生了相对运动，超声发射出去后反射回来，接收波频率发生了变化（简称为频移）。根据多普勒原理，当目标物向探头移动时，会接收到和发射波相比频率更高的回波；相反，

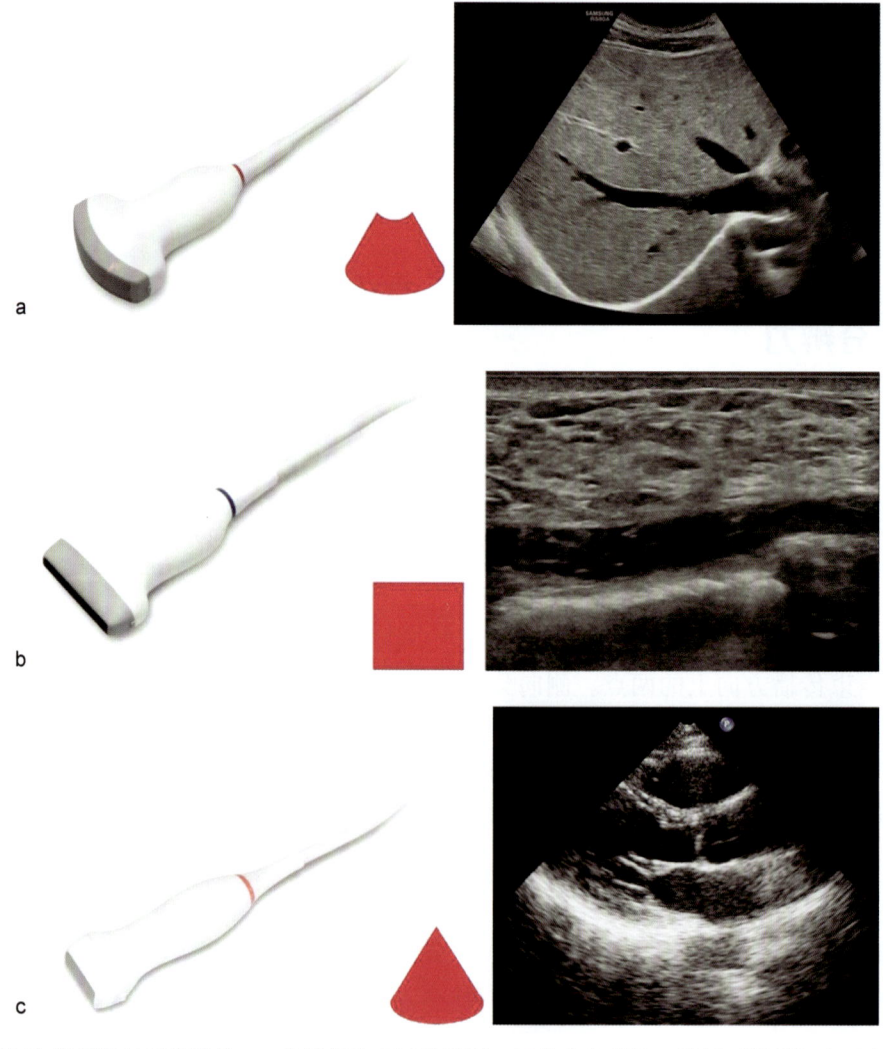

图7-9 不同超声探头所获得的图像形状。a.凸阵探头表面是弧形，因此称为凸阵，常用于腹部扫查（声像图为肝肋下斜切面）；b.线阵探头图像，表面是平的，所以称为线阵，常用于浅表器官的扫查（声像图为乳腺）；c.相控阵探头，适用于声窗较小的器官的扫查，如心脏、小儿颅脑，在淋巴瘤的诊断用很少用到（声像图为心脏左室长轴切面）

如果目标物远离探头移动,则会接收到频率更低的回波。我们可以通过是否存在频移以及其大小计算出组织或血管内是否存在血流、血流的方向以及流速的大小(图 7-10)。灰阶超声反映的是组织的解剖结构,而彩色多普勒则是将颜色叠加在灰阶图像上,反映组织内的血流情况(图 7-11)。超声彩色多普勒技术对诊断各种血管疾病及软组织肿物,包括浅表淋巴结的各种鉴别诊断十分重要。在彩色

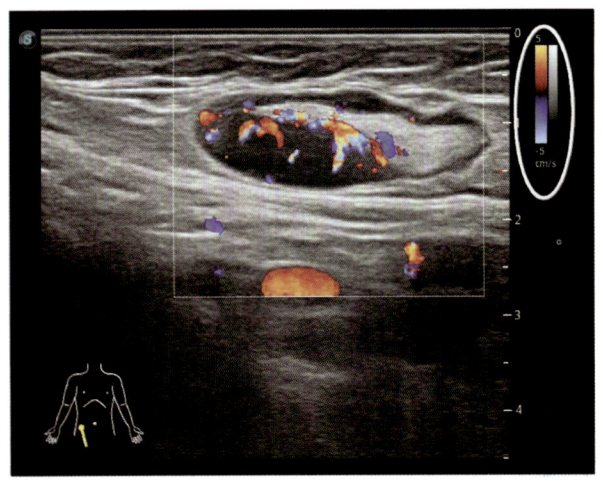

图 7-11 49 岁女性患者,外周 T 细胞淋巴瘤,右侧腹股沟区肿大淋巴结彩色多普勒超声成像。请注意图像右上角标尺(括号内所示):红色代表淋巴结内血流朝向探头(血流方向朝上),蓝色代表血流背离探头(血流方向朝下),而血流的明暗程度代表流速的高低

多普勒超声的基础上,能量多普勒能够进一步提高检测深度、细小血管、低流速血流的敏感性。

注意:默认设置下红色信号代表流向探头方向的血流,而蓝色信号代表背离探头方向的血流。越明亮的信号代表流速越高,而暗淡的信号代表流速较低。

(薛 恒 姚响芸)

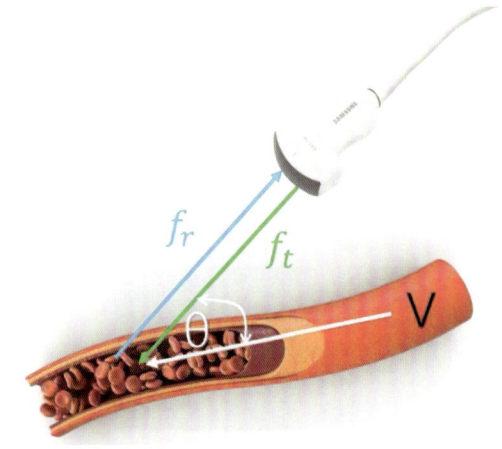

图 7-10 探头发射的频率是 f_t,经过血管内红细胞反射后回到探头的频率是 f_r,多普勒频移 Δf 即发射频率与接收频率的差异,$\Delta f = f_t - f_r$。利用物理公式 $\Delta f = (2 f_t V \cos\theta)/C$($\Delta f$ 代表多普勒频移,发射声波的频率,V 是血流速度,θ 是血流与声束之间的夹角,C 是超声在组织中传播的速度,为常数 1540 m/s)我们可以通过仪器显示的多普勒频移的大小来计算血流的速度 V

第二节 超声的检查方法与新技术

超声技术发展迅速,其目的是提高图像质量,开发新的应用领域。本章节主要介绍超声的常规检查方法以及应用在临床的一些超声新技术。目前临床常用的超声检查包括灰阶超声、彩色多普勒超声和频谱多普勒超声。为了提高超声诊断的性能,出现多种超声的新技术,包括三维超声、谐波成像、超声造影、超声弹性成像、空间复合成像、宽景成像等。目前淋巴瘤的诊断以灰阶超声、彩色多普勒超声和频谱多普勒超声为基础,辅以超声弹性成像及超声造影等新技术。

一、灰阶超声

也称 B 型(Brightness)超声,是目前临床上应用最普及的超声技术。探头发射声束,声波在人体内传播过程中遇到不同组织或器官的分界面时,将发生反射或散射形成回声,这些携带信息的回声经过接收、放大和处理后,以不同灰阶形式显示而形成二维平面图像,实际上反映了人体断面解剖的大体信息,其产生的图像更加直观而真实,容易理解,诊断方便,也是目前其他超声技术的基础(图 7-12)。

灰阶声像图的明暗程度是由人体内不同器官组织构成的许多界面反射和小界面的散射回声组成。这些界面的反射强度由界面两侧介质的声阻抗差值决定,差异越大,声波反射越强,显示的回声越高,比如软组织-骨骼(图 7-13)、胸膜-肺(气体)(图 7-14)界面的声阻

抗较大,在声像图上显示的回声最强。根据灰阶声像图回声的明暗程度,可分为强回声、高回声、等回声、低回声、无回声等。人体不同组织回声的强弱顺序:骨皮质＞肾窦＞胰腺＞肝脾实质＞肾皮质＞肾髓质＞血液＞胆汁和尿液(图 7-15)。

二、彩色多普勒超声

(一)彩色多普勒超声是利用多普勒效应对运动的血流进行彩色编码并成像在灰阶超声图像,形成彩色血流与灰阶图像的叠加图。主要反映组织脏器的血流状况,包括血流的方向、速度、类型及异常血流等。

(二)进入彩色多普勒模式时,屏幕上会有彩色标尺,表示血流的方向和流速,通常红色代表血流朝向探头的方向,蓝色代表血流背离探头的方向,其颜色的亮度与速度呈正比,速度越高,亮度越亮。当血流速度快出现湍流时,出现五彩血流信号(图 7-16)。彩色多普勒超声的血流显示受多普勒超声声束和血管之间的夹角影响,多普勒声束和血管之间的夹角越小血流信号越可靠。

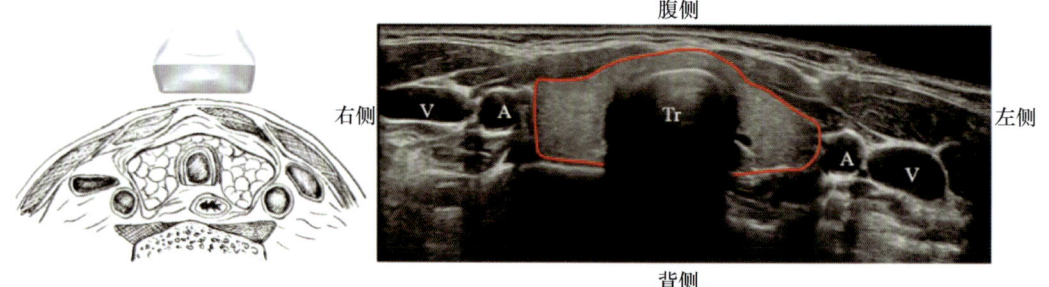

图 7-12 甲状腺横切面扫查。左图为示意图,右图为超声图像,超声图像的左侧代表患者右侧,超声图像的右侧代表患者的左侧。超声图像上方离探头最近,代表患者腹侧;超声图像下方离探头远,代表患者背侧。A,颈动脉;T,甲状腺;Tr,气管;V,颈内静脉

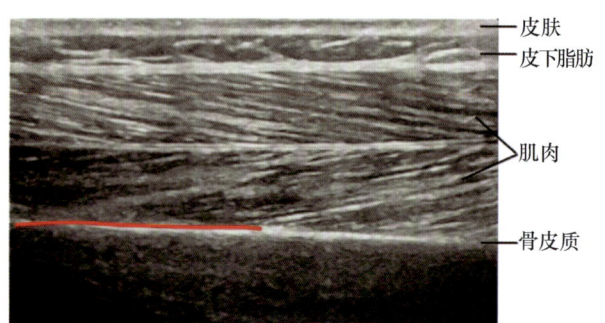

图 7-13 小腿灰阶超声显示肌肉-骨皮质界面声阻抗差异较大,声波大部分被反射,骨皮质表面表现为线样强回声

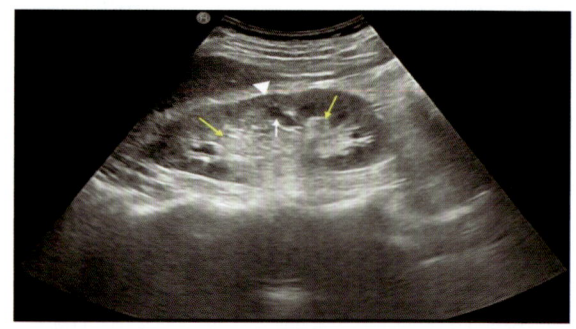

图 7-15 肾灰阶超声显示肾窦呈高回声(黄色箭头),肾皮质呈等回声(三角形),肾髓质呈低回声(短箭头)

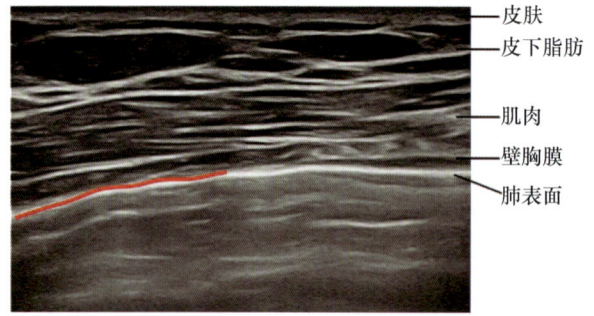

图 7-14 前胸壁灰阶超声,胸膜-肺(气体)界面声阻抗差异大,声波绝大部分被反射,肺表面表现为条状亮线

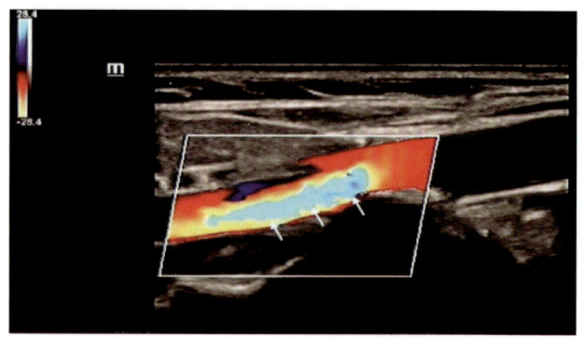

图 7-16 颈动脉狭窄,狭窄处出现湍流,彩色多普勒超声显示狭窄处出现五彩血流信号(箭头)

（三）彩色多普勒的作用是明确感兴趣区有无血流、血流的方向、发现血流速度异常的部位、引导频谱多普勒精确测量。

三、频谱多普勒超声

频谱多普勒可分为脉冲多普勒和连续多普勒，淋巴瘤检查时常用脉冲多普勒。脉冲多普勒能对血流进行定位检测，取样容积的大小可以沿着多普勒声束线上任意调整，常用于腹部、浅表脏器及周围血管的血流检测。在频谱图上，横坐标为时间，纵坐标为血流速度，灰度表示回波强度。基线的上方表示正向血流，基线的下方表示反向血流。声束与血流方向之间的夹角≤60°时可获得准确而可靠的频谱多普勒血流速度。常用的检测参数有最大流速（V_{max}）、阻力指数（RI）、搏动指数（PI）等。动脉呈搏动性频谱（图 7-17），静脉呈连续性频谱（图 7-18）。

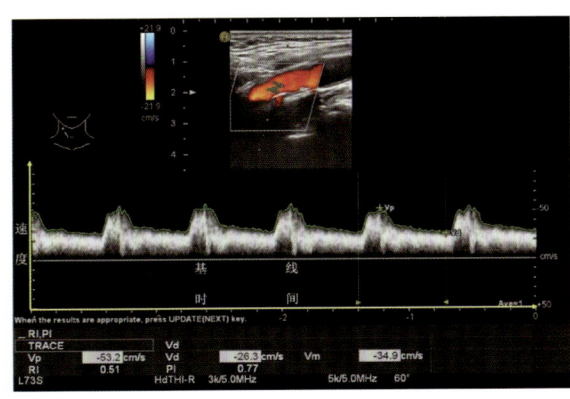

图 7-17　颈动脉血流频谱。横坐标为时间，纵坐标为血流速度，反映了颈动脉血流速度随时间周期性变化的特点

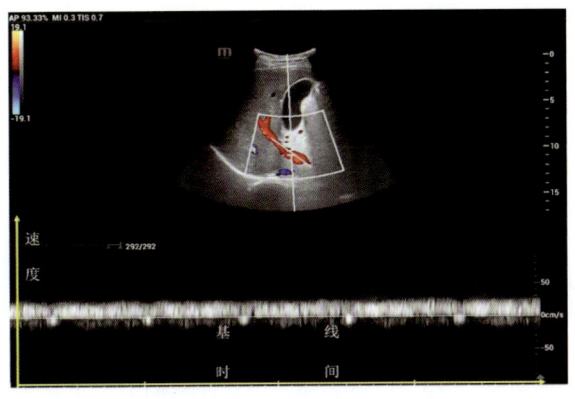

图 7-18　肝门静脉血流频谱。横坐标为时间，纵坐标为血流速度，门静脉血流速度慢，呈连续性性频谱

四、谐波成像与超声造影

探头发出中心频率为 f 的声波（基波），声波在人体中以纵波形式传播，由于声波传播过程中各点的传播速度不同导致波形的畸变，声波的频率也随之发生变化，从而产生了 2 f、3 f 等整数倍频率的谐波，其中频率为 2 f 的称为二次谐波。例如：如果基波频率是 2 MHz，传播过程中将会产生 4 MHz 和 6 MHz 以及更高的谐波，其中 4 MHz 的波就是二次谐波，比其他高倍谐波（如 6 MHz 的波）的强度大，接收中心频率为 2 f 的谐波信号并在谐波领域内进行各种处理可提高超声图像的清晰程度。

（一）谐波成像

谐波成像包括组织谐波成像和造影谐波成像，是应用回波信号中的谐波成分进行成像的技术。谐波成像可以消除基波成像产生的伪像，提升图像的对比度和清晰度，有助于判定组织或病灶的分界或轮廓。

（二）超声造影

超声造影（contrast enhanced ultrasound，CEUS）是超声的一次革命性变革，实现了对比超声成像，又叫声学造影（acoustic contrast）。它是指通过向人体心血管腔内、空腔脏器、管道内注射超声造影剂，在特定频率下，微泡随声波的压力变化快速的压缩与扩张，与发射的超声产生共振形成谐波，有效显示了血管及微血管内造影剂的声学信息，进而反映了组织及病变的血流灌注情况，在肿瘤的检出和定性、颈动脉斑块的稳定性判断、各种肿瘤治疗前后评估、肿大淋巴结的定性、引导病变穿刺活检等领域得到广泛应用（图 7-19）。

目前常用的超声造影剂为声诺维（Bracco Research SA，Carouge-Geneva，Switzerland），由氟碳类气体制备而成。内部为六氟化硫惰性气体，外被单层磷脂组成，平均直径 2.5 μm，与红细胞大小相当，故可以安全通过肺循环，显示直径小于 200 μm 的微血管。经静脉注射后，造影剂微气泡可通过肺循环屏障进入动脉系统参与全身血液循环，并可稳定地在心血管系统中再循环，半衰期长达数分钟之久（图 7-20）。

(三)超声造影的优势

1. 与 CT 和 MRI 相比,超声造影通过呼吸排出,不经过肝肾代谢,无毒性,不含碘成分,尤其适用于肝肾功能不全患者。

2. 能够实时动态连续地观察目标区域,观察病变部位与正常组织造影剂充填的功能、时相差异。临床上肝病变和周围型肺部病变就是利用造影剂到达时相差异进行良恶性鉴别,并取得了较好的诊断效能。

(四)造影的禁忌证

1. 已知对造影剂过敏者、急性冠脉综合征患者或者临床不稳定缺血性心脏病患者。

2. 重度肺动脉高压患者(肺动脉压>90 mmHg),未控制的系统高血压患者和成人呼吸窘迫综合征患者。

3. 孕妇和哺乳期患者。

(五)超声造影的并发症

整体不良反应发生率约为 0.02%,绝大多数不良反应轻微,严重过敏反应很少发生,国外报道 0.0001%。一般可自行恢复并无后遗效应。临床试验中,最常报告的不良反应是头痛(1.1%)、注射部位反应(0.8%)和恶心(0.5%)。

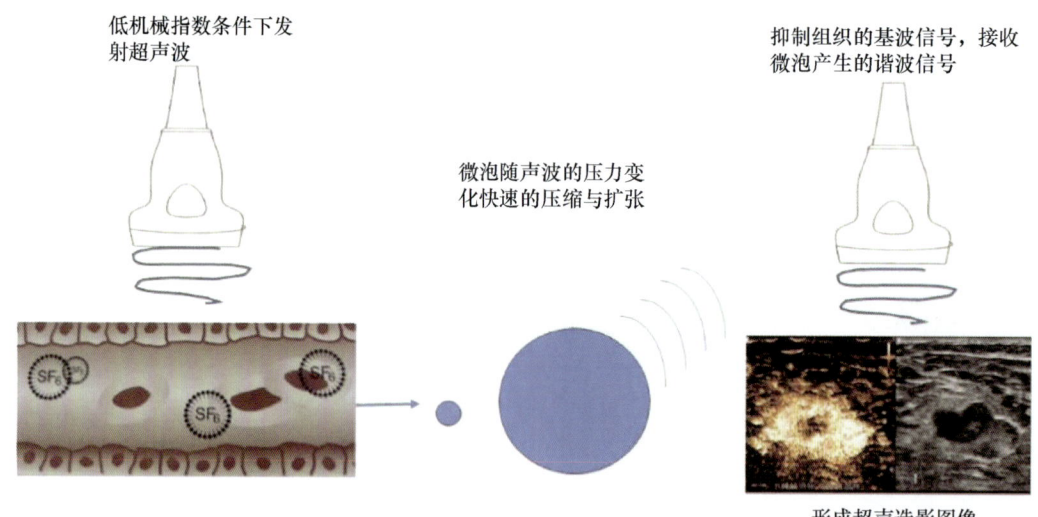

图 7-19 超声造影原理。在低机械指数条件下,微泡以非线性方式经历压缩和膨胀,产生谐波信号,通过消除和过滤来自背景组织的信号,进行实时造影成像,生成"仅有造影剂"的图像,对于识别常规多普勒难以发现的病变特别有用,从而有助于诊断和治疗。SF_6,一种常用的超声造影剂微泡

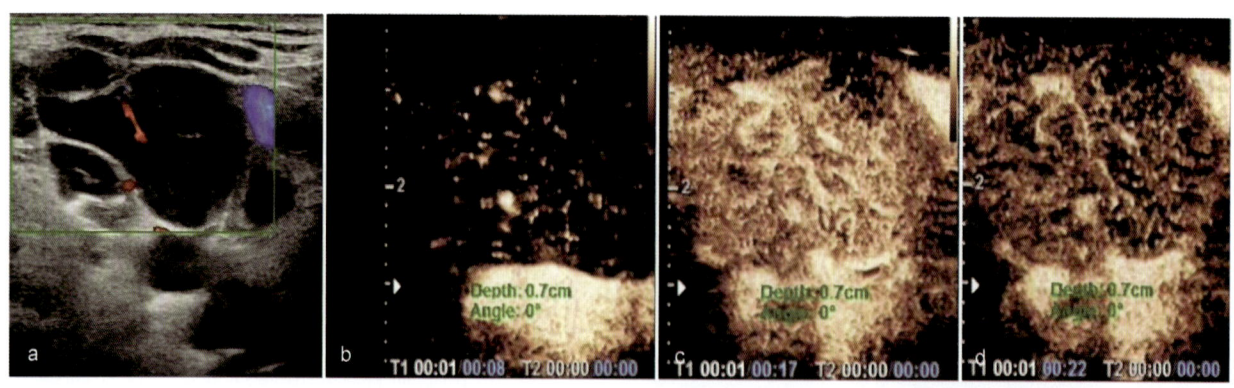

图 7-20 典型淋巴瘤病例超声及超声造影图像。患者女,18 岁,右锁骨上发现一肿大淋巴结,门部结构不清,内可探及少许血流信号,如 a 所示。注射超声造影剂 7~8 s 后该淋巴结开始增强,造影剂呈杂乱弥漫方式进入淋巴结(b),17 s 造影剂增强达峰值,该淋巴结呈不均匀的高增强(c),22 s 淋巴结内出现造影剂快速廓清(d),穿刺后病理提示为经典霍奇金淋巴瘤,倾向结节硬化型

第七章 淋巴瘤的超声诊断

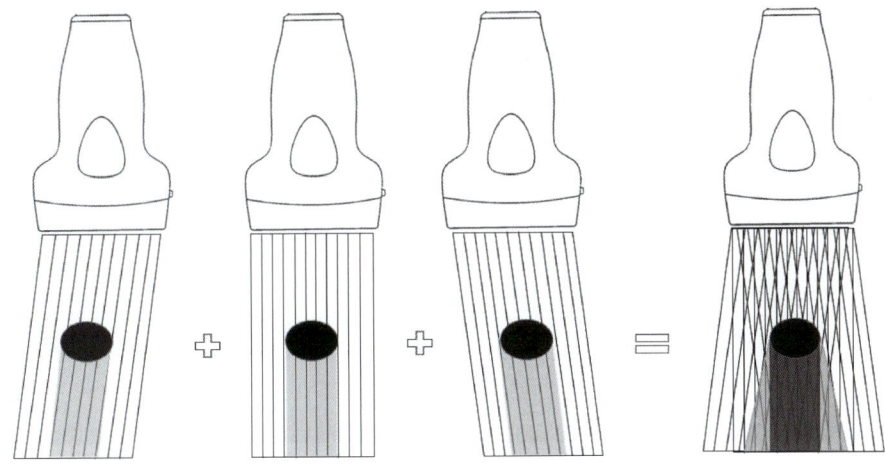

图 7-21 复合成像的图像采集过程

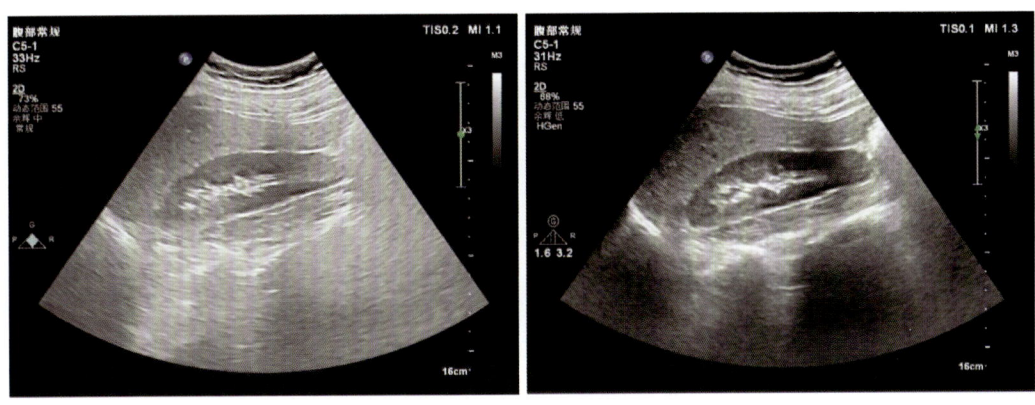

图 7-22 常规灰阶成像（左）和复合成像（右）显示肝和肾组织

五、复合成像

复合成像是联合了电子声束控制和传统线阵技术，从不同的角度获得声波信息，然后产生单幅图像的模式。B型超声从一个角度获得声波信息（声波传播方向垂直于界面），而复合成像快速从不同视角获得声波信息，信号接收后相互结合产生复合实时图像（图 7-21）。复合成像可以减少伪像，更好定义结构的边界，进一步改善图像的分辨率和对比度（图 7-22）。

六、三维超声成像

随着计算机技术的飞速发展，图像处理速度与数据存储量大大提高，使实时显示脏器各结构的立体形态、空间关系以及活动状况的愿望得以实现，即三维超声成像。三维超声成像是在灰阶超声基础上，叠加了目标物各种切面的大量二维图像，最终重建形成理想的三维解剖图像。目前实时三维超声应用的是容积成像技术，成像迅速，做到一键化操作，在临床中的应用逐渐广泛。利用三维超声，可重建组织结构的表面图像，多角度显示不同的切面和表面旋转，也可以"剥掉"三维图像的各个层次，观察内部结构（图 7-23）。

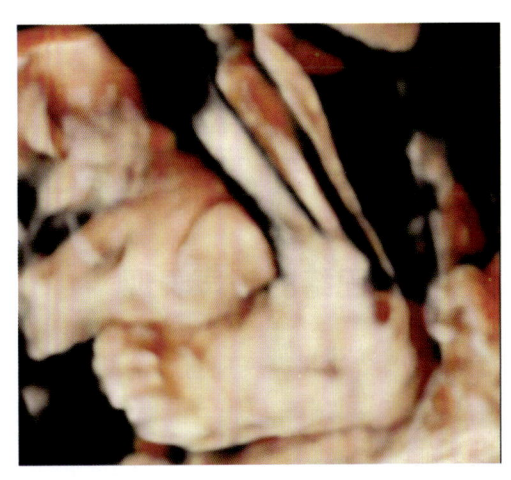

图 7-23 三维超声显示胎儿下肢和足部

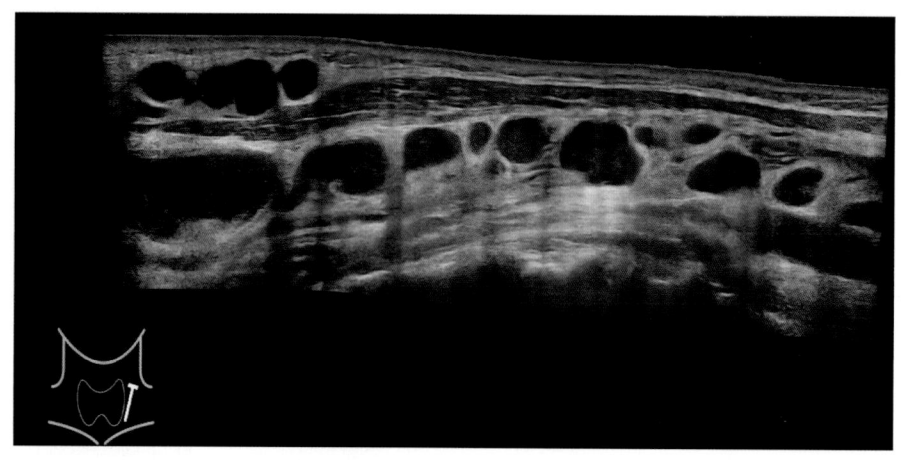

图 7-24 坏死性淋巴结炎.左颈部多发淋巴结肿大,呈串珠样,部分融合。病灶小而数量多,范围广,宽景成像有助于全面而准确地了解颈部全部淋巴结病变范围及与周围脏器的关系

七、超声弹性成像

生物组织的弹性变化常与病理现象紧密相关,一般来说,病灶越硬,形变越小,弹性越小,恶性几率越大;反之,则病变良性可能性越大。很早人们就知道用手触摸来感知病变软硬,继而初步进行诊断,但是触诊存在一定局限性,较大或较表浅的病变才能被触及到,不同经验的医师触诊结果差别较大。超声弹性成像就是对组织施加静态 / 准静态或动态的激励,使其产生形变,利用各种技术手段追踪其位移、应变、速度分布,通过数字信号及数字图像处理,最终反映组织的绝对或相对硬度的成像技术。目前常用的有两种方法:一种是测量组织位移的应变成像(strain elastography,SE),显示的是相对硬度,只可定性或半定量测量。另外一种方法是通过测量剪切波速度间接推导出的组织弹性模量进行剪切波弹性成像(shear wave elastography,SWE),相对可控,可进行定量测定。

弹性成像目前已广泛应用于评价乳腺、甲状腺、颈动脉斑块的硬度,并成为评估肝纤维化的一线方法。国内外研究报道诊断甲状腺、乳腺结节良恶性的敏感性、特异性可达 90% 以上。

八、宽景成像

线阵探头的主要缺点之一是限制了声窗的范围,一幅图像上不能完全显示病变和周围组织结构的解剖关系。宽景成像通过在兴趣区滑动探头,在屏幕上可以监视扫描图像,在扫描过程中用特殊的图像记录分析技术追踪探头运动,这些图像被自动的组合重建,在单个静态图像上可显示较大范围的目标区域,形成一幅合成图像覆盖整个兴趣区(图 7-24)。

(付 帅 付 颖)

第三节 正常淋巴结及淋巴瘤病变的超声表现

一、正常淋巴结的超声表现

正常淋巴结的超声表现与解剖结构相对应,可显示其形态、大小、包膜、淋巴结门、皮髓质结构以及血管结构(图 7-25)。

- 形态:正常淋巴结多呈肾形、蚕豆形、长椭圆形,少数亦可呈圆形。
- 大小:长径 1～25 mm 不等;短径(3±1)mm(2～5 mm,<5 mm 占 95%)。短径≤0.5 cm 是正常淋巴结较好的判断指标。正常淋巴结长短径比值(L/S)通常≥2。但是,颌下淋巴结通常短径稍大,L/S<2。

- 包膜：淋巴结最外层为薄层致密结缔组织构成的包膜，边界清晰，表面光滑，呈铅笔画出的细线样高回声。
- 淋巴结门：为淋巴结凹陷处，此处有微细的动静脉和输出淋巴管出入，髓质与门部相连。超声显示的淋巴门呈强回声，位于居中或稍偏向一侧，它主要包含副皮质区的淋巴窦、髓质的髓窦和髓索，出入淋巴结的血管，以及脂肪成分，上述细小结构产生大量反射界面而呈强回声。
- 皮质：位于淋巴结周边部，由多个滤泡生发中心组成。包膜内淋巴结周围部分为皮质，呈低回声。
- 血管：正常淋巴结有一条微动脉供血，进入淋巴结后从中央部发出离心性分支。此类征象，被称为门型血流。超声上表现为一条血管主干沿着淋巴结中央的强回声的淋巴门走行，在淋巴结内可有许多放射状分支，后者出现与否与分支血管的管径、流速、仪器对微细血管显示的敏感度以及超声扫查的技巧及声束角度等有关。

注意事项
- 淋巴结超声检查的效果取决于仪器的档次和操作的扫查技术。
- 体积很小、位置较深的正常淋巴结，其皮髓质结构很难区分，也不易显示彩色血流信号，为正常现象。
- 如发现淋巴结呈球形或近球形，淋巴结局部膨隆或不规则，即使短径<0.5 cm，也提示淋巴结可能有异常。
- 有些部位的正常淋巴结也可为圆形。颈部Ⅰ区、腮腺和颌下腺内的正常淋巴结可为圆形，皮髓质界限清晰，但很少有血流信号。腋下的淋巴结类圆形也常见。此外滑车上反应性增生的淋巴结也常为圆形。因此这些部位的圆形淋巴结，应结合其他征象进一步分析。

二、淋巴瘤的超声表现

淋巴瘤的病理类型繁杂，不同的亚型有迥然不同的治疗选择和预后。且淋巴瘤的治疗多以化疗为主，而不是手术治疗。因此超声医生需要熟悉淋巴瘤的超声特征，在初诊时能想到该病的可能性并尽可能做出鉴别，及时进行组织学活检获取病理诊断及分子分型，这对患者而言具有重要意义。

淋巴瘤病变在淋巴系统和淋巴结，超声影像上分为结内淋巴瘤和结外淋巴瘤。

（一）结内淋巴瘤（较为多见）

1. 病理特点
- 易发生于颈部、锁骨上及腋窝、腹股沟区，也可发生在深部淋巴结，如纵隔淋巴结及

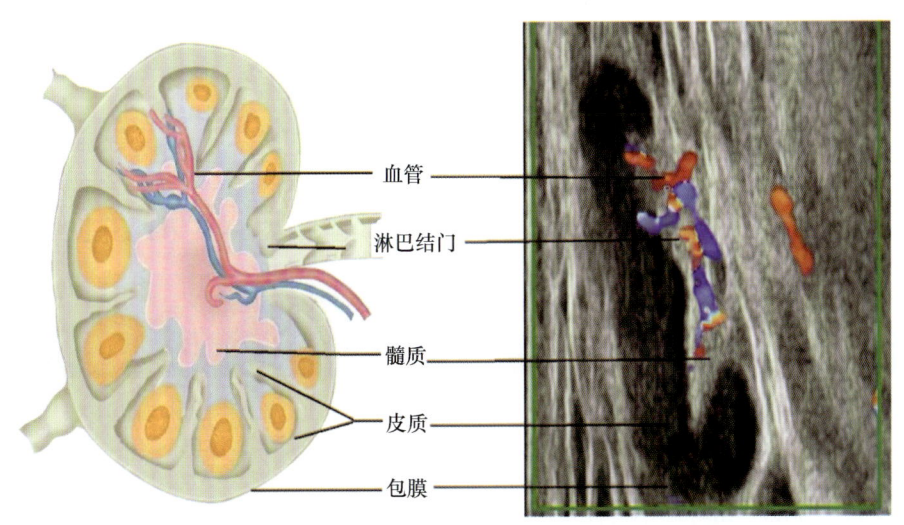

图 7-25　正常淋巴结的解剖结构与超声表现

腹膜后淋巴结。
- 本质是淋巴结内淋巴细胞恶性增殖，堆积在皮质窦和髓窦内，淋巴结增大增厚。大量淋巴细胞充填，挤压淋巴结内间质部分，髓质相对缩小甚至消失。
- 在淋巴细胞大量增殖的同时伴有淋巴结内的小血管扩张，血流加速。
- 不论是HL还是NHL，其声像图改变相似，尚不能区分病理类型。

2. 超声表现

（1）淋巴结的形态学改变：典型恶性淋巴瘤的形态明显变圆（图7-26a），与椭圆形的良性淋巴结有明显区别（图7-26b）。但在淋巴瘤患者中，由于淋巴瘤侵犯程度不同，椭圆形的病灶并不少见，超声表现可呈多样化，可同时存在椭圆形和圆形的病灶（如图7-26c）。

当淋巴瘤侵犯范围较小时，可以单纯表现为局部皮质增厚，而形态上仍然可以保持椭圆形。因此，不应仅用形态学一个指标来判断淋巴结的良恶性，应强调综合分析。

（2）淋巴瘤的内部结构与回声特点：
- 强回声淋巴门结构是否存在。

（A）淋巴瘤最常见两种超声征象：①中央区残存部分淋巴门（图7-27a）；②整个淋巴结呈极低回声（图7-27b）或网状回声。病理基础为大量淋巴细胞恶性增殖，挤压淋巴结内间质部分，使髓质相对缩小或消失。

（B）在淋巴瘤病灶中，残存部分淋巴门的病例比较常见，主要见于那些发现早、病程短的病例，或生长缓慢、低级别的病例。

（C）当淋巴瘤的肿瘤组织完全破坏和取代正常结构时，中央的强回声门样结构消失。

- 内部回声特点。

（A）均匀的极低回声：低于临近肌肉的回声，病理基础为淋巴细胞增殖在淋巴结内具有均匀性和一致性，且细胞排列较致密（图7-28a）。

（B）筛网状回声：提高探头的频率，有时可在淋巴结内部显示筛网状的回声（图7-28b中白

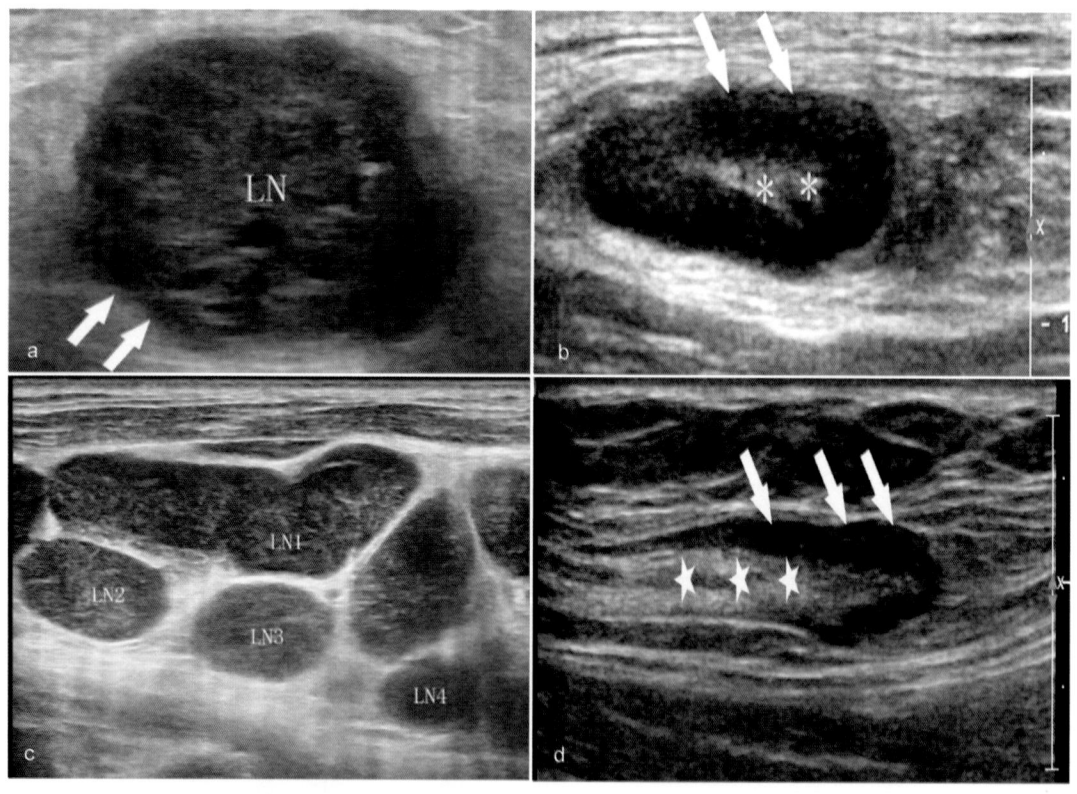

图 7-26　a. 乳腺癌左腋下转移性淋巴结，形态呈圆形（箭头所示），L/S<2，高回声的淋巴门消失；b. 右颈部反应性增生淋巴结，L/S>2，形态呈椭圆形。淋巴结边界清晰，皮质均匀增厚（箭头所示），淋巴门结构完整（*所示）；c. 右颈部淋巴瘤，同时存在椭圆形（LN1）及圆形（LN2、3、4）淋巴结；d. 正常淋巴结，呈椭圆形，与之相比，淋巴瘤的形态虽然也可为椭圆形（c），但淋巴结内无明显淋巴门结构（d 正常淋巴结中央区对应的高回声）。注：L/S：长径（L）/短径（S）比值；L/S>2 代表椭圆形，L/S<2 代表圆形

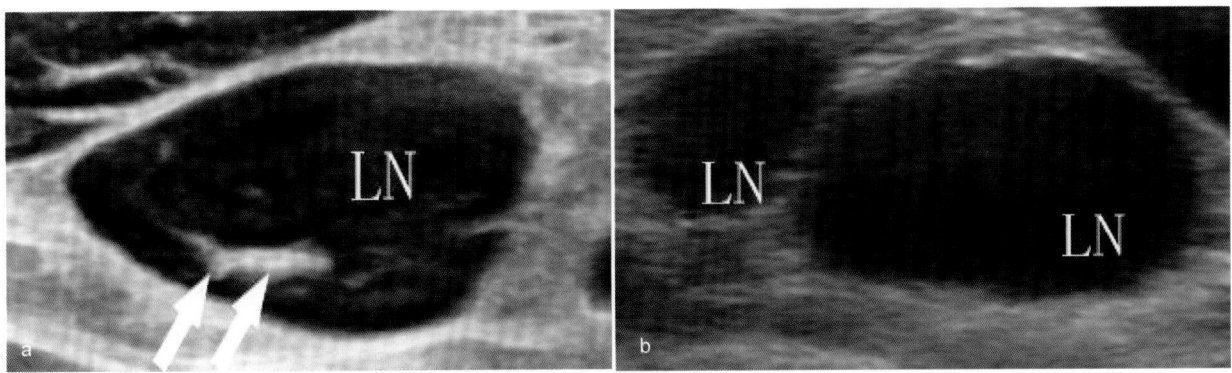

图7-27 淋巴瘤。a.强回声门结构尚存（白箭头所示），但明显变细，偏心，厚薄不均匀；b.整个淋巴结呈极低回声，未见淋巴门结构

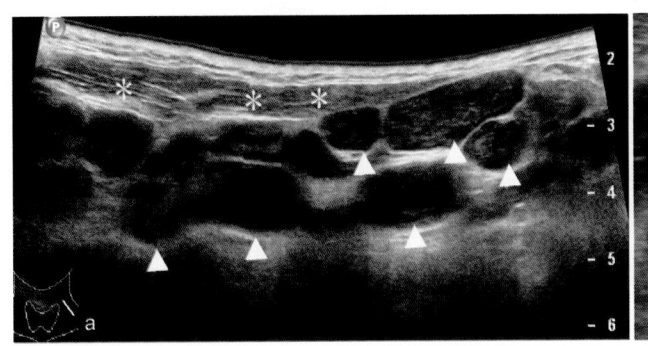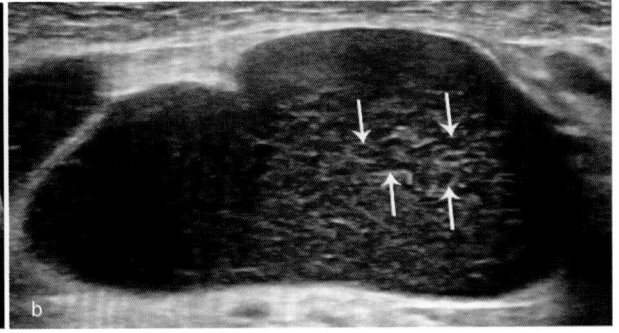

图7-28 a.左颈部淋巴瘤，左颈部多发肿大淋巴结，边界清晰，内部呈极低回声（三角所示），明显低于临近胸锁乳突肌（*）的回声；b.右颈部淋巴瘤，淋巴结内部筛网状回声（箭头所示）

色箭头所示），病理基础为淋巴瘤内高度肥大的滤泡。该征象对淋巴瘤诊断的特异性较高，但敏感性较低。

（C）不易出现液化、坏死及钙化：淋巴瘤大量增殖的同时，刺激小血管扩张、血流加速，淋巴结血供增加，故淋巴瘤不易发生变性、坏死和钙化。淋巴瘤对化疗的反应主要表现在病灶径值的缩小和血流的减少，而不是坏死。

（3）淋巴瘤的血供特点：

● 淋巴瘤的血流特点具有多样性。

（A）门部供血为主：因为淋巴瘤恶性细胞起源于淋巴结内，并以"离心"方式向外生长，故大多数门部供血占优势，门部动静脉血管粗大、弯曲并向结内放射状发出多数分支（图7-29）。

（B）混合型供血：淋巴瘤细胞往往侵犯淋巴结的包膜（本病的组织学特征之一），故也可出现少许周边血流信号，从而表现为门部供血＋边缘供血的混合型供血特点（如图7-30）。

（C）单纯的周边型供血：仅见于小部分高度恶性的淋巴瘤（图7-31）。

● 一般来说，低分化淋巴瘤会比高分化淋巴瘤血流信号更丰富。

● 超声有助于淋巴瘤疗效的随诊观察：淋巴瘤经过充分治疗，如果得到完全缓解，淋巴结体积减小，上述外形和内部回声异常可能减轻，血流信号减少，甚至恢复到接近正常水平（图7-32）。相反，治疗后复发或疗效不佳者，出现丰富血流信号。

（4）经静脉淋巴瘤超声造影：就是通过静脉弹丸式注射造影剂，造影剂通过血液循环进入病变的动脉内，从而显示淋巴瘤动脉血流灌注的特点。与彩色多普勒相比，超声造影不仅能显示更微细的血管，还可以分析血流灌注的时相和强度，提供更多更详细的血流信息。

淋巴结的超声造影增强模式可分为以下4种类型。

● Ⅰ型：均匀增强型，患者整个淋巴结呈均一的等增强或高增强。

● Ⅱ型：淋巴门不均匀增强型，显示实质明显增强，灌注较为均匀，而在中央高回声

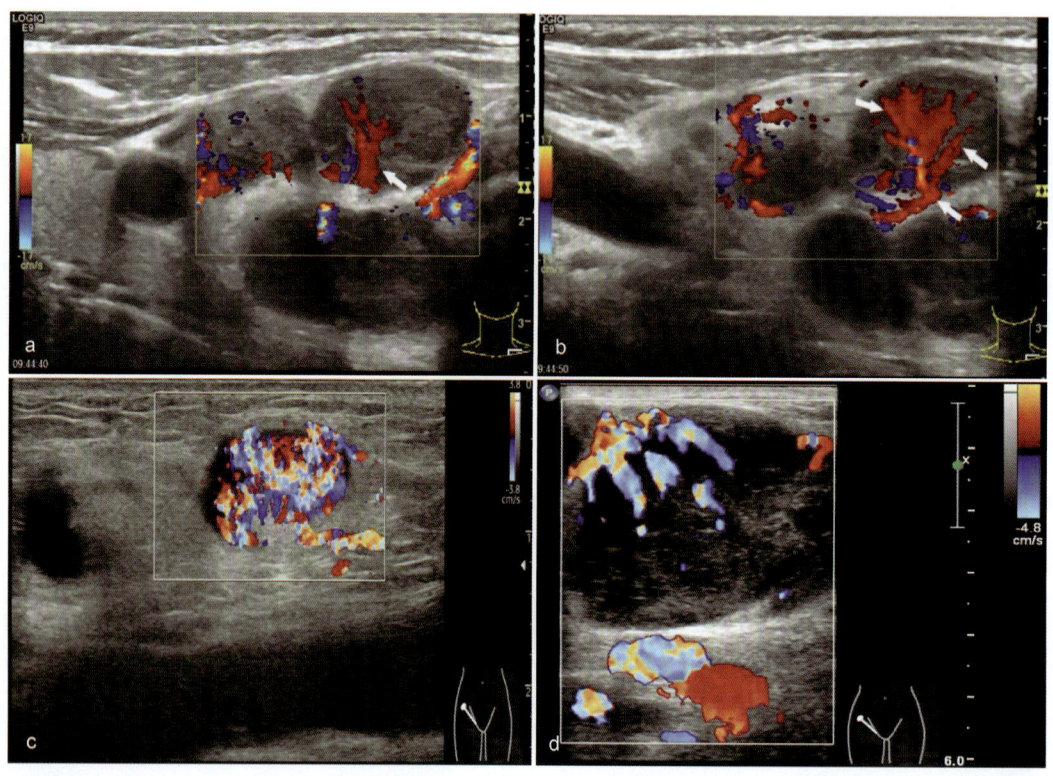

图 7-29 淋巴瘤,门部供血。淋巴门部可见粗大、弯曲的血管进入淋巴结,并向结内发出许多分支

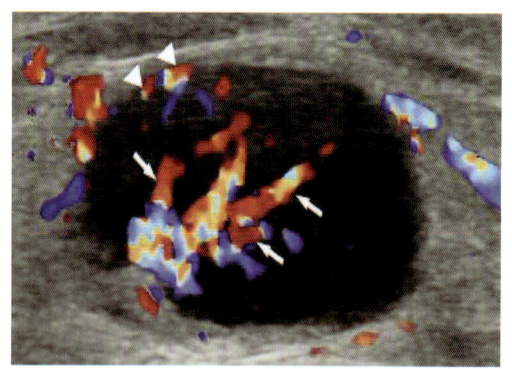

图 7-30 淋巴瘤,混合型供血。彩色多普勒成像显示为门部(白色箭头)及周边(三角箭头)都有供血的混合性血流,这在淋巴瘤中很常见

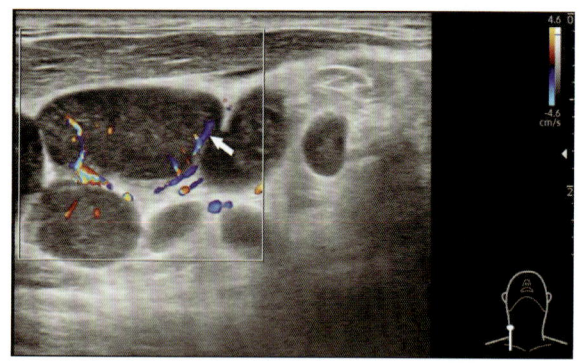

图 7-31 淋巴瘤,周边型供血。门部血流显示不清,淋巴结周边可见迂曲杂乱的血流

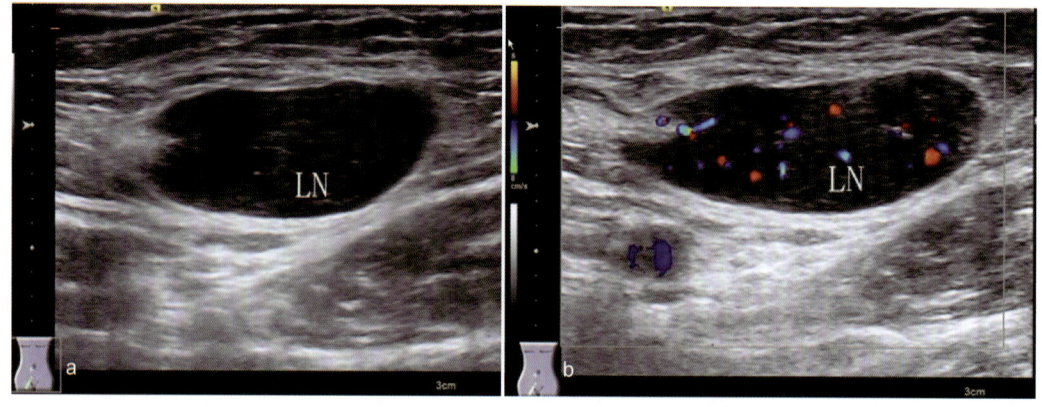

图 7-32 患者女,53岁,腹股沟区 NHL(低级别滤泡型)。a, b. 治疗前,右侧腹股沟区多发肿大淋巴结(LN),皮质不均匀增厚,部分结构不清,可见较丰富杂乱血流信号;c, d. 治疗后 4 个月,右腹股沟区淋巴结明显缩小,血流信号消失;e. 治疗后 1 年,肿大淋巴结形态及内部结构恢复正常(箭头)

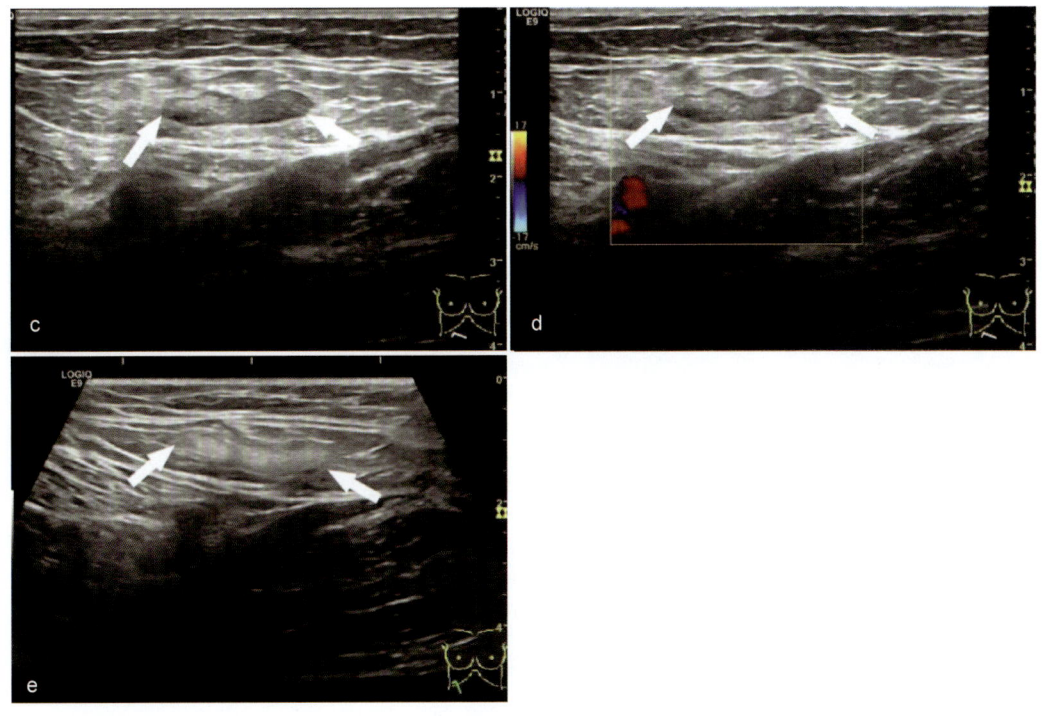

图 7-32（续）

淋巴门内未见无灌注区,且不规则性低。
- Ⅲ型:实质不均匀增强型,明显增强实质内存在无灌注区,且局灶性低。
- Ⅳ型:微弱增强型,整个淋巴结微弱增强,灌注均匀或不均匀。

注意:
- 造影表现为Ⅰ型、Ⅱ型多为良性淋巴结,Ⅲ型、Ⅳ型多为恶性淋巴结。淋巴瘤比较例外,多数表现为均匀高增强,与良性淋巴结相似。
- 特异性超声造影表现:动脉灌注期出现弥漫分布的斑点状强回声,呈"落雪样",随之强回声斑点互相融合成大片状(像飘飘洒洒的雪花被堆成了雪团一样),淋巴结整体均匀高增强(图 7-33)。该征象是淋巴瘤的特异性超声造影表现,但敏感性较低。出现这种"落雪样"表现的原因可能与肿瘤内小动脉扩张有关。
- 结内淋巴瘤灌注缺损少见。由于淋巴结的门部供血和高灌注的血流特点,使淋巴瘤不易发生变性坏死,故结内灌注缺损少见。少见情况下,淋巴瘤的强化模式也可为不均匀增强或无增强。

- 淋巴瘤经过充分治疗后,淋巴结体积缩小,超声造影强化程度减低,甚至恢复到接近正常水平。

(5)经淋巴管超声造影:除了经静脉超声造影,笔者提出了一种新的检查方法,即在超声引导下将造影剂直接注射到淋巴结的被膜下窦,通过观察造影剂在淋巴结内的引流状态,反映网状淋巴系统结构破坏的情况,可作为经静脉超声造影的一种补充手段,为浅表淋巴结良恶性的判断提供更丰富的信息。值得注意的是,淋巴管扭曲无中断可作为淋巴瘤诊断的特异性指标(图 7-34)。

3.结内淋巴瘤的诊断要点

(1)临床表现:无痛性、进行性淋巴结肿大,或多个部位不同程度的淋巴结肿大,应怀疑恶性淋巴瘤的可能。

(2)声像图特点:
- 多个部位淋巴结肿大,圆形或椭圆形,淋巴门结构偏心或消失。
- 内部呈均匀的极低回声,出现筛网状结构为特征性回声改变。
- 淋巴结内一般无液化、钙化。
- 门部供血为主,也可为混合型供血,血供

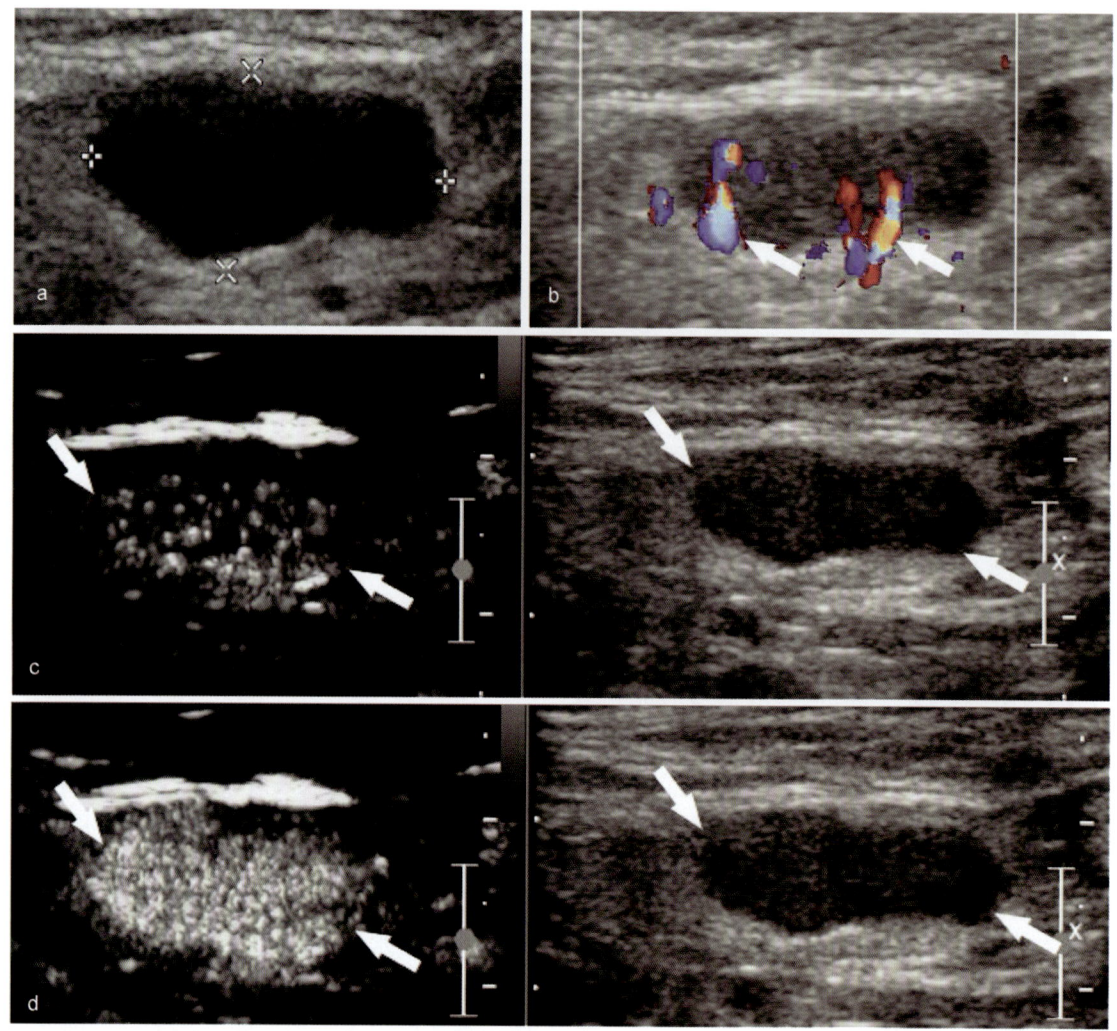

图7-33 右腋下淋巴瘤,男,85岁。a.灰阶超声图像,淋巴结回声异常;b.彩色多普勒图像显示以门部供血为主的混合型供血模式;c、d.经肘静脉注入造影剂,动脉期呈雪花样点状增强,随后呈弥漫均匀高增强,无灌注缺损区

丰富。

- 超声造影:常表现为均匀高增强,"落雪样"为其特征性改变;经被膜下超声造影,淋巴管扭曲无中断具有特异性。

4. 鉴别诊断

(1)良性反应性增生:临床上最多见,多由急慢性感染、药物或异性蛋白产生的抗原引起;淋巴结皮质均匀性显著增厚。与之相比,淋巴瘤容易出现淋巴结融合,形态变圆,皮质增厚不规则,淋巴门常偏心甚至消失。

(2)转移性淋巴结:多有原发病史,上皮类肿瘤转移时更容易出现淋巴结坏死液化或钙化,血供类型以周边型为主,血流信号紊乱。

(3)淋巴结结核:是一种特殊的炎症,主要表现是炎性渗出、增生和干酪样坏死,边缘由于出现水肿而模糊不清,内部回声不均、坏死、液化乃至粗大钙化等改变,也可以像淋巴瘤一样出现淋巴结粘连融合,当病史较长、出现破溃窦道时多考虑本病。鉴别要点是结核病史长,结核菌素试验阳性,超声显示内部坏死、钙化、边缘模糊乃至破溃窦道形成。

(4)病毒性淋巴结炎(菊池病/传染性单核细胞增多症)

- 菊池病(组织细胞坏死性淋巴结炎):好发于年轻女性,局部有疼痛及触痛,呈自限性,预后良好;部分淋巴结中心可伴有坏死液化区,门部结构消失;典型表现为淋巴结周围脂肪水肿而回声增强。

- 传染性单核细胞增多症:由EB病毒引起,好发于3~10岁儿童,呈自限性,预后良好;典型临床表现为发热、咽喉炎、淋巴结肿大(三联征);实验室检查:

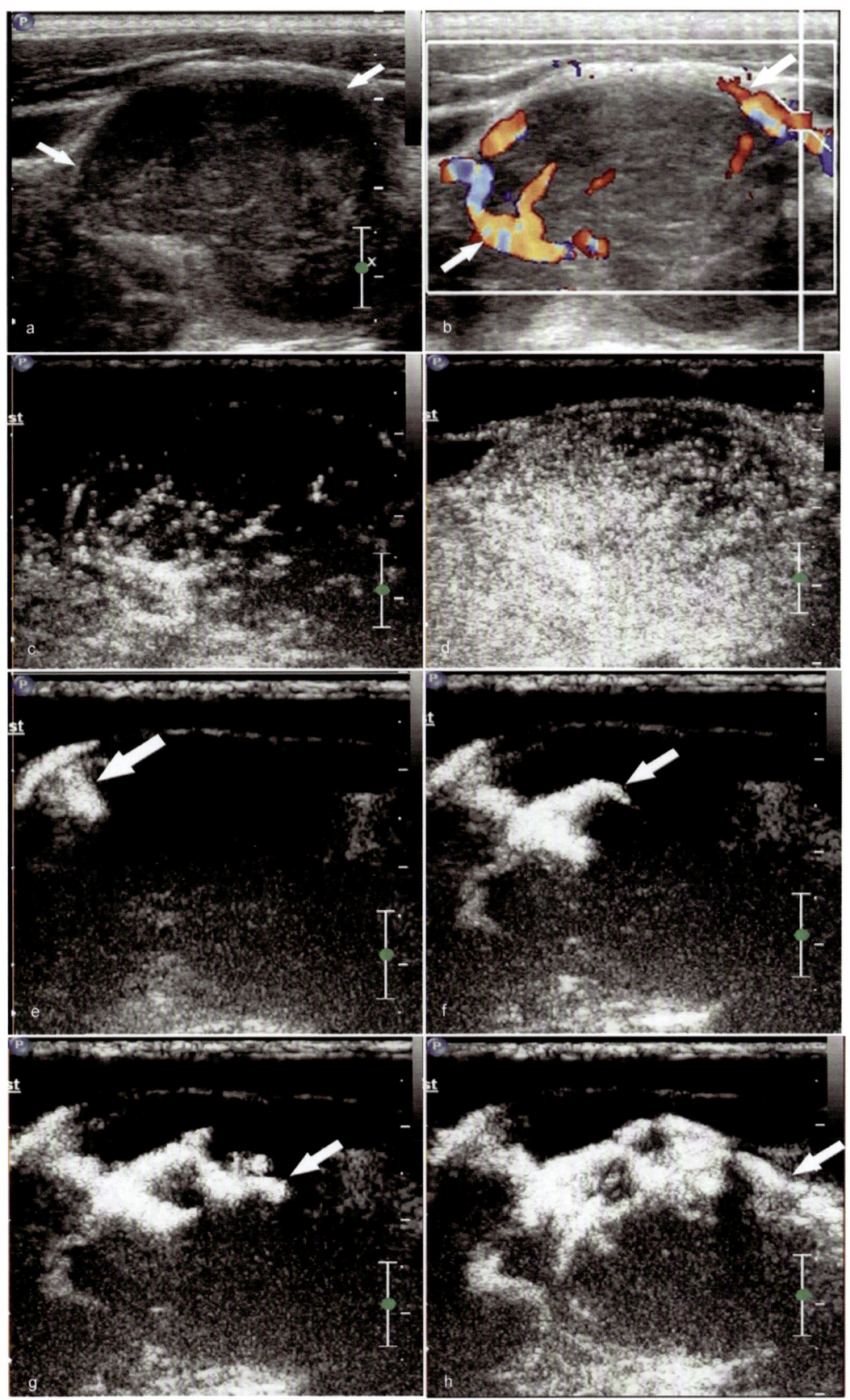

图 7-34 淋巴瘤患者，男，23 岁。a. 灰阶超声示右颈部肿大淋巴结（箭头）；b. 彩色多普勒显示周边血流信号（箭头）；c，d. 经静脉超声造影显示动脉期"落雪样"增强，实质期呈均匀高增强；e. 经被膜下注射少量造影剂；f-h. 造影剂在淋巴结内表现为淋巴管扭曲无中断

WBC总数多正常，淋巴细胞占比增加（大于50%），出现异性淋巴细胞（大于10%），EB病毒抗体阳性。声像图表现缺乏特征性。
- 鉴别诊断：二者超声表现不特异，与恶性淋巴结肿大易发生混淆。诊断需要密切结合临床，鉴别困难时可行超声引导下穿刺活检。

（二）结外淋巴瘤

常见发病部位为脾，其次是肝、胃肠道、乳腺及甲状腺等。

1. 肝淋巴瘤

（1）临床特点
- 原发于肝的淋巴瘤非常罕见，只占所有结外淋巴瘤的不到1%。非霍奇金淋巴瘤（NHL）常侵犯肝，是恶性淋巴瘤的晚期表现。
- 大体病理上以单结节型为主，少数为多结节型，弥漫型罕见。原发性以单结节型多见，而继发性以多结节型多见。
- 超声在肝淋巴瘤的筛查中是最常用的检查方法。

（2）超声表现
- 灰阶超声表现，根据大体解剖可分为以下两种类型：①结节型，肝内巨大单发肿块，或多发局灶性结节，病灶多数为低回声，回声较均质，多数病例边界清楚（图7-35a，b）；②弥漫性浸润型，少见，在许多情况下，肝大小可以正常，回声也可无明显改变。仅当肝表现为肿大、回声减低时才能被超声发现。
- 彩色多普勒血流成像（CDFI）：肿瘤内部的血管穿过病灶或被病灶包绕时，血管本身无明显受压狭窄，就像漂浮在水里的睡莲一样，称为"血管漂浮征"，具有一定

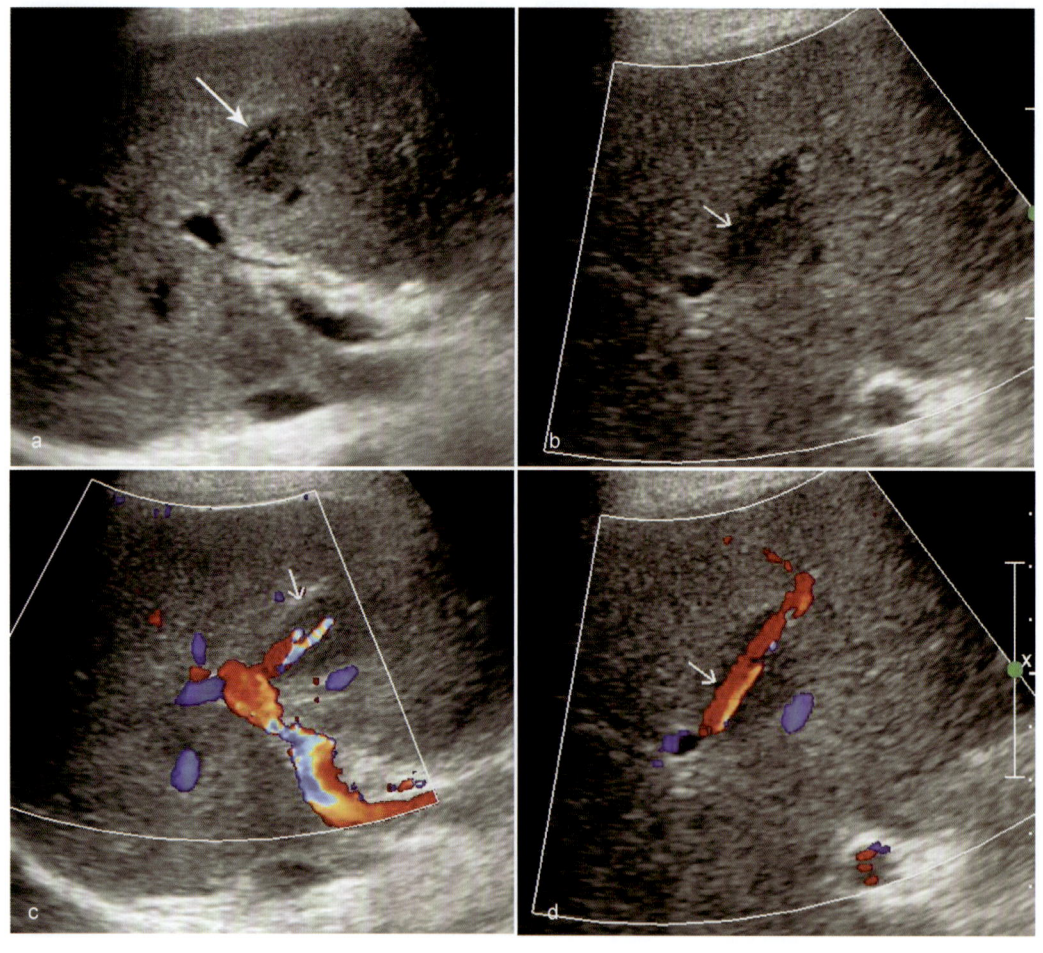

图7-35 女，69岁，全身浅表淋巴结肿大，穿刺活检诊断为b细胞淋巴瘤。5年后超声检查显示肝内多发占位，活检证实为淋巴瘤浸润。a，b. 两个不同病灶的灰阶图像，表现为局灶低回声区，内部回声均匀；c，d. 相对应的彩色多普勒血流成像，可见血管在病灶内穿行而血管本身没有受侵犯

特征性（图 7-35c，d）。
- 超声造影（CEUS）：与其他肝恶性病灶类似，表现为"快进快退"，动脉期不同程度的增强，可以是高增强、等增强和低增强，门脉期廓清及延迟期低回声。

（3）诊断要点
- 肝内单发或多发均质低回声病灶，或肝实质弥漫性回声减低。
- CDFI 显示病灶内血管漂浮征。
- 结合患者淋巴瘤病史，应高度怀疑肝淋巴瘤浸润。
- 超声引导下的穿刺活检可帮助临床医生获得病理诊断，对淋巴瘤的早期诊断具有重要价值。

（4）鉴别诊断
- 原发性肝癌：多有肝炎、肝硬化病史，肝内实性占位，周围血管受压移位，癌栓形成，结合肿瘤标志物 AFP 升高等有助于鉴别。
- 血管瘤：高回声多见，筛网样结构，加压扫查可有形变。
- 局灶结节增生：女性多见，大部分结节呈等回声或接近等回声，无包膜，病灶内及周边可见畸形血管，周围肝组织正常。
- 肝转移瘤：常可见原发灶的表现，超声表现为靶征或牛眼征。

2. 脾淋巴瘤

（1）临床特点
- 脾本身是一个很大的淋巴造血组织。
- 常为淋巴瘤侵及的部位，比肝更容易受侵。
- HL 晚期极易侵及脾，约有 1/3 的 HL 和 NHL 患者脾受累。
- 原发性脾淋巴瘤罕见，占淋巴瘤的 1%~2%。

（2）超声表现：脾淋巴瘤浸润可以是弥漫性或局灶性的低回声病变，无低回声晕，没有特异性。
- 均匀弥漫型：大体病理上肉眼无结节，镜下见弥漫分布的瘤细胞及直径<1 mm 的小结节。超声表现为脾明显肿大，内部回声减低，无明显占位性病变（图 7-36a）。
- 粟粒结节型：大体病理上脾均匀肿大，脾内见弥漫分布的 1~5 mm 的粟粒状小结节。超声表现为脾实质内可见弥漫分布的小低回声区，间以较厚的高回声分隔，呈蜂房状（图 7-36b）。
- 多发肿块型及团块型：肿瘤组织在脾实质内呈局限性增长时，超声表现为脾实质内出现单个或多个边缘清晰而光滑的低回声类圆形肿块（图 7-36C~F），直径多小于 5 cm，无包膜回声。内部回声均匀。周边血管丰富，无中断。后方回声可增强。当肿瘤融合时，可呈分叶状。

（3）超声在脾淋巴瘤诊断中的价值
- 观察脾及病变的大小、轮廓、边缘、数目及内部回声情况，脾门区淋巴结情况。
- CDFI 还有助于观察病变内的血供以及脾血管是否受压或受侵。
- 为脾淋巴瘤的分期提供依据。

（4）诊断要点
- 脾内单发或多发均质低回声病灶。
- 结合患者淋巴瘤病史。
- 患者全身浅表淋巴结和（或）腹膜后淋巴结肿大。

其中出现前两种征象或者第一个合并第三个征象应高度怀疑脾淋巴瘤。

（5）鉴别诊断
- 弥漫型淋巴瘤：应与感染性脾大及充血性脾大鉴别。

感染性脾大：一般以轻度脾肿大多见，回声均匀，无明显回声变化，腹腔淋巴结形态结构无异常。

充血性脾大：回声随时间的推移由低向高变化，脾静脉增宽，脾内静脉扩张。而淋巴瘤回声较低，脾门血管扩张不明显。

- 局灶型淋巴瘤：单纯从超声图像上看缺乏特异性，但结合有无淋巴瘤病史及是否存在其他部位多发肿大淋巴结，可在一定程度上提示脾淋巴浸润的可能性，鉴别诊断困难，可行超声引导下穿刺活检，以明确诊断。

3. 胃肠道淋巴瘤

（1）包括原发性和继发性
- 原发性胃肠道淋巴瘤是最常见的结外淋巴瘤，主要以胃肠道为原发部位，起自胃肠道黏膜固有层和黏膜下的淋巴组织，可伴有引流区域的淋巴结受侵。原发部位中胃占 50% 以上；其次是小肠，约占 30%；结肠少见，食管则罕见。

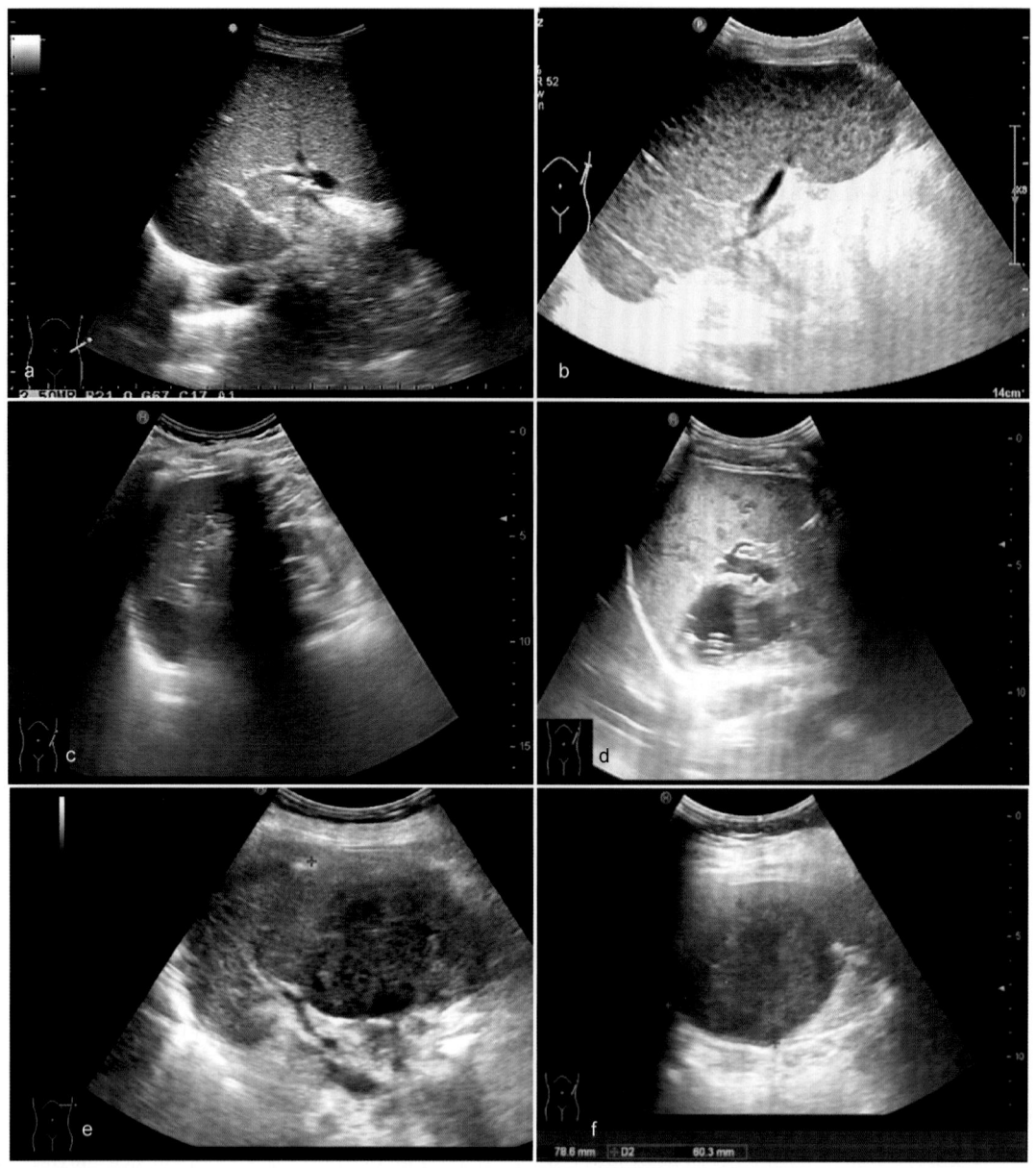

图7-36 脾内淋巴瘤。a.脾内均匀弥漫型淋巴瘤，表现为脾均匀性增大，回声弥漫性减低；b.脾内粟粒结节型淋巴瘤，脾内弥漫分布的极低回声小结节；c-f.表现为脾内单发或多发结节及团块状低回声，形态尚规则，轮廓清楚，回声不均

- 继发性淋巴瘤由邻近的肠系膜或腹膜后淋巴结病变直接蔓延所致，也可以是全身播散病变的一部分。

（2）临床表现

- 缺乏特异性。
- 胃淋巴瘤最常见的并发症为消化道出血。
- 肠道淋巴瘤可并发肠道穿孔或肠套叠。

（3）声像图特点

- 胃肠道壁弥漫性增厚或局限性肿物（图7-37～图7-39），内部呈极低回声或近似无回声；加大仪器增益可见肿物内部呈筛网状结构。

- 肿物质地较软，尽管胃肠壁明显增厚，但导致胃肠腔狭窄的程度并不严重。
- 肿物表面的胃肠黏膜回声完整，当表面黏膜受侵时出现溃疡凹陷以及不规则的增强回声斑。
- CDFI：肿物内可见较丰富血流信号，内部血管走行正常无移位及破坏。
- 病变周围或腹膜后常可见肿大淋巴结回声。
- 并发肠套叠时超声横断面可见同心圆征，纵断面可见套筒征（图7-40）。

（4）诊断要点

- 超声检查发现胃肠壁显著增厚或低回声肿

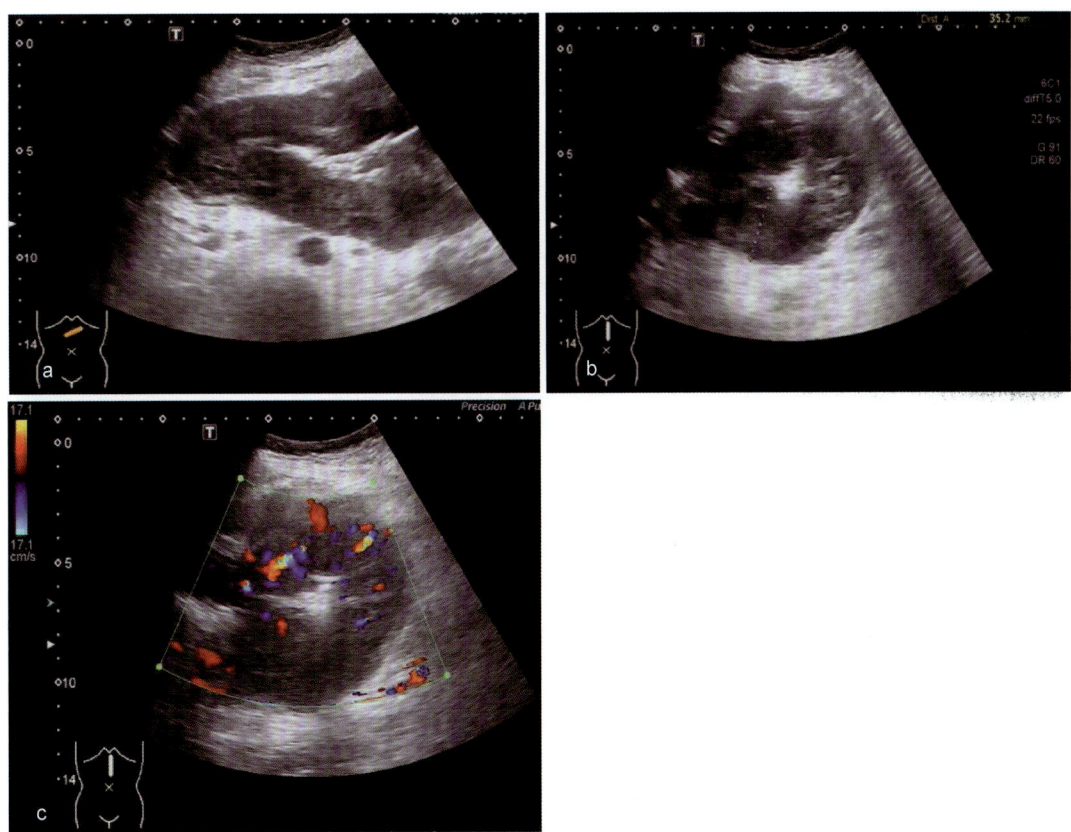

图 7-37　胃淋巴瘤。a. 胃体下部及胃窦部胃壁弥漫性增厚，呈均匀性低回声；b. 胃窦短轴切面示胃壁最厚处约 3.5 cm；c. 胃壁内可见较丰富血流信号

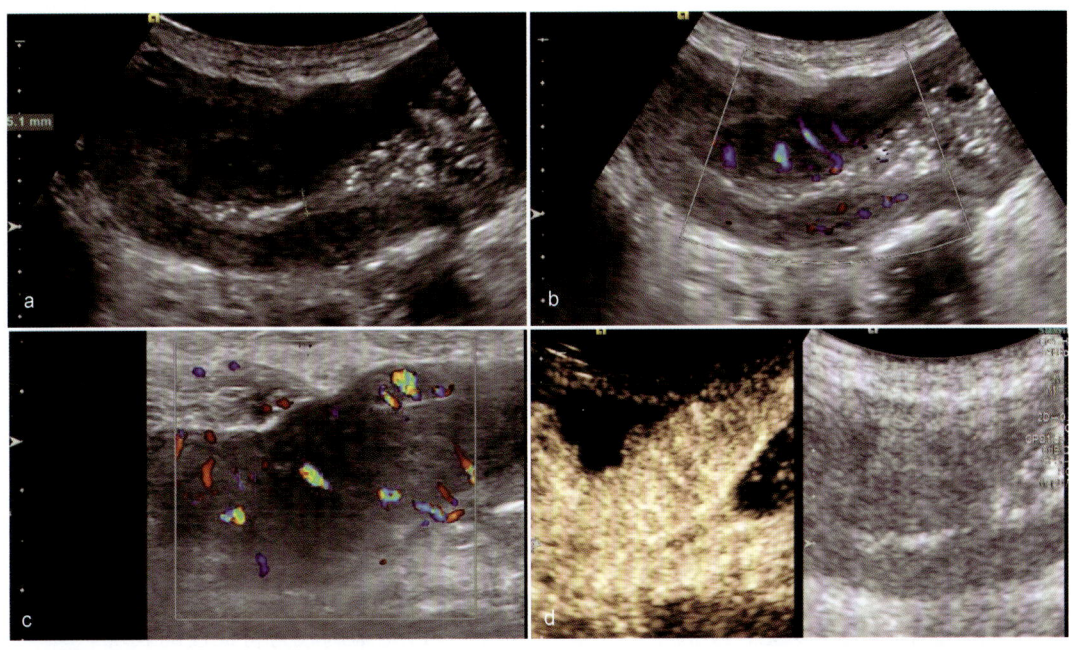

图 7-38　患者男，76 岁，黏膜关联淋巴组织（MALT）结外边缘区淋巴瘤。超声显示为肠壁增厚型。a. 下腹部肠管壁明显增厚，呈均匀性极低回声，局部肠腔狭窄；b，c. 低频和高频探头 CDFI 显示增厚肠壁内血流信号较丰富；d. 超声造影显示肠壁为均匀高增强

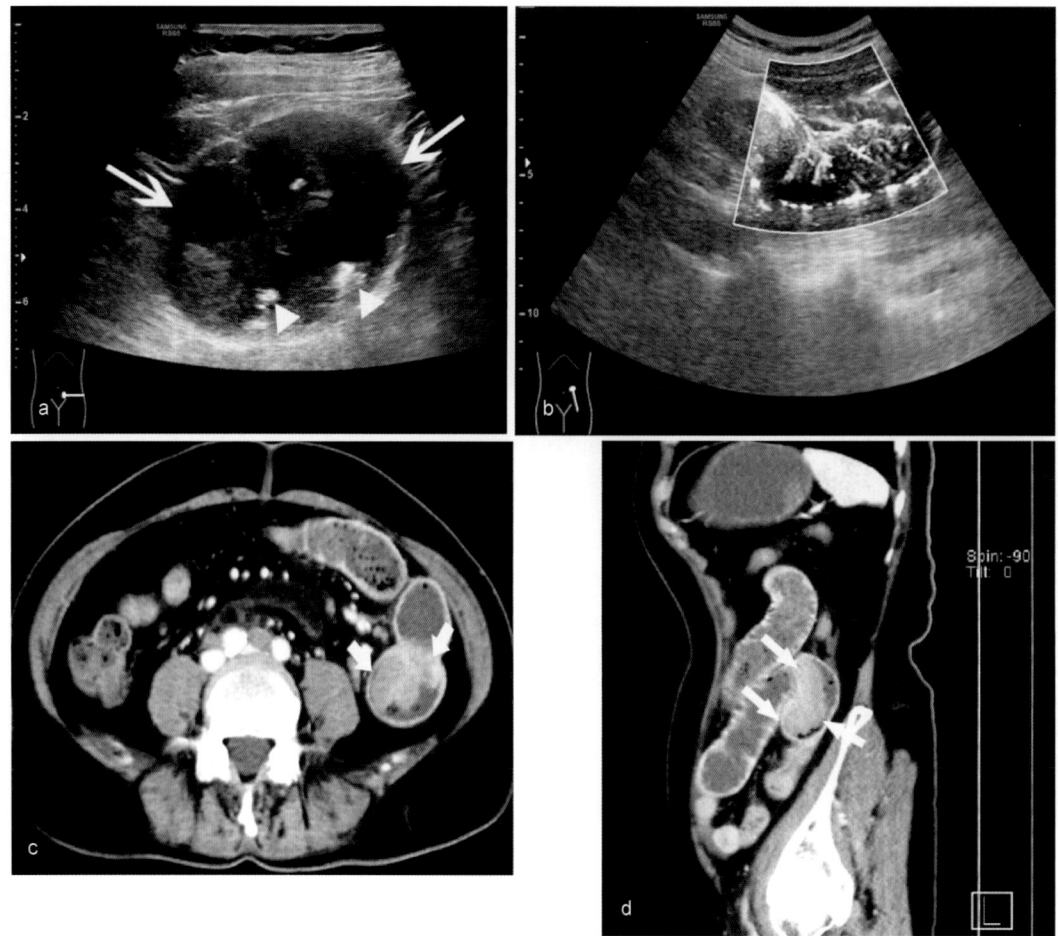

图 7-39 患者女，65 岁，左下腹空肠弥漫大 B 细胞淋巴瘤，超声显示为实性肿块型（白色箭头）。a. 表现为左下腹实性肿块，肿块周边呈实性低回声，深方可见少量气体样强回声（箭头）；b. 微血流成像显示实性肿块内可检出丰富血流信号，呈树枝样分布；c，d 分别为 CT 横断面及矢状面图像，显示空肠肿块，明显强化

块，多角度探查发现病变来源于黏膜下层。
- 常伴有腹腔或腹膜后多发肿大融合淋巴结。
- 胃肠腔常无严重的狭窄及梗阻。
- 肠道淋巴瘤可并发肠道穿孔或肠套叠。

（5）鉴别诊断
- 胃癌：起源于黏膜层，肿物质地硬，易侵犯邻近器官，梗阻症状严重。
- 胃肠道间质瘤：常为向腔内外生长的肿块，较大者常伴有出血、坏死或囊性变，而淋巴瘤液化坏死或钙化少见。

4. 甲状腺淋巴瘤

（1）临床特点
- 原发性甲状腺淋巴瘤少见，发病率占甲状腺恶性肿瘤的 0.5%～5.0%，占结外淋巴瘤的 2%。
- 主要见于 50 岁以上女性。大多数（80%）发生在桥本甲状腺炎的背景下。
- 主要为生长较快的颈前包块，可伴有呼吸困难、咽喉部不适感及声音嘶哑等神经压迫症状。可累及局部淋巴结及邻近软组织，40% 可出现淋巴结肿大。

（2）超声表现
- 大部分甲状腺有不同程度的体积增大。
- 病灶内多为极低回声，可能与其内部为单克隆异常增殖紧密排列的淋巴细胞有关。
- 其后方回声可见增强，因为细胞排列致密，声阻抗差小，超声易穿过病灶，致病灶后方回声增强。
- 病灶内低回声背景下条索样或网格样高回声是本病较为特征性的表现。

（3）超声分型：根据声像图特征分为三种类型。
- 结节型：最常见，表现为腺体内单发或多发结节（单发为主），边界清晰不规则，呈均匀性极低回声（图 7-41）。

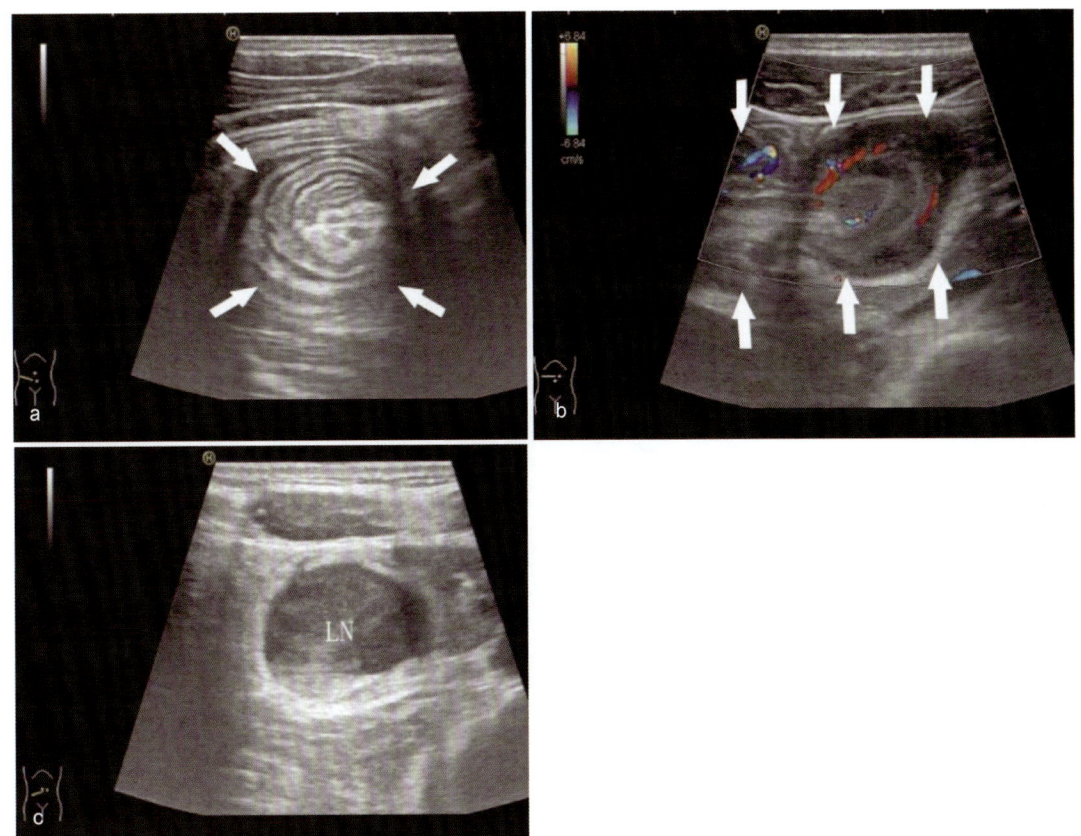

图 7-40 患者男，18岁，伯基特淋巴瘤继发肠套叠，右下腹回肠末端及部分升结肠套入结肠。a. 右下腹回肠壁增厚，横断面可见同心圆征，纵断面可见套筒征；b. CDFI可见较丰富血流信号；c. 周围可见多发肿大淋巴结

- 弥漫型：甲状腺单侧叶或双侧叶肿大，其中以单侧叶肿大常见，肿大侧叶内可见部分极低回声（图7-42）。
- 混合型：二者均有为混合型，表现为甲状腺肿大合并多发结节。

（4）诊断要点
- 多有桥本甲状腺炎病史。
- 甲状腺短期内迅速增大。
- 超声显示甲状腺内部可见大片极低回声，血流丰富。

（5）鉴别诊断
- 亚急性甲状腺炎：多有近期上呼吸道感染史，红细胞沉降率可升高。声像图上甲状腺内片状回声减低区，无明显边界，探头加压可有疼痛，短期内形态变化较大。
- 结节性甲状腺肿：是甲状腺最常见的良性病变，常表现为边界清晰的囊性、囊实混合性或实性，病史较长，一般增长缓慢。
- 甲状腺癌：常表现为低回声结节，与结节型淋巴瘤相似，前者形态不规则，有砂粒样钙化、甲状腺包膜侵犯等。

5. 乳腺淋巴瘤

（1）临床特点
- 乳腺淋巴瘤罕见，仅占乳腺恶性肿瘤的0.05%～0.53%，占结外淋巴瘤的2.2%。
- 病理类型：多为NHL中的弥漫大B细胞淋巴瘤（45%～79%），其他类型包括滤泡性淋巴瘤（15%），伯基特淋巴瘤（10.3%）和黏膜相关淋巴组织（MALT）淋巴瘤（12.2%）等。
- 发病年龄以中青年多见。临床表现缺乏特异性，主要表现为乳房无痛性肿块，生长较迅速，文献报道30%～50%有患侧淋巴结肿大。

（2）超声表现
- 可累及单侧或者双侧乳腺，其超声表现具有多样性。
- 病灶可呈局灶性，单发或多发，亦可呈弥漫性（图7-43）。

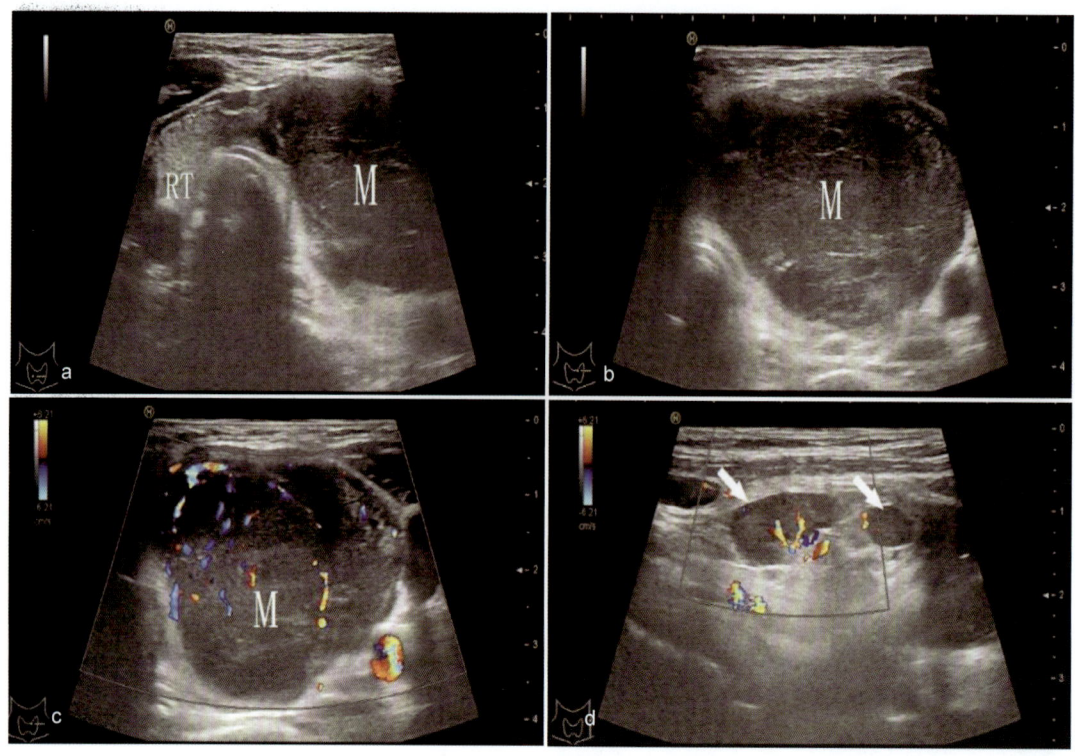

图 7-41 女，62 岁，甲状腺结节型淋巴瘤（弥漫大 B 细胞亚型）。a-c. 甲状腺右叶桥本甲状腺炎背景，甲状腺左叶极低回声结节，边界清晰，内部可见条索样高回声，血流信号较丰富且杂乱；d. 左颈部Ⅱ、Ⅲ、Ⅳ区多发肿大淋巴结（箭头所示），皮质增厚，内部结构欠清，内可见较丰富血流信号。注：RT：甲状腺右叶；M：病变

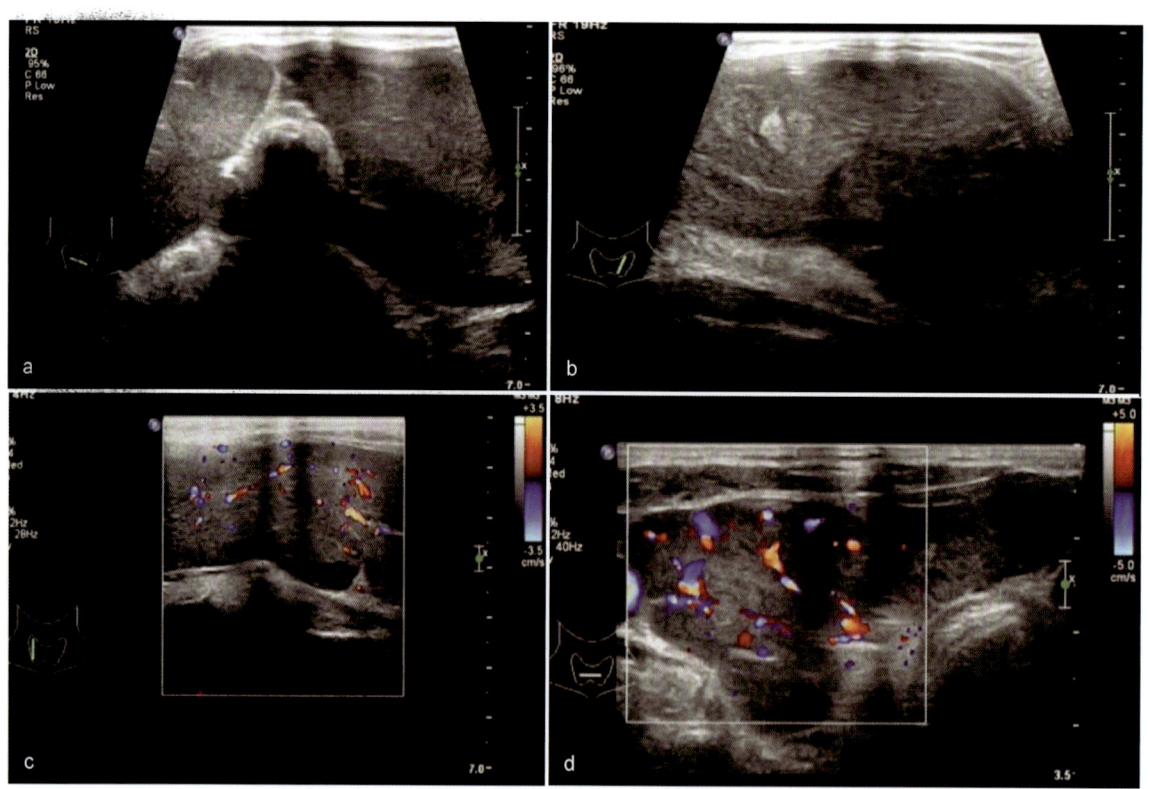

图 7-42 女，69 岁，甲状腺弥漫型淋巴瘤（弥漫大 B 细胞亚型）。甲状腺体积明显增大，实质回声弥漫性减低，甲状腺内血流分布丰富

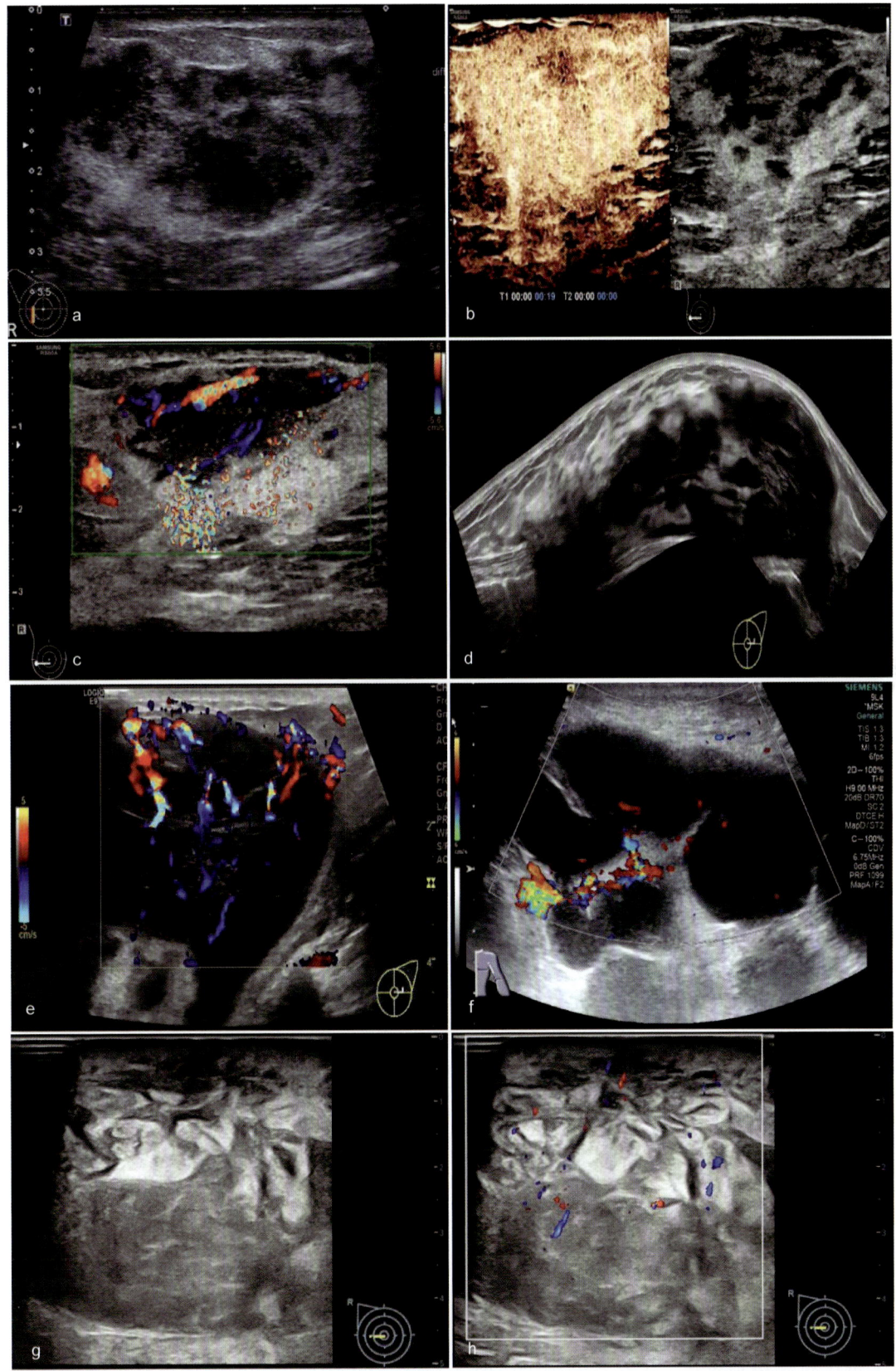

图7-43 乳腺淋巴瘤。图a-c为同一患者,女性,39岁,淋巴瘤治疗后复发,右乳多发片状低回声区,内可见较丰富穿支样血流信号。图d-f为同一患者,女性,22岁,左乳巨大不均质包块,以极低回声为主,范围约8.6 cm×4.0 cm×9.2 cm,形态不规则,内可见丰富血流信号,左腋下多发肿大淋巴结,呈圆形,部分相互融合,门样结构消失。图g-h为同一患者,女性,60岁,NHL,右乳几乎整个腺体层增厚,回声不均匀减低,边界不清楚,形态不规则,未见明显钙化灶,局部皮肤、皮下层肿胀,类似于炎性改变

- 局灶性肿块大多呈低回声，少数呈混合稍高回声。肿块的边界清楚或者不清楚，形态多不规则，部分可见浅分叶，内部回声大多不均匀，可见网状稍强回声。
- 弥漫性病变：累及范围更广，常表现为某一象限或某几个象限，甚至整个乳腺腺体层的弥漫性增厚，回声不均匀减低，边界不清楚，形态不规则，病灶巨大者出现相应的皮肤、皮下层肿胀，类似于炎性改变。
- CDFI 较丰富，多数病灶内可见穿支血流。

（3）诊断要点
- 乳腺淋巴瘤超声表现不典型，超声诊断困难，容易发生误诊。
- 年轻女性迅速增大的肿块，除了要考虑乳腺癌，还需要考虑到乳腺淋巴瘤的可能性。
- 合并非病变引流区淋巴结增大时，淋巴瘤的可能性明显增大。

（4）鉴别诊断
- 与乳腺癌相比，淋巴瘤的质地较软，通常无钙化，无毛刺征，肿块的活动度较大；非引流区的多发淋巴结出现肿大，呈圆形或类圆形，淋巴门结构消失等征象时，也有助于此病的诊断。
- 与乳腺腺病相比，淋巴瘤生长迅速，血供更丰富。
- 与急性乳腺炎相比，淋巴瘤的皮肤无发红，压之无疼痛，无流动感。
- 与囊肿相比，淋巴瘤尽管可以出现类似无回声的极低回声，但是其内部有丰富血流信号，容易鉴别。

（刘士榕　谭　石）

第四节　超声报告的组成及解读

一、超声报告的组成

一份完整的超声检查报告通常由四部分组成（图 7-45）。

（一）基本信息

第一部分是基本信息，包含患者的一般信息、临床诊断及本次检查的项目和部位，是根据临床申请单信息自动生成的。因此，临床医生在开具申请单时，应根据已掌握的临床资料，给予尽可能准确的临床诊断，或对本次检查最关注的问题进行描述和提示，让申请单真正发挥临床与影像检查之间的沟通作用。试想，一位患者来到超声科进行消化系统的检查，申请单上的临床诊断为"腹痛待查"，但是当医生的探头放到患者的腹部时，映入眼帘的是腹腔内多发的大小不等的结节和包块，肝和脾上也可以看到多发的异常回声，超声医生很快就意识到这是一个复杂的病例。但是翻查临床资料，发现患者是第一次来本院就诊，暂无相关信息；追问病史，患者已辗转在多家医院就诊，也在外院进行过相关影像学检查，但具体情况表述不清，外院检查资料也已转交至临床医生处保管，无法现场查阅。类似上述虚构场景中的事件在临床工作中并不罕见，尤其是在急诊检查中。患者是恶性肿瘤的多发转移，淋巴瘤，还是其他少见病变？在临床诊断"腹痛待查"帮助甚微的情况下，超声医生只能从零开始进行诊断与鉴别诊断，相信此次检查所能提供的临床信息不会优于在已知病史和相关检查的基础上进行的有针对性扫查。

（二）超声图像

第二部分是选取的超声图像。一次超声检查通常会在工作站中留存多张图像，并从中选取 2～3 张展示在最终的超声报告中。对于阳性结果的病例通常会选取最具代表性的图像呈现，例如最具诊断提示性的异常肿大淋巴结、新发现的病灶、临床最关心的组织器官、满足超声引导下穿刺条件的靶目标、原有病灶治疗后无影像学表现等。对于阴性结果的图像选择可能是多种形式的组合，如兼顾灰阶图像和彩色多普勒图像的组合、浅表部位淋巴结选取左右侧各一的组合、腹腔不同脏器图像的组合等。图 7-46 所示，是一例鼻腔非霍奇金淋巴瘤患者，既往腹腔脏器无受累表现，

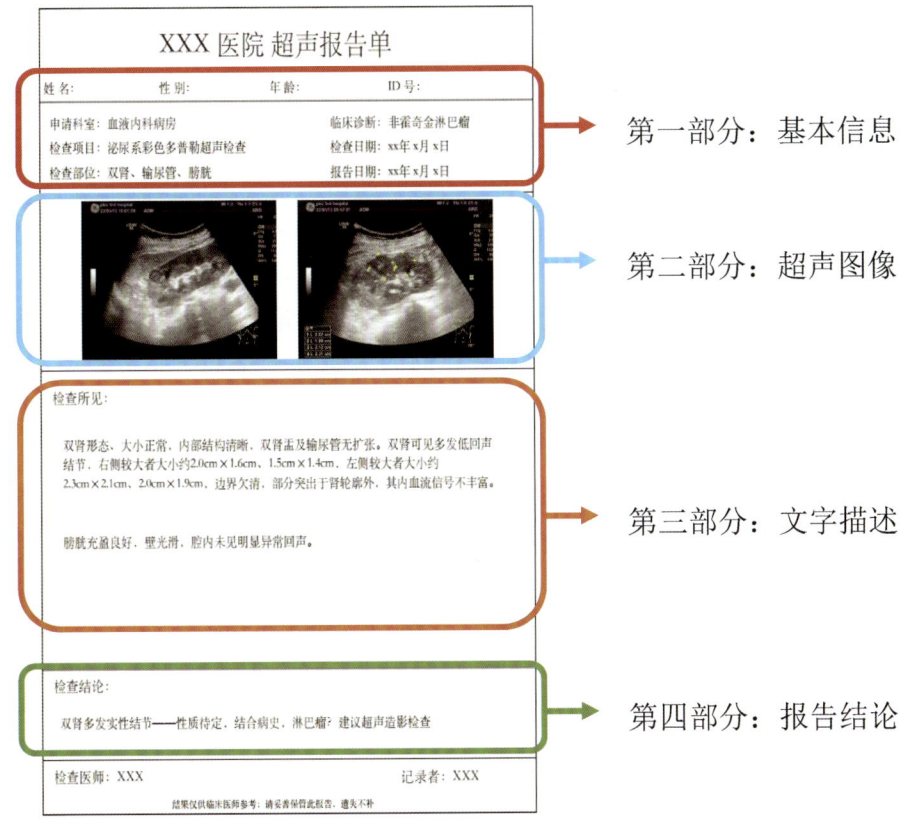

图 7-45　超声报告组成

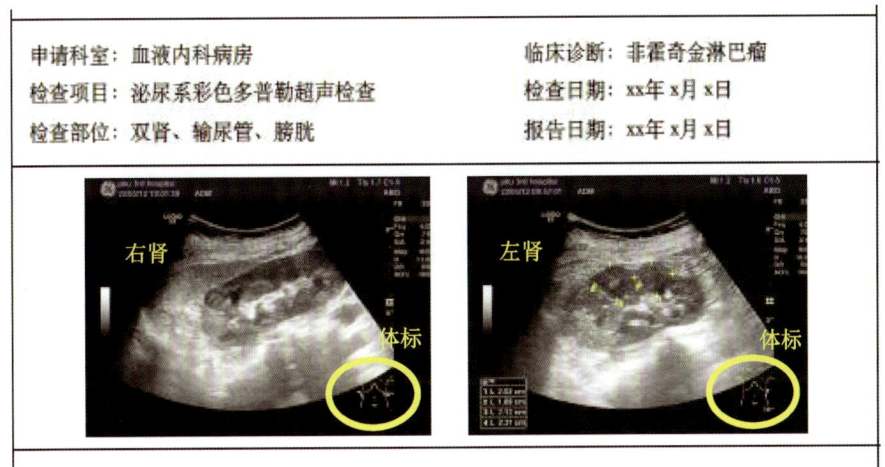

图 7-46　超声报告图像截图

本次常规复查的泌尿系统超声检查中发现双侧肾多发的实性结节，考虑疾病进展、淋巴瘤累及双侧肾可能，在报告选图时，超声医生分别选择了双侧肾的超声图像各一张（图像右下角为体表标志，其中短直线所在处即为留取该图像时探头所在的位置，通过标志，我们不难看出左图为右肾图像，右图为左肾图像），另外，考虑到病变回声很低，对于非超声专业的医生而言，读图识别病灶困难，因此在选取左肾图像时特意选择了带有径线测量标志的图像（图中黄色十字标志），通过测量标志可大致勾勒出左肾两个病灶所在的位置，有助于临床医生理解。

（三）文字描述

第三部分是报告的文字描述。临床医生从报告描述中最易获取的信息是病变的大小，可用于初步判断是否具有超声引导下穿刺的基础条件，或者对于治疗中的患者用以评估现行的治疗方案是否有效，抑或存在疾病进展。包括临床医生和普通患者在内，最容易出现错误解读的描述内容是有无血流信号。需要指出的是，"有血流信号"与"是恶性病变"之间无直接关系，彩色多普勒图像上能否显示出血流信号与多种影响因素有关，包括病变的性质和位置、彩色多普勒标尺和增益的调节、声束入射的角度、探头是否增加等。对于一个实性病变或肿大淋巴结，血流信号的分布模式更值得关注，也更具临床意义。必要时可以结合超声造影检查，进一步评价病变内的微血管灌注情况。除病灶大小和有无血流信号外，对于病灶细节征象的描述其实最能体现超声医生的诊断和鉴别诊断思路，但由于非本专业医生难以理解各种征象所代表的意义，往往导致描述部分反而成为报告中最容易被忽视的内容。为了更好地帮助临床医生理解报告中传达的病变信息，需要加强影像科室和临床科室之间的相互学习、紧密沟通，这同样有助于影像医生及时了解临床医生在诊断与治疗中更关心的问题和存在的痛点。例如图7-47中的病例，患者因触及左侧腋窝肿物就诊，超声申请单上的检查部位是左腋窝肿物，检查结果提示腋窝肿物实为肿大淋巴结，并怀疑淋巴瘤可能，建议进行粗针穿刺活检。但是，如果只看检查结论，我们将会忽略掉描述部分给予我们的大量补充信息。首先，患者触及的腋窝肿物并非其他软组织肿瘤，而是多发的肿大淋巴结，并且具有"皮质明显增厚""门样结构受压偏心""丰富血流信号"的特点，正是这些声像图征象（实线框）高度提示我们淋巴瘤的可能。其次，在考虑到淋巴瘤的诊断后，超声医生还对淋巴瘤其他好发部位的淋巴结进行了补充扫查，包括右侧腋窝、双侧颈部、锁骨上、锁骨下、腹股沟区

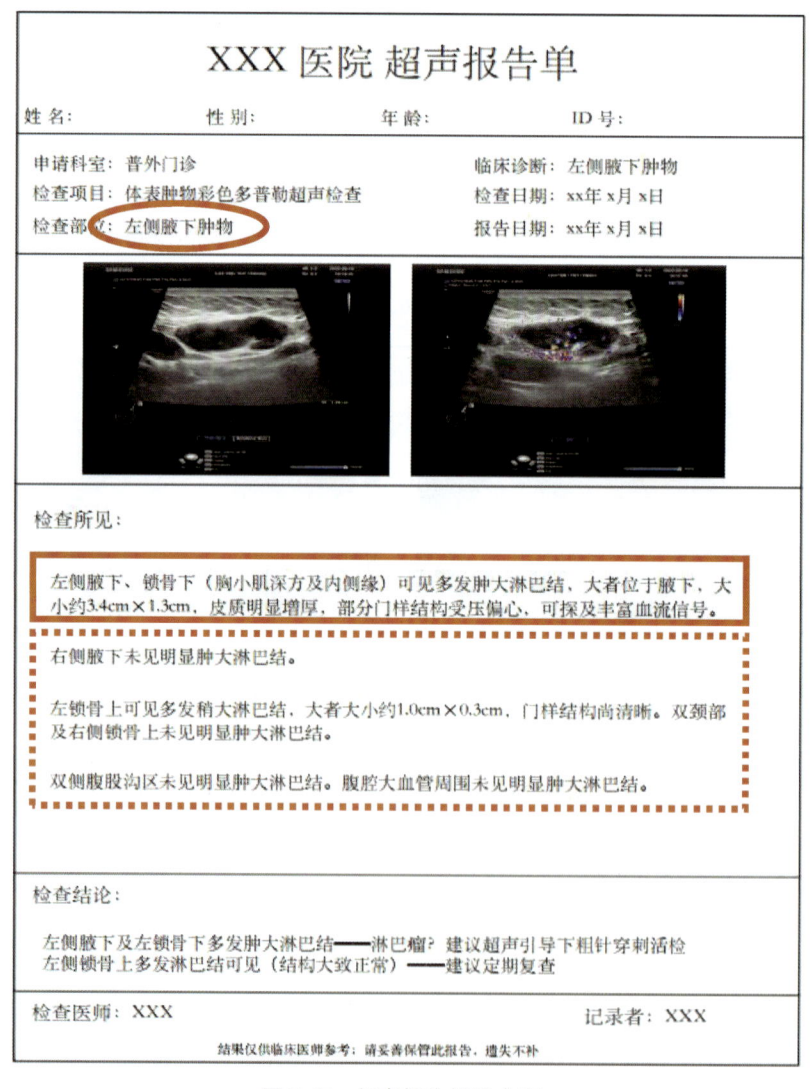

图 7-47　超声报告描述内容

以及腹膜后（虚线框），检查部位远远超出了简单的体表肿物范畴，为临床医生提供了重要补充信息。

（四）报告结论

第四部分是报告的结论。超声医生根据扫查获得的信息对病变做出倾向性的诊断，也是临床医生获取检查结果最直接的方式。以图7-48病例为例，患者既往体健，本次因体检发现"腹部包块"就诊，具体情况不详。超声检查看到肝右叶下缘的实性结节，结节周围及腹膜后腹主动脉旁另可见多发的肿大淋巴结。仅凭目前超声所见，难以给出明确的诊断。从超声检查的结论中我们可以获得以下信息：①"腹部包块"的具体位置；②虽然无法直接定性诊断，但是有淋巴瘤的可能；③肝右叶下缘的结节经初步评估，具备穿刺活检的条件；④结节血供丰富，穿刺后出血的风险较高。

二、超声报告相关问题解读

（一）对于浅表部位的淋巴结，应用超声检查可对哪些特征进行观察和描述？

超声检查时应观察浅表淋巴结的部位、大小、形状、淋巴结门回声、皮质回声、有无钙化及液化、血流分布模式等。值得注意的是，淋巴结的形状、内部结构特点、血流模式等表现在多种良恶性淋巴结疾病之间存在一定的交叉。出现下述

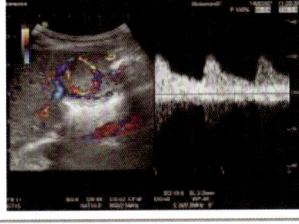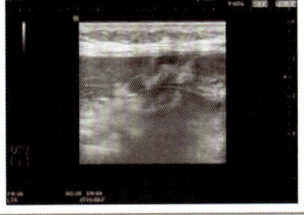

图7-48 超声报告结论解读

声像图特点时，超声医师应高度怀疑淋巴瘤，并提示临床进一步检查（图7-49）：多区、多个淋巴结肿大；形态饱满，多呈圆形，长径（L）/短径（S）≤2；门髓质区消失，或存在但呈偏心分布、形态细窄；皮质回声不均匀，呈低回声背景下的点线状、网格状及条索状高回声；血流丰富，以淋巴门型及混合型多见。

（二）病变的大小如何测量？

对于淋巴结而言，一般选取最大切面测量淋巴结的长径（L）和短径（S），根据L/S，可将淋巴结形状分为圆形（L/S≤2）和椭圆形（L/S>2），椭圆形更常见于良性病变，圆形更常见于恶性病变。对于软组织肿物和腹腔内实性占位性病变而言，进行三个径线的测量更能准确地反映病变的范围，并按照"上下径"（又称"头足径"）×"左右径"×"前后径"的顺序依次记录。当报告中使用两个径线对肿物进行描述时，一般指的是最大切面上相互垂直的两个最大径线，多不包括前后径。当病变范围过大，导致超声测量数值误差较大时，也可借助体表标志进行描述性记录（图7-50）。另外，当多个肿大淋巴结彼此相互融合，无明显分界时，也可参考实性占位性病变的测量方法进行测量。

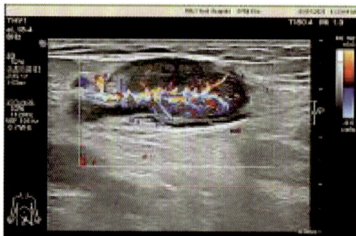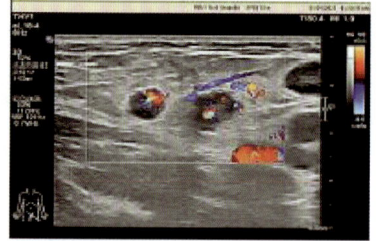

图7-49 浅表淋巴结特征

XXX 医院 超声报告单

姓名：　　　性别：　　　年龄：　　　ID号：

申请科室：血液科病房　　　　临床诊断：非霍奇金淋巴瘤
检查项目：消化系统彩色多普勒超声检查　　检查日期：xx年x月x日
检查部位：肝、胆、胰、脾　　　　　　　　报告日期：xx年x月x日

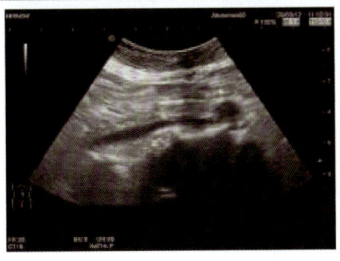 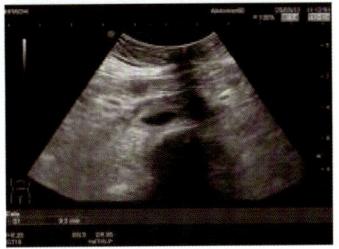

检查所见：

肝形态大小正常，包膜光滑，边缘锐利，肝实质回声均匀，血管纹理清晰，肝内可见多发无回声结节，大者大小约1.2cm×1.0cm，均边界清，未见明显血流信号。

胆囊大小如常，壁光滑，无增厚，腔内未见明显异常回声。胆管：肝内外胆管无扩张。CBD：0.5cm。

胰腺形态、大小正常，回声均匀，胰管无扩张。

脾不大，包膜完整，回声均匀。

腹膜后可见条状低回声，包绕腹主动脉及下腔静脉，上至肠系膜上动脉起始处水平，下达髂血管分叉处水平，最大横截面左右径约5.6cm，前后径约0.9cm，边界欠清，形态欠规则，其内血流信号不丰富。

检查结论：

肝多发囊肿
腹膜后实性占位性病变——结合病史，考虑淋巴瘤治疗后改变

检查医师：XXX　　　　　　　　　　　　　　记录者：XXX

结果仅供临床医师参考；请妥善保管此报告，遗失不补

图 7-50　体表标志辅助报告描述

（三）复查时治疗有效的淋巴结有哪些超声表现？

化疗后，若病变淋巴结体积缩小、L/S 增大、血流信号表现为无血流或不丰富的周边型，多提示化疗效果良好（图 7-51）。

（四）超声对治疗后残留淋巴结性质的评估有何作用？

淋巴瘤治疗后常有淋巴结残留，这些淋巴结可能存在残留的肿瘤组织，也可能是治疗后的炎症反应或纤维组织增生，对残留淋巴结的性质判断将直接影响下一步的治疗决策。超声检查判断淋巴瘤治疗后残留淋巴结性质，主要是综合淋巴结的大小、形态、回声、血供类型、血流参数等情况做出提示。PET/CT 检查更能准确显示肿瘤病变部位及功能变化。一般而言，与无肿瘤残留的淋巴结相比，有肿瘤残留的淋巴结 L/S 较小，提示淋巴结内仍有淋巴细胞的恶性增殖；血供丰富，且血流速较快，提示淋巴结处于高血流动力学状态，与 PET/CT 上淋巴结 SUV 值较高、组织处于高代谢状态相符合。

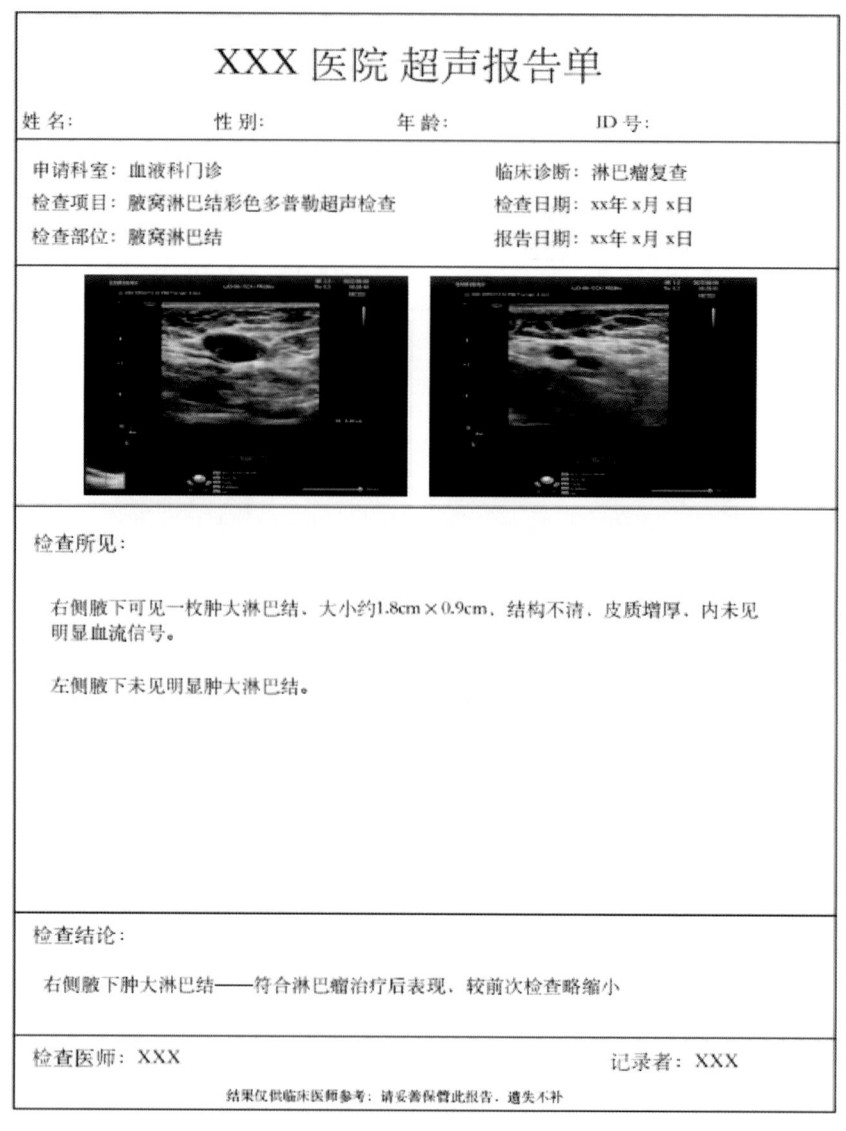

图7-51　淋巴瘤化疗后超声报告术语变化

（五）超声造影在淋巴瘤的诊断中具有哪些作用？

超声造影是一种纯血池显像的增强影像检查，可以显示淋巴结内的微血管灌注情况，为淋巴结性质的判断提供更为丰富的诊断信息。与常规的彩色多普勒超声相比，超声造影能够更清晰、敏感地显示细微结构和低速微循环血流灌注。

（六）超声引导下穿刺使用"粗针"和"细针"的区别在哪里？怀疑淋巴瘤时，最好选择哪种方法获取标本？如何选择靶目标？

顾名思义，"粗针"与"细针"所对应的穿刺针直径不同。穿刺针具的规格是根据其外径进行标记的，国际规格以Gauge（G）来表示，数字越大，表示穿刺针的外径越小，针具越细。"粗针"是指外径≥1.0 mm的穿刺针，"细针"是指外径＜1.0 mm的穿刺针。除直径外，使用两种穿刺针获取标本的方法也是不同的。使用"细针"进行的穿刺活检属于针吸细胞学检查范畴，可满足良恶性的基本鉴别诊断；而使用"粗针"获取的穿刺标本是可以用于组织学检查的。因此，当怀疑淋巴瘤时，首选进行粗针穿刺活检，常用的穿刺针型号包括14 G、16 G、18 G。穿刺前需全面评估淋巴结的位置、大小、回声及血流特点，设计安全可行的进针路径，在保证安全的前提下，尽量选取形态异常、高度可疑的淋巴结作为靶目标。

（刘　畅　黄九平）

参考文献

[1] Kaproth-Joslin KA, Nicola R, Dogra VS. The history of US: from bats and boats to the bedside and beyond: RSNA centennial article. Radiographics, 2015, 35（3）: 960-970.

[2] Tiffany TY, Wnorowski AM, Lane BF, et al. Performing a basic US examination: road map for radiology residents. RadioGraphics, 2019, 39（4）: 1075.

[3] Revzin MV, Imanzadeh A, Menias C, et al. Optimizing image quality when evaluating blood flow at Doppler US: a tutorial. Radiographics, 2019, 39（5）: 1501-23.

[4] Frederick WK. Sonography principles and instruments. 9th Ed. Amsterdam: Elsevier, 2016.

[5] 赵应征, 张彦, 梅兴国. 微泡超声造影剂的研究进展. 国外医学药学分册, 2003, 5（30）: 298-302.

[6] Malone CD, Fetzer DT, Monsky WL, et al. Contrast-enhanced US for the interventional radiologist: current and emerging applications. Radiographics, 2020, 40（2）: 562-588.

[7] Cosgrove D. Ultrasound contrast agents: an overview. Eur J Radiol, 2006, 60（3）: 324-330.

[8] 陆忠林, 陈军. 超声造影剂发展简述. 中国医疗器械信息, 2004, 3（10）: 16-19.

[9] Lim AK, Patel N, Eckersley RJ, et al. Evidence for spleen-specific uptake of a microbubble contrast agent: a quantitative study in healthy volunteers. Radiology, 2004, 231（3）: 785-788.

[10] Bamber J, Cosgrove D, Dietrich CF, et al. EFSUMB guidelines and recommendations on the clinical use of ultrasound elastography. Part 1: Basic principles and technology. Ultraschall Med, 2013, 34（2）: 169-184.

[11] Xu HX, Yan K, Liu BG, et al. Guidelines and recommendations on the clinical use of shear wave elastography for evaluating thyroid nodule1. Clin Hemorheol Microcirc. 2019, 72（1）: 39-60.

[12] 杜欢, 张俊楠, 童清平, 等. 定量超声弹性成像的准确性初探. 中华超声影像学杂志, 2016, 3（25）: 258-262.

[13] 李国洋, 郑阳, 刘燕霖, 等. 动态超声弹性成像的现状及展望. 中华医学超声杂志（电子版）, 2019, 8（16）: 561-563.

[14] 张武. 现代超声诊断学.2版. 北京: 科学技术文献出版社, 2019.

[15] 彭卫军, 朱雄增. 淋巴瘤影像诊断学. 上海: 上海科学技术出版社, 2008.

[16] Ying M, Bhatia KS, Lee YP, et al. Review of ultrasonography of malignant neck nodes: greyscale, Doppler, contrast enhancement and elastography. Cancer Imaging, 2014, 13（4）: 658-669.

[17] Giovagnorio F, Galluzzo M, Andreoli C, et al. Color Doppler sonography in the evaluation of superficial lymphomatous lymph nodes. J Ultrasound Med, 2002, 21（4）: 403-408.

[18] Rubaltelli L, Khadivi Y, Tregnaghi A, et al. Evaluation of lymph node perfusion using continuous mode harmonic ultrasonography with a second-generation contrast agent. J Ultrasound Med, 2004, 23（6）: 829-836.

[19] Yu M, Liu Q, Song HP, et al. Clinical application of contrast-enhanced ultrasonography in diagnosis of superficial lymphadenopathy. J Ultrasound Med, 2010, 29（5）: 735-740.

[20] Tan S, Miao LY, Cui LG, et al. Value of shear wave elastography versus contrast-enhanced sonography for differentiating benign and malignant superficial lymphadenopathy unexplained by conventional sonography. J Ultrasound Med, 2017, 36（1）: 189-199.

[21] Liu SR, Liu C, Jing HM, et al. Subcapsular injection of ultrasonic contrast agent distinguishes between benign and malignant lymph node lesions exhibiting homogeneous enhancement in intravenous contrast-enhanced ultrasound images. Ultrasound Med Biol, 2020, 46（3）: 582-588.

[22] Lo WC, Chang WC, Lin YC, et al. Ultrasonographic differentiation between Kikuchi's disease and lymphoma in patients with cervical lymphadenopathy. Eur J Radiol, 2012, 81（8）: 1817-1820.

第八章

影像学诊断方法的比较

淋巴瘤是常见的恶性肿瘤之一，其病理类型复杂，异质性强，治疗原则各有不同。影像学在淋巴瘤的诊断、分期、疗效评价，以及随访中有重要价值。为便于临床医生在淋巴瘤诊疗过程中合理选用相应影像学方法，本章列举比较各种影像学方法的优缺点，并针对不同临床场景下不同部位淋巴瘤的影像学检查方法做了推荐参考，以备临床查阅使用（表8-1）。

一、各类影像学检查方法的优缺点

（一）CT

CT广泛应用于疾病诊断，由于时间及密度分辨率高，通过增强检查及后处理重建能够更准确地评估病灶浸润程度以及与周围组织的关系。

优势：
- CT检查迅速，图像为人体组织断面图像，其密度分辨率优于X线，能够更好地发现病灶，反映病灶对周围组织的压迫情况。
- 增强扫描能更好地鉴别肿大淋巴结与血管断面，更清晰地显示肝、脾等实质性脏器病灶浸润范围，提高诊断敏感性。
- 三维重建技术以及仿真内镜技术对病灶的定位更准确，可在术前指导临床选择手术方式，协助判断预后，具有较高应用价值。
- 肺部淋巴瘤以CT评估为主。
- CT可用于引导肺及骨骼穿刺活检。
- CT对骨质缺损或破坏有明确的诊断价值。

不足：
- CT检查具有放射性。
- CT只能部分反映组织器官的功能信息。
- 平扫价值受限，对CT值与正常组织较为接近或较小的病灶难以发现，需要增强扫描进一步检查。
- 增强扫描时，造影剂可能对人体造成不良反应。
- CT对颅后窝、脑干或颅底淋巴瘤的诊断存在伪影或者部分容积效应。
- 难以显示空腔器官黏膜的细微变化。

（二）超声

超声广泛应用于疾病筛查，是浅表淋巴结及腹部实质脏器如肝、脾首选的影像学检查方法。安全性优于CT、PET，便捷性优于MRI，常用于监测瘤体大小和超声引导下穿刺活检。

优势：
- 方便：患者无须特殊准备，可根据需要开展床旁超声检查。
- 快捷：超声检查时可以询问病史，对患者进行体格检查。淋巴瘤表现典型、超声医师技术熟练的情况下，可以快速给出超声诊断。
- 经济：检查费用低廉。
- 安全：是无创检查，无辐射。
- 新技术：超声弹性成像能提供组织的硬度信息。超声造影能提供组织的微灌注信息，多模态超声联合应用，可以提高诊断准确性。
- 超声引导下穿刺活检：可以优化穿刺路径，实时监测穿刺针尖及路径，避开神经、血管，避免医源性损伤。配合超声造影可以避开病灶的坏死区域，提高穿刺取材质量。

不足：
- 定性困难：由于存在"同影异病"，单纯依靠超声明确诊断淋巴瘤存在一定困难。另外，超声不能检出微小转移的淋巴结。
- 检查受限：受机器及肥胖患者体型影响，超声难以检查到深部的淋巴结，如气管食管沟淋巴结和咽后淋巴结；骨骼和气体也会影响超声检查范围。
- 操作者依赖性：超声检查没有标准的图像，存在操作者依赖性，不同超声医师的诊断水平相差较大。

（三）MRI

MRI 是中枢神经系统淋巴瘤首选的影像检查方法，特别是对于脑、脊髓、脊柱旁及硬膜外淋巴瘤。增强 MRI 扫描对于淋巴瘤诊断和鉴别诊断有重要价值。全身磁共振弥散加权成像（WB-DWI）作为一种新的成像技术，价格较 PET 低廉，又无放射性，无造影剂相关限制，适合全身筛查和反复检查，在儿童患者治疗后评估发挥了巨大作用。

优势：
- 组织分辨率高，能够准确反映淋巴瘤软组织浸润范围。
- 多方位成像，可根据检查需要应用轴位、冠状位、矢状位或任何斜位的断层图像，有利于解剖结构和病变浸润范围的立体显示。
- 多参数成像，可进行氢质子密度像、T1 像、T2 像、弥散加权成像、灌注加权成像等序列成像。既可提供解剖、病理的诊断信息，又可提供生理、生化的诊断信息，有利于鉴别诊断和疗效评估。
- 无电离辐射损伤，MRI 是一种生物磁自旋成像技术，对人体无任何电离辐射。
- 应用特异性对比剂如超微型超顺磁性氧化铁颗粒（ultrasmallsuperpara-magnetic iron oxides，USPIOs）增强显示提高淋巴瘤骨髓、淋巴结浸润诊断敏感性。

不足：
- 成像时间相对较长，多序列成像，耗时长，不适合躁动、丧失或缺乏自制能力成人或儿童。
- 易受伪影影响，成像过程容易受到来自设备本身（如截断伪影、化学伪影）、患者运动（如呼吸、心跳所致伪影）、金属异物（如发针、纽扣、内衣钩）和磁敏感性伪影影响。
- 骨性结构和钙化显示相对较差。
- 禁忌证比较多，由于 MRI 系统强磁场和射频场的影响可使心脏起搏器失灵，可使体内金属性植入物移位，因此体内置入心脏起搏器或金属的患者均视为禁忌。
- 检查过程中存在听觉噪音和幽闭恐惧。
- 常规 MRI 不能进行定量诊断，心脏 MRI 检查的 mapping 技术可以定量。
- 全身磁共振弥散加权成像对病灶评估不如 PET 准确，所需时间比普通 MRI 更长，对影像科的接诊能力和患者配合程度都有相应要求。

（四）^{18}F-FDG PET/CT

^{18}F-FDG PET/CT 往往是淋巴瘤患者最后一个影像学检查，甚至检查前已获得病灶病理结果。PET/CT 主要用于淋巴瘤的分期、疗效评估、复发监测和随访。PET/MRI 较 PET/CT 提高了软组织对比度，降低辐射剂量同时还可完成多种功能成像检查。

慢性淋巴细胞白血病/小淋巴细胞淋巴瘤 ^{18}F-FDG 代谢不高，不建议 PET/CT。胃 MALT 淋巴瘤、脾边缘区淋巴瘤代谢相对较低，选做 PET/CT。

优势：
- 兼备功能显像和解剖显像，有利于淋巴瘤及时诊断，淋巴瘤诊断敏感性、特异性和准确性均高。
- 一次扫描全身显像，对于淋巴瘤患者临床分期、恶性程度评估、疗效评估、预后评估均有重要价值。
- 一次扫描全身显像，有利于发现多部位淋巴瘤，特别是罕见部位或隐匿部位的淋巴瘤。

不足：
- 价格昂贵。

- 相较于其他检查方式而言，患者接受辐射量比较大。
- 具有假阴性、假阳性的可能性：淋巴瘤的亚型繁多，部分亚型和低度恶性淋巴瘤表现为显像剂的低摄取，而炎症状态下代谢增高，显像剂摄取增加，会导致淋巴瘤鉴别诊断的困难。

表 8-1 不同临床场景不同部位淋巴瘤影像学检查推荐参考

		CT	MRI	PET/CT 或 PET/MRI	超声
发现病变首诊方法	头部	*[1]	**		—
	颈部	*	*		**
	胸部	**	—		—
	腹盆腔	*	*	—	**
	骨骼	*	**		—
	皮肤浅表淋巴结及软组织肿物[2]	—	*		**
治疗前诊断	头部	*[4]	**	**[3]	—
	颈部	—	*	**[3]	*[4]
	胸部	*[4]	—	**[3]	—
	腹盆腔	*	*	**[3]	*[4]
	骨骼	*[4]	*	**[3]	—
	皮肤浅表淋巴结及软组织肿物[2]	—	*	—	**[4]
疗效评价		*	*	**	*
新发病灶或复发难治状态影像应用		**[4]	*	*	**[4]

注：**，强烈推荐，*，推荐，—，不推荐或可选。例如：头部淋巴瘤治疗中 PET/CT 为一线检查，所以强烈推荐（**），皮肤淋巴瘤多为惰性肿瘤，所以不推荐或可选（—）。
[1]，能够发现较大颅内病灶并与出血性疾病鉴别。
[2]，皮肤浅表淋巴结及软组织肿物，是指位于头、颈、胸、腹、盆腔等部位实质脏器及骨骼之外的表浅病变。
[3]，淋巴瘤常用 PET 进行分期。
[4]，可引导穿刺活检病理。

二、诊断

淋巴瘤诊断的金标准是组织病理学检查，如果原发淋巴结位置浅表应尽量完整切除后行病理检查，如果淋巴结位置较深或者位于危险部位，无法完整切除可疑淋巴结时，可行超声引导下细针或粗针穿刺活检明确病理。

三、治疗前诊断分期

淋巴瘤患者治疗前分期要参照全身的 CT 扫描，必要时行 PET/CT 检查。影像学检查如下。

- 胸部、腹部、盆腔 CT 检查，必要时联合头、颈部 CT 检查。
- 全身皮肤浅表淋巴结、腹部、盆腔可选择超声检查，更适合基层医院。
- 中枢神经系统受侵时需行 MRI 检查。
- 2019 年 CSCO 指南推荐在治疗前评估中使用 PET/CT。

四、疗效评价

PET 或 PET/CT 已逐步应用于淋巴瘤的疗效评价和再分期。治疗中期疗效评价、再分期建议在下次化疗开始之前行 PET/CT 检查。为了避免治疗相关炎性反应对检查结果的干扰，淋巴瘤治疗结束时的疗效评价、再分期推荐在化疗结束后 6~8 周、放疗结束后 8~12 周进行检查。

如果残存肿块最大径≥2 cm，应以纵隔血池的摄取活性作为参考值；如果直径≤1 cm 的残存结节或淋巴结的摄取活性超过周围组织即可判断为阳性。

PET 或 PET/CT 扫描对弥漫大 B 细胞淋巴瘤和 HL 的疗效评估有准确的价值，但对于 ^{18}F-FDG 摄取量不一致的 NHL（例如 T 细胞 NHL 和惰性 NHL），需要与前次检查结果进行比较后才能判断疗效。如果肝脾中出现摄取增高的结节，或者脾 SUV 弥漫性增高并超过肝，均应考虑为淋巴瘤侵犯。局灶性骨髓摄取增高也是受侵的表现，但存在假阳性。用于判断残存病变的性质时，如果 PET 或 PET/CT 检查是阳性，则应该再取组织进行活检以明确病变性质。

2008 年的 NCCN 指南介绍了两种淋巴瘤的疗效判定标准。一种为国际工作组 1999 年提出的淋巴瘤疗效评价标准（International Workshop Criteria，IWC），该标准以 CT 扫描为基础，包括完全缓解、未确定的完全缓解、部分缓解、稳定和进展；另一种为包含 PET 扫描结果的疗效评价判定标准，该标准中取消了未确定的完全缓解。

五、新发病灶或复发难治患者

部分患者在治疗缓解后，可能出现复发的情况，复发患者的病理类型可能发生转化，因此在复发患者开始治疗前，均需重新活检。可行 CT 或超声引导下穿刺活检，明确病理类型。

六、随访

完成所有治疗后处于缓解期的患者需要定期随访，第 1 年 4 次（每 3 个月 1 次），第 2 年 2 次（每 6 个月 1 次），从第 3 年开始每年 1 次。影像学部分：腹部（肝、胰、腹膜后）超声、胸部 CT，以及其他必要检查。检查频率也可以根据治疗情况由临床医生进行个体化调整。

综上所述，由于淋巴组织全身分布的特点以及免疫反应的功能决定了淋巴瘤的临床分期和评价疗效较其他肿瘤更为困难。PET/CT 主要用作常规分期和疗效评价手段，CT、US 主要用于分期和随访，US 可以用于浅表淋巴结以及组织的超声引导下穿刺活检。

（孙鹏飞　傅　强　王晓华　谭　石）

参考文献

[1] El-Galaly TC, Cottereau AS, Condoluci A, et al. Hodgkin lymphoma: recent progress in overall management. Lymphoma. Brisbane（AU）: Exon Publications, 2021.

[2] Kaseb H, Babiker HM. Hodgkin lymphoma. Treasure Island（FL）: StatPearls Publishing, 2022.

[3] Sapkota S, Shaikh H. Non-Hodgkin lymphoma. Treasure Island（FL）: StatPearls Publishing, 2022.

[4] 石远凯. 美国国家癌症综合网非霍奇金淋巴瘤治疗指南 2008 年第二版介绍. 中华肿瘤杂志, 2008, 30（8）: 638-640.

[5] 中国抗癌协会血液肿瘤专业委员会，中华医学会血液学分会，中国霍奇金淋巴瘤工作组. 中国霍奇金淋巴瘤的诊断与治疗指南（2022 年版）. 中华血液学杂志, 2022, 43（9）: 705-715.

[6] 中华医学会血液学分会. 中国弥漫大 B 细胞淋巴瘤诊断与治疗指南. 中华血液学杂志, 2011, 32（10）: 724-726.

第九章

人工智能在淋巴瘤诊断中的应用

第一节 人工智能的发展简史

人工智能（artificial intelligence，AI）的历史源远流长。古希腊神话中就已经出现了有智慧的机械的形象：工匠之神赫菲斯托斯曾制作了一组金制的女机器人，能开口说话，并接手他的高难度工作；他还有一套三脚桌，围在铁匠铺外面，能自行跑去供诸神聚会，之后再自己跑回来。公元前4世纪，古希腊的亚里士多德开创了三段论，这被视为人工智能编程逻辑的起源。人工智能的基本假设是人类的思考过程可以机械化和程序化。17世纪，莱布尼茨、托马斯·霍布斯等哲学家尝试将人类的思考过程用数学的方式来体现，莱布尼茨认为人类的思想可以简化成某种运算，霍布斯有一句名言："推理就是计算。"这些哲学家已经开始明确提出可以用数学方法来表示逻辑的假设，这成为人工智能研究的基础。

最初的人工智能研究是20世纪30年代末到20世纪50年代初的一系列科学进展交汇的产物。神经学研究发现大脑是由神经元组成的生物电信号网络，其激励电信号只存在"有"和"无"两种状态，不存在中间状态。1943年心理学家麦克洛奇（McCulloch W S）和数理逻辑学家皮兹（Pitts W）在 Bulletin of Mathematical Biophysics 上发表了关于神经网络的数学模型，总结了神经元的一些基本生理特性，采用神经元形式的数学描述和网络结构方法，提出了人工神经细胞模型（M-P模型），探索建造人工的神经细胞来模拟人类的思维能力，后来逐步演化形成人工神经网络，开创了人工神经网络研究的时代。

1956年，为解决人工神经网络结构复杂的问题，从事数学、心理学、计算机科学、信息论和神经学研究的年轻学者们聚集在达特茅斯学院召开了"达特茅斯夏季人工智能研究会议"，讨论了用机器来模仿人类学习以及其他方面智能的课题，首次提出"人工智能"这个名词，因而这次意义非凡的会议也被看做是人工智能正式诞生的标志，开启了人工智能研究和投资的第一波热潮（图9-1）。

20世纪70年代，人们开始尝试更具挑战性的任务，但是接二连三的失败和预期目标的落空，使人工智能的发展走入低谷。在当时，有三个难以解决的技术瓶颈：一是早期计算机性能不足，导致无法在人工智能领域广泛应用；二是早期人工智能程序主要是解决特定的问题，当问题维度上升，程序立马就无法执行；三是在当时没有找到足够大的数据库来支撑深度学习。因此，人工智

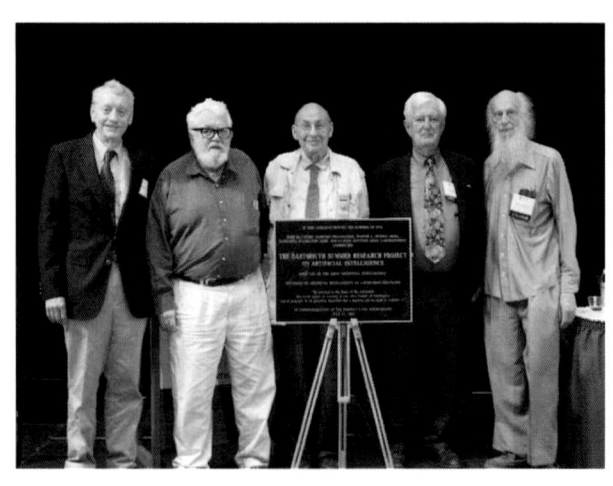

图9-1 人工智能50年大会上，5位首届人工智能研究与会者再相聚

能项目出现停滞不前，人工智能的研究进入低谷。

专家系统的兴起，给人工智能的研究带来了第二波浪潮。1970年，斯坦福大学的科学家们在费根鲍姆（Edward Feigenbaum）等研究基础上开发了专家系统MYCIN，通过600多条人工编写的规则识别引发严重传染病的细菌，推荐抗生素。专家系统可以用来模拟人类专家的知识和经验解决特定领域的问题，实现了人工智能从理论研究走向实际应用、从一般推理策略探讨转向运用专门知识的重大突破。专家系统在医疗、化学、地质等领域取得成功，推动人工智能走入应用发展的新高潮。但是，随着人工智能的应用规模不断扩大，专家系统存在的应用领域狭窄、缺乏常识性知识、知识获取困难、推理方法单一、缺乏分布式功能、难以与现有数据库兼容等问题逐渐暴露出来，人工智能的发展进入了瓶颈期。

20世纪90年代，随着人工智能技术尤其是神经网络技术的逐步发展，以及人们开始客观理性地认识人工智能，这项技术开始进入平稳发展时期。1997年，IBM的计算机系统"深蓝"战胜了国际象棋世界冠军卡斯帕罗夫，又一次在世界范围内引发了人工智能话题讨论，这是人工智能发展的一个重要里程。进入21世纪后，可用的数据量剧增，数据驱动方法的优势变得越来越明显。2006年杰弗里·辛顿（Geoffrey Hinton）等在 Science 期刊上发表了论文"Reducing the dimensionality of data with neural networks"，揭开了新的训练深层神经网络算法的序幕，通常这被认为是第三次浪潮的开端，这也是标志性的技术进步。2012年，在计算机视觉领域的竞赛 ImageNet 中，新一代卷积神经网络 AlexNet 与第二名的组合特征的算法相比，错误率降低10%，至此人类设计的特征遇到了机器自主学习特征的强有力的挑战。2014年高德纳（Gartner）咨询公司发布技术成熟曲线，表明人工智能技术已经进入发展高峰期。2016年，谷歌（Google）公司的 AlphaGo 以 4∶1 的成绩战胜了世界围棋冠军李世石。一年后，AlphaGo Master 与人类实时排名第一的棋手柯洁对决，最终连胜三盘，引发了 AI 热潮，深度学习大热。新一代的 AlphaGo Zero 在无任何数据输入的情况下，利用自我对抗迅速自学围棋，3天后便以 100∶0 横扫了第二版本的"旧狗"，学习40天后又战胜了在人类高手看来不可企及的第三个版本"大师"。

近年来，随着互联网、大数据、云计算、物联网、计算机视觉技术等信息技术的发展，人工智能早期发展的三个技术瓶颈都得到了相应的解决，基于感知数据和图形处理器等计算平台，以深度神经网络为代表的人工智能技术正飞速发展，大幅跨越了科学与应用之间的技术鸿沟，诸如图像分类、目标检测、语音识别、知识问答、人机对弈、无人驾驶等人工智能技术实现了从"不能用""不好用"到"可以用"的技术突破，未来或将迎来暴发式增长的新高潮。

（袁学光）

第二节　人工智能在医学影像分析中的优势

医学影像学是通过对医学影像的分析和比较，对病灶进行识别和诊断的方法，是临床医生明确诊断的主要依据之一，在临床中获得了广泛的应用，但是在实际应用过程中，往往会存在以下几个问题。

首先，医学影像诊断具有专业性和复杂性，进行疾病诊断时往往会发生"同病异影""异病同影"等情况，这让基于医学影像的诊断变得困难起来，很依赖影像医生的专业水平，而医疗机构普遍缺乏高水平的影像医生。

其次，传统医学影像分析主要采用定性分析的方法，对医学影像中很多微小的量变无法通过肉眼观察和判断，很难做到定量分析，因此存在一定程度的诊断偏差。

最后，由于医学影像的数量和影像医生人数的巨大差异，很多影像医生超负荷工作，阅片效率显著下降，出现误诊、漏诊难以避免。

随着人工智能技术飞速发展、硬件设备的不断提升以及医学数据的持续扩增，人工智能和医疗的结合越来越紧密，基于人工智能的计算机视觉技术可以自动从医学数据中学习到更深层次的抽象特征,并依据这些特征对医学数据进行快速、准确的分析和预测,不仅可以提高分析和诊断的自动化,极大缓解医生的工作压力,而且在一定程度上可以提供良好的分析结果辅助医生参考,提高诊断效率与诊断精度。

目前人工智能在医疗领域中的落地的应用场景主要有智能导诊、智能语音、医学影像分析、智能辅助诊疗、病例分析、新药研发和医疗机器人等,其中在医学影像分析中的应用最为广泛,在影像分类、病灶检测识别、疾病辅助诊断等领域爆发出巨大的应用潜力。

(袁学光)

第三节　影像组学概述

一、影像组学概念

影像组学(radiomics)概念最早由荷兰马斯特里赫特大学精准医学系菲利普·兰宾(Philippe Lambin)教授于2012年提出,是用"高级特征分析法"从医学影像中提取出更多的信息协助临床诊断的一种诊断方法。具体而言,影像组学从多种医学影像检查结果中提取信息,采用人工智能等方法进行自动化或半自动化的深层次挖掘、分析及组合,从而获得诊断所需信息,通过建立模型,达到对病灶进行精准量化评估的水平,实现疾病的准确诊断、分类或分级。影像组学本质上来说其实是一种对多种医学影像进行综合定量分析的思路和方法。

影像组学最初主要用于放射断层影像,如CT、MRI、PET、SPECT的分析,因此也被翻译为放射组学。随着技术的进步、研究水平的提高,影像组学在超声成像、X线摄影等医学影像分析方面也得到了广泛的应用。影像组学应用范围涵盖病灶检出、鉴别诊断、病理分型和分级、疗效预测与评价等各个领域,并均展现出了较高的临床应用价值,相关研究呈现出爆发式增长。

近年来,影像组学的快速发展为探索医学影像定量特征与病理学之间的联系提供了有力的工具。与活检相比,影像组学继承了医学影像无侵入、可重复的技术优势,为患者疾病诊断、病情随访和预后分析提供了更安全、更可靠的技术途径。

二、影像组学工作流程

影像组学的一般步骤流程大体上可以归纳为:影像数据准备、感兴趣区(region of interest, ROI)分割、特征提取与筛选、建模分析等四个步骤,如图9-2所示。

(一)影像数据准备

影像组学对医学影像的种类没有要求,其分析对象可以是CT、MRI、PET、SPECT、超声成像、X线摄影等医学影像,如图9-3所示,每种医学影像都具有各自的影像特征。

影像组学的应用需要具有满足分析所需的足够多的样本数量,根据分析目标的不同,所需样本数量的要求也会从几十到几千张影像不等,样本数量越多,分析的效果会越好。

除了对医学影像数量的要求,影像组学对医学影像的质量也有一定的要求,需要采集符合标准的医学影像。因为不同设备厂商、同一厂商不

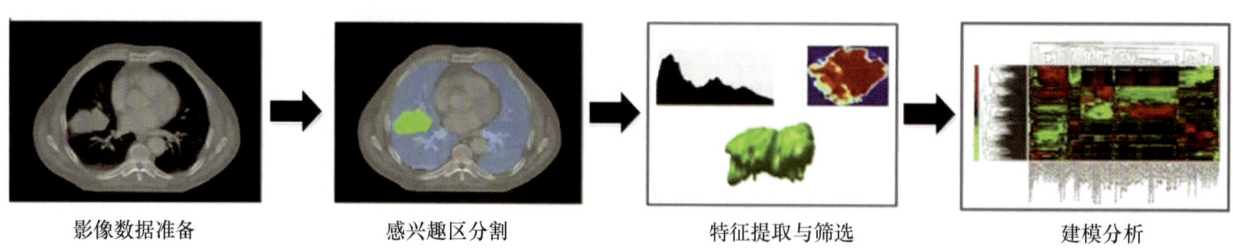

影像数据准备　　感兴趣区分割　　特征提取与筛选　　建模分析

图 9-2　影像组学的一般步骤流程

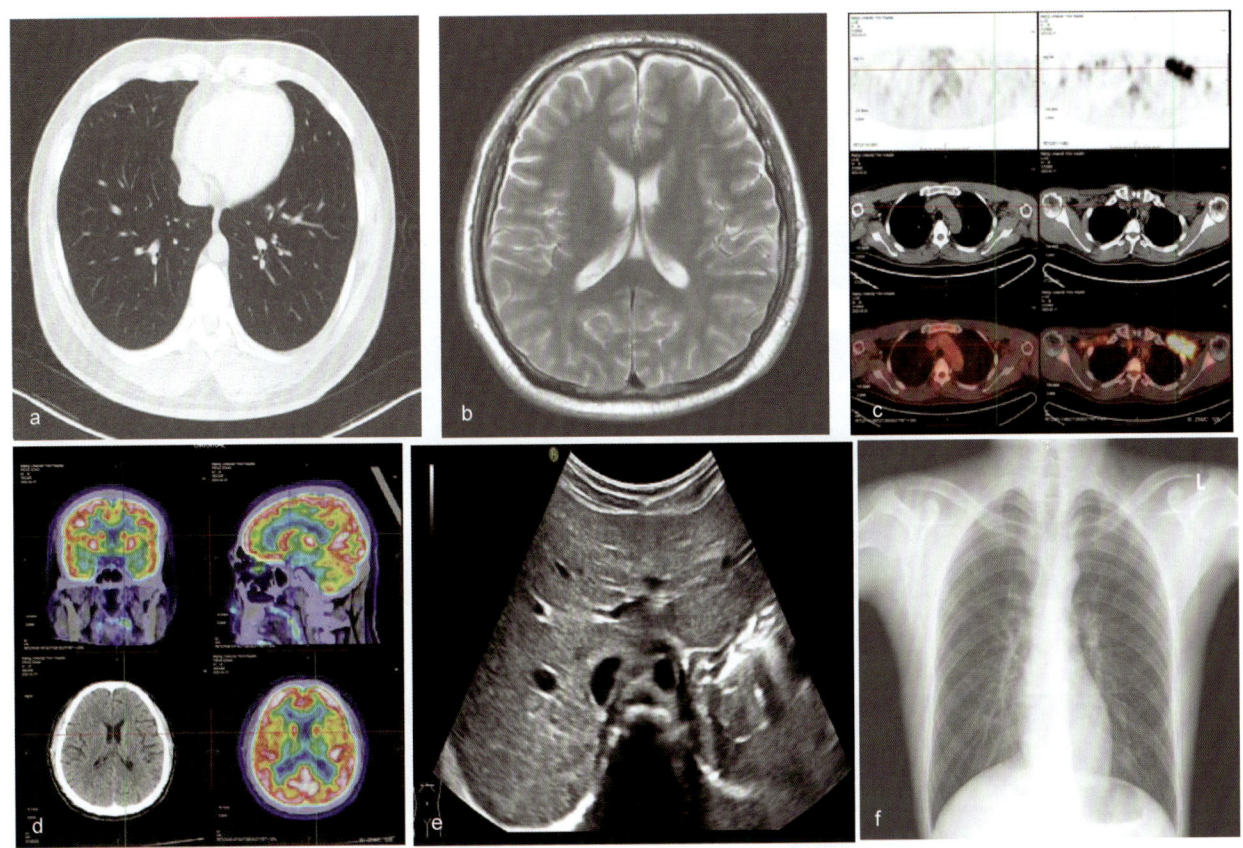

图 9-3 医学影像数据。a.肺部 CT；b.头颅 MRI；c.腋窝淋巴结 PET/CT；d.头颅 SPECT；e.腹部超声；f.胸部 X 线摄影

同型号的影像设备在图像扫描和重建协议上往往存在着很大的差异，迄今为止仍然缺乏统一的影像数据采集标准规范，这可能给影像组学分析造成潜在的影响。为了满足影像组学分析的再现性和可比性，在进行医学影像采集时最好制订一系列的规范，采用同样的成像协议等，如成像的机器型号、成像参数、成像过程中使用到的造影剂，采集到的影像数据也最好具有相同或相近的图像参数，如图像的大小、分辨率、对比度等，以尽可能降低各种成像因素对数据质量的干扰。

（二）感兴趣区分割

医学影像数据准备完毕，接下来的重要步骤是感兴趣区分割。感兴趣区分割是指在医学影像上把需要关注的特定区域（如特定组织、器官或病灶）描绘出来，如图 9-4 所示。感兴趣区分割后，可以针对该特定区域进行图像处理和分析，从而计算医学影像的特征，进一步开展后续的特征提取与筛选。

目前，感兴趣区分割的方法有人工分割法、半自动分割法、全自动分割法三种。

人工分割法是指让有经验的专家将感兴趣区的边缘手工描绘出来，目前大部分影像组学的研究都基于人工分割法，人工分割法虽然具有重复性低、效率低、费力费时、受主观因素影响大的缺点，但是由于感兴趣区的特殊性和不规则性，人工分割仍然是现有条件下的最佳选择，具有精度高、不规则边界刻画细致等优点。人工分割的医学影像数据通常被用来作为标准数据，衡量半自动和全自动分割算法的优劣，半自动和全自动分割算法研究所需要的金标准医学影像数据集一般都是通过人工分割法建立的。

半自动分割法是一种结合人工操作和计算机辅助处理的方式，通过人工设置一些算法程序的执行参数，然后由计算机算法程序进行医学影像分割处理（图 9-5）。全自动分割法是指不需要人工参与，完全依赖计算机程序对医学影像进行分割。利用计算机进行半自动分割或全自动分割不仅速度快，而且能保证结果的一致性和可重复性，因此，很多专家学者在进行医学影像自动分割领域的研究工作，设计了多种计算机算法程序，对医学影像进全自动分割。

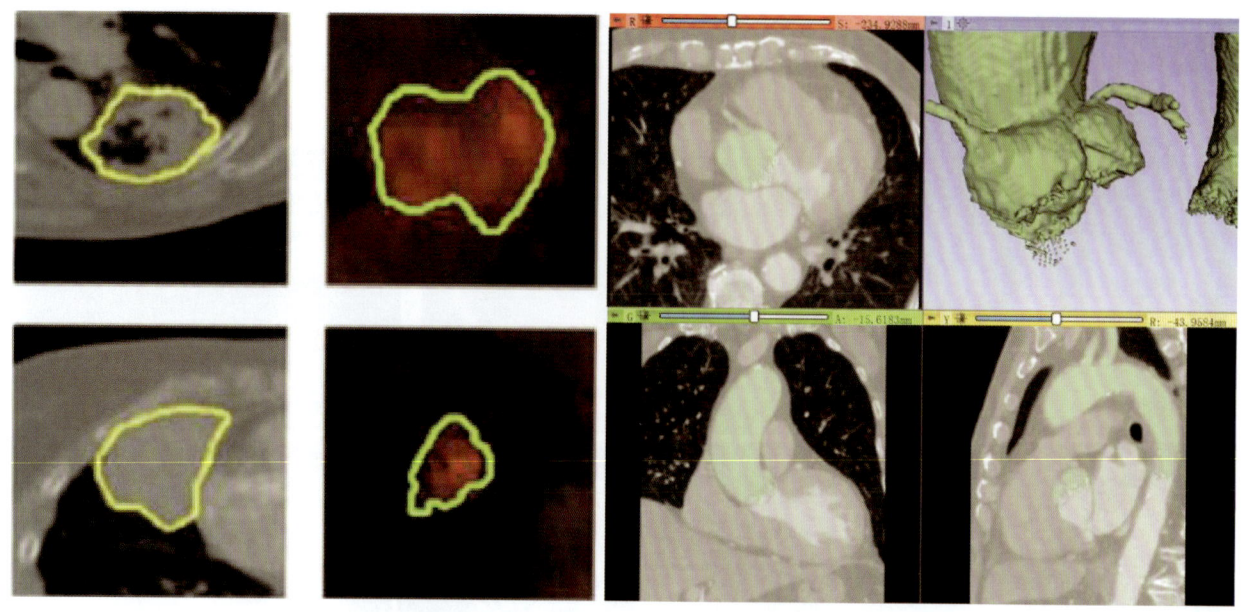

图 9-4 医学影像感兴趣区分割

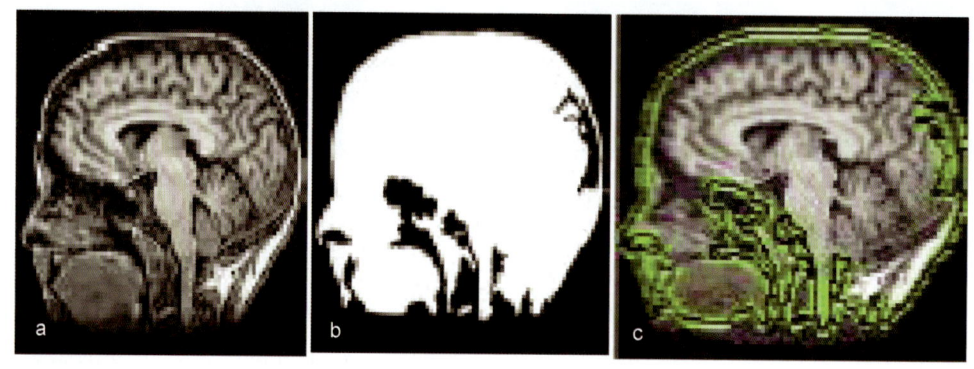

图 9-5 传统半自动／全自动分割：原始图像经过二值化变换之后，只有黑白两种像素类型，将两种像素类型分别归类，通过白色图像的边界就可以得到分割的结果。a. 原始图像；b. 二值化图像；c. 轮廓图像

迄今为止，应用于影像组学的全自动分割法尚无统一的方案和标准，仍然没有高精度、全自动的通用分割模型可以完美地应用于影像组学科研的日常流程，自动分割后的感兴趣区还是要医生审核和手动调整，以保证医学影像数据感兴趣区分割的精度和效果。但是全自动分割方法具有较高的重复性和时效性，可以排除人为因素干扰，更好地达到自动化、可重复且高效的效果，实现感兴趣区的自动分割是未来影像组学图像分割的重要研究方向。

（三）特征提取与筛选

影像组学的核心步骤就是提取医学影像的特征来定量分析 ROI 的属性。影像组学特征由一系列医学影像的特征合集构成，医学影像特征可以是影像本身的统计特征、形状特征、纹理特征等，也可以是影像经过各种滤波变换后的特征，比如经过傅里叶变换、拉普拉斯变换、小波变换等变换后计算得到的特征，还可以是通过神经网络模型自动提取的特征（图 9-6）。

统计特征是通过计算医学影像 ROI 的灰度值获得的，通常包含最大值、最小值、均值、中值、范围、方差、峰度、偏度和熵等一阶统计量，统计特征用于反映医学影像 ROI 内灰度强度的分布特性，反映医学影像 ROI 内的异质性。

形状特征是反映医学影像 ROI 的形态、大小和规则度等信息的。例如病灶的长径、体积和表面积反映病灶的大小信息；病灶的椭球度反映其形状是否趋于球形；而紧实度反映病灶的形状、边缘是否规则等。

上述统计特征和形状特征反映了医学影像ROI中易于被视觉感知的低维信息（如灰度和形状等）。不同于统计特征和形状特征，纹理特征不是从图像上直接获取，主要通过纹理矩阵的计算获得。作为图像的纹理特征，这些纹理特征能够量化医学影像ROI内部的纹理模式或组织分布等难以被视觉简单感知的信息。

尽管上述三种类型的特征分别从低维和高维方面反映了医学影像ROI的视觉信息和纹理信息，但这些特征的信息量是有限的。为了获得不同分析域的信息，在特征提取中还会应用到滤波变换等方法，将原始的医学影像变换到不同的分析域中，之后再在各个分析域中分别提取影像的特征。

以上这些人工设计和计算的医学影像统计特征、形状特征、纹理特征和滤波变换特征都曾经在医学影像分析中有过较为成功的运用，除了人工提取这些特征外，还可以通过深度学习模型对医学影像进行自动特征提取，深度学习技术通过构建的深层次神经网络直接从影像中得到数据的特征，实现了特征的自适应提取，由深度学习模型生成的特征不仅包括人类已经发现或设计的特征，还可能包括以前未被关注，甚至被低估或忽视的一些独特特征。图9-7所示为使用牛津大学视觉几何组（visual geometry group，VGG）提出

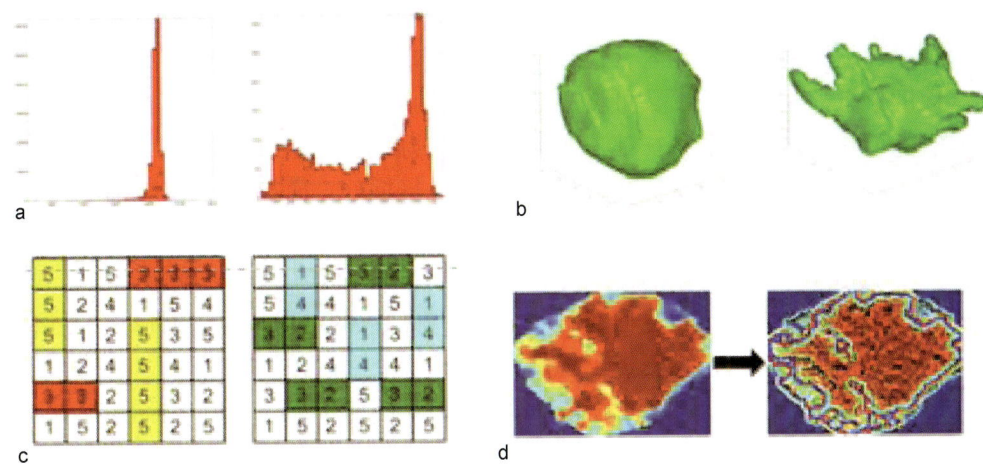

图9-6　影像组学特征。a.统计特征；b.形状特征；c.纹理矩阵；d.滤波变换

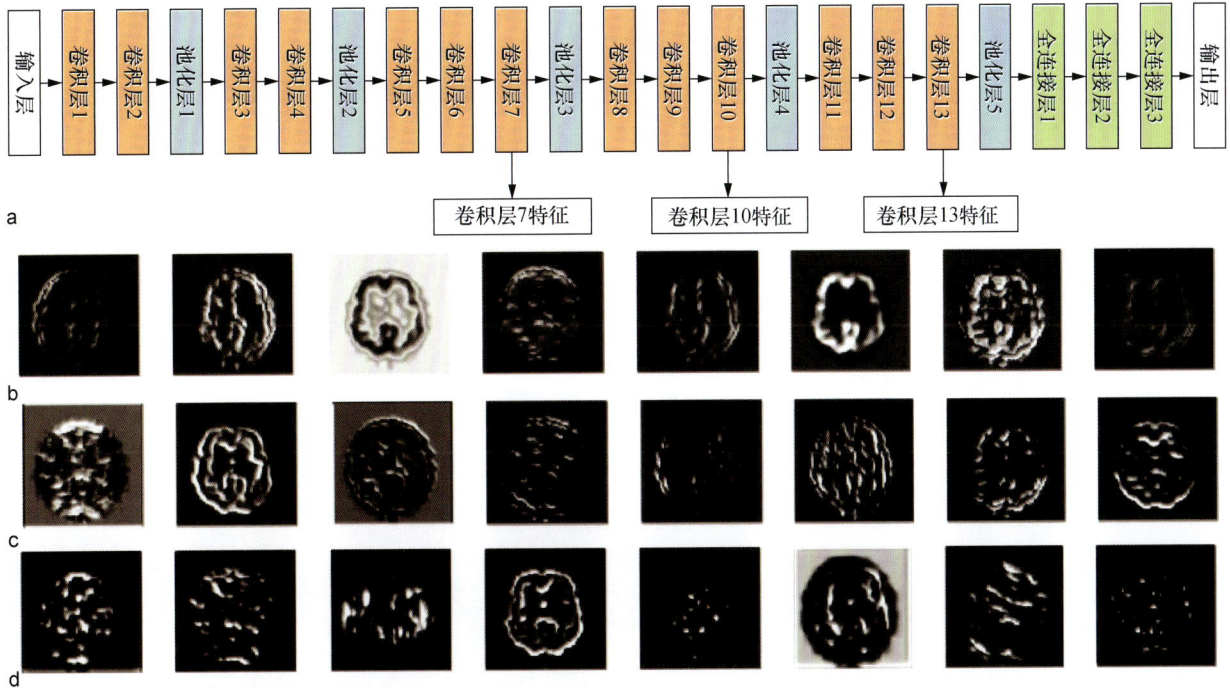

图9-7　基于深度学习的医学影像特征提取。a.VGG16网络特征提取模型；b.卷积层7部分特征子图；c.卷积层10部分特征子图；d.卷积层13部分特征子图

的深度学习模型进行脑 MRI 图像特征提取的一个例子，图 9-7a 是 VGG 16 网络模型的原理图，总共 16 层（不算池化层），包括 13 个卷积层和 3 个全连接层，图 9-7b-d 为卷积层 7、卷积层 10 和卷积层 13 的部分特征子图可视化的结果，可以看到随着网络的加深，特征图越来越抽象，特征图的维度越来越小。从人的角度可以看出特征图越来越"模糊"，但是对于计算机而言，它能表达的特征信息可能越来越丰富。

影像组学正是把各种影像特征有机结合在一起进行分析，从而提高分析结果质量。但是，通过特征提取得到的影像组学特征，数量少则成百上千，多的甚至达到十万数量级的特征维度，如果将影像组学特征和临床数据相互结合，最大化地综合各种层面的信息，这时的特征数量将多到难以估量。但实际上并不是每一个特征都与要解决的临床问题相关联，在实践中由于特征数量相对较多而样本数量较少，当特征维度达到一定程度时，增加特征对最终分析结果的影响已经降到很低，反而严重增加了完成影像组学流程的时间和空间复杂度，容易导致随后的模型分析出现过拟合的现象，所以在影像组学分析中通常需要对提取的特征通过选择和降维手段进行筛选，对特征数目进行一定的限制，根据某些评估准则，从特征集中直接选取合适的子集避免冗余特征影响机器学习模型的精确度和稳定性。

（四）建模分析

特征提取和筛选后，就可以基于筛选的影像组学特征建立影像组学分析的预测或分类模型，常用的机器学习模型有逻辑回归（Logistic regression）、k 最近邻域法（k-nearest neighbor method，KNN）、朴素贝叶斯分类器（naive Bayesian model，NBM）、随机森林（random forest，RF）、支持向量机（support vector machine，SVM）和神经网络（neural networks，NN）等。

目前，有许多机器学习的方法可被用于建立模型，绝大多数应用都依赖于有监督的机器学习方法。有监督学习简单来说就是用一组已经知道结果的数据进行学习，然后利用学习得到的知识再对新的数据进行分析判断，因此，这些机器学习方法要求医学影像数据要具有明确的标签，标签可以是不同的诊断类别（如良性与恶性）、不同组织类别（如肿瘤、坏死组织、水肿和正常组织）等，当提供的带有标签的数据足够多时，经过训练的模型就能够学习到如何对新数据进行预测或分类。

为了更好地进行模型训练，一般首先会对数据进行拆分，最基本的是将数据分为训练集与测试集两部分，其比例遵循着 7：3 或 8：2 的原则。训练集是用来建立模型、发现规律的，采用带有标签的数据进行模型训练。测试集是用来测试训练效果的，将数据送入训练好的模型，得到模型输出的结果，然后与标签进行比较，可以对模型进行性能评估，常用于评估模型性能的指标有受试者特征（ROC）曲线、曲线下面积（AUC）值、敏感性、特异性、相关系数热图等（图 9-8）。

三、影像组学的应用

影像组学自 2012 年提出以来，相关研究呈现出爆发式增长，研究范围涵盖肿瘤检出及辅助诊断、早期诊断及鉴别诊断、病理分型和分级、肿

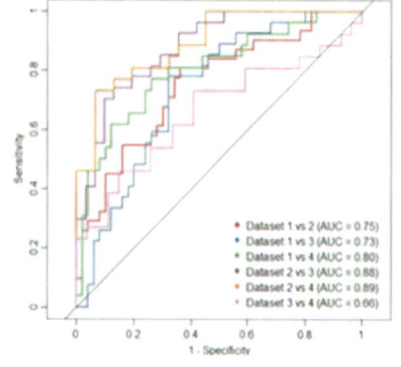
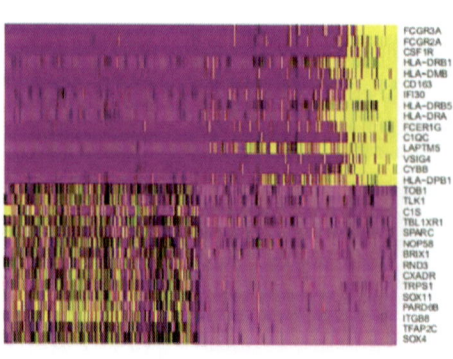

图 9-8 ROC 曲线、AUC 值和相关系数热图

瘤发展预测、肿瘤疗效预测与评价等各个领域，并均展现出了较高的临床价值。

最早提出影像组学概念的菲利普·兰宾教授在早期的影像组学论文中就以肿瘤组织为示例描述了影像组学的工作流程，先从高质量和标准化的医学影像中通过自动分割方法或由经验丰富的放射科医生或放射肿瘤学家来标记出肿瘤，随后从肿瘤区域提取定量影像特征，这些特征涉及图像强度统计特征、纹理特征、形状特征以及肿瘤与周围组织的关系。经过特征选择后，分析所选特征与治疗结果或基因表达的关系，最终将影像学特征纳入治疗结果的预测模型，提供准确的风险分层，并评估常用预测指标的价值。

（一）肿瘤辅助诊断

影像组学目前应用最多的领域是肿瘤辅助诊断，尤其是对肿瘤良恶性的辅助诊断。例如，王晓瑞等基于 CT 影像组学鉴别良恶性孤立性肺结节，回顾性分析了 138 例患者的临床和影像资料，通过人工分割的方法勾画了 ROI 区域，共提取 788 个影像组学特征，其中包括形态学特征、灰度一阶直方图特征、二阶纹理特征及高阶特征，经过特征降维和筛选，最终选出 11 个影像组学特征用于构建鉴别孤立性肺结节良恶性的影像组学模型，表现出良好的诊断效能。邱钱赛等基于 PET/CT 影像组学鉴别孤立性肺结节的良恶性，研究了诊断明确的 187 例患者，由经验丰富的影像科医生通过人工分割的方法勾画了 ROI 区域，然后在 PET/CT 影像上分别提取 396 个影像组学特征，包括直方图特征、形态特征和纹理特征，经过特征筛选，最终筛选出 3 个 PET 特征和 6 个 CT 特征用于构建鉴别良、恶性肺结节的影像组学模型，有助于鉴别良、恶性孤立性肺结节。

（二）疾病的诊断及鉴别诊断

影像组学也广泛应用于多种疾病的诊断及鉴别诊断。以基于 MRI 的影像组学在阿尔茨海默病（AD）早期诊断中应用为例，AD 是一种起病隐匿、进行性发展的神经退行性疾病，主要临床表现为记忆功能下降、认知功能减退，确诊时多已发生不可逆的神经元坏死，导致治疗效果欠佳，因此，早期诊断对延缓疾病进展及改善预后至关重要。Sørensen 等基于 MRI 图像提取海马区纹理，通过 SVM 法区分正常衰老的健康对照者、轻度认知障碍（MCI）患者和 AD 患者，结果显示影像组学具有区分正常衰老的健康对照者与 MCI 及区分正常衰老的健康对照者与 AD 的能力。Feng 等进一步提取海马头和海马尾的 111 个有意义的影像特征，将区分 AD 和健康对照组的诊断效能进一步提高。多项研究证实 AD 患者认知水平下降与胼胝体萎缩有关，范炤等分析 78 例 AD 患者及 44 名健康对照者的 MRI 图像，手动分割胼胝体并提取 385 个影像特征，结果证实胼胝体的 MRI 影像纹理特征可以区分 AD 与健康对照者。与健康对照者相比，AD 及 MCI 患者的影像组学特征不仅在海马、胼胝体这些已证实与认知密切相关的区域存在差异，多项扩展到全脑不同结构的研究也提示影像组学特征具有重要鉴别意义，影像组学能够反映组织内部的异构性，弥补单纯基于肉眼所见的体积、形状、信号变化的不足，从而提高了 AD 的早期诊断准确性，具有良好的临床应用前景。

（三）病理分型和分级

影像组学还可以用于病理分型和分级。例如，唐新等基于 PET/MRI 影像组学特征预测了肺腺癌与肺鳞状细胞癌病理分型，回顾分析了 53 例病例，采用人工分割法对 ROI 进行勾画和标注，然后分别在 MRI 和 PET 图像中提取 2600 个影像组学特征，进行筛选及降维后，经过逻辑回归分类器进行训练，最终从每个序列图像中筛选出与肺癌组织学分型最相关的 5 个影像组学特征，建立了病理分型预测模型，可以用于无创性术前评估及预测。党俊明等基于治疗前的 MRI 影像组学特征预测宫颈腺癌与鳞状细胞癌病理分型，选取了 56 例宫颈癌患者治疗前的 MRI 图像，由高年资诊断医生勾画出 ROI，提取了 261 个影像组学特征，包括纹理特征、一阶灰度统计特征、形状特征等，经过特征筛选，有 7 个特征与宫颈腺癌和鳞状细胞癌病理分型具有相关性，建立了病理分型预测模型，可用于治疗前判断肿瘤异质性。

（四）病灶发展趋势预测

影像组学还可以对肿瘤病灶的发展趋势进行

预测。Huang 等基于 CT 影像组学预测非小细胞肺癌（NSCLC）无进展生存率（DFS），研究了 282 例ⅠA～ⅡB 期 NSCLC 患者，通过人工分割的方法勾画了 ROI 区域，提取了 132 个纹理特征，进行筛选及降维后，选择了 5 个影像组学特征，结果表明影像组学特征与 DFS 显著相关，有可能用作早期 NSCLC 患者 DFS 风险分层的生物标志物，也证明了放射组学特征对传统分期系统和其他临床病理风险因素的增量价值，可以用于个体化 DFS 评估。

（五）治疗效果预测和评价

影像组学也可以用于不同手术方案的治疗效果预测和评价。Nie 等运用直肠多参数磁共振影像组学特征参数预测了局部晚期直肠癌术前新辅助放化疗病理缓解程度，回顾性分析了 48 例接受术前新辅助放化疗局部晚期直肠癌患者病例，共提取了 103 项影像组学特征参数，包含形态学特征、水分子运动特征、血流学特征等，并使用人工神经网络建立了预测模型，结果表明较常规影像算法具有更高预测效能。

四、影像组学的挑战

虽然目前影像组学的处理流程已经日益完善，也取得了比较好的应用效果，但很多环节仍存在着挑战和优化空间。

首要挑战之一是大量、标记良好的数据集的可用性。当前，绝大多数可用的医疗影像数据仍然孤立于各个机构和医院系统中，没有发挥其价值，很多影像组学的研究因缺乏公共数据集而受到限制，另外，数据集的样本量相对较小也会影响研究效果，为了进一步改进算法模型，可能需要更大、更异构的数据集，以提高算法性能在不同成像部位、采集参数和患者群体中的通用性。如何跨机构收集标准化的数据，进行统一的数据标注，并提高各机构之间的数据共享，建立良好的数据集仍然是需要解决问题之一。

现代人工智能的算法有很突出的优势，但同时也存在一些缺陷，缺乏可解释性，像一个"黑盒子"一样，因缺乏可解释性产生的顾虑会影响算法的大规模应用。在影像组学领域，开发更稳健的算法的另一个障碍是缺乏明确的、有针对性的"案例"或特定任务来衡量其性能。单个算法的测量性能高度依赖于特定任务、数据集，并受到特定科学问题的影响，所有这些都限制了不同群体开发的不同算法的比较。

尽管人工智能算法在研究环境中的使用越来越多，但在临床环境中高效、一致地应用这些复杂算法仍存在很大的障碍。基于影像组学的诊断分析系统必须易于集成到医生的工作站，如电子病历系统、图片存档和通信系统中。此外，许多分割和建模分析方法需要人工干预以及各种内部流程和长时间的预处理，这需要医生和算法工程人员密切配合共同推进，这是影像组学成功融入到日常临床实践的前提。

（袁学光）

第四节　淋巴结影像组学进展

淋巴结是构成人体免疫系统的重要外周免疫器官，遍布全身，起到过滤淋巴并产生免疫细胞的作用，参与机体的免疫过程，多种全身及局限性疾病均可侵袭淋巴结，使其形态、结构等发生改变，明确淋巴结的性质对于疾病的诊断、治疗及预后评估都具有重要意义。

以往触诊是诊断淋巴结疾病的最主要手段，但是即使是一位经验丰富的临床医生对一些较小的淋巴结仍会漏诊并且不能准确判断淋巴结性质。有资料表明，触诊的敏感性较低，一般为 45%～75%。通过影像学检查对淋巴结性质进行初步诊断，是淋巴结疾病诊断的重要手段和首选方法。传统对淋巴结影像的诊断，大部分依旧依赖于医生的经验，不同水平的医生对同一淋巴结影像可能做出不一致的判断，诊断效率较低，缺乏规范、定量的淋巴结影像表现描述，诊断结果的主观性较强，受临床经验、认知水平、工作状态等因素的影响较大。

影像组学通过计算感兴趣区影像组学特征定量反映组织微观异质性，挖掘隐藏在图像中的多维信息，更客观高效地利用像素来源的信息，避免观察者主观性缺陷，可结合临床因素综合分析，突破了主要基于形态学的传统影像模式，降低人为判断和医生主观经验对诊断结果的影响，可以为医生提供更精确全面的技术支持。

近年来，随着人工智能与计算机视觉技术的快速发展，其在目标检测、图像分割、图像分类等领域已被广泛应用并取得了诸多成就。结合人工智能的计算机视觉技术应用于影像组学不仅能提高诊断自动化水平，极大地缓解医生压力，而且在一定程度上可以提供良好的结果辅助医生参考，提高诊断效率与诊断精度。目前，人工智能在淋巴结影像组学中的应用主要是淋巴结影像自动分割、淋巴结相关疾病状况的鉴别诊断和预测等方面。

一、淋巴结影像自动分割

为了对淋巴结病灶区域进行分析，需要在淋巴结影像中将淋巴结病灶区域进行精确勾画出来，传统的影像组学都是采用人工分割的方法，可重复性差、效率低、耗时，对于病例数量较少的分析，可以采用人工分割的方式，但是一旦要进行大量影像数据的分析，人工分割法就无法满足影像组学的分析需求了。淋巴结影像中病灶区域形状一般都不规则，对比度可能还比较低，很难利用形状等先验信息进行辅助，这导致淋巴结区域的分割与识别变得尤为困难，传统图像分割方法无法胜任。当前，基于深度学习的方法已在淋巴结图像分割领域取得了显著成就，其分割准确率已超过了传统分割方法。

2021年，宋颖超等采用了基于掩膜区域卷积神经网络（Mask R-CNN）结构的方法，实现了对颈部淋巴结超声图像的分割。由于标注好的淋巴结影像数据集较少，采用了迁移学习的方法，将预先训练好参数的分割网络模型用淋巴结影像数据集再进行微调，获得淋巴结的分割模型，从而完成对淋巴结图像的检测与分割，分割结果如图9-9所示，其中图9-9a为原始图像的医生手工分割结果，图9-9b为U-Net网络分割的结果，图9-9c为基于Mask R-CNN网络分割的结果，模型

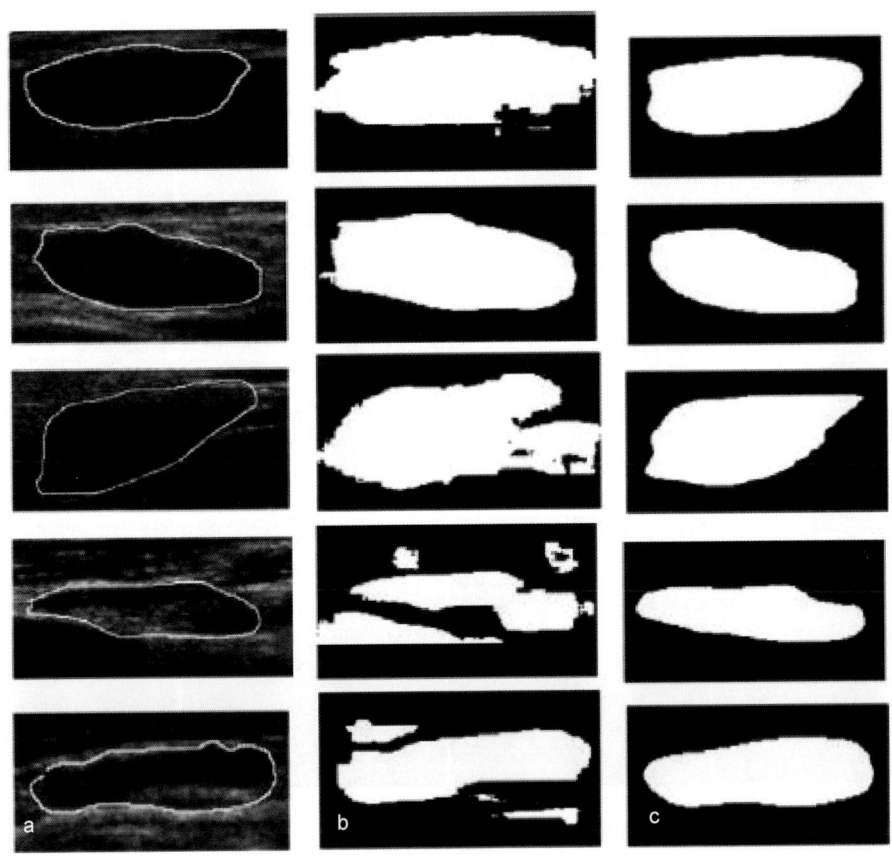

图9-9　淋巴结超声影像自动分割效果

在颈部淋巴结的分割上精确度达到 0.912，具有较好的分割性能。

2021 年，韩悦等提出了一种 U-Net-MDSC 算法，实现了腋窝淋巴结超声图像的自动分割，该算法主要采用了密集跳连接结构（DSC）改进了 U-Net 算法，充分提取图像中的语义信息，从而准确地分割出腋窝淋巴结。腋窝淋巴结的分割标签由专业医生标记，在 356 个患者的腋窝淋巴结图像上进行验证，分割的效果 9-10 所示，结果显示算法准确率达到了 0.977。

2022 年，刘羽等采用了改进的 U-Net 结构，实现了支气管超声弹性图像纵隔淋巴结分割。收集了 205 幅支气管超声图像，并由经验丰富的资深医师手动标记出淋巴结区域，结合上下文提取器和注意力机制设计了新的淋巴结分割网络，并与 6 种典型的 U-Net 结构模型分割性能做了对比，结果显示 7 种网络模型都可以较好地分割出淋巴结的位置，提出的模型性能最好，准确率可以达到 0.845，分割的效果 9-11 所示。

二、淋巴结良恶性鉴别

正确鉴别淋巴结的良恶性对制订治疗计划和判断预后有重要作用，是临床采取有效治疗措施的关键。目前的临床诊疗中，鉴别主要依赖于影像医生根据淋巴结的部位、形态、大小、密度、边界及有无坏死信号等形态学征象进行主观判读，难以准确判断淋巴结的良恶性。采用影像组学对淋巴结良恶性进行分析在医学影像领域得到了很多关注，淋巴结影像组学不仅具有无创性，避免穿刺活检及病理检查存在的取样误差等问题，而且能够重复使用数据信息，能对淋巴结整体进行分析，从而提高淋巴结良恶性诊断水平，是淋巴结良恶性分析的一种非常重要的研究方法。近年来，基于影像组学诊断淋巴结良恶性的研究已取得大量成果，有望随着成像技术的发展进一步提升淋巴结良恶性诊断的准确性。

超声成像具有成本低、便携性高、无创伤和无辐射等优点，在医学检测中有着广泛的应用，

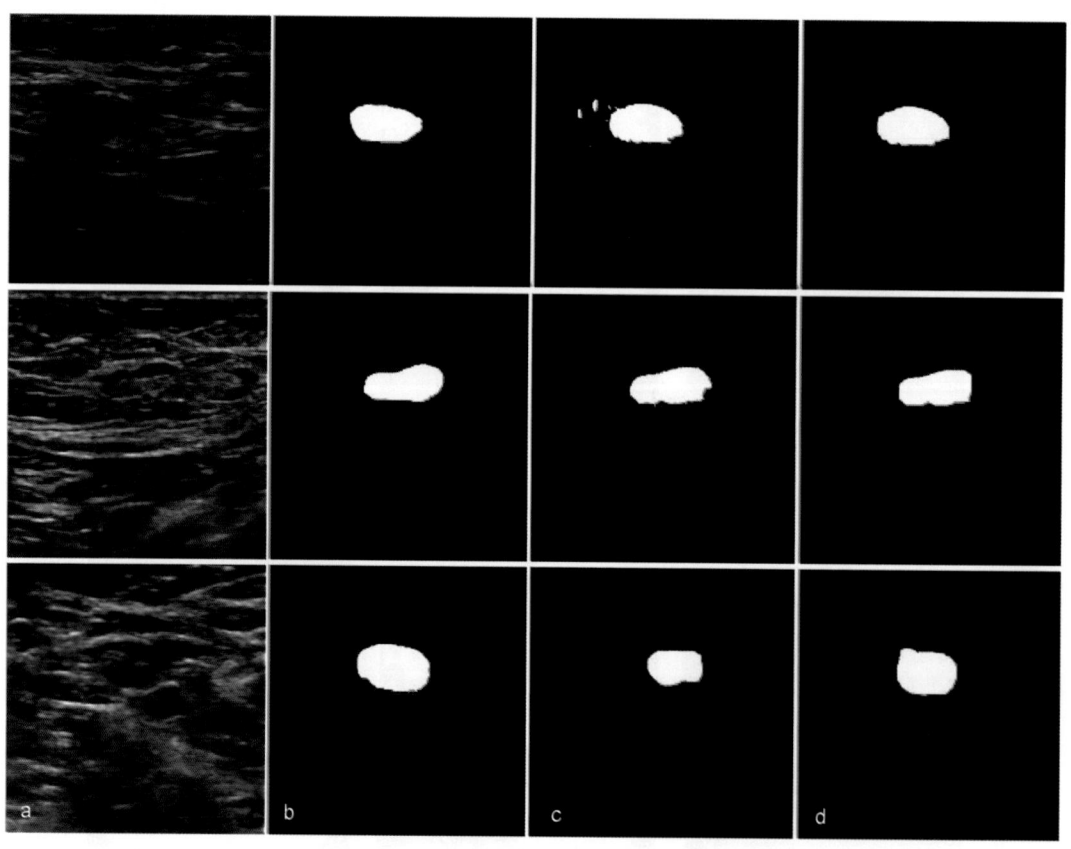

图 9-10 腋窝淋巴结分割结果对比图。a. 腋窝淋巴结超声图；b. 标签图；c. 原始 U-Net 分割结果图；d. U-Net-MDSC 算法分割结果图

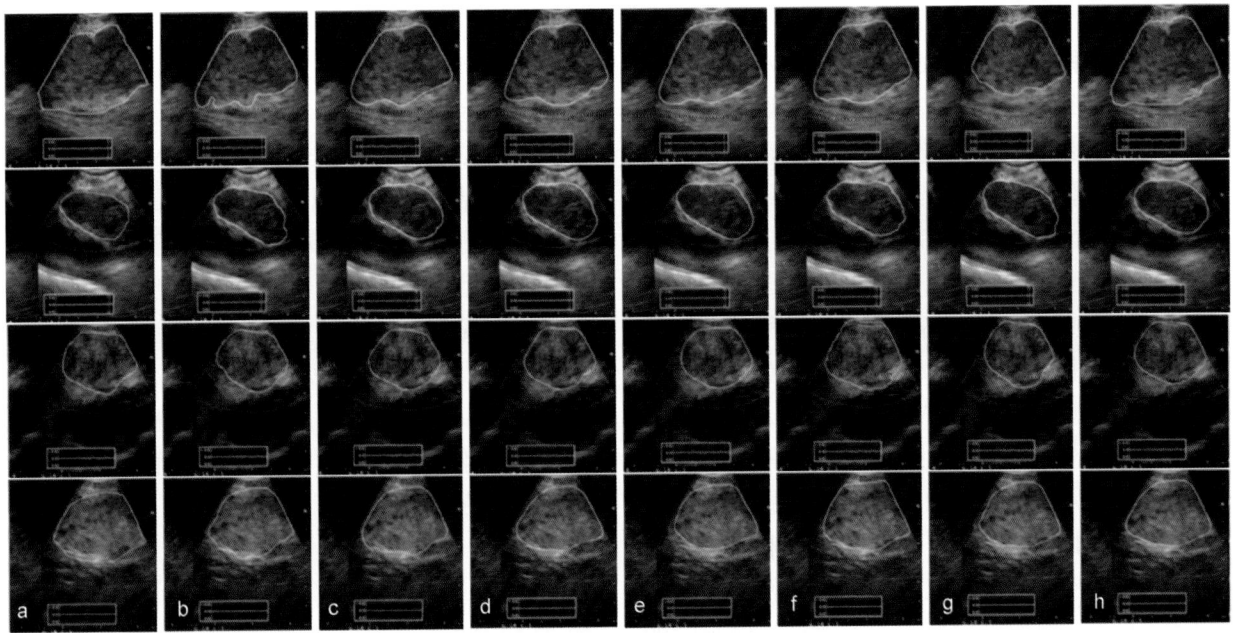

图 9-11 淋巴结超声影像自动分割效果。a. 人工标注；b. U-Net；c. VGG U-Net；d. Res U-Net；e. Dense U-Net；f. CE-Net；g. Attention U-Net；h. ACE-Net

基于超声影像组学预测淋巴结的良恶性具有重要的应用前景。宫霞等基于改进的 U-Net 网络实现肺癌患者颈部淋巴结超声图像病灶部位的分割后，采用迁移学习的方式使用 VGG、ResNet 和 DenseNet 等网络预测淋巴结病灶区域的良恶性，实验采集了上海市胸科医院超声科 360 例肺癌患者的 420 幅淋巴结超声图像，所有淋巴结均进行针吸细胞学及细针穿刺活检检查，超声诊断结果均与病理结果相对照，ResNet50 实验结果的敏感性、特异性和准确性分别为 0.92、0.86 和 0.89，AUC 为 0.89；DenseNet161 实验结果的敏感性、特异性和准确性分别为 0.93、0.88 和 0.90，AUC 为 0.90，实验结果验证了基于淋巴结超声影像组学预测淋巴结良恶性分类的有效性。

常规 CT 对判断淋巴结性质的准确性偏低，尤其对较小淋巴结，错判率和漏诊率较高。Andersen 等分析了 29 例非小细胞肺癌（NSCLC）患者的 46 个纵隔淋巴结，通过对淋巴结区域的增强 CT 进行纹理分析，他们发现良性和恶性淋巴结的纹理特征存在显著差异，并通过筛选的纹理特征建立逻辑回归模型，其诊断淋巴结良恶性的 AUC 为 0.834。同年 Bayanati 等也发现平扫 CT 上纵隔淋巴结的纹理特征以及 3 个表征淋巴结圆形度的形状参数可建立模型区分良性和恶性淋巴结，

其 AUC 为 0.87。陈洪波等利用影像组学方法提取 CT 图像中隆突下淋巴结的灰度值变化规律的统计特征和纹理特征，基于 XGBoost 机器学习方法实现了隆突下淋巴结的良恶性分类，对 40 例良性和 40 例恶性淋巴结的 CT 图像进行了分类实验，结果表明，隆突下淋巴结的良恶性准确性为 0.813，敏感性为 0.825，特异性为 0.800。胡大涛等回顾性分析了经病理或穿刺活检方法证实为良性或恶性淋巴结的 200 例患者的临床和 CT 资料，提取了 CT 影像组学特征和具有鉴别意义的临床指标等变量，采用多因素 Logisitc 回归分析，分别建立基于影像组学和非影像组学的预测模型，结果显示的影像组学预测模型在训练集和测试集中的 AUC（分别为 0.958 和 0.908）均大于非影像组学预测模型（分别为 0.847 和 0.806）。这表明 CT 影像组学模型在淋巴结良恶性的鉴别诊断中具有良好的诊断效能和应用价值，可以辅助医生对患者的诊断，并做出有效的个性化治疗方案。

随着 PET/CT 应用的增多，基于 PET/CT 进行影像组学建模也显示出较单纯 PET/CT 参数有更好的诊断性能。Yoo 等分析了 1329 个纵隔淋巴结的 PET/CT 影像，提取并筛选影像组学特征，通过增强决策树建立的纵隔淋巴结诊断模型效果最佳，并且在模型结合患者吸烟史和肺部病史后，

其准确率和AUC显著高于医生。Xie等回顾性分析了263个淋巴结，提取了其在PET/CT中对应区域的CT影像组学特征，通过特征筛选后，纳入14个影像组学特征，建立了诊断淋巴结良恶性的淋巴结影像组学评分，其AUC在训练组和测试组中分别为0.849和0.828。Ouyang等回顾了298个高代谢淋巴结，为了区分高代谢淋巴结的良恶性，他们提取了PET上高代谢淋巴结区域的影像组学特征，并筛选出4个特征用于建立诊断模型，在外部验证队列中，其AUC为0.808，而通过2个临床特征（淋巴结大小和淋巴结平均CT值）建立模型的AUC为0.802，结合三者的综合模型AUC为0.841。这表明除了可人工观测的特征外，恶性淋巴结还有许多人工难以观测的特征不同于良性淋巴结，例如异质性等，而通过影像组学的特征提取算法可反映这些差异。

三、淋巴结转移预测和预后评估

淋巴结转移是恶性肿瘤患者治疗的重要影响因素，淋巴结转移情况的准确评估对疾病分期、治疗方案的选择和预后的评估具有重要意义。淋巴结影像组学可以用于预测癌症的淋巴结转移，进行术前评估和预后分析等，具有良好的临床价值和广阔的应用前景。

在评估癌症的淋巴结转移方面，胡小玲等基于超声影像组学特征联合超声指标构建联合模型用于评估甲状腺乳头状癌（PTC）颈部淋巴结转移。使用了167例经病理确诊的PTC病例，提取了444个影像组学特征并筛选6个相关性最高的特征，除了影像组学特征，还纳入了5个超声指标，包括TI-RADS评分、病灶位置、病灶直径、病灶形态、血流类型，建立了预测颈部淋巴结转移的联合模型，结果表明联合模型的具有良好的诊断效能。Lu等从CT平扫和静脉期图像中提取影像学特征，利用mRMR和SVM最终选择8个影像学特征，发现影像学特征与PTC颈部淋巴结转移显著相关，结合影像学特征和临床特征的放射列线图显示了更好的预测淋巴结转移的能力。Zhou等从PTC患者淋巴结双CT动静脉期碘图中基于LASSO和Logistic算法提取影像组学特征建立模型，显示出较好的诊断效能，可用于术前诊断PTC颈部淋巴结转移。

淋巴结状态作为预后的独立预测因素，需要及时有效地评价，影像组学能够很好地预测肿瘤患者淋巴结的状态。Zhai等利用HNSCC肿瘤和病理淋巴结的增强CT图像，采用Cox比例风险回归分析建立影像组学模型，并联合临床特征建立混合模型，发现在预测放射治疗效果方面，混合模型表现与临床变量相当或略好。Bogowicz等建立了原发肿瘤和淋巴结的混合影像组学模型，结果显示原发肿瘤和淋巴结的混合影像组学模型可以比单纯的原发肿瘤模型更好的预测头颈癌放化疗后的局部控制结局。

（袁学光）

参考文献

[1] Lambin P, Rios-Velazquez E, Leijenaar R, et al. Radiomics: Extracting more information from medical images using advanced feature analysis. Eur J Cancer, 2012, 48（4）: 441-446.

[2] Kumar V, Gu Y, Basu S, et al. Radiomics: the process and the challenges. Magn Reson Imaging, 2012, 30（9）: 1234-1248.

[3] Gillies RJ, Kinahan PE, Hricak H. Radiomics: images are more than pictures, they are data. Radiology, 2016, 278（2）: 563-577.

[4] 王芳, 夏雨薇, 柴象飞, 等. 影像组学分析流程及临床应用的研究进展. 中华解剖与临床杂志, 2021, 26（2）: 236-241.

[5] 王晓瑞, 苏晓华, 周全红, 等. CT影像组学鉴别良恶性孤立性肺结节的价值分析. 北京医学, 2022, 44（9）: 804-808.

[6] 邱钱赛, 冯峰, 石健, 等. 18F-FDG PET/CT影像组学鉴别良、恶性高代谢孤立性肺结节. 中国医学影像学杂志, 2022, 30（11）: 1136-1142.

[7] S?rensen L, Igel C, Liv Hansen N, et al. Early detection of Alzheimer's disease using MRI hippocampal texture. Hum Brain Mapp, 2016, 37（3）: 1148-1161.

[8] Feng F, Wang P, Zhao K, et al. Radiomic features of hippocampal subregions in Alzheimer's disease and amnestic mild cognitive impairment. Front Aging Neurosci, 2018, 10: 290.

[9] 范炤, 李彩. 基于机器学习的阿尔茨海默病病程分类. 中国医学影像学杂志, 2019, 27（10）: 792-795, 800.

[10] 唐新, 梁江涛, 向柏林, 等. PET/MRI影像组学特征预测肺腺癌与肺鳞状细胞癌病理分型价值. 浙江医学, 2022, 44（6）: 580-584.

[11] 党俊明, 朱超华, 黄慧娴, 等. 基于MRI影像组学特征预测宫颈腺癌与鳞状细胞癌病理分型的研究. 医疗卫生装备, 2022, 43 (5): 54-59.

[12] Huang Y, Liu Z, He L, et al. Radiomics signature: A potential biomarker for the prediction of disease-free survival in early-stage (I or II) non-small cell lung cancer. Radiology, 2016, 281 (3), 947–957.

[13] Nie K, Shi L, Chen Q, et al. Rectal cancer: assessment of neoadjuvant chemoradiation outcome based on radiomics of multiparametric MRI. Clin Cancer Res, 2016, 22 (21): 5256–5264.

[14] 熊颖, 张波, 李建初. 超声诊断颈部淋巴结肿大的价值研究, 临床超声医学杂志, 2010, 12 (6): 388-391.

[15] 宋颖超, 梅礼晔, 张俊华, 等. 基于深度学习的颈部淋巴结超声图像分割方法. 计算机应用与软件, 2021, 38 (12): 220-222, 242.

[16] 韩悦, 张永寿, 郭依廷, 等. 乳腺癌腋窝淋巴结超声图像分割算法研究. 南京师大学报 (自然科学版), 2021, 44 (4): 122-126, 134.

[17] 刘羽, 吴蓉蓉, 唐璐, 等. U-Net支气管超声弹性图像纵隔淋巴结分割. 中国图象图形学报, 2022, 27 (10): 3082-3091.

[18] 宫霞, 吴卫华, 张文涛, 等. 基于深度学习的肺癌患者颈部淋巴结良恶性辅助超声诊断. 计算机应用与软件, 2019, 36 (11): 218-223, 249.

[19] Andersen MB, Harders SW, Ganeshan B, et al. CT texture analysis can help differentiate between malignant and benign lymph nodes in the mediastinum in patients suspected for lung cancer. Acta Radiol, 2016, 57 (6): 669-676.

[20] Bayanati H, E Thornhill R, Souza CA, et al. Quantitative CT texture and shape analysis: can it differentiate benign and malignant mediastinal lymph nodes in patients with primary lung cancer? Eur Radiol, 2015, 25 (2): 480-487.

[21] 陈洪波, 傅嘉文, 黎浩江, 等. 基于影像组学的隆突下淋巴结良恶性识别. 桂林电子科技大学学报, 2020, 40 (4): 373-376.

[22] 胡大涛, 夏春华, 李羚, 等. 基于CT影像组学模型鉴别头颈部良、恶性淋巴结. 放射学实践, 2021, 36 (8): 965-970.

[23] 覃凯, 傅小龙. 基于影像学诊断非小细胞肺癌肿大淋巴结良恶性的研究进展. 中国肺癌杂志, 2023, 26 (1): 31-37.

[24] Yoo J, Cheon M, Park YJ, et al. Machine learning-based diagnostic method of pre-therapeutic (18) F-FDG PET/CT for eva luating mediastinal lymph nodes in non-small cell lung cancer. Eur Radiol, 2021, 31 (6): 4184-4194.

[25] Xie Y, Zhao H, Guo Y, et al. A PET/CT nomogram incorporating SUVmax and CT radiomics for preoperative nodal staging in non-small cell lung cancer. Eur Radiol, 2021, 31 (8): 6030-6038.

[26] Ouyang ML, Wang YR, Deng QS, et al. Development and validation of a (18) F-FDG PET-based radiomic model for evaluating hypermetabolic mediastinal-hilar lymph nodes in non-small-cell lung cancer. Front Oncol, 2021, 11: 710909.

[27] 胡小玲, 冉海涛. 超声影像组学评估甲状腺乳头状癌颈部淋巴结转移. 中国超声医学杂志, 2022, 38 (4): 367-370.

[28] Lu W, Zhong L, Dong D, et al. Radiomic analysis for preoperative prediction of cervical lymph node metastasis in patients with papillary thyroid carcinoma. Eur J Radiol, 2019, 118: 231-238.

[29] Zhou Y, Su GY, Hu H, et al. Radiomics analysis of dual-energy CT-derived iodine maps for diagnosing metastatic cervical lymph nodes in patients with papillary thyroid cancer. Eur Radiol, 2020, 30 (11): 6251-6262.

[30] Zhai TT, Langendijk JA, van Dijk LV, et al. The prognostic value of CT-based image-biomarkers for head and neck cancer patients treated with definitive (chemo-) radiation. Oral Oncol, 2019, 95: 178-186.

[31] Bogowicz M, Tanadini-Lang S, Guckenberger M, et al. Combined CT radiomics of primary tumor and metastatic lymph nodes improves prediction of loco-regional control in head and neck cancer. Sci Rep, 2019, 9 (1): 15198.

第十章

淋巴瘤的穿刺活检

第一节 穿刺活检在淋巴瘤诊断中的意义

近年来淋巴瘤的发病率日趋升高，对淋巴瘤病理诊断、淋巴瘤亚型精准判断及淋巴瘤的发病机制研究迫在眉睫。

超声、CT、MRI 及近年来的 PET/CT 是常用的影像学检查手段，尽管这些手段能够较为直观地观察到淋巴瘤的位置、大小和结构以及血流动力学等信息，为淋巴瘤病变性质的鉴别提供了一定的诊断依据，然而良恶性肿大淋巴结形态学表现多有交叉，影像学表现仅能够提供有限的鉴别依据，尤其对于<1 cm 的小淋巴瘤病变，影像学表现更是难以定性。因此淋巴瘤的诊断需要结合临床表现、实验室检查、影像学检查以及病理学/实验室检查等进行综合考虑，其中病理学检查是诊断淋巴瘤最重要的手段，几乎所有的淋巴瘤病例确诊均需要接受病理形态学及免疫组化检查。此外病变的诊断和鉴别，还需要流式细胞术分析、细胞遗传学以及分子生物学等实验室检查提供辅助信息。获取足量、合格的组织标本则是对淋巴瘤进行病理学检查的物质基础，这是诊断淋巴瘤的必要步骤。淋巴瘤的病理类型复杂，因此现代医学对不同类型淋巴瘤的病理及实验室诊断提出了更高的要求。不仅如此，即使相同的病理类型也可以出现不同的分化程度，对淋巴瘤病理类型及分化程度的判断直接影响乃至决定了不同的治疗原则，而细微的表型和基因差别也可能导致完全不同的预后，尽早做出详尽准确的诊断对淋巴瘤患者的治疗及预后尤为重要。

根据中国临床肿瘤学会（Chinese Society of Clinical Oncology，CSCO）淋巴瘤诊断、治疗和随访的临床实践指南，手术切除活检（surgical excision biopsy，SEB）被推荐为诊断淋巴瘤的首选方式。SEB 的最大优势在于能够切除完整的病变淋巴结送检，病理诊断能够获取较多的病变组织。但是这种方法创伤较大，出血较多，术后患者恢复时间较长，患者不易接受；并且部分患者因病灶侵犯周围组织（如神经、血管、骨）等原因，无法完整切除。术后 1~2 周内化疗会影响创口愈合，因此血液科医生投鼠忌器，无法进行规范的肿瘤治疗；对于部分病灶进展较快的侵袭性淋巴瘤，术后恢复时间的时间窗甚至会造成患者延误治疗。

与以往采取手术的方法获得病变组织相比，超声及 CT 引导下的穿刺活检创伤小，并发症较少，特别是对腹部深方的病变的活检，目前临床上多采用影像引导下的穿刺活检，由于超声图像实时便捷，在临床工作中使用更为广泛。目前超声引导下淋巴结穿刺最多用于浅表淋巴结肿大，如颈部淋巴结、腋窝淋巴结、腹股沟淋巴结等，临床上尤其常见的是颈部淋巴结的穿刺活检。

继 1997 年 Bonnema 等首次报道超声引导下淋巴结穿刺之后，超声引导下穿刺活检明确淋巴结的病理诊断的方法被广泛应用临床，是目前公认的非手术条件下获取明确病理组织学诊断的最佳方法。与手术获取组织相比，超声引导下穿刺活检具有创伤小、实时显示、安全便捷等优点，且可多次活检，对于不能耐受手术的患者，可通过超声引导下穿刺活检获取病变的病理组织，明确诊断。穿刺方法根据穿刺针的大小可以分为细针穿刺活检和粗针穿刺活检，以往认为细针穿刺活检诊断准确率较高，在明确病变性质及分型方面有重要的应用价值，获得的样本可用于细胞学检查，但样本数量有限，不能获得病变的组织结构。因此超声引导下粗针穿刺活检（ultrasound guide core needle biopsy，USG-CNB）是确诊淋巴瘤的有效方式，诊断准确率较高，文献报道为85%~98%。目前超声引导下粗针穿刺活检作为一种更为简单、方便、微创、安全、快速的方法被广泛应用于临床，可以有效取得病灶足够的组织学及细胞学标本。

USG-CNB对深部淋巴瘤病灶的确诊率与SEB的差异无统计学意义，且深部病灶选择USG-CNB诊断，有以下几方面优势：①时间及空间优势，对于可疑淋巴瘤患者的深部病灶若进行SEB，需住院且进行全身麻醉，住院治疗及需要专业配置手术室的全麻手术均需要一定的等待时间，对于发展较快的淋巴瘤病例来说，可能导致患者错过最佳的治疗时机，而USG-CNB则可以在门诊进行，仅需要局部麻醉，整个过程所需时间将大大减少；②对患者全身状况要求不高，且损伤小，恢复快，对于不能耐受全麻手术或一般情况不良的患者，USG-CNB是最佳的选择，因其侵入性远小于SEB，且术后恢复至能够接受淋巴瘤治疗的所需时间也远较SEB短；③穿刺安全性及活检阳性率高，深部病灶进行USG-CNB时均采用超声实时引导，能够有效避开周围大血管及其他重要组织，且能评估病灶中有活性部位，进行靶向穿刺，既能减少术后并发症，又能提高穿刺组织标本质量；④USG-CNB所需费用较SEB明显减少，患者接受度较高。

淋巴瘤本身病变特点决定其内部很少出现缺血坏死，但仍有可能存在活性较低或病灶活性分布不均的可能，因此在获取穿刺标本时可以通过实时彩色多普勒血流成像，必要时进行超声造影检查观察病灶，选取造影增强最明显的区域，即病变内活性较高的部位进行USG-CNB，可减少穿刺活检的阴性率。超声引导下穿刺活检已成为病灶定性诊断最直接的方法，在淋巴瘤的临床诊断中应用越来越广泛。

需要注意的是，并不是所有的部位都适合超声引导下穿刺活检。受制于超声自身的局限性，声波无法穿透气体，此时一般选用CT定位活检。与超声不同，CT射线不仅能够清晰显示肺，而且具有很高的空间分辨率和密度分辨率，可准确显示病灶大小、形态、位置，以及病灶与肋骨、纵隔、叶间裂和血管的关系，有助于设计安全的穿刺路径，同时早期发现并发症。增强CT检查有助于鉴别肿物内坏死与活体组织，明确病灶周围血供情况，一定程度上有助于提高活检阳性率，降低术后并发症发生概率。由于活检组织量较大，可以进一步行免疫组化、原位杂交、FISH检测、流氏细胞术分析，是胸腔深部病变最常用方法。

（孙　彦　刘　洋　李　静　郭福新）

第二节　淋巴瘤的超声引导下粗针穿刺活检

超声引导下穿刺适用于所有超声可显示的肿大淋巴结及可疑病灶。最常见的穿刺部位为浅表淋巴结，虽然腹腔内及腹膜后绝大多数病变也是超声引导穿刺适应证，但多要求患者进行适当的胃肠道准备及穿刺后一定时间的观察护理，减少并发症的发生。

一、适应证

- 不明原因的无痛性肿大淋巴结。淋巴结肿大伴疼痛抗炎治疗2周后无明显效果。
- 临床高度怀疑淋巴瘤的患者，超声可显示病灶，并有安全进针路径的患者。
- 影像学检查怀疑恶性淋巴结，需要明确诊断除外淋巴瘤。
- 恶性肿瘤病史，可疑淋巴结转移。淋巴瘤治疗疗效评估/淋巴瘤治疗后可疑复发。
- 肿瘤原发灶无法或不便活检时的相关区域的肿大淋巴结。

二、禁忌证

- 有活动性出血倾向、凝血功能不良。
- 腹腔及腹膜后位置深在病变穿刺合并高血压且血压控制不佳者。
- 无法配合操作的患者，如精神异常、意识不清、呼吸不能配合者。

三、操作方法

（一）器械选择

1. 超声仪器：市面上的彩色超声诊断仪即可应用于穿刺活检。浅表淋巴结穿刺活检首选徒手自由式超声引导方式，因此一般不需要穿刺架；对于深方穿刺可视情况选用配套穿刺架进行导向式穿刺活检。

2. 探头选择：浅表肿物选择频率 5.0～14 MHz 线阵探头，有利于显示小淋巴结/淋巴结内微小病变或小肿物；深部或较大淋巴结的穿刺可选择 3.5～9 MHz 凸阵/线阵探头。探头频率选择取决于穿刺部位深度及病变大小，深部且肿物较大者可选用较低频率的凸阵探头，对于腹腔内比较靠近腹壁的病变，腹腔内通过加压探头后可降低深度的病变，尤其对病变较小的患者，多采用较高频率的线阵探头提高图像分辨率，以利于显示穿刺路径中的精细层次结构血流情况。此外，为扩大显示超声图像视野，应在中高频超声的基础上联合使用扩展成像，必要时使用声束偏转功能以利于全程显示针尖及穿刺路径。

3. 针具选择：穿刺针规格和类型的选择主要取决于临床实际情况和穿刺目的，可选择自动活检枪或一次性活检装置，穿刺的针具型号多采用 18 G 穿刺针，对于浅表相对安全区域的穿刺，穿刺针可选择 16 G 甚至 14 G 的粗针。粗针可确保获取足够的组织进行免疫组化或其他特殊染色的病理检查，有利于提高浅表淋巴结疾病诊断的准确性同时减少并发症的发生。

（二）患者准备

患者术前进行血常规、凝血功能、术前免疫检查，无明显出血倾向方可行穿刺活检。采用定位，体位根据穿刺部位不同而定。颈部淋巴结穿刺时多采用仰卧位，肩部垫枕，颈部后伸，但老年人颈部后伸应有限度，以避免引起椎动脉血流障碍。腋窝和腹股沟淋巴结活检一般也取仰卧位，腋窝淋巴结活检时上肢宜外展，腹股沟淋巴结活检时下肢也应轻度外展，以便于充分暴露活检部位。腹腔或腹膜后要充分暴露腹部，必要时可配合侧卧位，或腰后方/肢体后方垫软枕，找到最短及安全穿刺路径为摆放体位的一般要求，在此基础上能够在患者舒适伸展的体位下尽量充分暴露活检部位。

先进行常规超声检查，探查肿大淋巴结的位置、大小、边界、数量、回声及与周围脏器和血管的关系，然后用彩色多普勒观察淋巴结内部及周边的血流情况，选择最佳穿刺点、穿刺方向及路径，尽量选择肿大淋巴结的长轴作为穿刺路径，并避开周围器官及大血管。

（三）穿刺方式

1. 自动组织学活检：根据淋巴结大小预设活检枪的穿刺弹射射程，超声引导下将自动活检针刺入靶淋巴结/肿物边缘，发射穿刺枪弹射按钮，完成组织切割活检，观察针尖位置及周围出血情况，无出血及周围组织损伤即可退针（图 10-1）。

2. 半自动穿刺活检：超声引导将穿刺针刺入淋巴结/肿瘤边缘，固定针鞘，推进针芯进入靶淋巴结，之后固定针芯，推进针鞘切割组织并将其封闭在针芯的组织槽内，然后退出活检针。

3. "一针两用"法：外径 0.7～0.9 mm 细针吸取细胞的同时可吸出组织碎片，涂片时需将组织碎片仔细挑出，制成石蜡切片。CNB 或自动活检技术主要用于组织学检查，所取得的组织标本亦可行印片细胞学检查。即在组织条固定之前，以小针头挑起置于洁净的载玻片上进行轻轻挤压印片，在玻片不同部位重复上述动作 2～3 次，然后将玻片置于 95% 酒精内固定，印片后条状标本单独置于福尔马林溶液中固定，送检病理实验室检查。组织学和细胞学检查相辅相成，两种检查方法互相配合，有助于快速诊断和提高诊断水平。

4. 手动穿刺：在固定针芯及针鞘相对位置后锁定保险装置，超声引导进入目标淋巴结后退出针芯，按照由下至上、逐层切割的原则，手动使用针鞘按照一定顺序进行连续提插并快速切割组织，取材时避开液化坏死区，在实性病变区域多部位、多角度提插取材后退针，用针芯将组织标本推出（图10-2）。

（四）操作流程

1. 根据术前评估的超声及血流情况，选择穿刺点及进针途径。于体表做标记后，常规消毒铺巾，1%利多卡因局部麻醉，用无菌穿刺探头再次确认穿刺点和穿刺径路，尖刀片破皮，将穿刺针置入皮肤切口，同时用探头再次确认淋巴结及穿刺针位置，当靶病灶显示最清楚且与穿刺针同平面时，固定穿刺探头，按预定的穿刺径路，实时超声引导下使用穿刺针穿刺抵达靶区。

2. 高频超声探头引导穿刺可以实现进针路线和过程的可视化，穿刺针应在探头一端沿着探头长轴方向进针（平面内进针），并尽可能保持与声束方向平行，必要时将探头旋转90°以显示病灶内针尖的位置（平面外进针）。

3. 对于组织学活检，可选取不同区域进行多点穿刺取材（根据不同需要及部位）。通常情况下淋巴结穿刺活检时皮质取材2次，淋巴门部位取材1次。当淋巴门消失或显示不清时，可以在淋巴结深方、中央区及浅方各取材一次。需要分型及基因检查时浅表部位淋巴结或肿物可多次多点取材；深方腹部或腹膜后取材一般2~4针，操作中避免在同一点反复穿刺。

4. 组织学穿刺取材后需察针槽内组织的颜色、质地和长度，大致判断所取组织是否满意，根据临床检查需求，标本进行相应的处理，常规病理检查需要把标本放入10%福尔马林溶液固定；如果需做基因检查等特殊检查，标本不需固定，直接用新鲜标本送检。

5. 若取材标本呈不连续碎屑样，应再从病灶

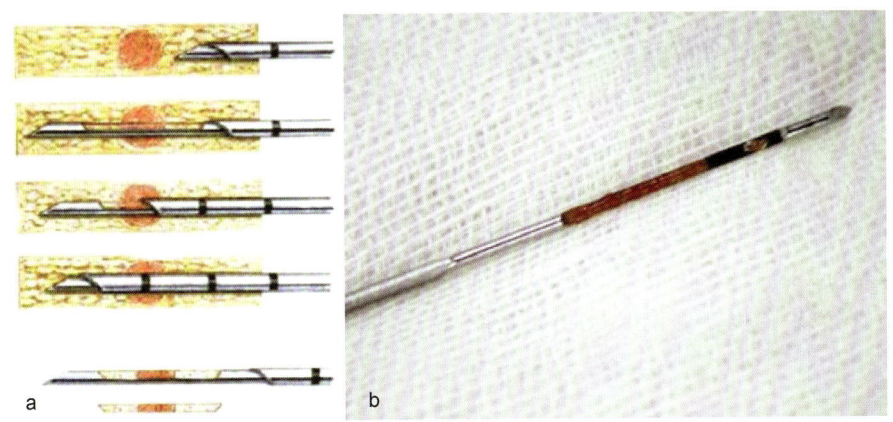

图10-1　自动穿刺示意图。a.将带有穿刺针刺入病灶内/边缘，发射穿刺枪，穿刺枪针内芯先射出，套管后弹出，两者有0.1 s时间差，即内芯弹出且组织充填凹槽后套管再弹出将组织切割并保留在凹槽内；b.淋巴结穿刺病理标本肉眼观，取材组织条长度满槽，即1.7 cm

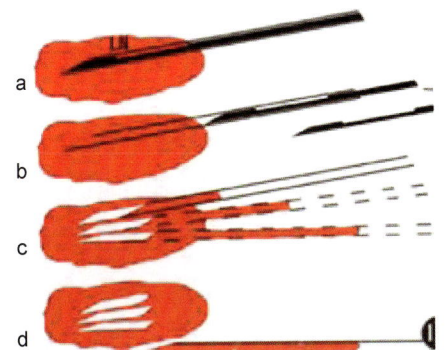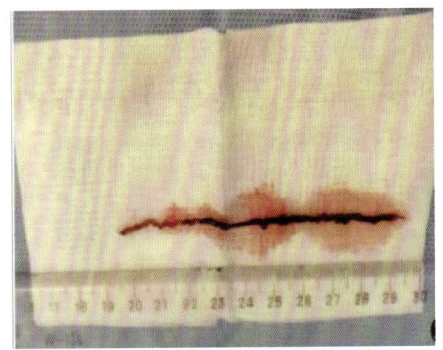

图10-2　手动穿刺示意图。a.将带有针芯的针鞘刺入淋巴结内；b.退出针芯，将针鞘留置在淋巴结内；c.使用针鞘在淋巴结内连续多部位取材；d.退出针鞘，淋巴结内白色区域代表取出的组织，针鞘内显示的红色区域代表取出的较长、较粗的组织条；e.淋巴结穿刺病理标本肉眼观，手动连续取材组织条长度约10 cm

周边取材。淋巴结明显液化坏死呈囊性病变，可先抽取囊性液行细胞学涂片，后再行粗针活检，以提高穿刺活检的阳性率和准确性。

6. 淋巴结的活检组织条标本不宜用快速冰冻检查，HE染色镜检查仍是基本的病理检查，需要确定组织来源或进行分型时可行免疫组化或其他特殊检查。

7. 穿刺术后处理：浅表淋巴结及病变穿刺后局部加压包扎或嘱患者局部按压，留院观察30 min，患者无不适、无出血征象可离开。腹腔及腹膜后肿瘤穿刺后适当压迫穿刺部位，穿刺部位覆盖无菌纱布或止血贴，用腹带压迫。观察生命体征等2 h以上，超声确认穿刺部位无出血后可用轮椅或平车送回病房观察。嘱患者平卧6～12 h或以上。

四、注意事项

1. 对于多发淋巴结，应选择体积较大、形态不规则或较饱满（纵横比小）、皮质不对称增厚且回声不均匀减低、边界模糊、淋巴门结构不清、淋巴结血流分布呈周边型或混合型的淋巴结为靶淋巴结，以提高活检的阳性率和准确性。

2. 活检取材时注意避开淋巴结淋巴门结构或液化坏死区，尽量在边缘或血供丰富的部位取材。此外尽量从不同方向多点取材，避免同一部位多次取材，影响取材效果，深方部位取材时由于取材数量有限，建议结合超声造影评估病变内活性区域情况后再进行重点部位取材，以免后续病理诊断困难。

3. 淋巴结活检标本易于挤压变形，因而影响病理组织学诊断及分型。应尽量采用自动活检技术，减少活检标本组织挤压变形，对于风险较大位置的病变穿刺活检可采用手动活检方法。

4. 建议组织结构和细胞形态复杂的淋巴瘤采用手术切除或切取活检。

5. 活检标本取出时不宜用镊子夹，而应直接置于标本纸片上或瓶内，必要时可使用针尖挑，以避免活检标本挤压变形。

6. 细胞学与组织学诊断可同时取材，联合诊断，以满足临床需要。

五、并发症

超声引导下浅表部位的病灶穿刺活检安全性高，一般无严重并发症。胸腹部深方病灶活检出现并发症的可能性高于浅表部位，因此对于内脏深方病灶应谨慎，必要时应住院治疗。常见并发症有局部出血、感染、邻近脏器的损伤等，由于自动活检技术的改进及超声可视化技术的应用，并发症发生率已明显降低。

（孙 彦 谭 石）

第三节 淋巴瘤的超声引导下细针穿刺活检

以往淋巴瘤诊断由于分型复杂等因素，对病理取材要求较高，临床多采用SEB及USG-CNB作为淋巴瘤穿刺诊断手段。近年来，随着对淋巴瘤诊断及治疗的深入研究，人们认为流式细胞术（flow cytometry，FC）是可以指导靶向化疗和细胞治疗的关键诊断方法，为复发和难治性淋巴瘤患者提供免疫信息。FC的取材多采用超声引导下的细针穿刺（fine needle aspiration，FNA），FNA获得的细胞学样品可直接用于检查，以提高复发和难治性弥漫大B细胞淋巴瘤（R/R DLBCL）细胞的数量，避免CNB获得的样品在研磨后导致大量细胞破碎，有效提高抗原表达检出率和表达强度准确性，特别适用于识别B细胞群的克隆性。FC快速准确地检测细胞因子，有助于机体免疫功能的判断、疾病的诊断及疗效的判定等。此外，FNA操作更简单，损伤更小，对于病灶位置特殊、周围脏器及血管情况复杂的风险较高的胸腹腔穿刺活检，粗针穿刺可能造成严重并发症，采用超声引导下FNA可明显降低穿刺风险，提高诊断效率。

一、适应证及禁忌证

同USG-CNB。

二、操作方法

（一）器械选择

1. 超声仪器：常规使用的彩色超声诊断仪即可应用于穿刺活检，不需要穿刺架。
2. 探头选择：同粗针穿刺。
3. 针具选择：一般选择 22～27 G 的细针。为取得更好的穿刺标本，推荐采用 25 G 以上带针芯的细针穿刺，穿刺针进入靶病灶的过程中，留置的针芯可以防止周围组织细胞进入到针鞘内。针芯的存在能够强化针体的硬度，在拔出针芯前，有利于穿刺针进入病灶内。

（二）患者准备

患者术前进行血常规、凝血功能、术前免疫检查，无明显出血倾向方可行穿刺活检。采用体表直接检查定位，体位根据穿刺部位不同而定，原则上同粗针穿刺。

（三）穿刺方式

根据 FNA 穿刺时是否使用负压，将超声引导下 FNA 可分为抽吸和非抽吸技术。

1. 抽吸 FNA：使用徒手穿刺的方法进行负压吸引时需要把穿刺针固定在 5 ml 的注射器上，在超声的引导下进入结节内，然后注射器回吸 1～2 ml，保持一定的负压以帮助抽吸细胞。穿刺针沿着结节的长轴往返运动，以 3 次 / 秒的速度提插，提插时间 3～6 s，然后释放压力，穿刺针退出。当结节由退行性变组织和液体组成，或病灶内部血管非常丰富时，这种情况下穿刺会立即在针尾部注射器内出现大量的稀薄液体。如果较低负压重复穿刺仍然出现这种情况，那就需要使用非负压式抽吸方法，即"只用穿刺针"的技术（Zajdela 技术），通常会提高涂片所需的细胞的数量。

2. 非抽吸 FNA：Zajdela 技术的核心是通过更加快速的往返运动切割获取大量细胞或细胞团，这种方法适用于 27 G 及 25 G 的穿刺针，操作时并不需要负压抽吸，当针刺入肿瘤时，在细针的毛细作用下，组织细胞会被吸入穿刺针内。穿刺针持续穿刺时间为 3～6 s。一般情况下操作需要重复 2～4 次；不具备细胞学现场评估条件时，建议至少穿刺 3 次。

（四）操作流程

1. 根据术前评估的超声及血流情况，选择穿刺点及进针途径，于体表做标记后，常规消毒铺巾，一般不需要麻醉，再次确认穿刺点和穿刺径路，将穿刺针置入皮肤切口，按预定的穿刺径路，在实时超声引导下将穿刺针插入并抵达靶区。

2. 利用高频超声探头引导穿刺可以实现进针路线和过程的可视化，穿刺针应在探头一端沿着探头长轴方向进针，并尽可能保持与声束方向平行，必要时将探头旋转 90° 以显示病灶内针尖的位置。

3. 实时超声引导下反复提拉穿刺针，保证穿刺针始终在病灶区域及活性区域，进行多角度、多方向取材，以保证取材范围尽量覆盖肿瘤区域。

4. 若取材标本呈不连续碎屑样，应再从病灶周边取材。淋巴结明显液化坏死囊性变，可先抽取囊性液行细胞学涂片，后再行组织芯活检，以提高穿刺活检的阳性率和准确性。

5. 穿刺术后处理：同 CNB 术后处理。

三、注意事项

1. 穿刺病灶 / 淋巴结及穿刺区域的选择同粗针穿刺。

2. 对于穿刺物是明显血液或间质成分、囊泡和退变的液性混合时，为提高穿刺质量，需要提高穿刺速度，当提插速度 5～6 次 / 秒时，毛细及切割作用时间较短，避免过多液体吸入到穿刺针内而影响细胞量，同时避免血性背景影响病理读片。

四、并发症

US-FNA 一般无严重并发症。胸腹部深方病灶活检出现并发症高于浅表活检，但仍远远低于 US-CNB，可明显降低并发症发生。

（孙　彦　谭　石）

第四节　胸部淋巴瘤的 CT 引导下穿刺活检

一、适应证

- 评估未确诊的肺内结节，或既往淋巴瘤临床考虑肺内转移。
- 支气管镜检查后未确诊的纵隔肿块、肺门肿块。

二、禁忌证

（一）绝对禁忌

- 严重心肺功能不全严重肺动脉高压：肺动脉收缩压（PASP）＞40 mmHg。
- 不可纠正的凝血功能障碍。
- 肺动脉瘤或动静脉畸形。
- 疑似肺包虫病。

（二）相对禁忌

- 不能配合呼吸及体位。
- 肺大疱、慢性阻塞性肺疾病、肺气肿、肺纤维化。
- 解剖或功能上孤立肺。
- 穿刺路径上有明显感染性病灶。
- 机械通气（呼吸机）。

三、穿刺前评估

术前详细询问用药史、过敏史，特别是造影剂过敏史，穿刺前必须评估增强 CT。

1. 术前停药

（1）穿刺术前 1 周将华法林改为低分子肝素，术前 24 h 停用低分子肝素。

（2）阿司匹林和氯吡格雷建议穿刺术前至少停药 7 天。

（3）贝伐珠单抗建议穿刺术前停用 6 周。

（4）安罗替尼建议穿刺术前停用 1 周，重组人血管内皮抑制素建议穿刺术前停用 24 h。

2. 临床常用抗凝药物

如表 10-1 所示。

表 10-1　临床常用抗凝药物

抗凝	抗血小板	溶栓
华法林	阿司匹林	阿替普酶（rt-pa）
达比加群	替格瑞洛、氯吡格雷	尿激酶
利伐沙班、依度沙班	吲哚布芬	
低分子肝素（依诺肝素、那曲肝素）	双密达莫	
比伐卢定	替罗非班	
磺达肝素	依替巴肽	

3. 辅助检查

复查血常规及凝血、感染筛查（乙型病毒性肝炎、丙型病毒性肝炎、梅毒、艾滋病等）、心电图、血生化、血型、肺功能检查。血小板计数＞$50×10^9$/L，国际标准化比值（INR）＜1.5，凝血酶原时间（PT）延长小于 3 s，活化部分凝血酶原时间（APPT）比值或 PT 比值小于 1.4 为正常。肺功能检查第一秒用力呼气量（FEV1）＜1 L/s 或＜35% 预计值为相对禁忌。

四、操作方法

（一）器械选择

CT 引导下胸部及纵隔穿刺活检对 CT 设备的性能无特殊要求，常规使用 16 排 CT 即可，常规孔径或大孔径 CT 模拟定位机均可，扫描 CT 多为轴位扫描，较螺旋扫描更为精准。穿刺一般采用同轴针，以便减少损伤，仅通过一个穿刺针道即可进行 3～6 次取材。出现气胸或血胸时，可以利用同轴通道抽吸积气或积血、注射药物等，有助于即刻处理并发症。同轴通道有保护作用，可在一定程度上降低针道种植转移的风险。活检枪分为半自动活检枪和全自动活检枪，肺及纵隔活检枪型号多选 18 G。淋巴瘤活检时，尽管全自动活检枪较半自动活检枪阳性率高，但全自动活检枪为弹射式活检枪，发射时需要前进一定的距离，容易损伤病灶前方血管。半自动活检枪切割原理与之不同，使用前先将针芯推出，穿刺进入肿瘤内部，发射时针芯固定不动，复扫 CT 确定针芯位置安全后，再弹射击发针鞘进行组织切割，适合穿刺针前方有大血管时使用。穿刺操作室需具备吸氧、负压吸引、抢救车等必要急救器材及人员配备。

（二）患者准备

根据穿刺部位及体位，术前需向患者交代术中、术后注意事项。胸部穿刺患者需做呼吸训练，以及穿刺体位训练。嘱患者术中尽可能减少任何增加胸腔压力的活动，如咳嗽、说话等。

（三）操作流程

胸部穿刺活检流程如图 10-3 所示。

1. 患者固定：可采用真空垫固定，即在诊疗床上铺设真空垫，固定好患者体位后使用真空泵抽吸空气，真空垫紧密包绕人体，达到人体固定及塑形的目的。真空垫可反复使用，成本低廉，且稳固、便捷、快速，患者舒适性好。但采用真空垫固定需提前设计好进针路径，以防止真空垫遮挡进针点，如出现遮挡需重新塑形固定。患者开放静脉通路，鼻导管吸氧，心电监护。

2. 增强 CT 扫描：增强 CT 扫描一般采用轴位扫描，显示针尖的位置更加准确。扫描层厚选择 5 mm，如果有条件可选择 2.5 mm 薄层扫描，以减少容积效应。增强扫描可以清楚显示平扫时显示不清的病灶（大小、位置、形态、密度），特别有助于评估病变周围有无血管及与血管之间的关系。除此之外，还能够明确穿刺路径上的血管（肋间动脉、内乳动脉、内乳静脉、椎旁动脉、锁骨下动脉、锁骨下静脉）、叶间裂、臂丛神经、纵隔大血管、心脏等正常结构，同时更好地观察并

避开肺气肿、肺大疱、感染等病灶。

3. 设计进针路径：肺内及胸膜病灶穿刺遵循最短路径原则，尽量减少正常肺组织损伤。尽量靠近脊柱侧进针，避免远离脊柱进针，肋骨远离脊柱侧移动度大。穿刺路径应当避开肋骨、软骨、血管（肋间动脉、内乳动静脉、锁骨下动脉）和叶间裂，肺气肿、肺大疱、坏死或空洞性病变也应尽量避开。进针时应平行于大血管进针，穿刺时需避免针尖朝向重要结构，穿刺路径需要借助上下 CT 层面确定血管走行。阻塞性肺不张需结合术前 PET/CT 或增强 MRI 明确病灶位置，可以通过不张的肺进行穿刺，减少气胸和咯血的发生，但应注意不张肺内血管分布。

纵隔穿刺入路包括：经上腔静脉与升主动脉间隙、经胸骨、胸骨旁、肺动脉窗或肺动脉升主动脉间隙、水平经肺、后胸椎旁间隙、经胸椎、胸椎与胸主动脉间隙、肺动脉与胸主动脉间隙等，如图 10-4 所示，3A 区（血管前）淋巴结穿刺活检，一般由②③⑤路径穿刺。2、4 区（即上、下气管旁）淋巴结可由①④⑨路径穿刺。7 区（隆突下）淋巴结可由⑥⑦⑨路径穿刺。需要注意的是，当经过大血管间隙时需更换同轴钝头针芯，通过大血管后再换回棱形针芯，降低出血风险。

4. 穿刺进针取材：1% 利多卡因局麻至胸膜，破皮刀切皮后，在 CT 引导下分步进针，穿刺至肿瘤，复扫针尖位置，激发活检枪取病理。近膈肌的病变随呼吸运动幅度较大，为避免呼吸影响，嘱患者在相同呼吸幅度状态下进针或吸气末嘱患

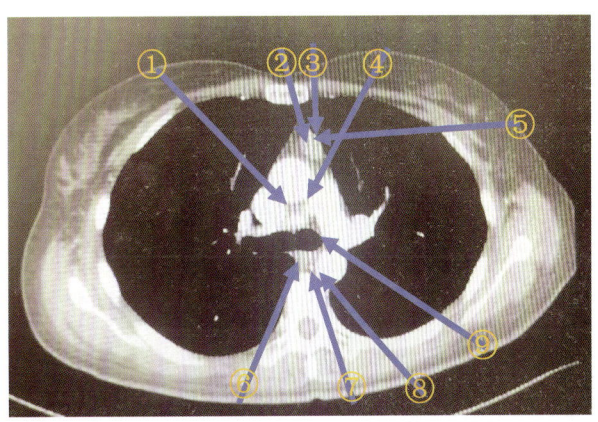

图 10-4 纵隔穿刺进针路径。①经上腔静脉与升主动脉间隙，②经胸骨，③胸骨旁，④肺动脉窗或肺动脉升主动脉间隙，⑤水平经肺，⑥后胸椎旁间隙，⑦经胸椎，⑧胸椎与胸主动脉间隙，⑨肺动脉与胸主动脉间隙

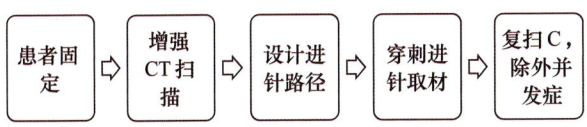

图 10-3 穿刺活检流程

者憋住气后再进针。针尖位于结节中时击发活检枪可以减少正常肺组织切割损伤，从而减少肺内出血。CT扫描时针芯退出以减少伪影，有利于观察针尖位置。穿刺过胸膜需要快速而坚定，针尖应至少穿过胸膜前方1cm，以防止针尖在呼吸过程划伤胸膜，造成气胸。肿瘤较大时中心容易产生坏死，尽量取肿瘤外周组织，可参考术前PET/CT选择穿刺部位。

5. 复扫CT除外并发症：术后避免移动，减少说话，观察2~3h，24h内复查胸部X线除外继发性气胸。

五、并发症

（一）气胸

1. 危险因素：患者体型高瘦、高龄、吸烟、有基础肺部疾病（如肺气肿或慢性阻塞性肺疾病），病灶直径小导致正常肺脏切割，穿刺针与胸膜不垂直导致胸膜划伤，多次经胸膜穿刺，手术时间长，同轴针的直径较大，针道区域出现肺气肿，患者不配合（说话、咳嗽），穿刺针由胸壁侧方入路，穿过叶间裂或空洞。气胸多在术后1h内发生，部分患者术后出现迟发性气胸（24h以上），也有患者出现皮下气肿。

2. 降低气胸风险的方法：药物镇静或止咳，穿刺操作过程中避免谈话，使用同轴技术减少胸膜穿刺；快速翻滚技术（出针后翻身保持活检侧低位）；注射水凝胶、无菌生理盐水等封堵穿刺针道。

3. 处理：肺压缩大于30%、症状性气胸、持续性气胸需闭式引流，气胸量较少且无症状无须处理。

（二）肺内出血

1. 危险因素：病灶距胸膜距离远，活检次数多，活检针粗，病灶位于纵隔内或心脏纵隔旁，富血供病变（如转移性肾细胞癌），靠近扩张的支气管动脉分支（慢性空洞性疾病），凝血功能障碍，肺动脉高压，抗血小板药物治疗等。

2. 降低出血风险的方法：避免穿刺大血管，活检时切割组织位于肿块内，水凝胶或凝血酶针道封堵。

3. 处理：停止穿刺，保持呼吸道通畅，患侧卧位，鼓励患者将血咯出；呼吸困难或低氧血症时需要气管插管，持续性咯血需要介入栓塞，可以静脉滴注止血药如垂体后叶素10~20U＋5%葡萄糖溶液250 ml（禁忌证包括高血压、冠心病、肺心病）。

（三）血胸

1. 血胸主要是穿刺通道上的动脉出血所致，降低血胸风险的方法为避免穿刺肋间动脉及内乳动脉。

2. 处理：使用胸腔负压引流装置尽量排出血液，注意监测引流量和出血状况，多数患者由于胸膜贴合而止血，避免慢性肺不张或脓胸等后续问题。如果在引流1500 ml血液后仍然持续出血超过200 ml/4 h，则需要在肋间置管引流同时进行开胸手术以控制出血。如果48 h后置管清除失败，则执行胸腔镜手术

（四）胸膜反应

1. 危险因素：年轻女性患者、体型偏瘦、情绪紧张、基础血糖偏低、多次经胸膜穿刺、病变深及穿刺位置越深等。

2. 症状：头晕、面色苍白、胸闷、心悸，严重者可出现大汗淋漓、血压进行性下降，甚至休克、晕厥。

3. 处理：应立即停止操作，及时给予肾上腺素或葡萄糖溶液对症处理，同时予以氧气吸入并注意保暖，监测生命体征，注意预防休克。

（五）空气栓塞

1. 空气栓塞是一种可致死性并发症。胸部CT可以显示中央静脉、右心室、肺动脉或心脏的空气栓塞。超声心动图有时可用于快速识别心室或大静脉中的空气、右心室扩张或肺动脉高压。

2. 原因：空气经同轴导管由肺静脉进入左心房、左心室及体循环，或是外伤、医源性损伤形成气管-静脉瘘。

3. 危险因素：活检空洞性病变，或血管炎性病变（如磨玻璃影）、咳嗽、正压通气、呼吸急促、活检针粗大、实质内出血、下叶病变穿刺、病变高于左心房水平、俯卧位、病灶内进针的深

度浅和正压通气。

4.处理：保持头低足高位（Trendelenburg position），避免空气进入大动脉，同时面罩吸氧或高压氧治疗，必要时冠状动脉抽吸和Swan-Ganz导管从右心室抽出空气。

（郭福新）

参考文献

[1] Feng SM, Tan S, Yao XY, et al. The value of ultrasound-guided fine needle aspiration in the diagnosis of diffuse large B-cell lymphoma: A single center experiment. Eur J Radiol. 2022, 157: 110567.

[2] 田文, 孙辉, 贺青卿. 超声引导下甲状腺结节细针穿刺活检专家共识及操作指南（2018版）. 中国实用外科杂志, 2018, 38（3）: 241-244.

[3] Vallangeon BD, Tyer C, Williams B, et al. Improved detection of diffuse large B-cell lymphoma by flow cytometric immunophenotyping-Effect of tissue disaggregation method. Cytometry B Clin Cytom, 2016, 90（5）: 455-461.

[4] 何玲, 彭钰蓓, 寇震, 等. 超声引导下粗针穿刺活检诊断淋巴瘤的临床价值. 临床超声医学杂志, 2022, 24（7）: 545-548.

[5] Assaf N, Nassif S, Tamim H, et al. Diagnosing lymphoproliferative disorders using core needle biopsy versus surgical excisional biopsy: three-year experience of a reference center in lebanon. Clin Lymphoma Myeloma Leuk, 2020, 20（8）: e455-e460.

[6] Warshavsky A, Rosen R, Perry C, et al. Core needle biopsy for diagnosing lymphoma in cervical lymphadenopathy: Meta-analysis. Head Neck, 2020, 42（10）: 3051-3060.

[7] Pina-Oviedo S, Weissferdt A, Kalhor N, et al. Primary pulmonary lymphomas. Adv Anat Pathol, 2015, 22（6）: 355-375.

[8] 杨雪玲, 于海鹏, 司同国. 胸部肿瘤经皮穿刺活检中国专家共识（2020版）. 中华介入

第十一章

淋巴瘤的病理诊断

第一节 概述

一、病理学的建立和发展

病理学的建立和发展与社会发展、科技进步以及医学发展息息相关，病理学的形成和发展大体有以下几个主要阶段。

（一）早期病理学的建立

我国是世界上最早开始做尸体解剖的国家，早在春秋战国时期就有人做过尸体解剖，并记载于秦汉时期的《黄帝内经》。南宋时期著名法医学家宋慈所著《洗冤集录》对尸检、伤痕病变以及中毒等均有详述，它是世界上最早的一部法医学著作，也为病理学的发展做出了很大的贡献。

古希腊名医 Hippocrates 首创体液病理学说，主张疾病的发生是由于外界因素促使体内 4 种基本体液（血液、黏液、黄胆汁、黑胆汁）发生质和量的改变所致。

（二）器官病理学

18 世纪中叶，意大利医学家 Morgagni 根据大量尸检的肉眼观察材料写了《疾病的部位和原因》一书，描述梅毒、心脏病、肺炎等各种病变，讨论了病变与临床症状的联系，提出疾病常在一定器官形成相应病变的理论，从而创立了器官病理学。

（三）细胞病理学

19 世纪，由于显微镜的出现，德国病理学家 Virchow 利用显微镜研究人体病变器官和组织，发现了组织、细胞的形态变化，认为细胞的变化及其功能障碍是一切疾病的基础，由此提出细胞病理学理论，于 1858 年出版了著名的《细胞病理学》。它对近百年来病理解剖学的发展具有划时代的意义。

（四）实验病理学

19 世纪法国生理学家 Claude Bernard 首创了实验病理学。他在动物身上研究疾病的动态变化以及病因和发病机理，揭示了多种疾病发生发展的规律，让人们对疾病本质的看法提高到一个较高的理性认识阶段，从而纠正了细胞病理学所认为的"疾病本质就是局部的细胞变化"这种片面观点。因此，实验病理学的兴起，大大促进了病理学的发展，它也逐渐成为病理学的一个重要组成部分。

（五）亚细胞病理学

20 世纪 30 年代以来，由于电子显微镜的诞生和生物组织超薄切片技术的建立，病理学便跨入了亚细胞和分子水平阶段，使过去未被认识的许多微细病变和发生机制，逐渐得到了阐明。

（六）免疫病理学

20 世纪 60 年代 Akanke 建立酶标抗体技术-铁蛋白标志 Ab 技术。20 世纪 70 年代 Stemberger 建立了过氧化物酶-抗过氧化物酶染色（PAP）技术，使免疫细胞化学得到广泛应用。20 世纪 80 年代 Hsu 等建立了抗生物素蛋白-生物素复合物法（ABC）之后，免疫金-银染色法、半抗原标志法、免疫电镜技术相继问世。

1941年Coons首先用荧光素标志抗体检测肺组织内的肺炎链球菌获得成功，流式细胞仪（flow cytometer，FCM）逐渐形成。在FCM和免疫细胞化学的基础上，淋巴造血系统疾病的流式细胞学检测得以快速发展。

（七）分子病理学

分子病理学是一门新兴学科，是在基因水平上用分子生物学技术研究疾病发生发展的一个病理学分支学科。分子病理学进行的检测通常称之为基因检测，即取被检测者的肿瘤组织、积液、血液和循环肿瘤细胞等，经提取和扩增后，通过相应的分子生物学技术，对其基因信息进行检测、分析，从而在基因水平为疾病诊断或治疗提供帮助。

二、淋巴造血系统肿瘤病理诊断的现状

在现代医学中，病理检查是疾病诊断的重要组成部分。病理诊断一直被誉为疾病诊断的"金标准"。近年来，关于血液肿瘤的病理诊断已经形成国际通用模式，即形态学（morphology）、免疫学（immunology）、细胞遗传学（cytogenetics）、分子生物学（molecular biology），简称"MICM"。其中形态学包括细胞形态学（图11-1a）和组织病理形态学（图11-1b）。免疫学包括组织病理的免疫组织化学染色（简称免疫组化）技术（图11-1c）和流式细胞学（图11-1d）。细胞遗传学包括染色体核型分析技术（图11-1e）和原位杂交技术，原位杂交又包括普通原位杂交（ISH）、荧光原位杂交（FISH）、多色荧光原位杂交（mFISH）（图11-1f）。分子生物学包括聚合酶链反应（PCR）（图11-1g）、二代测序（NGS）技术（图11-1h）。

一份完整的血液肿瘤病理报告，应包括MICM信息。由于方法学不同，这些检测内容常分别由以下实验室完成：细胞病理实验室、组织病理实验室、流式细胞学实验室、细胞遗传学实验室、分子生物学实验室。

淋巴造血系统的细胞病理检查主要指骨髓及血涂片细胞检查，亦包括组织印片，在国内常归属于检验科工作范畴，常用名称为细胞形态室。组织病理实验室是绝大多数病理科的主要工作架构，在综合医院，病理科常面对全身各系统疾病，鉴于每个系统的疾病在临床都已专科化，甚至专科内进一步亚专科化，对应的病理专业亦应该专科、亚专科化才能使疾病诊治更加精准，更加个性化。但由于国内病理医师资源紧缺，目前难以实现。

虽然淋巴造血系统肿瘤发病率相对较低，但其分型复杂、误诊率高。大宗病例文献报道，欧洲淋巴瘤的误诊率近20%。北京高博博仁医院统计了2019年7月至2021年6月收到的2291例会诊病例，发现其误诊率高达39.8%（912/2291），其中对临床治疗有重大影响的占14.7%

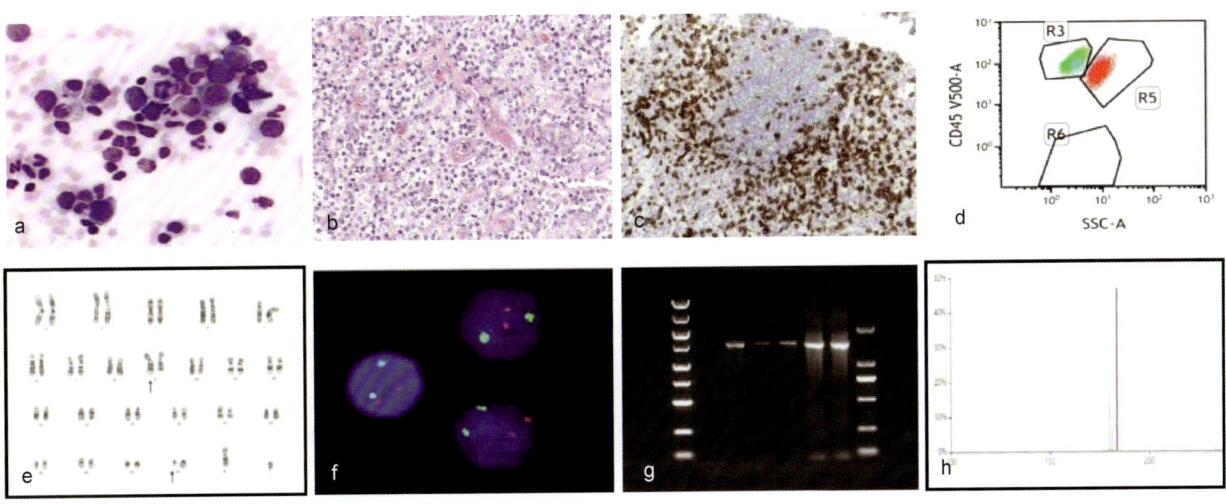

图11-1 血液病理诊断的MICM模式。a.细胞形态学；b.组织病理形态学；c.免疫组化；d.流式细胞学；e.染色体核型分析；f.荧光原位杂交；g.聚合酶链反应；h.二代测序

（337/2291），包括良恶性疾病之间误诊、淋巴造血系统肿瘤和非造血系统肿瘤之间的误诊，以及淋巴造血系统肿瘤中系别间的误诊；亚型之间的误诊占24.2%（554/2291），其中包括206例初诊时未能明确亚型者，这206例在进一步明确诊断前对临床决策治疗影响甚小，但即便去除这206例患者，整体误诊率也高达33.9%（706/2085），这与国际水平有明显差距。

在倡导精准医疗的时代，我们建议临床在需要时请淋巴造血系统亚专科病理医师进行诊断或会诊，以减少误诊、漏诊。同理，对流式细胞学、细胞遗传学、分子生物学等的检测亦是如此。因此我们强调，一份精准、全面的诊断报告，一定由淋巴造血肿瘤亚专科的专业实验室出具。

（邓　静　左晓娜　郭丽改　高子芬）

第二节　组织病理工作流程

尽管目前已发展到分子病理时代，但形态学依然是病理诊断的基础，在血液肿瘤中亦是如此。比如，在急性髓系白血病的诊断中，最早的FAB分型即是基于细胞形态学的诊断，很多时候，组织病理形态可弥补细胞形态学无法观察到的组织结构特点，如骨髓纤维化、前体细胞的空间定位等，从而协助临床在形态学层面对疾病诊断、预后等有更充分了解。在淋巴瘤诊断中，组织病理学既能评价组织结构，又能观察细胞形态，还可以通过免疫组化染色分析异常细胞和背景细胞的免疫表型特点，从而做出明确的病理诊断与分型，这是确保临床疗效的基础。另外，在目前免疫治疗的大背景下，免疫组化染色和流式细胞学检测均可为临床提供靶点评价，两种方法各有优势，信息互补。

关于细胞形态学、流式细胞学、细胞遗传学、分子生物学各实验室相关项目的详细介绍均在对应章节阐述，本章主要关注组织病理学。从标本获取、固定，到病理科内部再次取材、脱水、浸蜡、包埋制作蜡块，以及苏木精-伊红（HE）、免疫组化、原位杂交等染色，再到病理诊断医师阅片、评价，结合临床和各实验室信息综合分析，最终得出一份满意的整合病理报告。

一、组织病理工作流程

组织病理染色片制作流程复杂，一张满意的染色片不仅需要病理科各环节严格质控，也需要临床配合。临床取材和固定属于病理检查的实验前操作，详见后续章节阐述。

病理科自收到病理申请单和病理标本开始，到病理报告发出、资料归档，均要在病理质控系

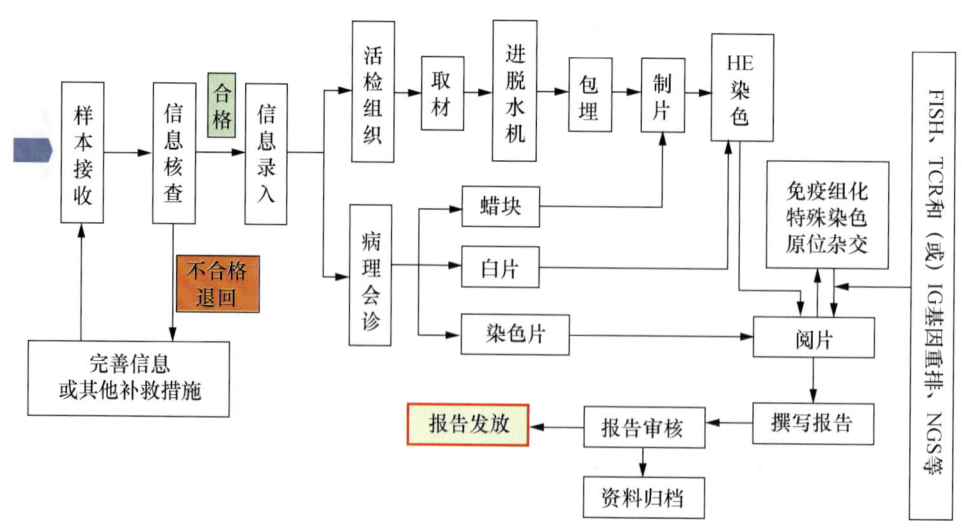

图11-2　病理科工作流程

统中完成，以确保无疏漏、无差错（图11-2）。

（一）第一日

活检组织标本接收当天（第一日）的工作环节包括消毒、信息核查、基本信息和临床信息的收集录入、病理取材、（部分组织）脱钙。

大部分病理科将当日下班1 h前接收的标本视作当日标本，之后的视作次日标本。这是因为标本进入脱水机前需要一定时间固定，含骨质的标本还涉及脱钙。拖延时间会影响当天其他标本进入脱水机的时间，以及次日进一步工作的流程。下班前标本进入脱水机，视标本大小、多少，通常设定运行时间为13～15 h不等。

（二）第二日

第二日工作环节包括包埋、制片、HE染色，初诊阅片，开第一轮免疫组化医嘱。

第二日HE染色完成具体时间根据各病理科工作量不同而不同，一般在16：00前全部完成。初诊医师阅片，开具医嘱，即第一轮免疫组化，为后续诊断（包括进一步免疫组化、特殊染色、原位杂交，甚至分子、遗传学检测等）做准备。如有不合格标本，如标本太小或可评价的成分太少等，通常病理科会联系临床医师建议再取，或次日请示上级医师发出不合格标本的病理报告。

如遇到临床加急/危重患者标本，第一轮组化会结合病史和组织形态学改变特点，尽量开具诊断和鉴别诊断需要的所有免疫组化等项目，这样通常可以缩短报告时长。但同时由于一次免疫组化较多，会出现资源浪费，甚至剩余标本量不足以支持后续检查。

二、病理报告时效

国家对病理报告的时效要求通常为5个工作日内完成常规病理诊断，发出病理报告。需要加做免疫组化等特殊工作时可顺延5～7个工作日完成诊断，发出报告。疑难病例需要延时，可及时与临床医师联系或发延时病理报告通知。各病理科根据本科室标本量、特殊工作的方法不同，报告时间亦不尽相同。

三、方法学

（一）活检组织蜡块制作

常规活检的蜡块制作需要对组织进行充分固定、取材，含有骨组织的标本还需要脱钙。进入脱水机后，经历脱水、透明、浸蜡，最后用包埋盒逐个进行包埋。

1. 组织固定是为了保持组织、细胞的原有形态。病理取材的目的是使每块组织的大小、厚度适合脱水机流程，以保证后续工作的质量。由于组织大小不同，在脱水机中每个环节需要的时间亦不完全相同。脱水机完成的环节包括：固定/脱水交联、脱水、透明、浸蜡。在还没有使用脱水机的病理科，上述环节通常需要18～24 h完成。

2. 带有骨质成分的标本需要充分脱钙，才能保障良好的制片效果，脱钙时间常因组织大小不同而不同。在综合医院病理科，由于面对的大部分为组织大标本，通常设定的脱钙时间较长。但脱钙时间太长，将影响部分免疫组化着色效果，且不能支持进一步的FISH、分子检测。因此我们建议缩短脱钙时间，比如骨髓活检脱钙时间<1 h，脱钙后用流动水冲洗20 min以上，将最大限度减少对后续免疫组化、原位杂交、FISH及分子检测的影响。

活检组织蜡块制作流程见图11-3。

（二）石蜡切片和贴片

1. 石蜡切片的制作过程需要冷台、切片机、摊片机、烤片机标签打号机等设备，不同的载玻片、一次性石蜡切片专用刀片、滤纸等耗材，和毛笔、镊子等工具。制作流程见图11-4。

2. 根据不同疾病和用途，切片的厚度要求不同，载玻片也根据进一步工作的需求不同分为普通载玻片和涂胶载玻片。

（1）综合医院病理科面对的大部分为实体肿瘤的诊断和鉴别诊断，切片通常为4～5 μm。而对于淋巴瘤等淋巴造血系统肿瘤，细胞体积较常见的实体肿瘤细胞小，为了更好地观察细胞形态，要求切片3 μm，以免切片较厚、细胞多层叠加，影响细胞形态观察。

（2）HE染色和特殊染色要求普通载玻片，即

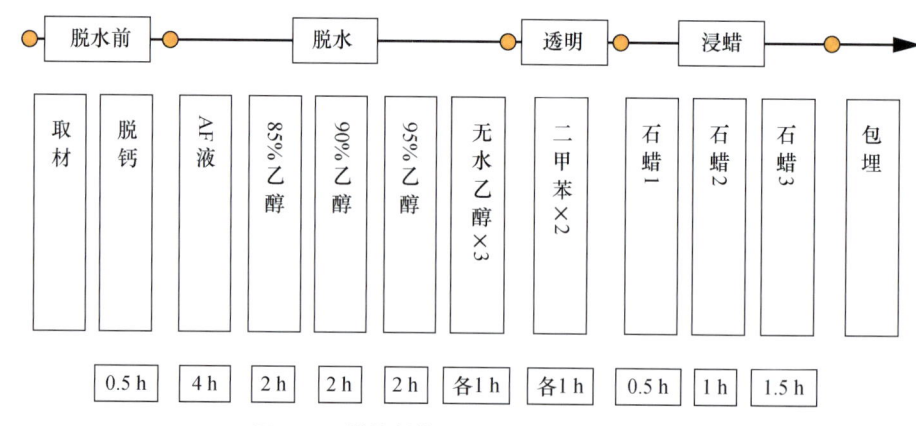

图 11-3　蜡块制作流程（我院病理科时间）

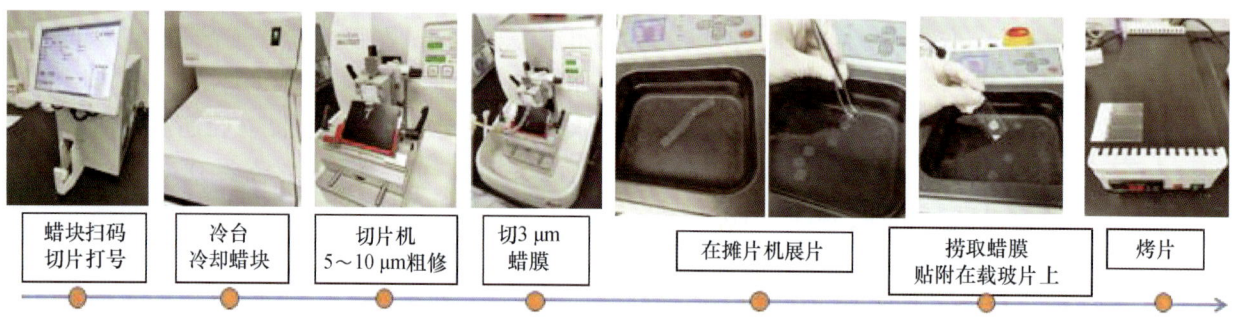

图 11-4　石蜡切片制作过程

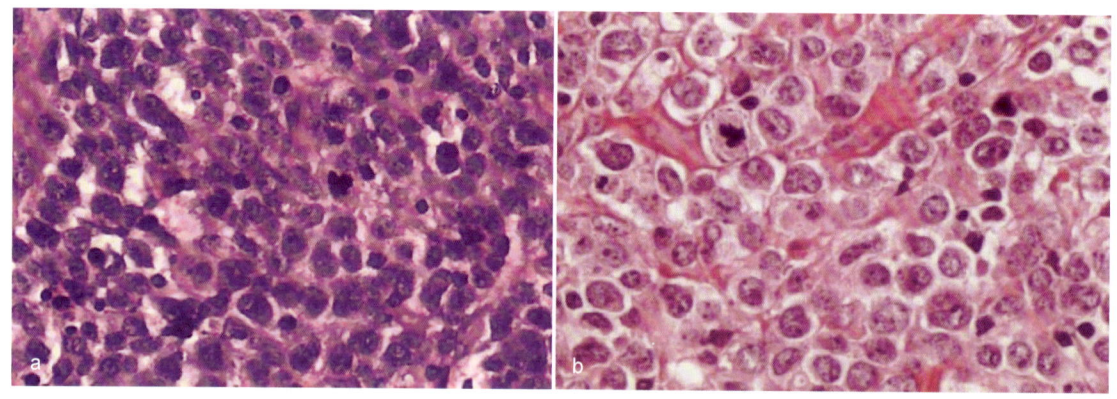

图 11-5　不同厚度不同类型白片 HE 染色效果（×400）。a. 5 μm 厚胶白片 HE 染色；b. 同一蜡块 3 μm 厚普通白片 HE 染色

普通白片。如用胶白片进行 HE 染色，会有显著红染背景，且细胞不舒展，影响形态学观察。用胶白片行特殊染色，会因背景色影响判读，出现假阳性或假阴性。

不同切片厚度和是否为胶片，对 HE 染色影响显著。如图 11-5 所示，DLBCL 治疗完全缓解后 2 年出现皮肤病变，取材送病理。图 11-5a 为 5 μm 厚胶白片染 HE。胶片导致背景着色，影响切片的清晰度，切片厚、细胞密集、拥挤，影响观察细胞的形态学特点。图 11-5b 为同一蜡块切 3 μm 厚普通白片染 HE，细胞为单层平铺，可清晰分辨细胞界限，细胞质丰富，略嗜酸性，颗粒不明显，核大类圆或不规则，部分细胞核一侧凹陷，呈肾形，核染色质细腻，可见小核仁。上述细胞形态是典型的间变性大细胞淋巴瘤的形态学特点。本例由于原单位 HE 较厚，细胞形态不清晰，加之既往有利妥昔单抗（美罗华）治疗史，导致误诊为 DLBCL 治疗后 CD20 抗原丢失改变。我院重新 HE 制片，并完善免疫组化，证实为二次肿瘤，最终诊断皮肤 ALK 阴性间变性大细胞淋巴瘤。

（3）免疫组化、原位杂交、FISH（组织切片）

的石蜡组织均需使用涂胶的载玻片，即（挂）胶白片。用普通白片行免疫组化、原位杂交、FISH检测，会因制片过程中加热而导致组织脱（掉）片，使实验失败，浪费人力、物力、影响诊断。

（4）用石蜡组织进一步行分子检查，可以用普通白片、胶白片或蜡膜（卷），通常需要病理医师评价组织中有效细胞的数量，指导使用多少白片或蜡卷，以免因细胞数量不够导致实验失败或假阴性，或者浪费珍贵的组织标本影响其他检查。

（三）染色

病理科常用染色包括：苏木精-伊红（HE）染色、特殊染色、免疫组化染色及原位杂交。

1. 苏木精-伊红（HE）染色：HE染色，是病理科石蜡切片技术里最常用的染色方法之一。苏木精主要使细胞核内的染色质着蓝色，伊红主要使细胞质和细胞外基质中的成分着红色。HE染色法是组织学、胚胎学、临床病理诊断、病理教学与科研中最基本、使用范围最广的技术。染色过程见图11-6。

2. 特殊染色：为了显示与确定组织或细胞中的正常结构或病理过程中出现的异常物质、病变及病原体等，需要分别选用相应的显示这些成分的染色方法进行染色。常用项目包括：网状纤维染色（Ag）、胶原纤维染色（Masson等）、铁染色（Fe）、糖原染色（PAS）、抗酸染色、幽门螺杆菌染色（HP）、刚果红染色、革兰氏染色等。

特殊染色是一种非常传统的病理染色技术，每一种染色流程不同，判读的标准也不同，此处仅针对血液系统肿瘤相关病理常用的几种特殊染色在临床意义方面做简单介绍。

（1）网状纤维染色（Ag）：骨髓活检评价纤维组织增生程度时常用网状纤维染色（Ag），评价常用骨髓纤维化/MF连接线1~3级，见图11-7。

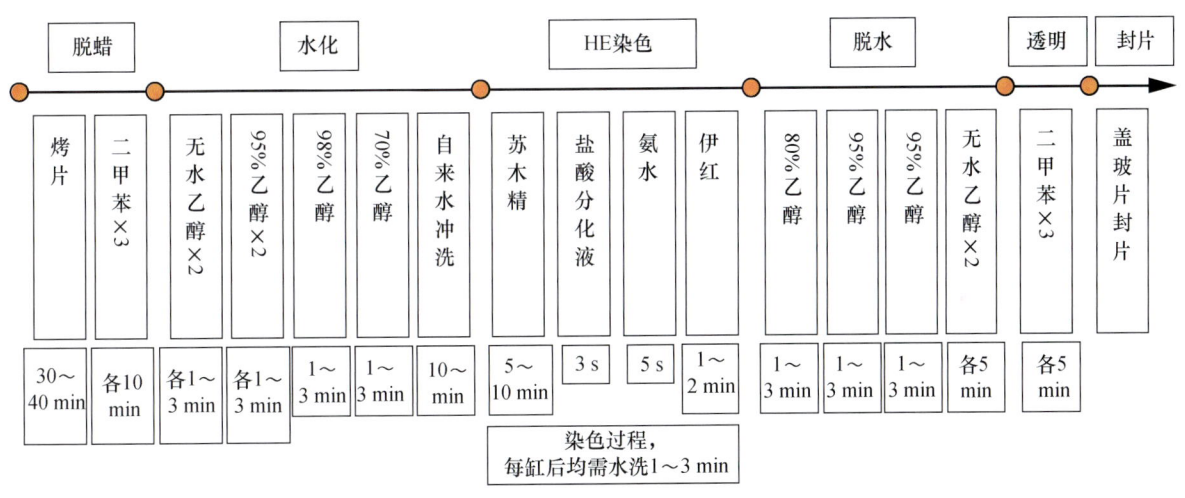

图11-6 染色过程

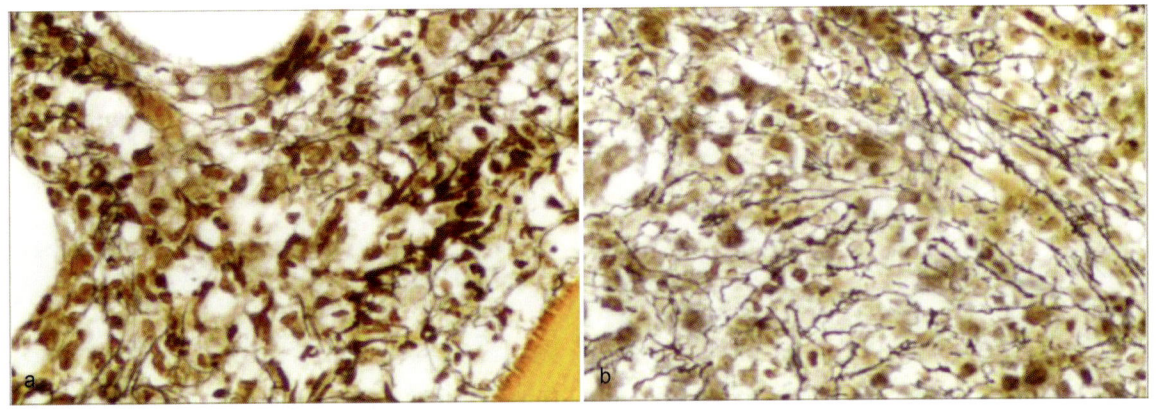

图11-7 网状纤维染色（×400）。a. MF-1级；b. MF-3级

（2）胶原纤维染色（Masson染色等）：在骨髓纤维化的骨髓活检组织中常见到胶原纤维的增生，这时常用Masson染色给予标志验证（图11-8）。

（3）铁染色（Fe）：多数血液专业病理实验室在骨髓活检组织中常规做铁染色（Fe）。Fe染色是对骨髓组织细胞间铁储备最直观的呈现。评价标准：见蓝色圆形颗粒，可因Fe的储量不同，呈大小不一的铁颗粒。一般分为：阴性、阳性1~4级。阴性提示明显缺铁，1~2级为正常铁储备模式，3~4级提示铁过载（图11-9）。

（4）糖原染色（PAS）：PAS在骨髓活检中可弥补HE染色对各系造血细胞的染色差异不显著的缺点，有利于发现各系异常细胞。该染色也可用于真菌的识别，真菌菌丝和孢子的染色效果较HE更易识别（图11-10）。

（5）抗酸染色：常用于考虑或需要除外结核分枝杆菌感染时的一种染色，阳性染色片中镜下可见红染的略弯曲状杆菌，大小为（1~4）μm×0.4 μm（图11-11）。当然还会有如牛分枝杆菌等抗酸染色阳性的细菌，但形态大小与结核分枝杆菌略有不同。

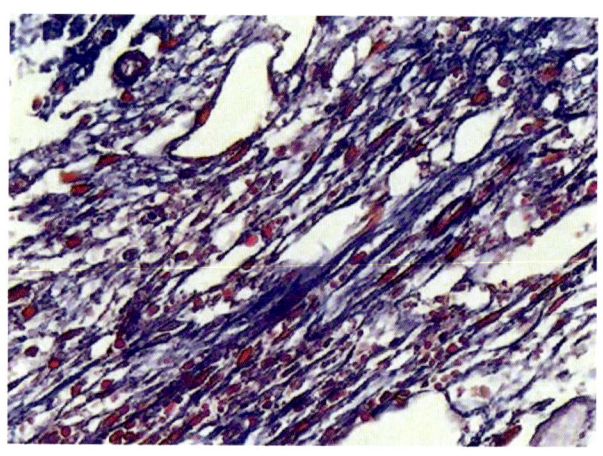

图11-8　Masson染色（×400）。本例为骨髓活检，纤维组织增生，HE染色见粉染的胶原纤维增生，Masson染色见粗大、蓝染的纤维条索，为Masson阳性，提示骨髓纤维化，伴骨硬化

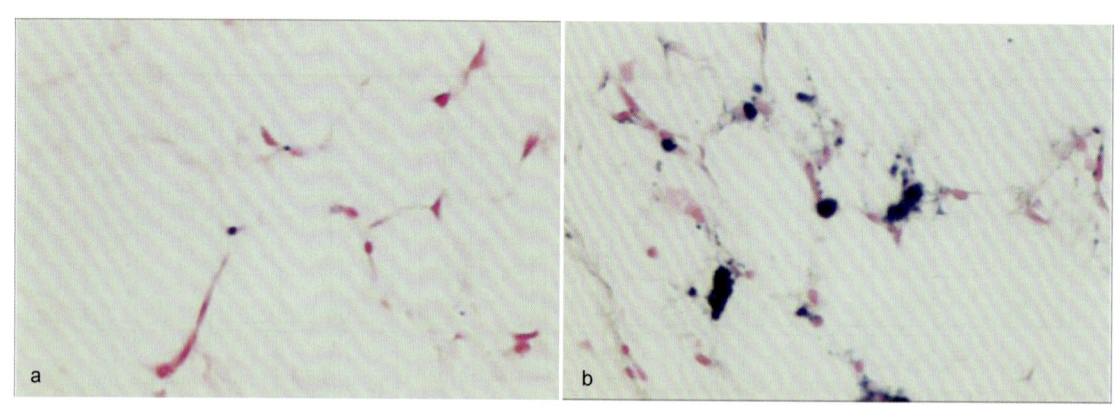

图11-9　骨髓活检铁染色（×400）。a. Fe-1级；b. Fe-4级。

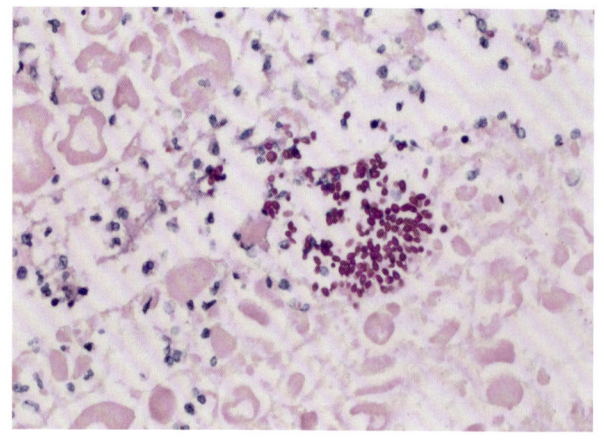

图11-10　PAS染色（×400）。PAS染色阳性，图中可见红染圆形的真菌孢子，提示真菌感染

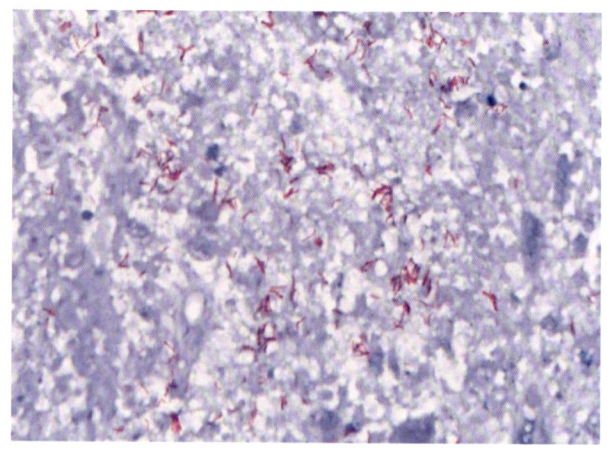

图11-11　抗酸染色（×1000）。抗酸染色（+），见多量红染的杆菌，结合组织形态改变，提示为结核分枝杆菌

(6)刚果红染色：用于评价淀粉样变的必要方式。阳性染色片在偏光显微镜下呈现苹果绿的荧光色（图11-12）。

(7)幽门螺杆菌（HP）染色：见图11-13。

3.免疫组织化学染色（IHC）：是建立在组织和细胞内化学成分不同的基础上，利用免疫学的核心——抗原、抗体结合这一原理，从组织细胞水平进行的"特征性"染色技术。免疫组化技术以其特异性强、敏感性高、定位准确、形态与功能相结合等特点，在临床病理学中展现出极大优势，为诊断病理学开辟了崭新局面，被誉为病理学的"棕色革命"。

目前，临床诊断应用最广泛的为ABC免疫组化，其他还包括荧光免疫组化和双重免疫组化染色，多重荧光免疫组化目前仅限于科研应用。

以ABC免疫组化为例，其染色流程如下（图11-14）。

(1)淋巴造血系统肿瘤相关免疫组化常用抗体分类：幼稚造血细胞：CD34、TDT、CD117、CD99；有时CD10、CD38、LMO2、CD123也被视为幼稚细胞标志。

髓系细胞：粒系——MPO、CD33、CD13、溶菌酶（lysozyme）；单核细胞——溶菌酶、MPO（弱/-）、CD4、CD14、CD163、CD68、CD64等；红系——CD71、CD235a、E-cadherin；巨核系——CD61、CD42a、CD42b。

T系细胞：CD1a、CD2、CD3、CD4、CD5、CD7、CD8、CD43、CD45RO、GramB、TIA1、穿孔素（perforin）等。

B系细胞：CD19、CD20、CD22、CD38、CD79a、CD79b、MUM1、Bob1、Oct2、PAX5等。

浆细胞：BCMA、CD19、CD138、CD38、CD79a、MUM1、VS38C、Bob1、Oct2等。

浆样树突细胞：CD4、CD123、CD56、CD303、CD304等。

滤泡树突细胞：CD21、CD23、CD35等。

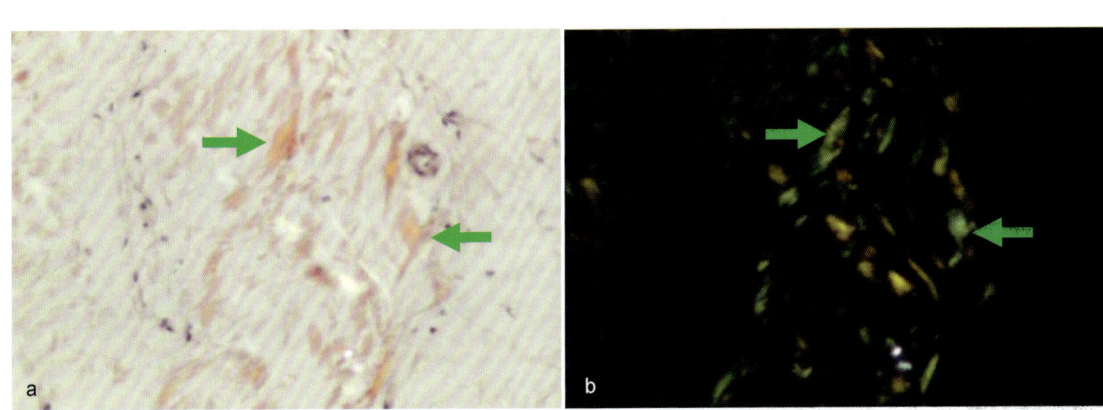

图11-12 刚果红染色（×200），两图为同一视野。a.常规显微镜下淀粉样物呈橘红色（绿色箭头示）；b.偏光显微镜观察呈苹果绿色（绿色箭头示）。两图结合提示刚果红染色阳性，临床意义为淀粉样变性

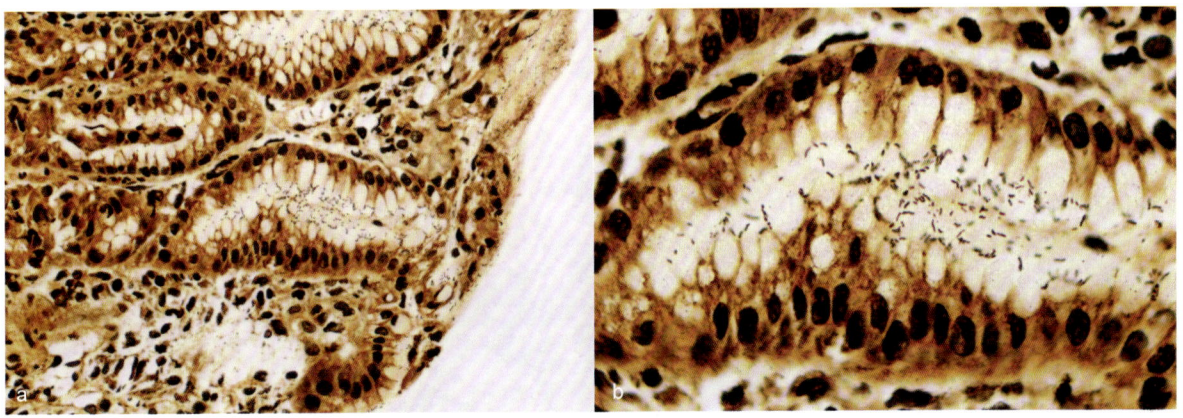

图11-13 幽门螺杆菌（HP）染色。a.胃黏膜腺腔内见小杆菌分别在胃小凹、黏膜表面、间质中，呈鱼群样分布，提示幽门螺杆菌感染，HP（3+）（×400）；b.为a局部放大（×1000）

上皮细胞：CK（pan）或 AE1/AE3、CK5/6、CK7、CK18、CK19、CK20、EMA、Cam5.2 等。

CHL 中的瘤细胞常为 CD30 阳性、PAX5 弱阳性、CD45（LCA）阴性、CD20 和 CD19 阴性（少数病例可以阳性），BOB1 和 OCT2 至少一个（BOB1）阴性。

（2）免疫组化判读：每一个标志物在细胞的着色位置不同，免疫组化判读时须注意阳性信号定位（细胞核、细胞膜、细胞质等），如 CD19 应定位于细胞膜、CyclinD1 应定位于细胞核等，否则不能视为阳性（图 11-15）。

（3）抗体的异常表达和注意事项：淋巴造血

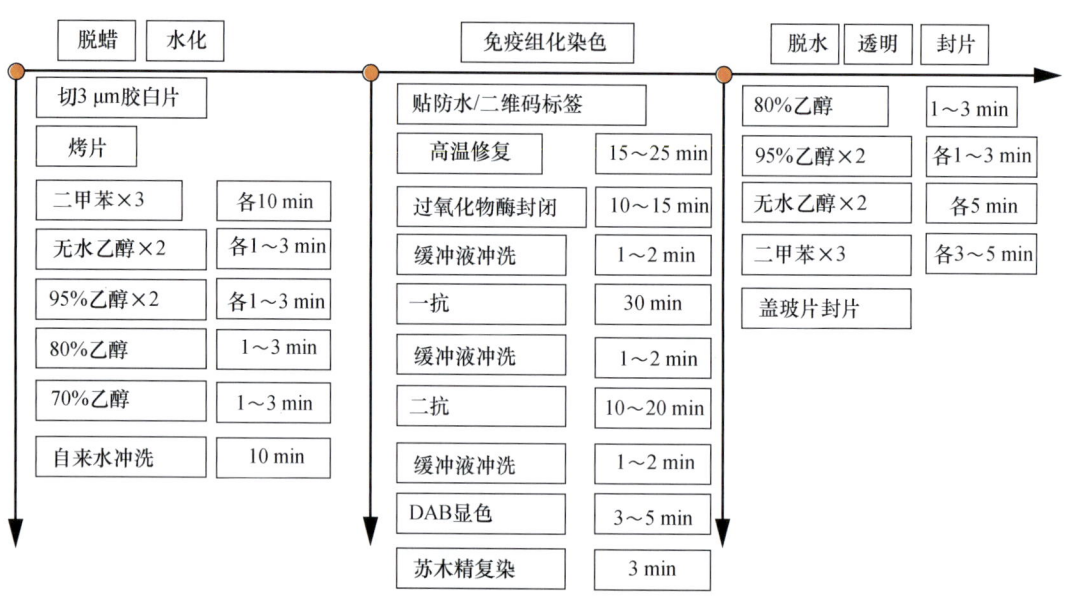

图 11-14　免疫组化流程（ABC）

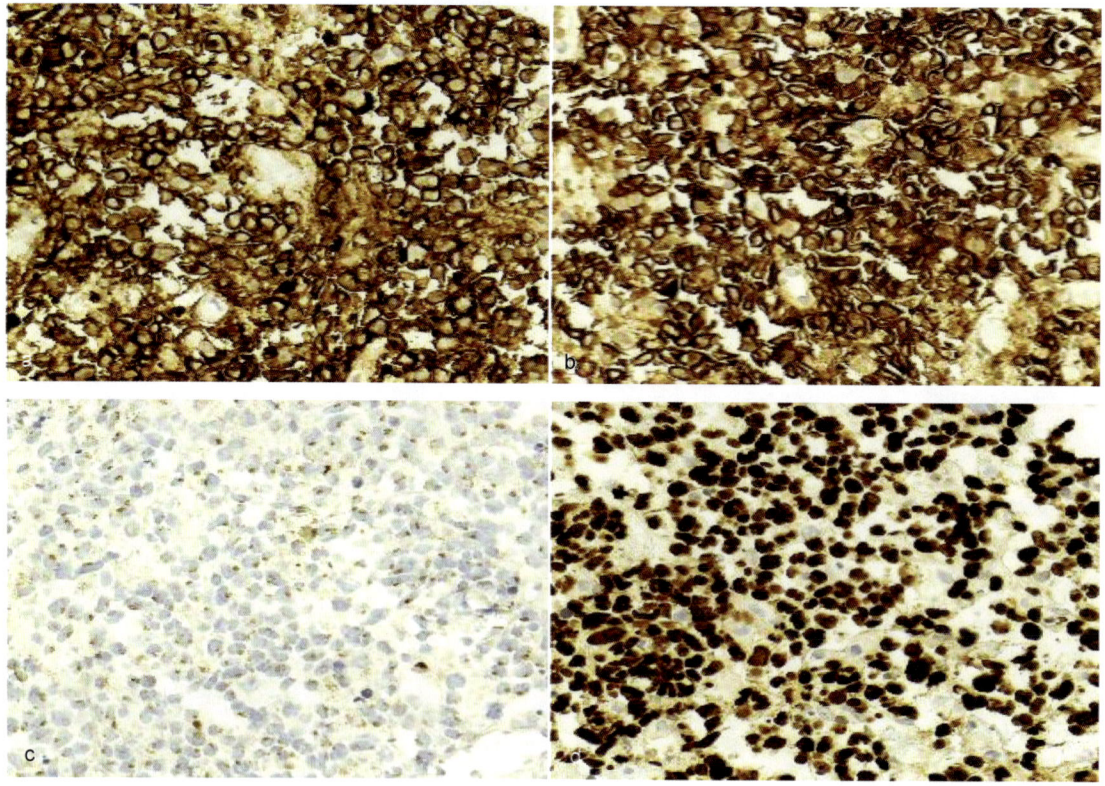

图 11-15　不同免疫组化标志阳性信号定位（×400）。本例为 ALK 阴性的间变性大细胞淋巴瘤患者。a.CD2 细胞膜阳性；b.CD30 细胞膜浆阳性；c. 穿孔素呈细胞质点状阳性；d.Ki67 细胞核阳性

系统肿瘤的诊断,严重依赖免疫表型。正常造血细胞在分化发育过程中受一系列基因严密控制,在不同分化发育阶段对应不同的分化抗原,在一定时期抗原表达与否、表达量以及表达强度均有规律性。在肿瘤情况下,正常分化模式受阻,会出现异常的抗原表达模式,即与正常抗原表达谱不同,包括抗原的丢失、过表达、跨系表达等。

需要注意的是,单一抗体表达和细胞系别并不唯一对应,比如,CD19 为 B 细胞较特异的标志之一,但同时亦为正常浆细胞的标志之一,且浆细胞出现 CD19 的丢失常提示为肿瘤性病变。另外亦有些标志不仅仅表达于淋巴造血细胞,比如 B 细胞另外一个较特异的标志 PAX5,少数情况下亦可出现在神经内分泌肿瘤、横纹肌肉瘤或髓系肿瘤中;CD99 为前体淋巴母细胞的标志之一,同时亦可表达于尤因肉瘤;CD56 为 NK 细胞标志之一,但可在急性髓系白血病中出现异常表达,同时它也是神经内分泌分化的标志之一。因此在日常实际工作中判定细胞系别或来源,通常需要两种及以上系别特异性较强的标志物阳性方能得到更可靠的确定。

(4)免疫组化新技术:除常规免疫组化外,真菌荧光免疫组化、双重免疫组化、多重荧光免疫组化等均属于免疫组化染色技术范畴内,其中前两者已经在部分单位的临床工作中应用,而多重荧光免疫组化目前仅限于肿瘤微环境的科研工作中,但未来必将为临床工作带来更多、更好的支持。

1)真菌荧光免疫组化:是一种在免疫组化基础上,通过荧光染色,将靶点(真菌多糖)进行标志,在荧光显微镜下观察真菌形态的方法(图11-16)。

2)双重免疫组化:简称双染或套染。通过免疫组化和(或)原位杂交的方法在同一张切片中用不同的显色剂标志两种不同的标志物。以协助评价两种不同细胞的数量、比例或空间关系。或者协助判断是否在同一细胞中有两种不同的标志物表达。如:MPO/CD71 双染协助评价骨髓活检内粒红两系细胞的比例和分布;EBER/CD3 和 EBER/CD20、TDT/MPO 和 TDT/CD3 分别协助评价 TDT 和 EBER 阳性细胞是否为 T 淋巴细胞、B 淋巴细胞或髓细胞(图 11-17、图 11-18)。

3)多重荧光免疫组化(mIHC/IF):是一种新兴技术,在同一张切片上采用不同颜色的荧光素或酶促产物示踪组织或细胞内不同抗原分子,

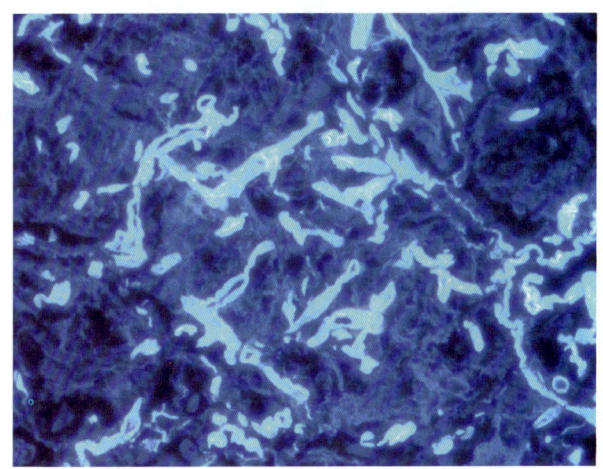

图 11-16　真菌荧光免疫组化染色阳性,提示毛霉菌感染(×200)

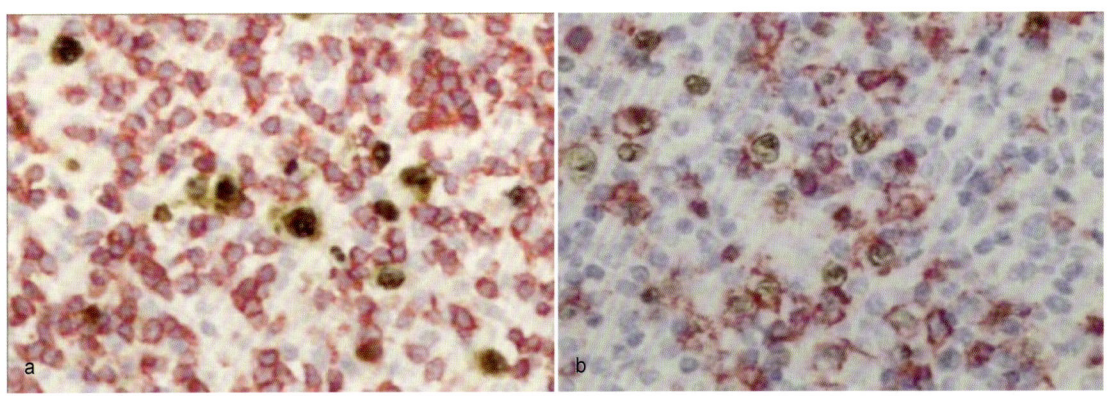

图 11-17　双重免疫组化染色(×400)。a.EBER(棕色)/CD3(红色);b.EBER(棕色)/CD20(红色)。本例患者为传染性单核细胞增多症,EBER 阳性的细胞经过双染免疫组化证实为 B 淋巴细胞,从而除外了 EBV 阳性 T 细胞和 NK 细胞增殖性疾病

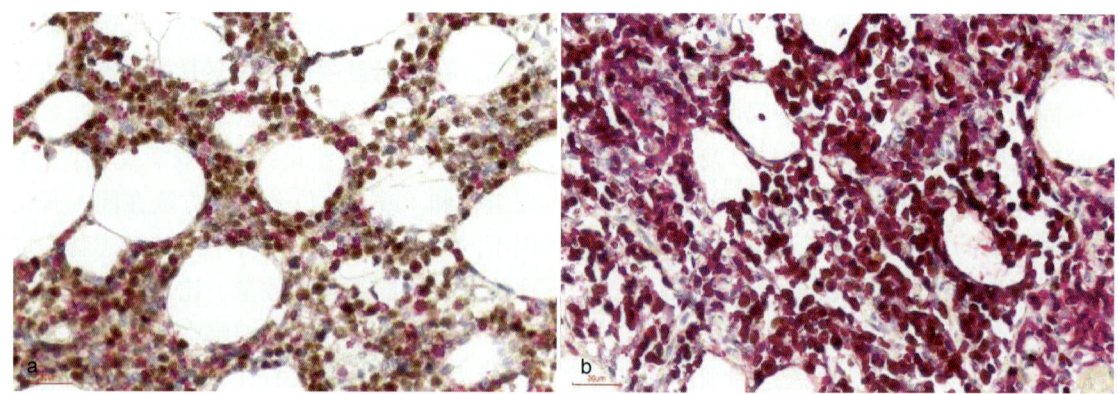

图 11-18 双重免疫组化染色（×200）。a.TDT（棕色）/MPO（红色）；b.TDT（棕色）/CD3（红色）。本例患者为纵隔穿刺活检，由于临床没有同期送流式细胞学检查，常规免疫组化提示 TDT 阳性细胞与 MPO 的阳性细胞的分布不能完全重叠，与 CD3 阳性细胞的分布也不一致，加做双重免疫组化染色，提示 TDT 阳性的幼稚细胞，既有 MPO 阳性的髓系肿瘤细胞，又有 CD3 阳性的幼稚 T 淋巴细胞，综合分析支持为混合表型急性白血病（MPAL）

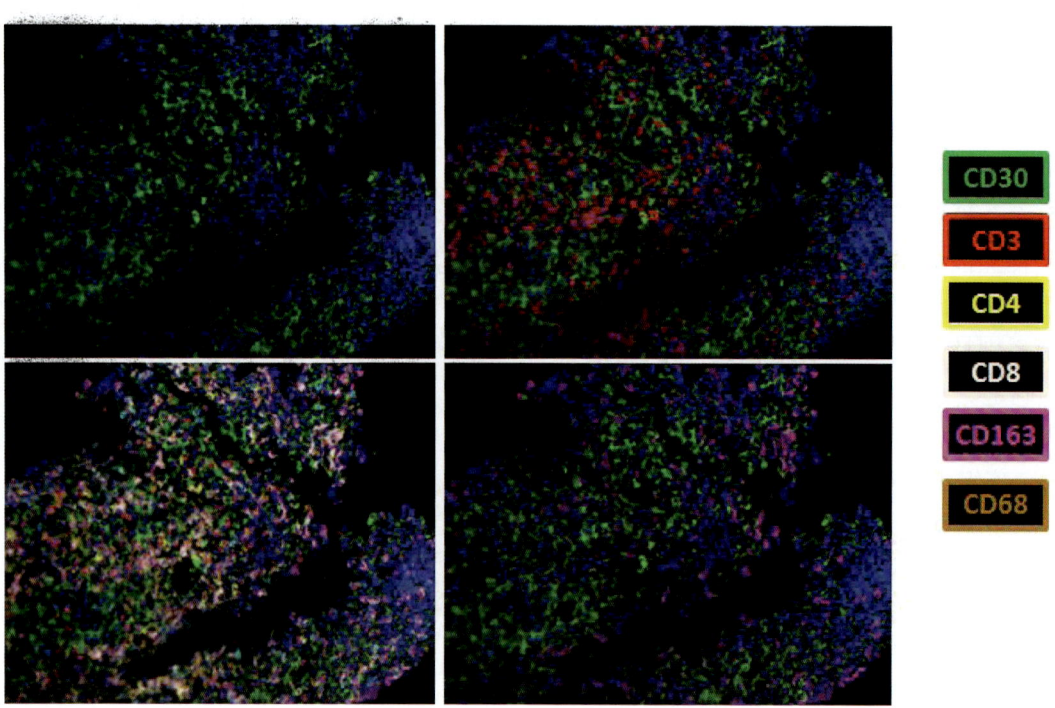

图 11-19 多重免疫荧光免疫组化染色。本例为间变性大细胞淋巴瘤的多重免疫荧光免疫组化染色协助评价肿瘤微环境。本例患者评价的信息包括：①肿瘤细胞占有核细胞总数的 65.3%，7% 的瘤细胞表达 CD3；②背景见反应性 T 淋巴细胞占细胞总数 9%，其中 38% 的 T 细胞 CD4 阳性，62% 的 T 细胞 CD8 阳性；③间质组织细胞占有核细胞总数的 14.7%，其中 CD68 和 CD163 共表达占组织细胞的 4%，78.7% 仅表达 CD163，17.3% 仅表达 CD68；④分叶核细胞（中性粒细胞和嗜酸性粒细胞）占有核细胞总数的 3%；⑤其余为血管内皮细胞和成纤维细胞等；⑥未见明显纤维组织增生，血管面积占肿瘤组织的 9%

可同时检测多种标志物（图 11-19）。目前较多运用于检测实体肿瘤的微环境，淋巴造血系统肿瘤中应用不多，但已有少数实验室在积累数据和经验。

4.原位杂交：20 世纪 90 年代以来，分子杂交技术、原位杂交技术等得以发展应用。原位杂交是指将特定标志的已知顺序核酸为探针与细胞或组织切片中核酸进行杂交，从而对特定核酸顺序进行精确定量定位的过程。原位杂交可以在细胞标本或组织标本上进行。

（1）原位杂交染色过程：见图 11-20。

（2）判读和临床意义：ISH-EBER 是组织病理中检测 EBV 感染的常用技术手段，其着色位置为细胞核，细胞质、细胞膜着色均不能视为阳性。EBV-EBER 检测可对伴 EBV 感染的淋巴瘤，如

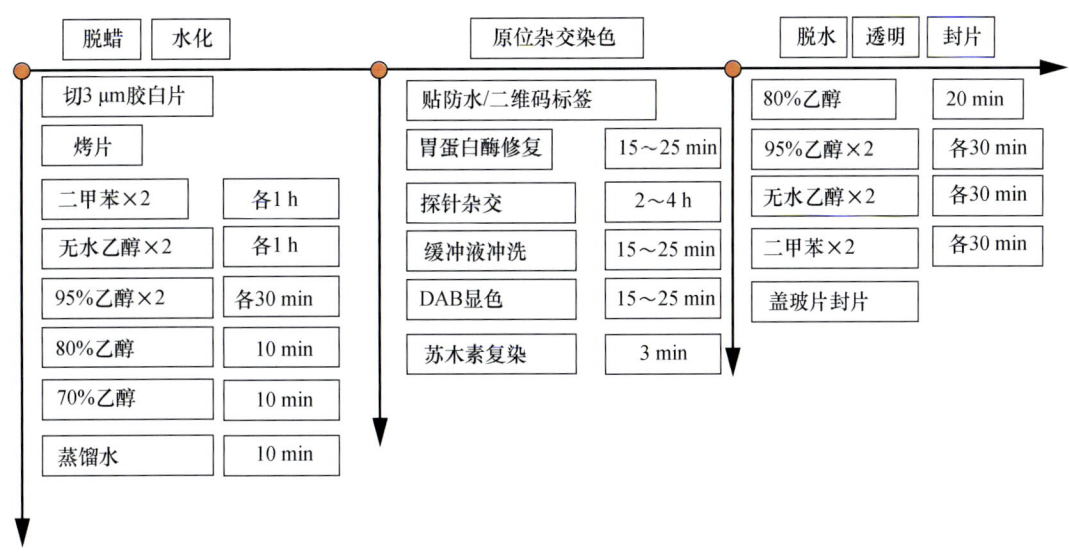

图 11-20　原位杂交染色过程

NK/T 细胞淋巴瘤、EBV 阳性大 B 细胞淋巴瘤等，提供必要的诊断依据。

应用原位杂交方法检测 Kappa、Lambda，与免疫组化染色相比，其染色片背景影响因素更少，更宜于评价，进而减少判读失误。

（四）制片效果影响因素

染色切片质量好坏，直接影响病理医生镜下判读。其影响因素很多，分实验前、实验中两大类。实验前就是标本进入病理科之前的阶段；实验中即自进入病理科开始，至完成制片之前的阶段。

实验前属于临床操作阶段，详见取材注意事项。

实验中的影响因素：标本进入病理实验室，自取材组织大小、厚度，至脱钙时间、自来水冲洗时间，乃至脱水机每一环节的时间和液体浓度，以及包埋、切片、烤片、染色中的每一环节均会影响最终的染色效果。染色过程中的影响因素也很多，主要包括染色试剂浓度、染色温度、染色时间及 pH 等。

良好的染色片是精准诊断的基础，但由于各病理科的技术、环境、工作习惯不同，掌握的标准有所不同，而且目前在病理质控方面并没有十分严格的标准。所以因染色效果欠佳导致误诊、漏诊的情况时有发生。因此，用"失之毫厘，谬以千里"来描述病理切片的制作毫不夸张。下面以免疫组化为例，展示切片染色差时可直接导致错误诊断（图 11-21）。

（邓　静　左晓娜　郭丽改　高子芬）

第三节　病理报告解读

在临床工作中，病理诊断被誉为诊断的"金标准"，然而，做了病理检查，每个标本都能得出一个明确的疾病诊断吗？病理报告中的一些修饰词又代表哪些意义呢？我们首先应该了解病理报告的诊断分级。

一、病理诊断分级

根据诊断明确程度的不同，病理报告一般可以分为 4 级诊断。

一级诊断是完全肯定的病理报告。如：（胃角活检）腺癌、伯基特淋巴瘤、ALK 阳性间变性大细胞淋巴瘤、经典霍奇金淋巴瘤。该类结果诊断依据充分，诊断意见明确，简洁明了。

二级诊断是不完全肯定的报告，也称意向性诊断，可能是疑难病例或者临床取检没有取到典型病变，或者是挤压明显等各种原因，导致无法明确诊断。此类报告中常有"考虑""倾向""不

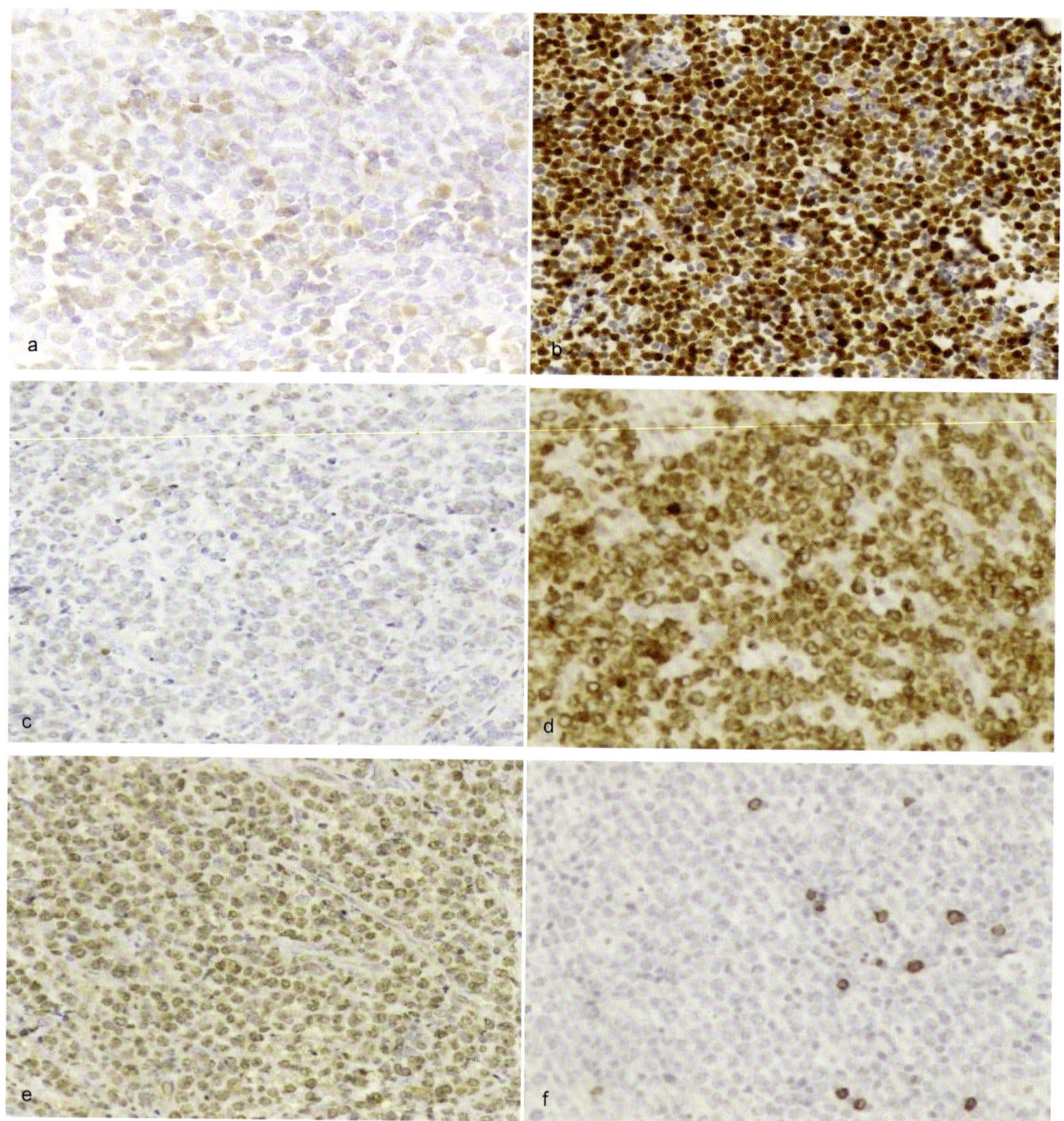

图 11-21 不同单位与我院免疫组化染色比较（×400）。a. 会诊原单位染色片 TDT 无法判读；b. 我院重复染色 TDT 阳性；c. 会诊原单位染色片 CD3 无法判读；d. 我院重复染色 CD3 阳性；e. 会诊原单位染色片 CD19 核非特异着色；f. 我院重复染色 CD19 阴性。本例患儿，女，12 岁，颈部包块，在原单位病理报告中 CD3（－），CD19（＋），TDT（少量弱＋），诊断为高级别 B 细胞淋巴瘤。我院会诊对 CD3、CD19、TDT 的评价均为难以评价（NS），并对上述抗体重新制片染色，可见 CD3、TDT 弥漫强阳性，CD19 仅见少量背景细胞阳性，瘤细胞 CD19（－），会诊纠正诊断为 T 淋巴母细胞白血病/淋巴瘤

除外""高度可疑""疑似"等定语。比如：（左腮腺）考虑为多形性腺瘤、倾向原发纵隔大 B 细胞淋巴瘤、不除外血管免疫母细胞性 T 细胞淋巴瘤。这时病理报告上需要有进一步的建议，如完善免疫组化、加做 FISH 和（或）分子检测、再取较大组织送检。这种类型的病理诊断，临床医师应根据病理诊断意见，结合临床情况，做出最后判断。

三级诊断是描述性或者不能确定的病理报告，是指由于临床取检组织过少，或者是没有取到病变部位，未见明显异常或者病变组织，这类送检标本不能满足病理诊断的客观依据标准，只能如实描述显微镜下所见。

四级诊断是不能诊断的病理报告，这类主要指各种原因导致的不能对组织结构进行辨认从而导致无法诊断。比如临床送检组织块过小，或者没有及时固定导致组织自溶，或者送检的都是黏液、骨质，制片后无明显细胞成分等。

温馨提示：临床医师收到上述的 4 种病理诊

断报告单后,需要了解,只有一级诊断为明确诊断,在与临床诊断无明显冲突的情况下,可以依据该病理诊断制订进一步的治疗方案。如与临床有明显冲突或不符合的依据,请临床医师及时与病理科联系,共同探讨更加符合该患者当下的疾病诊断。

临床医生需特别谨慎的是,收到二级诊断病理报告单时,不要想当然地认为这是明确诊断,须知道这是病理医师的一种倾向性诊断。临床医师需综合分析,或按病理医师建议进一步完善工作或再次取材送检,或结合临床信息综合判断做出合适的临床诊断后再制订进一步治疗方案。这时治疗方案的制订依据是临床诊断,如果后期在病理会诊或疾病进展时出现诊断争议时,临床医师的治疗方案是无明确病理诊断依据的。所以需特别谨慎。

二、病理报告单的解读

病理报告单功能分区分为:患者基本信息、活检标本的肉眼所见、镜下所见、特殊检查、病理诊断(图 11-22)。

1. 患者基本信息:是临床医师在病理申请单上填写的内容,在病理科接受标本时系统自动抓取信息。包括患者的一般信息、就诊相关信息、疾病相关信息。

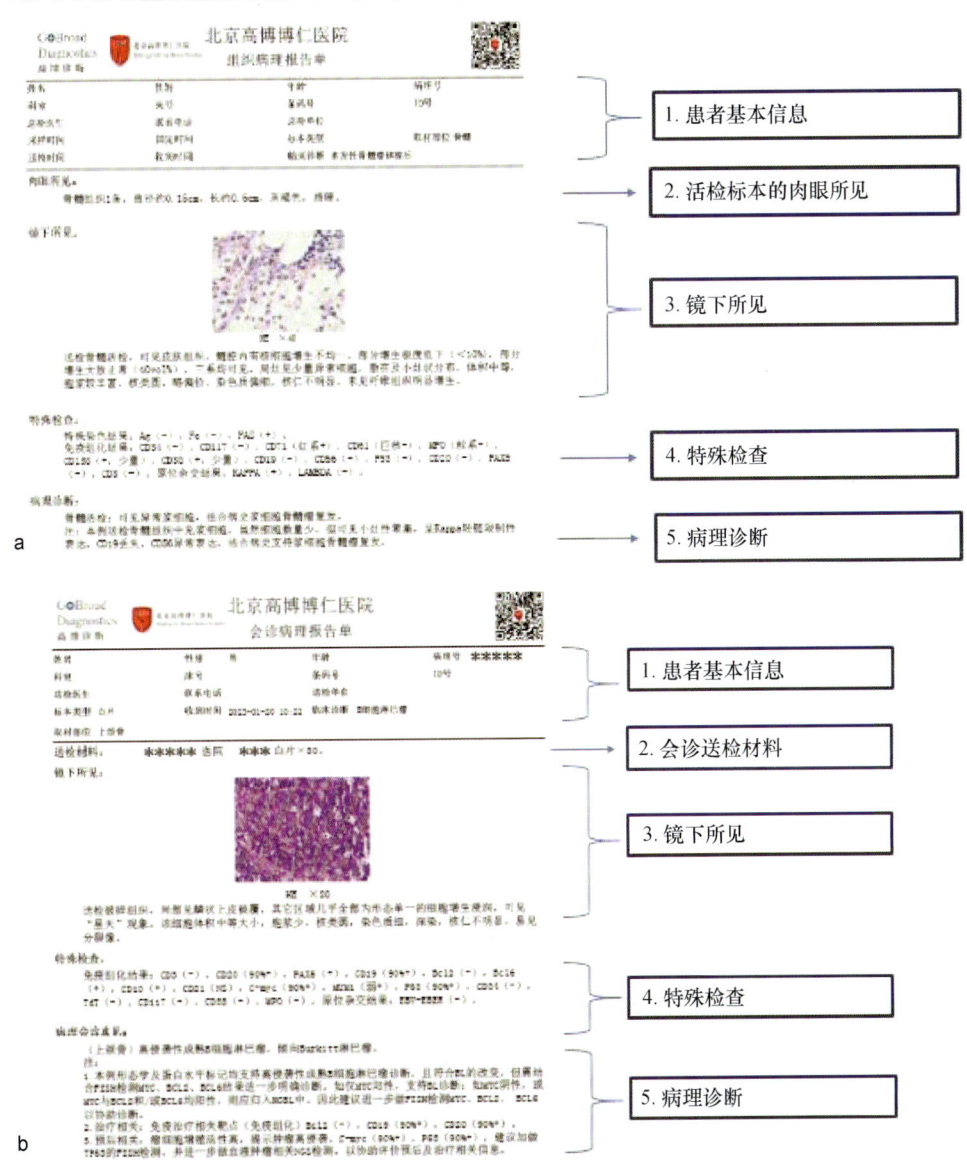

图 11-22 北京高博博仁医院病理报告单举例。a.送检活检标本的病理报告分区;b.送检病理会诊的病理报告的分区

（1）患者的一般信息：包括姓名、性别、年龄、民族、籍贯、联系电话等。患者的姓名一定要与身份证的名字一致，以免影响后期医保报销等；性别、年龄一定要准确，因为很多疾病与性别、年龄相关，如弥漫大B细胞淋巴瘤（DLBCL）易见于中老年人，而原发纵隔大B细胞淋巴瘤（PMBL）好发于年轻女性患者；民族和籍贯信息会影响一些有地域特点的疾病的诊断，如成人T细胞白血病/淋巴瘤（ATLL）多发生在日本和中国福建；鼻咽癌常常能追踪到患者的籍贯与中国华南地区有关；患者或家属的电话是非常有必要填写的，以备病理诊断时沟通信息，并且方便之后的随访联系。

（2）就诊相关信息：包括送检单位、就诊科室、病区、主管医师、上级医师联系电话等。送检单位、就诊科室、病区的填写一方面方便了解和统计患者来源，也方便了解合作/送检医师的专业专长，以利于我们在诊断思考过程中相互取长补短，避免疏漏；主管医师和上级医师的联系方式建议在申请单中填写，以方便诊断过程中有沟通需求时联系，以及为可能的学术交流提供便利的信息。

（3）疾病相关信息：包括临床诊断、取材部位、送检标本类型、取材时间、固定时间、送检时间、病理科收到时间、诊疗过程等。

1）临床诊断中第一诊断需要填写与本次送检病变相关的疾病名称，而患者的其他疾病名称，也需要在病理申请单中详细填写，以备在诊断和鉴别诊断中不漏掉该有的线索，如血小板增多患者送检骨髓活检，如果患者同时有高血压和脑血栓的病史，在诊断骨髓增殖性肿瘤/真性红细胞增多症时就会增加一份信心。

2）取材部位和送检标本类型更是与诊断息息相关，这时如果有临床影像资料和同时送检的细胞形态学和流式细胞学检查结果，一定会事半功倍。

3）取材时间、固定时间、送检时间以及病理科收到时间是对标本质量控制的最开始的重要环节，如：在病理诊断环节见到灶性坏死，需要考虑是肿瘤本身的特点，还是固定不及时导致的自溶；在免疫组化染色部分标志着色不满意时，需要根据时间推断是肿瘤本身的原因，还是未及时固定或固定时间过久导致的染色不满意，或是实验过程中某些环节不适合导致染色不达标。

4）诊疗过程包括患者疾病发生、发展过程的诊治详细信息，包括治疗方案、疗效评价、历次重要的检测和检查结果，均为疾病相关信息中的重要组成部分；在我们日程工作中时常会出现由于信息不全，导致诊断疏漏、偏颇或不全面，这些不完善势必影响临床的部分决策，进而影响患者疗效。

2.活检标本的肉眼所见/会诊送检材料：送检材料病理报告中第2项在活检组织报告中为肉眼所见，在会诊报告中为送检材料。

（1）活检标本的肉眼所见：是送检活检标本的大体描述，通常包括标本数量、大小、颜色、质地。较大标本中要描述病变区域的界线以及与周围组织的关系和断端距离。

（2）会诊送检材料：是病理会诊报告单中的内容。主要记录送检材料为染色片，和（或）白片/蜡块，这些材料分别是哪个医院/单位的切片或蜡块，每个切片/蜡块的病理号。此处需要注意的是，在核对切片和（或）蜡块信息时，需要同时附带送检材料中每个病理号对应的病理报告单，以方便核对信息。因为在日常工作中时有发生送检材料与所提供病理报告单中病理号不一致的情况，也就是所借切片/蜡块不是该患者的资料（又称借错切片）。

3.镜下所见：包括病变典型改变的图片和HE染色下形态学改变的详细文字描述。在会诊报告中，原单位的免疫组化/原位杂交（IHC/ISH）结果也在此部分体现。某些典型组织形态学改变，通过HE染色片的改变即可有明显的诊断倾向。如图11-23a为一例滤泡性淋巴瘤（FL），可见形态单一的细胞结节状分布，周围见小淋巴细胞围绕。这样的病理改变多见于FL。但部分套细胞淋巴瘤（MCL）、边缘区B细胞淋巴瘤（MZL）亦可以呈现类似的组织形态学改变，有时与慢性淋巴细胞白血病/小B细胞淋巴瘤（CLL/SLL）的增殖灶也需要进一步鉴别，还需要与一些以初级滤泡增生为主的良性病变鉴别，因此需要结合进一步的免疫组化检测，以协助鉴别诊断。如果病变不典型，还需要进一步结合同期流式细胞学检查或进一步IG基因重排检查，以协助明确诊断。图11-23b为一例脾边缘区B细胞淋巴瘤

(SMZL)，B淋巴细胞结节状增生，周围未见明显小淋巴细胞围绕，细胞核中等偏小，细胞质淡染，呈单核细胞样，非生发中心起源，FDC网明显缩小，除外FL、MCL、SLL/CLL后支持为SMZL诊断。

4. 特殊检查：通常包括免疫组化、特殊染色、原位杂交、荧光原位杂交，也可包括本实验室或本单位的流式细胞学、细胞形态学、分子生物学等结果。会诊病理报告单通常将原单位的免疫组化、特殊染色、原位杂交染色片的评价结论放在镜下描述区域，而会诊单位的进一步工作放在特殊检查区域以作区分。特殊染色的评价详见上文方法学中相关阐述。

（1）免疫组化中的评价习惯通常为两种不同情况：一种为肿瘤性病变，另一种为良性病变。

1）肿瘤性病变中，瘤细胞呈棕黄色着色，提示为阳性。根据瘤细胞的阳性比例可以区分为＋、＋＋、＋＋＋，或用百分数评价阳性细胞占肿瘤细胞总数的比例（图11-24）。但需要临床医师了解的是，病理科上述表达肿瘤细胞阳性比例的方式均为半定量，只有通过AI技术才有可能实现精准评价。

对于肿瘤细胞是否为阳性的评价过程中，还需要阅片医师根据所标志抗体的着色位置，予以评价。例如图11-21e：CD19的着色位置应该是细胞膜，此例着色位置为细胞核，提示为非特异着色，不能评价为阳性，当然也不能简单地认为是阴性。这时需要寻找原因，重新制片，如果仍然不能获得满意的染色片，需更换实验室染色，并及时对本实验室的染色流程进行质控管理。

2）在良性增生或难以明确病变性质标本中，通常会客观地予以评价各种增生细胞的表达特点。通常可以见到CD3（T区＋）、CD20（灶性＋）、CD30（散在＋）、EBV-EBER（个别＋）等评价形式。

3）蛋白水平诊断受限时，需要分子检测（图11-25）。

5. 病理诊断：可以包括两个部分，一部分为结论，另一部分为注解。对于能给出一级或二级诊断的，病理报告中通常会有一个明确或倾向性的结论。如"弥漫性大B细胞淋巴瘤，非特指

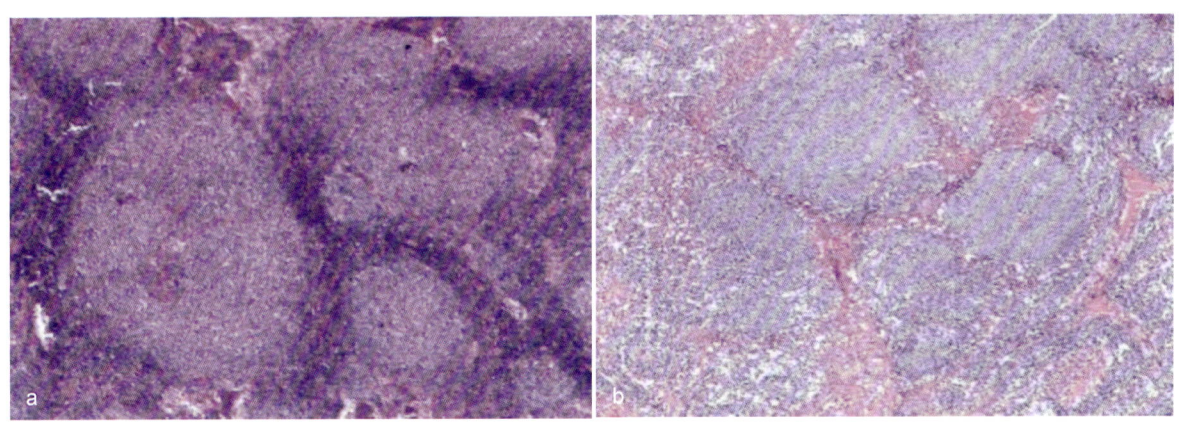

图11-23 HE镜下病理改变，细胞结节状分布（×20）。a. 淋巴结滤泡性淋巴瘤；b. 脾边缘区B细胞淋巴瘤

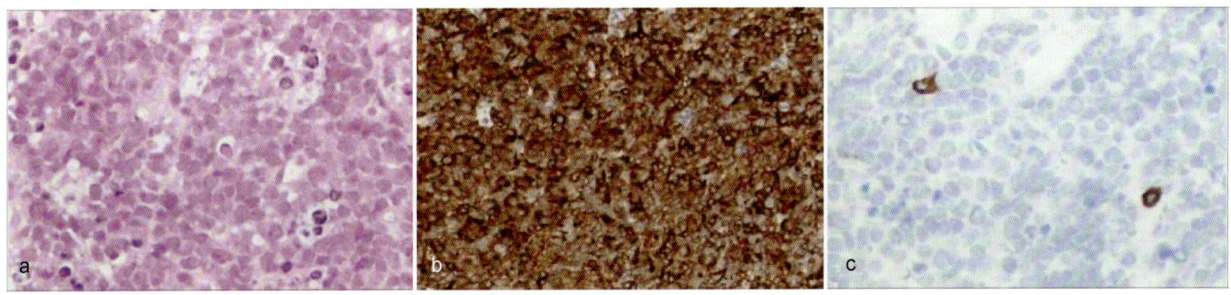

图11-24 肿瘤细胞评价（×400），本例为伯基特淋巴瘤。a. HE染色，可见形态单一细胞弥漫增生，细胞体积中等大小；b. 肿瘤细胞CD20弥漫强阳性（＞90％＋）；c. 肿瘤细胞CD3染色片中未见棕黄色着色，仅见蓝色的细胞核，背景中见CD3阳性的反应性T细胞，因此肿瘤细胞CD3阴性

型""倾向滤泡性淋巴瘤，3A 级"。在注解中会有诊断和鉴别诊断的思路；会对特殊需要指出的疾病特点给与重点提示，如"惰性"、"高侵袭性"、治疗靶点、预后信息；必要时还会有进一步完善检测的建议（图 11-26）。

上述靶点检测和微环境中各细胞占比，在常规病理检测中均为半定量评价。靶点检测为靶向治疗或免疫治疗提供可靠的参考依据；微环境分析对肿瘤细胞各种治疗手段的疗效有提示价值，如 FL 中，瘤细胞间 T 细胞的多少、CD4/CD8 的比例对免疫治疗有明确影响意义。上述评价如果在多重荧光免疫组化技术平台上，并且由 AI 协助分析，各种数据将会更加精准，比如 CD30 在肿瘤组织中阳性肿瘤细胞的比例，背景细胞中 CD30 阳性细胞比例均能提供精准数据，以协助治疗方案的制订。

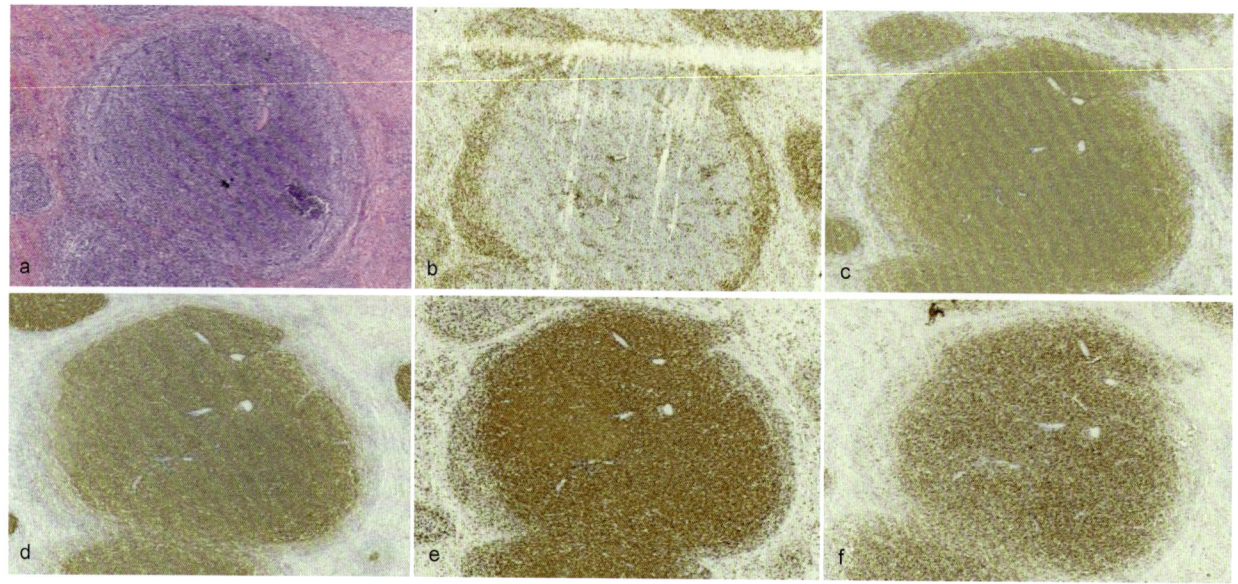

图 11-25 淋巴结内细胞着色模式及位置（×100）。a. HE 染色，可见淋巴细胞结节状（滤泡样）增生；b. CD3 染色，提示 T 淋巴细胞在结节的周围；c. CD20 染色，提示增生细胞为 B 淋巴细胞；d. 为 CD21 染色，可见有增生的 FDC 网，提示为滤泡所在区域；e. BCL2 染色；f. BCL6 染色，提示增生 B 细胞同时表达 BCL2、BCL6，提示为生发中心起源的异常 B 细胞。本例患者再结合如 CD5、CD23、LEF1、Ki67、CyclinD1、SOX11 等结果，除外 SLL/CLL、MCL 后，支持为 FL-3A 级。但由于 CD10 阴性，进一步加做 *IG* 基因重排检测阳性，获得了 B 细胞单克隆重排依据，支持 FL 诊断

病理会诊意见：
（顶枕）以B细胞增生为主的混合性淋巴细胞增生。
注：本例送检结缔组织中见细胞明显增生，以B淋巴细胞为主，可见浆细胞增多（浆细胞KI67较高），需除外皮肤MALToma，建议做PCR-IG基因重排检测，以协助诊断。如送我院请用325336蜡块，切3μm厚普通白片1张、胶白片10张，并携带本次会诊染色片一同送检。
（左侧）扁桃体滤泡性淋巴瘤，3A级。
注：
1. 本例形态学及免疫表型均支持该诊断。全部为滤泡结构，未见明显弥漫增生区域。
2. 治疗相关：免疫治疗相关靶点（免疫组化）Bcl2（90%+），CD19（90%+），CD20（90%+），CD22（80%+），CD30（10%+），CD38（30%弱+），CD79a（90%+）。
3. 肿瘤组织微环境：肿瘤细胞占有核细胞总数约70%。T细胞占有核细胞总数约25%，主要分布在滤泡周围，CD4与CD8阳性细胞数量无明显差异；分布在滤泡中的T细胞占该区域有核细胞总数约1%～5%，以CD4阳性细胞为主，仅见个别CD8阳性细胞。CD163阳性组织细胞占有核细胞总数约5%，主要分布在滤泡间区，滤泡内罕见。
4. 预后相关：瘤细胞增殖活性略高，提示肿瘤呈侵袭性。P53高表达，且伴有TP53基因突变，提示预后不佳。FISH检测C-MYC基因拷贝数异常、BCL2阳性、TP53缺失阳性，对明确诊断和预后欠佳有相关性。淋巴瘤相关基因突变筛查检测到NFKBIE、IGLL5、CDKN1B基因变异，均未见明显预后和治疗相关文献报道（详见NGS报告）。

图 11-26 病理会诊意见举例

（邓　静　左晓娜　郭丽改　高子芬）

第四节　病理检查在淋巴瘤诊疗中的作用

病理诊断在肿瘤性病变诊断中是"金标准"，是临床治疗的基础。WHO造血与淋巴系统肿瘤分类也是以组织病理为基础，结合临床信息、免疫表型、遗传学及分子生物学等特点进行的。

一、淋巴瘤诊断不同时期送病理检查有不同意义

（一）初诊

初诊患者，若临床首先考虑淋巴瘤，需要在给予治疗前取活检送病理检查，本阶段应尽量获取较大组织送检，同时送流式细胞学检查，并准备好下一步做分子检测的标本。若取活检前已经治疗，很可能导致细胞坏死，影响诊断。而初诊如能做出明确分型，并在细胞形态学、蛋白水平、分子水平获得治疗及预后相关精准信息，将为患者下一步最佳治疗方案的选择提供可靠依据（图11-26）。

有些淋巴瘤的诊断较复杂，误诊率较高，这也是导致部分淋巴瘤患者治疗效果欠佳的原因之一。因此初诊淋巴瘤患者，在治疗前尽可能请两位或以上有淋巴瘤诊断经验/淋巴瘤亚专科的病理学家会诊，意见一致方可进一步治疗。否则一旦开始治疗，且初次治疗方案无效、疗效差或治疗后很快复发，最终影响该患者全程治疗效果。

（二）治疗中

在淋巴瘤治疗中如出现与临床预期不符的情况，可随时取病理，以协助判断疗效。如较大占位治疗后有一定程度缩小，但进一步治疗一段时间缩小不明显，且PET/CT等影像结果提示SUV值偏高，疑似病灶残留时，取活检协助评价该区域组织的性质，鉴别肿瘤残留和治疗后修复的肉芽肿组织是必要的。

（三）疾病进展或复发

在淋巴瘤治疗后临床呈现疾病进展时，建议临床再次取活检送病理检查，且同时送检流式细胞学和分子生物学检查，以全面评价是否肿瘤性质出现变化，如惰性淋巴瘤进展为侵袭性淋巴瘤，或出现形态学和（或）免疫表型的变化，或发生二次肿瘤。必要时重新复习（会诊）初发病时的病理改变，以重新梳理思路，制订更加合理的治疗方案。

二、组织病理的取材方式

组织病理收到的标本通常分为：手术切取、穿刺活检、腔镜活检。对于淋巴瘤的诊断，病理科医师均希望收到的标本越大越好，较大组织可以多取材，更多呈现病变的不同变化，可以减少误诊、误判、漏诊的发生。但随着技术的发展和患者对无创和微创的预期日趋增高，病理科收到的组织中小活检/穿刺标本比例越来越高。这样势必加重了病理医师的压力，增加了挑战。在送检标本中病变较典型时，结合免疫组化标志可以完成如BL、DLBCL、LBL/ALL等的诊断，如果同期有细胞形态学、流式细胞学检测，如有需要再加做FISH和分子检测，可以完成很大一部分疾病的诊断。但如CHL、AITL等类型的淋巴瘤，由于增生细胞成分混杂，肿瘤细胞不是均一、弥漫性分布，尤其病变不典型时，在穿刺标本或小活检标本中未发现典型的肿瘤细胞依据时，将难以做出明确诊断，此时需要多次穿刺活检或较大组织，甚至切取完整淋巴结送检。

对于穿刺活检，建议尽量多穿，最好是多个穿刺方向的取材，以增加不同位置有不同镜下改变的机会。

如图11-27a所示，肿瘤性病变的镜下改变并非都是形态单一、瘤细胞在各个区域均匀一致的分布状态，常伴灶性坏死，坏死组织吸收伴纤维组织修复增生的组织学改变。因此，建议临床医师在取活检标本时，尽可能选择手术切除标本，如各种条件限制不能切取时，选择穿刺活检，请

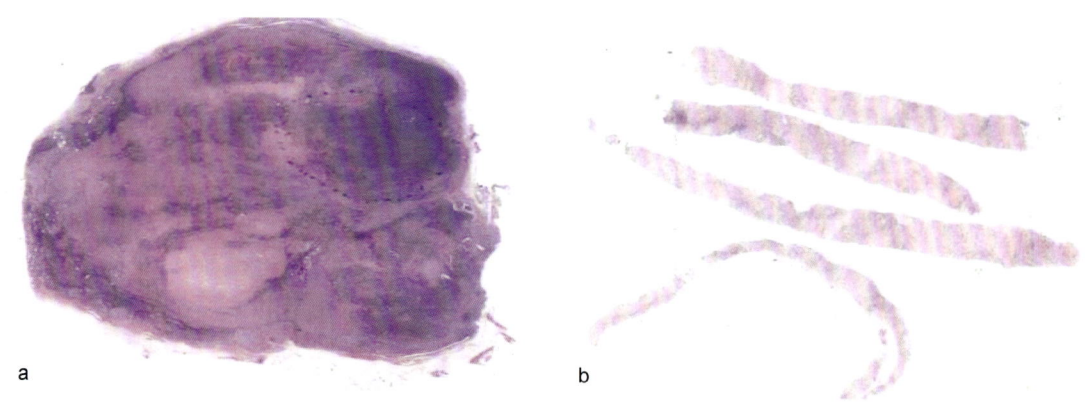

图11-27 手术切除标本与穿刺标本

注意尽量选取不同方向进针,并穿刺获取更多的不同方向的组织(图11-27b),以期所选组织能更大限度的代表病变的更多组织学改变特点。

三、取材部位

淋巴瘤可以发生在全身的任何部位,因此取材部位可能涉及各个系统。如:淋巴造血系统(淋巴结、骨髓、扁桃体等)、皮肤、神经系统(脑组织)、头颈部(口、咽黏膜、鼻、涎腺)、呼吸系统(肺等)、纵隔及体腔深部病变、消化系统(胃、肠、肝、脾)、泌尿系统、生殖系统、骨和软组织(包括浅表部位病变)。

不同部位活检取材要求不同,前期规范、准确、全面的取材,是临床医师获取后续治疗等相关的病理学信息的必要条件。

特殊部位取材要求举例如下。

(一)骨髓活检

对于如骨髓活检这样的特殊部位标本,通常要求用锋利的(一次性)活检针取材,活检组织长度需要≥1.5 cm,这样才能为病理提供可靠的信息。包括:骨髓增生程度、三系造血细胞数量和比例、原始细胞数量和分布、有无转移癌或非淋巴造血系统特有的病变。铁染色、网状纤维染色和Masson染色经常作为常规染色法,分别协助评价储铁和纤维组织增生程度。

对淋巴瘤/白血病评价时,建议同时送检骨髓活检、流式细胞学和骨髓涂片的检查,必要时还需要同时送检外周血涂片和(或)流式细胞学检查。因为从技术层面考虑,对于少量肿瘤细胞的性质评价,流式细胞学检查技术更有优势。而对于肿瘤细胞有特殊形态学特点的淋巴瘤/白血病,如毛细胞白血病、边缘区B细胞淋巴瘤、T/NK大颗粒细胞白血病、伯基特淋巴瘤等(详见细胞形态学章节),细胞形态学有明显优势。而骨髓活检对瘤细胞分布特点的评价有显著的优势,如FL通常位于小梁旁灶性分布,γδT细胞淋巴瘤常呈窦内分布,在CHL累犯时常常局灶呈混合细胞背景和纤维组织增生,这样的现象只有在骨髓活检中能被很好地识别。当骨髓纤维化或髓腔内有核细胞增生极度活跃(>90 vol%)时,骨髓穿刺常可出现"干抽"现象,而骨髓活检可以评价"干抽"原因,并结合形态学、免疫组化进一步予以详细分析。此时临床可尝试将骨髓活检组织在载玻片上印片送检骨髓涂片检查,并将骨髓组织在生理盐水中涮洗以获得涮洗液送检流式细胞学检查,以实现各实验室的技术互补,为淋巴瘤的整合诊断提供依据。

(二)胃、肠黏膜活检

对于内镜活检组织,我们建议临床尽可能多部位取材,取材数量及部位需在申请单中注明,且须确认均处于固定液中,以免取材疏漏或组织在固定液外干涸。若临床怀疑为淋巴造血系统肿瘤,请同时送检流式细胞学检查。

对于异基因造血干细胞移植后患者的胃肠黏膜活检组织,临床可从我们出具的病理报告中获得如下信息:有无肿瘤累犯,有无GVHD改变,是否伴血管炎或微血栓,有无特殊感染如CMV、EBV、真菌、结核、细菌等。

（三）脑组织活检

系统性淋巴瘤中枢神经系统累犯或原发中枢神经系统淋巴瘤的明确诊断在临床工作中具有很大挑战。脑组织获取难度较大，开颅手术损伤太大，但穿刺组织经常太少、太小，进而难以在病理层面明确诊断。在这里我们建议临床医师可将穿刺组织先在生理盐水中轻轻涮洗，将涮洗液送流式细胞学检查，再将组织及时放入10%中性福尔马林固定液中送病理检查，从而在不同的技术平台获取信息，予以明确诊断。

四、病理送检注意事项

（一）组织不合格情况及送检注意事项

1. 临床取材时操作不当，组织挤压明显。
2. 取活检后组织未及时放入固定液中。
3. 固定液少：①不能完全将标本浸泡在液面下；②容器太小，组织浸泡在液面下，但液体量少于标本体积的4倍，难以达到固定效果。此类情况常见于手术切除的较大标本。较大标本的固定要求是广口容器，容器口径大于标本的最大直径。固定液是标本体积的4～10倍，常温保存，及时送往病理科。
4. 固定液浓度低，难以达到组织固定效果。病理活检组织的固定液常规用10%中性福尔马林，固定液中主要成分甲醛易挥发，长时间开放或保存不当，将使固定液浓度不符合要求。固定液保存要求在密闭的容器内，放置在阴凉处，可冷藏，避免冷冻。
5. 如切取标本有完整被膜，如淋巴结，请切开被膜后放入固定液内。否则将导致组织明显解离、细胞固缩，影响形态学观察（图11-28）。
6. 对于穿刺活检标本，请不要随意将组织丢进固定液中，这样组织将迅速扭曲成不规则形状，导致后期包埋蜡块时，无法将组织的最大面放置在同一平面，导致进一步的切片难以展现出最大切面。正确的做法是，用组织镊轻轻捏住组织的一端，将穿刺组织垂直放入固定液内，浸泡3～5 s，快速提起使组织完全离开固定液3 s；再次放入固定液内，时间同上，反复3次后，再将活检组织放入固定后，组织会呈现"火柴梗"样（图11-29）。这样的组织制片将会有更多的最大面切片，既有利于镜下全面观察，又避免切片粗修时浪费珍贵的组织。
7. 对于小活检组织，尤其是内镜咬检的小组

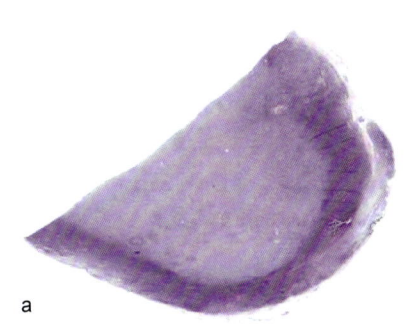 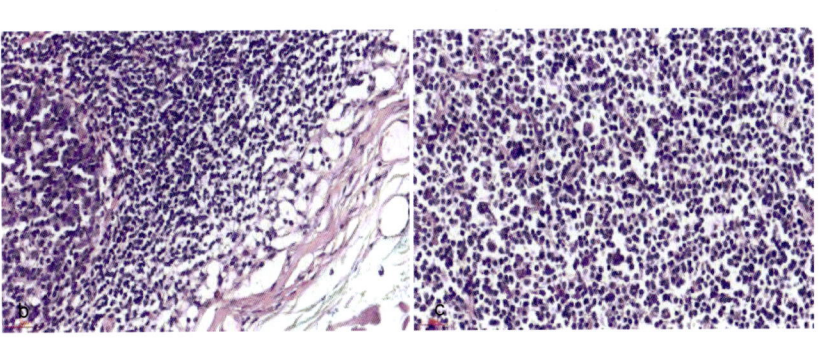

图11-28 固定欠佳淋巴结的HE染色。a.低倍镜下淋巴结周边着色较好，中间着色浅淡（×55）；b.靠近被膜位置细胞形态完好（×400）；c.远离被膜区域组织解离、细胞皱缩（×400）

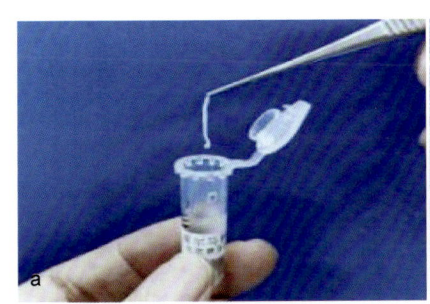 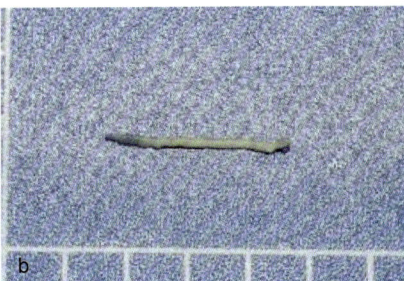 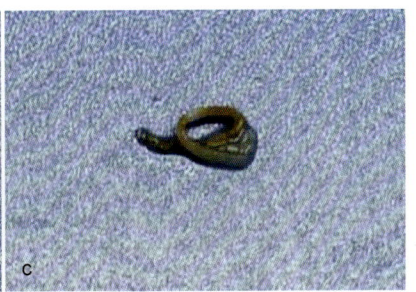

图11-29 不同操作方法得到的固定组织。a.用组织镊捏住组织一端，垂直放入固定液内，反复3次；b.用a图的方法得到的固定后组织；c.随意放入固定液内得到的固定后组织

织，在放入标本瓶内时请尽量确保组织在固定液内，而不是贴附在瓶壁或瓶盖上，并且在运输过程中也要确保其一直保持在液面内。不然将导致组织干涸，失去原有的组织和细胞形态。

温馨提示：

1. 固定时间过长将影响后期分子遗传学检测的 DNA 提取，建议临床取材后尽量 24 h 内送达病理科。如有不可抗拒的限制条件，不能在 24 h 送到，请避免周五或周末送达。我们经验建议固定时间不超过 72 h。

2. 当临床考虑患者可能为淋巴造血系统肿瘤时，建议活检送病理同时送流式细胞学检测，必要时可预留新鲜组织提取 DNA、RNA 以备后期开展各种分子检测。

（二）申请单填写要求

淋巴瘤的病理诊断需要详细的临床资料，因此送检病理检查时，需临床主管医师认真填写申请单中的患者基本信息、临床症状、辅助检查、治疗经过及疗效；本次送检目的、临床重点关注的信息、疑惑或靶点需求。以协助明确诊断、精准分型，并提醒病理医师关注临床关注的信息，为临床提供个性化信息。

大部分医师会认真填写病理申请单患者基本信息、临床病史等内容，但时而会有临床医师以临床工作繁忙复杂为由，不填写病史。疾病的诊断，不管是临床诊断还是病理诊断，都需要鉴别诊断的过程。鉴别诊断的思路一定是从临床表现开始，如果是复杂病例，既往诊疗过程、治疗效果也都是进一步诊断的重要参考依据。临床会有同一种疾病不同临床表现，以及相似的临床表现其实是不同的疾病的情况，病理诊断过程中也是如此。所以临床送病理检测，也是另一种形式的跨科室会诊申请，需要尽量详细地提供患者信息，才能获得最能接近事实、最能为临床和患者解决问题的结果。

对于送检病理检测或病理会诊时，需要提供既往的检查、检测报告单。我们日常工作中，时而遇到有些患者既往检测结果中的信息在临床解读中不够精准，导致误诊，最终导致惨痛教训。

误诊病例展示：

患者，男性，21 岁，B-LBL/ALL 治疗效果差，目前已经中枢神经系统累犯、截瘫、恶病质来我院住院寻求最后希望。患者多处皮肤病变，住院后取活检送病理、细胞形态学、流式细胞学检测和 FISH。

细胞形态学见较多量幼稚细胞；流式细胞学检测见异常成熟 B 细胞；FISH 检测见 *C-MYC* 基因重排阳性；组织病理见中等大小瘤细胞弥漫增生，形态和免疫组化提示 BL 样，但免疫组化 BCL2 阳性，综合分析支持 HGBL-NOS（图 11-30，图 11-31）。

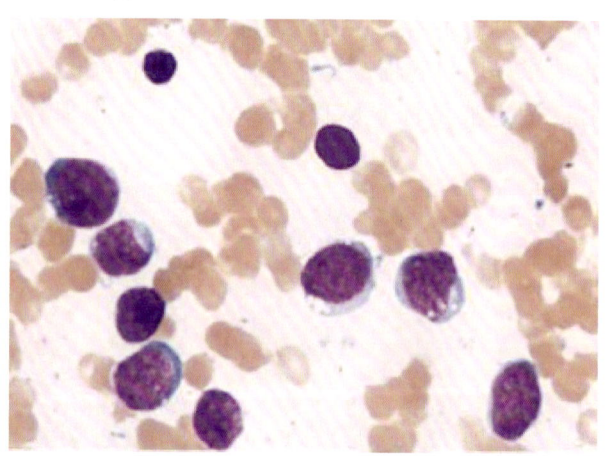

图 11-30　骨髓涂片。报告急性淋巴细胞白血病复发骨髓象，原始细胞占 87.5%

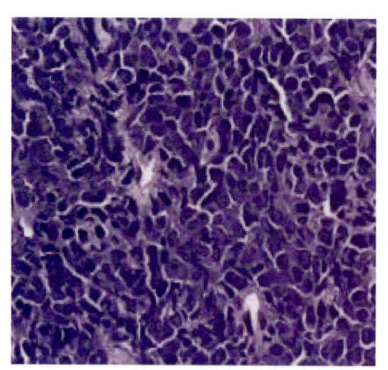

（头皮肿物）高级别 B 细胞淋巴瘤，非特指型。

注：本例细胞形态不是典型 BL 的形态，细胞体积偏大，不规则，无星天，支持为 HGBL。结合骨髓涂片的 FISH 检测 MYC 重排阳性，*BCL2*、*BCL6* 阴性。综合分析，归入 HGBL-NOS。但病史提供患者有 B-ALL 病史，需要了解 B-ALL 诊断时免疫表型的具体信息，以综合分析。P53 缺失提示预后不良。

图 11-31　患者入院后皮肤病变穿刺活检镜下改变和整合诊断结果

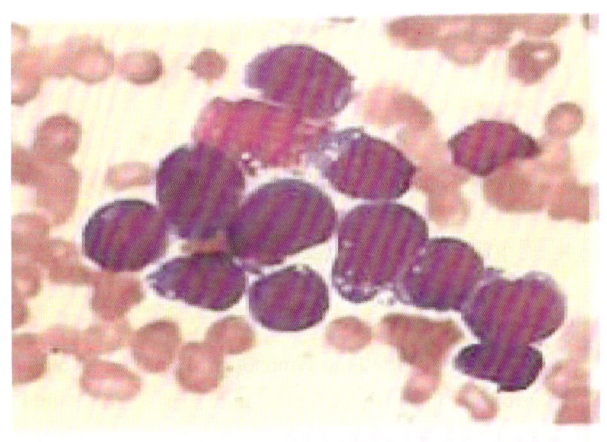

图 11-32 初诊时骨髓涂片。报告急性淋巴细胞白血病（L3 型）

但患者既往有 B-LBL/ALL 病史，且已经辗转多家医院治疗，疗效差，进展凶猛，仅发病一年半就已经呈全身多系统累犯、恶病质状态。我们力求追溯初发病时的所有检测结果，发现患者初诊时临床以骨髓涂片和流式细胞学检测结果为依据，做出临床诊断。当时的骨髓涂片结果为急性淋巴细胞白血病（L3 型），流式细胞学检测见异常单克隆增生 B 细胞（图 11-32）。

初诊流式细胞学检测报告：在 CD45/SSC 点图上设门分析，CD34＋CD117＋CD13＋CD33＋CD38＋的髓系幼稚细胞约占有核细胞的 2.0%，比例增高；CD45dimCD19＋的细胞约占有核细胞的 3.80%，表达 HLA-DRst、CD10、CD19、CD20、CD38，部分细胞表达 Lambda，考虑为异常单克隆 B 淋巴细胞可能；请结合细胞形态学检查、病理学检查、基因检测结果和临床综合考虑。

这两个检测结果的正确解读应为：急性淋巴细胞白血病（L3 型）为骨髓涂片针对伯基特淋巴瘤或伯基特样淋巴瘤这一组疾病的细胞形态学描述，流式细胞学检测中对此异常 B 细胞表型的描述亦为成熟表型。故本患者初发病即是成熟 B 细胞淋巴瘤，但由于初诊时对实验室用语的错误解读，导致诊断出现偏差，进而影响治疗效果。此患者在发病不到 2 年内死亡。

（三）信息核对

活检标本和病理申请单同时送检，不同部位的标本及标本数量需要分别在申请单和标本容器外标明，并在每个交接环节均要求一一核对信息，以避免差错。详细如下。

1. 核对病理申请单与标本容器外标识处的患者信息是否一致。
2. 核查标本数量与申请单中的记录是否一致。
3. 核查标本离体时间及固定时间。
4. 核查固定液是否充足。
5. 申请单病史有无详细填写。
6. 有无病史中提供的各种检查/检测报告单。
7. 会诊病例需要核对切片/蜡块与对应报告单的病理号、数量是否一致。

（四）会诊病例送检要求

淋巴瘤分型复杂，病理诊断较困难，其误诊率相对实体瘤而言亦较高，自 2001 年 WHO 第 1 版造血与淋巴系统肿瘤分类标准应用以来，国外文献报道的误诊率高者可达 27.3%，有数据显示国内误诊率在 30%～40%。因此临床获得好的治疗效果的前提是正确、精准的病理诊断，故淋巴瘤亚专科病理学家的会诊意见尤为重要。

病理会诊时请提供以下资料：①详细的临床信息，即自患者起病开始的所有临床症状、辅助检查、治疗经过及疗效；②所有原单位及会诊单位病理报告复印件；③所有原单位及会诊单位的染色片；④主要病变白片：白片包括 3 μm 厚普通白片 1～3 张，胶白片 10～15 张（如原单位允许可借蜡块）。

（邓　静　左晓娜　郭丽改　高子芬）

参考文献

[1] 王德田，丁伟. 实用现代病理学技术. 北京：中国协和医科大学出版社，2022.
[2] 陈杰. 临床病理科诊疗常规. 北京：中国医药科技出版社，2012.
[3] Jaffe ES, Arber DA, Campo E, et al. Hematopathology. 2nd ed. Philadelphia, PA: Elsevier, 2017.
[4] Swerdlow SH, Campo E, Harris NL, et al. WHO classification of tumours of haemtopoietic and lymphoid tissues. 4th ed. Lyon, France: IARC Press，2017.
[5] Laurent C, Baron M, Amara N, et al. Impact of expert pathologic review of lymphoma diagnosis: Study of patients from the French lymphopath network. J Clin Oncol, 2017, 35（18）：2008–2017.
[6] Deng J, Zuo X, Yang L, et al. Misdiagnosis analysis of

2291 cases of haematolymphoid neoplasms. Front Oncol, 2023, 13: 1128636.

[7] 中国临床肿瘤学会指南工作委员会. 中国临床肿瘤学会（CSCO）淋巴瘤诊疗指南2020. 北京：人民卫生出版社, 2020.

[8] 李向红. 淋巴瘤病理诊断的标准化. 中华病理学杂志, 2013, 42（4）: 217-219.

[9] 陈辉树. 骨髓病理学. 北京：人民军医出版社, 2010.

[10] Lester JF, Dojcinov SD, Attanoos RL, et al. The clinical impact of expert pathological review on lymphoma management: a regional experience. Br J Haematol, 2003, 123（3）: 463-468.

[11] Proctor IE, McNamara C, Rodriguez-Justo M, et al. Importance of expert central review in the diagnosis of lymphoid malignancies in a regional cancer network. J Clin Oncol, 2011, 29（11）: 1431-1435.

[12] Matasar MJ, Shi W, Silberstien J, et al. Expert second-opinion pathology review of lymphoma in the era of the world health organization classifification. Ann Oncol, 2012, 23（1）: 159–166.

[13] Bowen JM, Perry AM, Laurini JA, et al. Lymphoma diagnosis at an academic centre: rate of revision and impact on patient care. Br J Haematol, 2014, 166（2）: 202-208.

[14] 周小鸽, 谢建兰, 金妍, 等. 淋巴瘤的临床表现及其在病理诊断中的意义. 中华病理学杂志, 2012, 41（1）: 57-58.

[15] Wilkins BS. Pitfalls in lymphoma pathology: avoiding errors in diagnosis of lymphoid tissues. J Clin Pathol, 2011, 64（6）: 466-476.

[16] Chen YP, Jones D, Chen TY, et al. Epstein-Barr virus present in T cells or B cells shows differential effects on hemophagocytic symptoms associated with outcome in T-cell lymphomas. Leuk Lymphoma, 2014, 55（9）: 2038-2047.

第十二章

细胞形态学在淋巴瘤中的应用

随着医学技术与疾病诊疗方法的更新与发展，血液学检测方法不断丰富，更趋于精准，分子检测占据越来越重要的实验室诊断比重，但是细胞形态学显微镜分析仍是协助血液疾病及某些非血液疾病诊断必不可少的检测手段，它是通过对骨髓、外周血以及各类体液、印片的细胞成分以及形态的分析，以此给临床提供有帮助的信息（图12-1）。

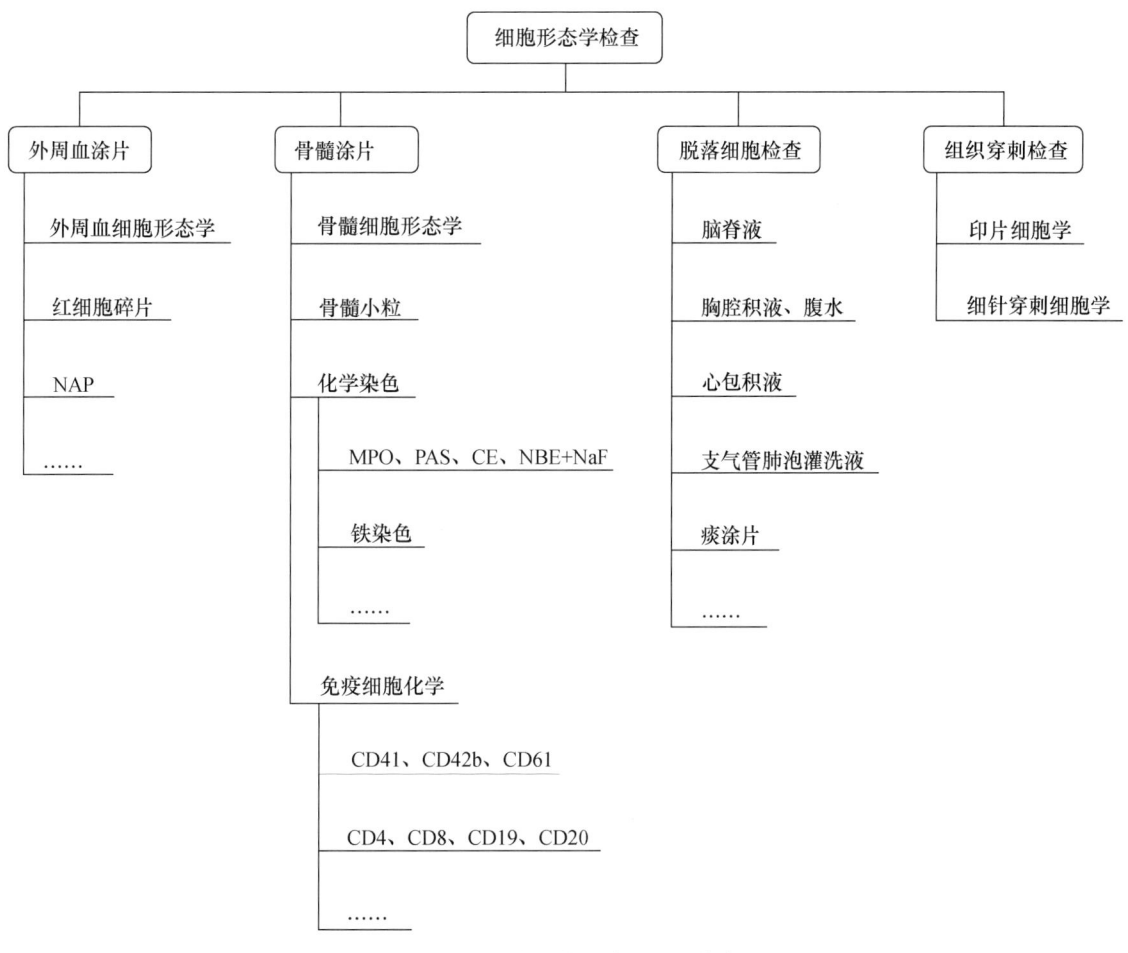

图 12-1　细胞形态学检查项目分类

第一节 标本送检要求及前期处理

一、送检要求

（一）骨髓/外周血涂片

1. 骨髓涂片8~10张，外周血2~4张。
2. 申请单、条形码、涂片、患者姓名一致并同时送检。
3. 涂片长短、薄厚适宜、血膜居中，如图12-2。
4. 外周血采用末梢血，避免使用含抗凝剂管内血。
5. 取材部位需在玻片及申请单备注。
6. 涂片自然干燥后送检，禁止冰箱保存。

（二）体液甩片

1. 申请单、条形码、试管、患者姓名一致且同时送检。
2. 无抗凝剂的普通试管，脑脊液2~5 ml；其他体液10~15 ml。
3. 抽取后半小时内立即送检，避免时间长使细胞溶解（图12-3），必要时加入胎牛血清（200 μl/ml标本）以保证细胞完整性。

（三）印片细胞学

1. 数量要求：组织及细针穿刺印片2~3张，标本片上标注患者姓名、取材时间、取材部位。
2. 检查申请单上需患者的临床信息，包括标本类型，取材部位，血常规，有无肝脾大、淋巴结肿大及简要病史等。
3. 确保申请单、标本以及条形码患者信息一致且同时送检。
4. 穿刺组织取出后，直接印制印片，不可放

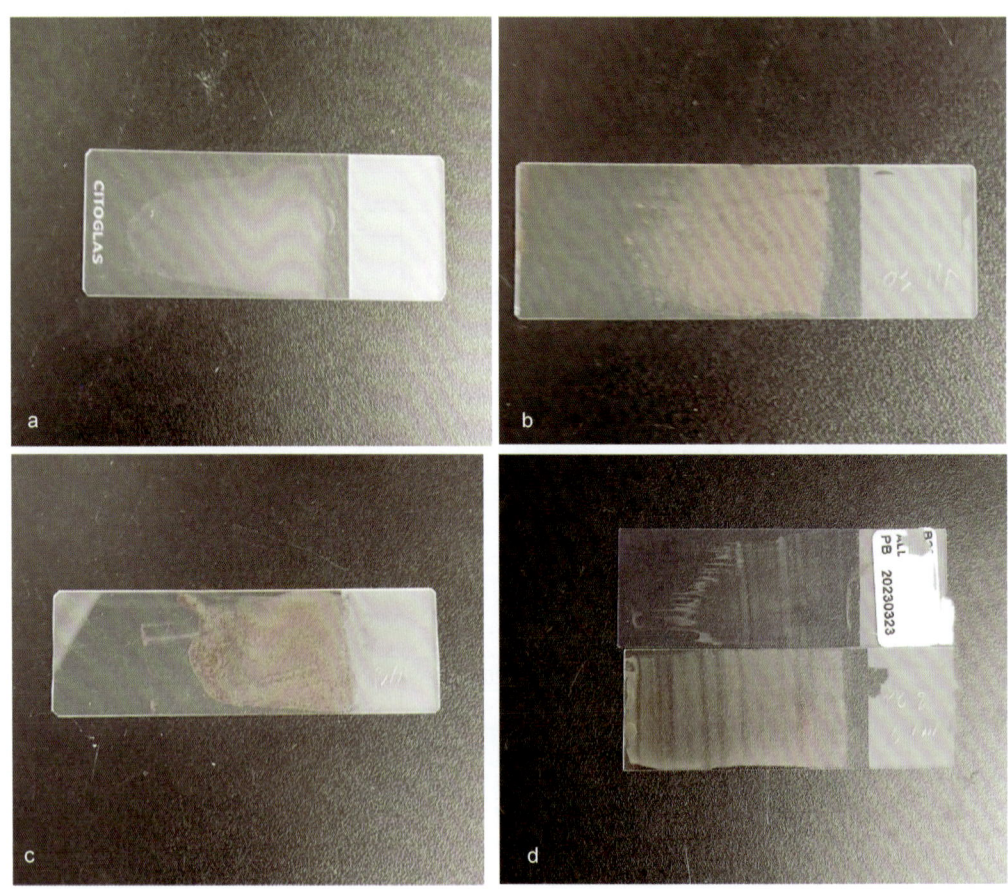

图12-2 涂片。a、b外周血、骨髓涂片良好；c、d外周血、骨髓推片不佳

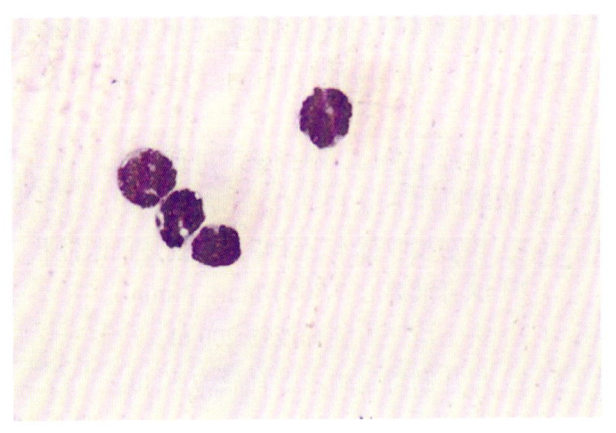

图 12-3 脑脊液（Wright-Giemsa，×1000）。脑脊液送检不及时，存放时间长导致细胞溶解，难以分析核染色质

入福尔马林固定液后再印片，细胞将难以着色，如图 12-4。

5. 切取标本组织做印片时，应一刀切，不可反复来回，以免细胞变形，用滤纸将其切面上的血液、组织液等吸去，再行印片，然后将其不同层面分别印在不同玻片上，并标注编号。

6. 印取玻片时，保留组织完整性，避免用力挤压、拖拽，以免影响细胞形态使其细胞变形、固缩、溶解而影响结果判断（图12-5）。

7. 加急标本需在申请单注明或提前联系检验人员并说明原因。

8. 取材后常温存放，一般情况应立即送检。运输过程中应将制好后的组织印片或穿刺物装入干燥清洁玻片盒内，避免处于潮湿环境或接触挥发性气体导致细胞变形溶解。

二、染色原理及标本处理

（一）染色原理

细胞形态学常规染色为瑞特-吉姆萨（Wright-Giemsa）染色。瑞特-吉姆萨染液中瑞特染液是将碱性的亚甲蓝及酸性的伊红两种成分溶于甲醇中，两者之间与细胞内的各种物质具有不同的亲和力，使细胞呈现不同颜色，方便细胞的辨认。吉姆萨染液含有天青以及伊红则对细胞核及寄生虫有更好的着色效果。两种染液结合互补。

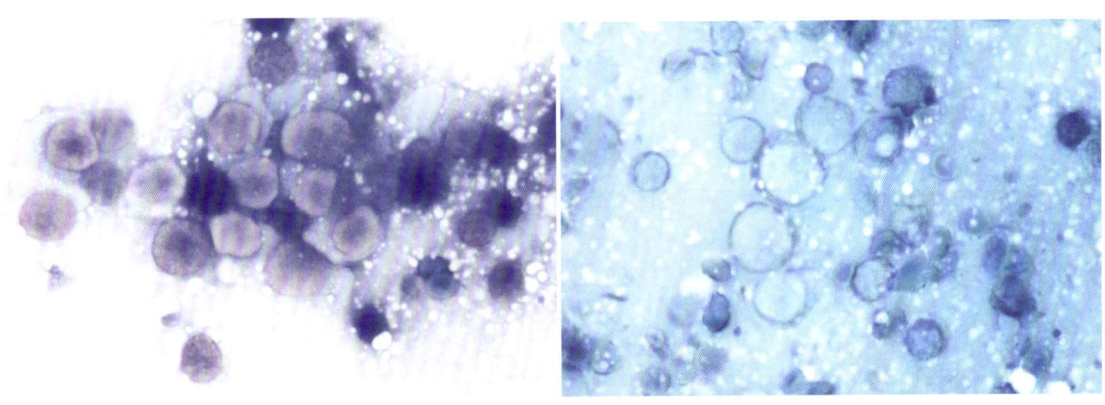

图 12-4 弥漫大 B 细胞淋巴瘤（Wright-Giemsa，×1000）。大部分细胞着色不佳

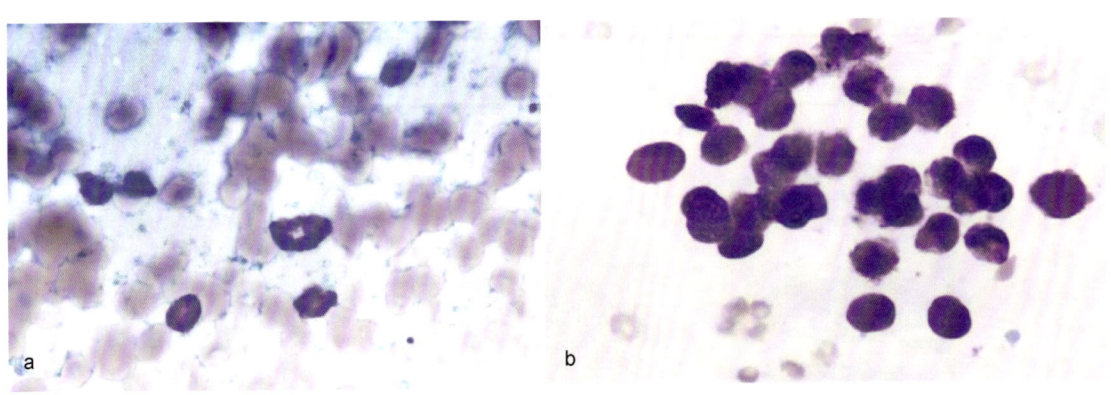

图 12-5 制片不佳（Wright-Giemsa，×1000）。a.左手无名指肿块印片，印片细胞堆积较厚，细胞不舒展；b.睾丸穿刺印片，多数细胞溶解，无法分析（注：制片染色良好标本请见本章以下几节插图）

缓冲液则是磷酸盐，由磷酸氢二钠及磷酸二氢钾组成，细胞染色受酸碱度的影响，由于各类细胞成分蛋白质的等电点不同，染色亲和力也不大相同，缓冲液使染色处于一个稳定的pH环境以保证细胞着色良好。

（二）标本处理

1. 骨髓、外周血及印片（图12-6）

（1）核对接收标本，记录标本玻片数量。

（2）选取2张涂片良好骨髓涂片以及1张外周血涂片。

（3）将待染标本放置于染色架。

（4）滴加Wright-Giemsa染液4滴，滴加磷酸盐缓冲液8滴。

（5）将其混匀，计时器计时10 min。

（6）显微镜下观察各细胞着色程度，流水冲洗染液，不可倒掉染液再冲洗，防止沉渣附着于玻片。

（7）玻片干燥后，显微镜下进行分析。

2. 体液甩片（图12-7）

（1）核对接收标本，于申请单描述肉眼性状。

（2）脑脊液离心（800 r/min，3 min）。

（3）去上清，留脑脊液约200 μl。

（4）甩片制备，滴入脑脊液约50 μl。

（5）离心甩片（1000 r/min，2 min），自然晾干，染色（方法见上文）。

三、报告发送流程

具体流程见图12-8。

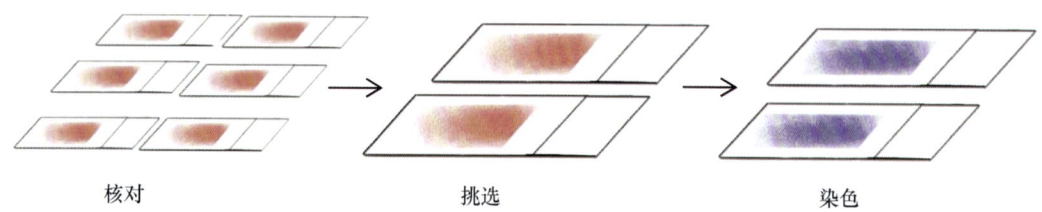

图12-6 前期染色流程

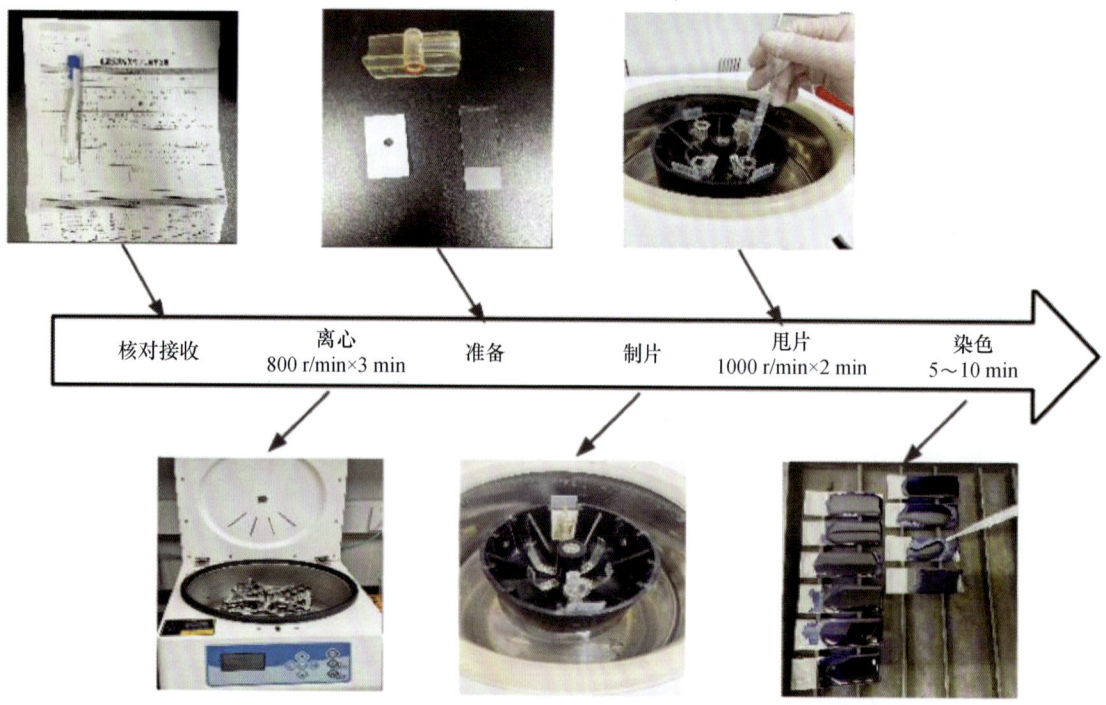

图12-7 甩片流程

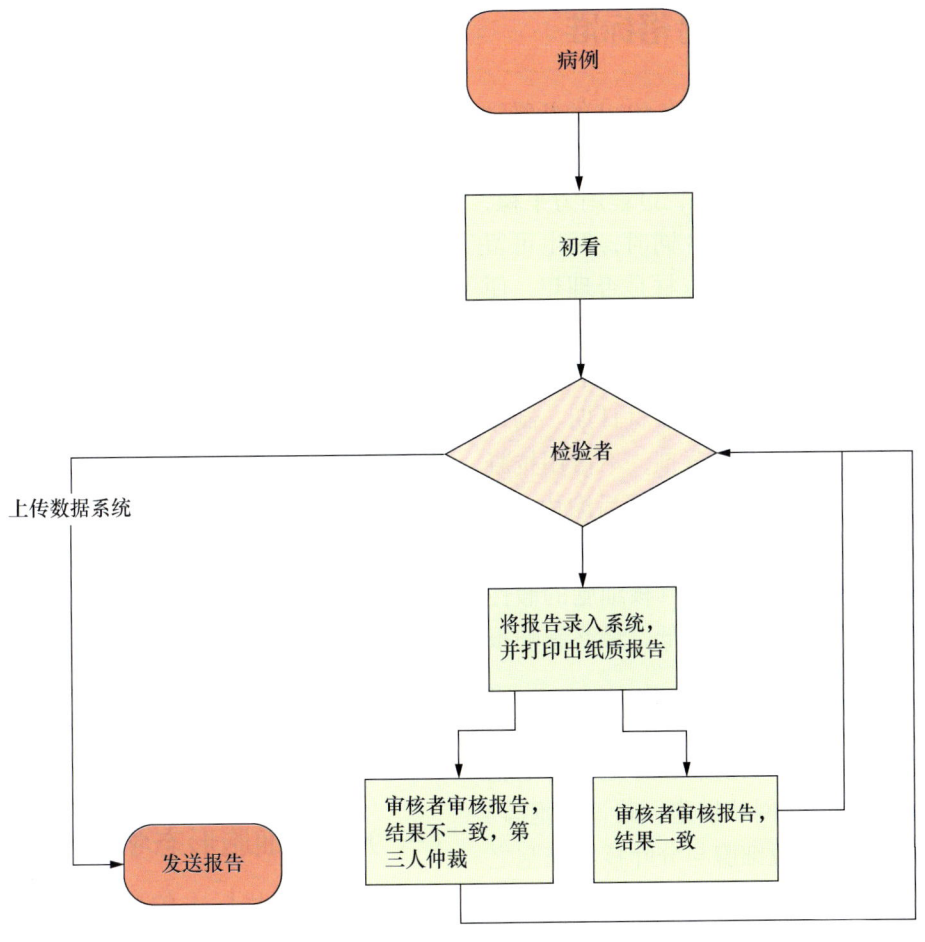

图 12-8 报告发送流程图

（宗 佼）

第二节 骨髓涂片细胞形态学

骨髓是生成血细胞的主要场所，造血性骨髓中含有大量造血细胞、部分脂肪细胞及结缔组织等，骨髓穿刺检查是血液疾病实验室诊断的重要方式，通过骨髓检查可以了解造血组织的增生情况，骨髓细胞形态学可分析骨髓细胞构成比例的改变、有无异常细胞，对临床疾病诊断、疗效的观察、预后的判断起着重要作用，本节内容主要侧重于骨髓涂片细胞形态学在淋巴瘤诊疗过程中的意义。

一、骨髓检查的适应证（参照国际血液学标准委员会出版的骨髓检查的适应证）

（一）不明原因的贫血、红细胞指数异常或血细胞的数量异常。

（二）外周血形态学异常。

（三）恶性血液疾病的诊断、分期和随访。

（四）疑似骨髓转移的情况。

（五）放射影像学提示不明原因的局灶性骨病变。

（六）不明原因的器官肿大或存在无法活检的肿块病变。

（七）微生物培养用于不明原因发热或特定感染（如粟粒型结核、利什曼病、疟疾）的检查。

（八）脂质或糖原储存障碍的检查。

（九）铁储存量的评估。

（十）排除潜在异基因干细胞移植供者的血液病。

二、骨髓涂片的制备与合格标准

临床医生进行骨髓穿刺，将约 50 µl 的新鲜骨髓液滴至洁净玻片头段 1/3 处，将推片置于骨髓液前，倾斜推片 30° 拉动骨髓液，过程用力平稳，骨髓液随着推片均匀散开，制片同时，医生可留意是否含骨髓小粒，初步推测取材是否理想，便于当下决定是否对穿刺角度或部位进行调整。上述步骤完成后，制作 6~8 张骨髓片并在载玻片磨砂处记录患者姓名、标本类型及取材日期。制作涂片使用的注射器内不应有抗凝剂，不得用抗凝管内的骨髓液涂片，如 EDTA-K2 抗凝后涂片，易导致红细胞碎片假性增高，以及巨核细胞分类的误判，包括颗粒巨核细胞、裸核巨核细胞的假性增高以及产板巨核细胞的假性降低，最终影响报告的准确性。

制备染色（见本章第一节）完成后，分析涂片时可观察骨髓小粒、脂肪滴、骨髓特有细胞（巨核细胞、吞噬细胞、网状细胞、破骨细胞等）的有无以及中性杆状核粒细胞与分叶核粒细胞之比是否大于血涂片中比值，以此判断此次取材是否理想。

三、骨髓涂片细胞形态学的特点

（一）骨髓涂片制作便捷，染色技术处理过程简单迅速，可根据疾病类型的不同开展相应的对疾病有提示意义的化学染色。

（二）制作良好的骨髓涂片细胞平铺均匀，选取适当阅片位置可观察骨髓增生程度、骨髓细胞成分以及形态结构的变化特点，不过骨髓涂片受穿刺影响，在取材不佳的情况下，无法正确反映骨髓的增生程度以及其中的细胞比例，可能因取材原因导致漏诊，此种情况应结合骨髓活检以及骨髓印片细胞学综合判断。

（三）骨髓涂片对单个细胞形态的分析具有优势，能清晰观察细胞，对于某一些有着特征性细胞形态特点的疾病有重要的提示作用，而且涂片相较于印片，细胞铺展更松散，更加容易发现分布性质异常的大细胞。

（四）髓系或淋巴系肿瘤的大部分类型依旧需要骨髓涂片比例作为诊断依据或分期标准，如由分化定义的急性髓系白血病（acute myeloid leukaemia, defifined by differentiation）、少数伴遗传学异常的急性髓系白血病（acute myeloid leukaemia with defifining genetic abnormalities）、部分骨髓增生异常肿瘤（myelodysplastic neoplasms）、骨髓增生异常/骨髓增殖型肿瘤（myelodysplastic/myeloproliferative neoplasms）以及急性淋巴细胞白血病（acute lymphoblastic leukemia）、淋巴瘤白血病期等。

（五）骨髓涂片细胞形态学无法观察组织结构，难以发现原始细胞的异常聚集增生，此时应结合骨髓活检综合分析，以及当异常细胞量极低时，该检测方法无法像流式细胞术检出低比例的异常细胞。

四、骨髓细胞形态学分析及其在淋巴瘤中的应用

（一）骨髓细胞形态学分析

1.骨髓涂片标本的判断，包括取材、染色是否良好，可低倍镜（×100）观察是否有骨髓小粒、脂肪滴及细胞着色情况，巨核细胞的数量与分类结果是否符合血常规血小板检测结果，辅助判断此次标本取材及制片染色是否理想；在髓片片尾处及两侧边缘处浏览，是否有异常的大细胞，因推片原因，体积较大细胞常常在此类区域出没；观察骨髓小粒内容物成分，比如当怀疑疾病进展时，病程前期或制片原因导致涂片均匀分布的区域无法计数出比例，此时骨髓小粒中可能可见异常细胞充斥隐藏于造血细胞之间。

2.骨髓增生程度的分级见表 12-1，有核细胞量包括增生极度活跃（Ⅰ）、增生明显活跃（Ⅱ）、增生活跃（Ⅲ）、增生减低（Ⅳ）、增生极度减低（Ⅴ）（图 12-9）。涂片判断骨髓的增生程度，还可通过观察骨髓小粒内容物成分获取提示。但涂片不及骨髓活检或骨髓印片，因取材稀释时，涂片易混有血液，分类比例可能无法体现真实的增生程度以及骨髓中细胞比例。

表 12-1 骨髓有核细胞增生程度		
增生程度	成熟红细胞：有核细胞	有核细胞均数/Hp
增生极度活跃	1：1	>100
增生明显活跃	10：1	50~100
增生活跃	20：1	20~50
增生减低	50：1	5~10
增生极度减低	200：1	<5

3.油镜（×1000）对细胞各系作计数比例以及形态的观察。作有核细胞分类计数（200~500个）分析各类细胞的比例增减，有无细胞形态发育异常（图12-10），是否有前体细胞的增高、异常细胞的出现以及分类不明细胞的聚集分布（图12-11），如有分类不明可疑细胞的成团分布或淋巴细胞的聚集，无法计入比例，应对其进行描述并提示临床医生，除此之外，还需观察吞噬细胞

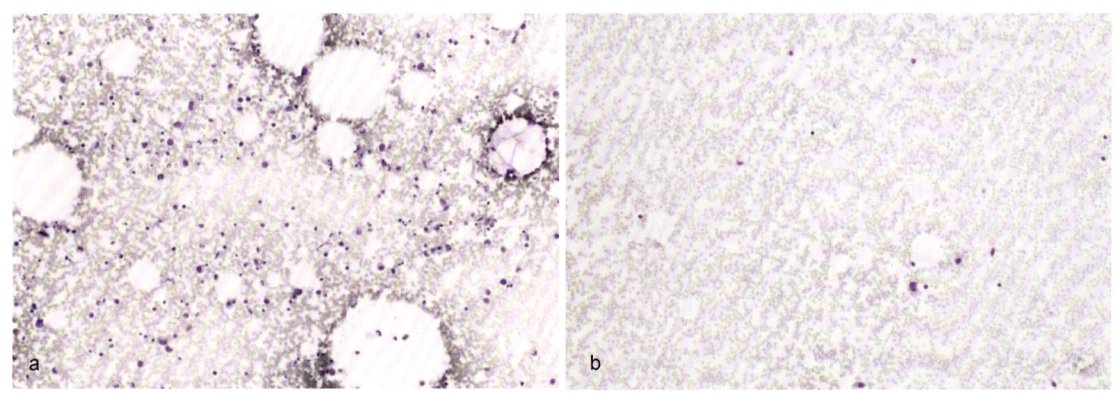

图 12-9　骨髓增生程度，骨髓涂片（Wright-Giemsa，×100）。a.增生活跃；b.增生极度减低

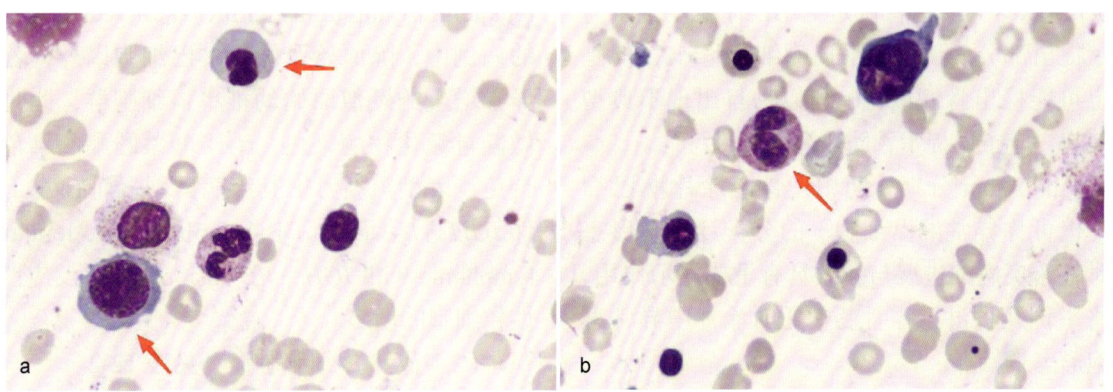

图 12-10　发育异常，骨髓涂片（Wright-Giemsa，×1000）。a.可见幼红细胞类巨变及核畸形（箭头所指）；b.可见粒细胞 P-H 样畸形（箭头所指）

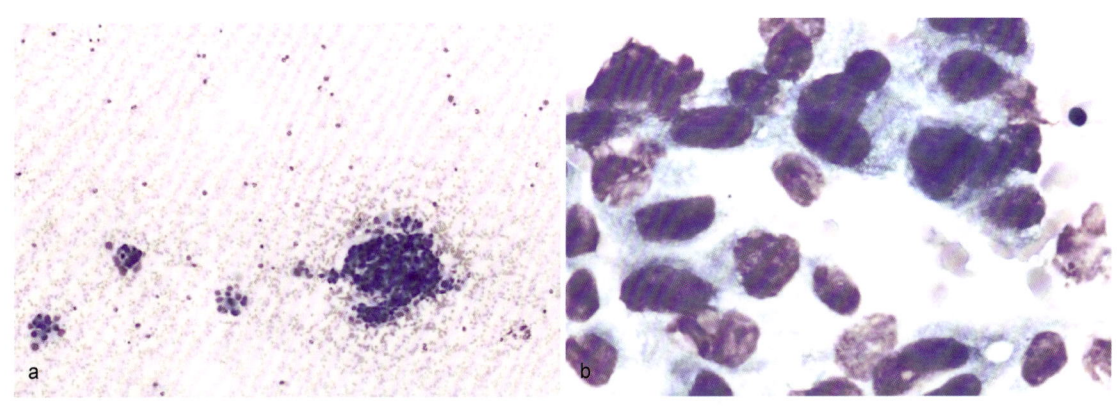

图 12-11　骨转移癌，骨髓涂片（Wright-Giemsa）。a.聚团分布的异常细胞；b.转移癌细胞，胞体大，细胞质边缘不明显

内容物，如吞噬血细胞、微生物、晶体或异常蓝色颗粒等。

4. 对骨髓涂片（Wright-Giemsa 染色）的阅片分析后，针对疾病鉴别加做相应化学染色，如鉴别急性白血病类别时加做髓过氧化物酶染色、α-丁酸萘酚酯酶染色；铁染色用作贫血的辅助以及环形铁粒幼红细胞的识别；碱性磷酸酶染色可用于慢性粒细胞白血病慢性期与类白血病的鉴别。

（二）骨髓细胞形态学在淋巴瘤中的应用

淋巴瘤是起源于淋巴细胞，常发生于淋巴结和（或）结外淋巴组织的一组强异质性恶性肿瘤。随着疾病进展，淋巴瘤后期可能发生骨髓侵犯（bone marrow involvement，BMI）或进展为淋巴瘤白血病（lymphoma cell leukaemia，LMCL），骨髓涂片细胞形态学检查在淋巴瘤分期与诊断中具有重要提示作用。多数报道统计时以骨髓涂片细胞分类中淋巴瘤细胞≥5% 拟定为骨髓侵犯；淋巴瘤细胞≥20% 则诊断淋巴瘤白血病；找到 Reed-Sternberg（R-S）细胞者认定为 HL 骨髓侵犯。另有文献提出部分病例虽然淋巴瘤细胞<5%，但是活检也可能检出骨髓侵犯，所以一旦出现不典型淋巴细胞，应予以提示，防止漏检。

在 Ann Arbor 分期 4 期中，骨髓涂片淋巴瘤细胞（也可称异常淋巴细胞）的分类计数与形态观察对临床疾病的进展与疗效具有重要提示作用，本节将举例几种淋巴瘤骨髓侵犯时涂片中异常淋巴细胞形态学特点。

1. B 细胞淋巴增殖性疾病和肿瘤

（1）前体 B 细胞肿瘤：B 淋巴母细胞白血病/淋巴瘤，非特指型（B-lymphoblastic leukaemia/lymphoma, not otherwise specified，B-ALL/LBL, NOS），该类细胞于骨髓涂片中常称原始及幼稚淋巴细胞，细胞形态变化较大，细胞胞体小至大均有呈现，小细胞细胞质少，染色质致密，核仁不明显；大细胞细胞质中等，呈浅蓝至灰蓝色，偶见空泡，核类圆或不规则，染色质弥散，核仁清晰数量多，如图 12-12。小部分此类细胞可见嗜天青颗粒，部分病例细胞有伪足。

此疾病的原始及幼稚淋巴细胞应与正常的 B 细胞前体细胞相区别，儿童骨髓涂片常见后者，其核质比更高，核染色质中度致密，细致均一分布。而急性淋巴细胞白血病维持化疗终止后也可能出现，此时部分病例鉴别困难，应结合流式细胞术免疫分型综合考虑。

B 淋巴母细胞白血病/淋巴瘤伴重现性遗传学异常的大部分亚型形态学无特殊改变。一些疑似 B-ALL/LBL 伴 *KMT2A* 重排（B-lymphoblastic leukaemia/lymphoma with *KMT2A* rearrangement）的病例中，除原始及幼稚淋巴细胞以外，若发现异常增生的疑似原始幼稚单核细胞群，此时可加做髓过氧化物酶染色、α-丁酸萘酚酯酶染色，结合免疫表型重新考虑其疾病类别；而 B-ALL/LBL 伴 *IGH*：:*IL3* 融合（B-lymphoblastic leukaemia/lymphoma with *IGH*：:*IL3* fusion）常见反应性嗜酸性粒细胞的增多。

（2）成熟 B 细胞肿瘤：见表 12-2。

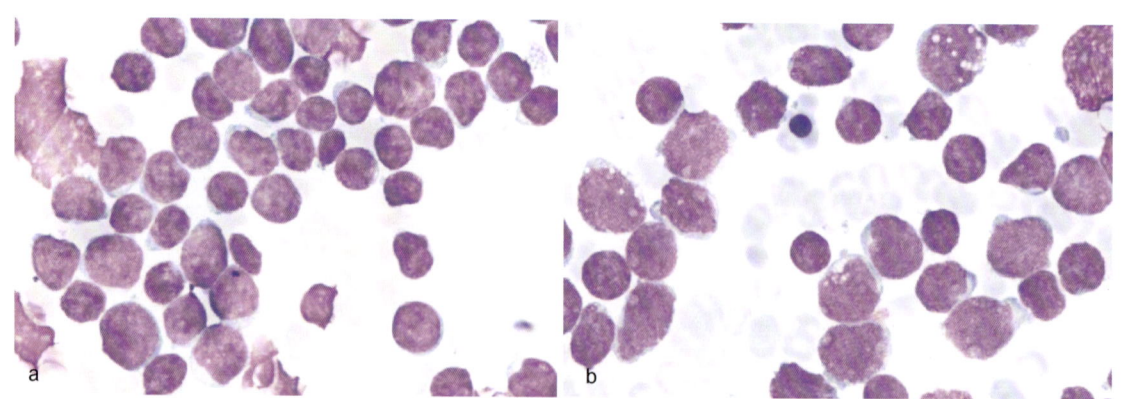

图 12-12 B-ALL/LBL，骨髓涂片（Wright-Giemsa，×1000）。a. 核质比高，核仁显隐不一；b. 胞体偏大，核仁明显，偶见细胞质空泡

表 12-2 B 细胞淋巴瘤细胞学形态特点

肿瘤	形态学特点
慢性淋巴细胞白血病/小淋巴细胞淋巴瘤（chronic lymphocytic leukemia/small lymphocytic lymphoma，CLL/SLL）	小淋巴细胞，核类圆形或轻度不规则，染色质块状，细胞质少，骨髓及外周血易见涂抹细胞（篮细胞），除此之外另见少数幼稚样淋巴细胞，染色质分散，细胞质更丰富（图 12-13）
毛细胞白血病（hairy cell leukaemia，HCL）	毛细胞小至中等，核卵圆形，可有核沟，核染色质均一，毛玻璃样，较正常淋巴细胞疏松，核仁不明显，细胞质较丰富，可见毛发样突起
脾边缘区淋巴瘤（splenic marginal zone lymphoma，SMZL）	中小型淋巴细胞，带有短绒毛，常出现在细胞单侧或两侧，或细胞质边缘不整齐突起，一些呈浆细胞样
淋巴浆细胞性淋巴瘤（lymphoplasmacytic lymphoma，LPL）	几种类型细胞混杂出现，包括幼淋巴样细胞，浆细胞样淋巴细胞，淋巴细胞样浆细胞，部分患者可出现组织嗜碱细胞增多，红细胞可能出现缗钱状排列（图 12-14）
滤泡性淋巴瘤（follicular lymphoma，FL）	小、中、大淋巴细胞，小淋巴细胞胞核圆形，部分可见核裂，核仁不明显，细胞质少；中至大淋巴细胞，胞体明显偏大，核染色质疏松可见核仁，少数细胞质边缘突起（图 12-15）
套细胞淋巴瘤（mantle cell lymphoma，MCL）	细胞胞体大小不一，胞核多类圆或不规则，部分细胞可见一个明显核仁，核染色质细致弥散，细胞质中等，淡嗜碱染（图 12-16）
弥漫大 B 细胞淋巴瘤（diffuse large B-cell lymphoma，DLBCL）	不同病例细胞变化大，大部分病例异常淋巴细胞胞体较大，核形类圆至不规则，核染色质疏松，核仁显隐不一，可见核扭曲折叠，细胞质丰富，嗜碱染，部分可见细胞质空泡（图 12-17）
伯基特淋巴瘤（Burkitt lymphoma，BL）	胞体中等至偏大，核多为类圆形，可有不规则形，核染色质疏松，可见核仁，中等大小，细胞质深嗜碱性，常常可见脂质空泡（图 12-17）
高级别 B 细胞淋巴瘤（high-grade B-cell lymphoma，HGBL）	该类细胞可具有 DLBCL 或 BL 细胞形态学特点，胞体及细胞核大小变化性大，细胞质比 BL 较丰富，嗜碱性较低（图 12-17）
霍奇金淋巴瘤（Hodgkin lymphomas，HL）	胞体中等至大，可见单核或双核，核不规则，核染色质颗粒状、疏松或凝集，核仁可见，细胞质丰富，嗜碱染（图 12-18）
浆细胞骨髓瘤（plasma cell myeloma）	骨髓内异常浆细胞数量多少不一，形态多样，似成熟浆细胞、浆母细胞性或多形性浆细胞，若出现母细胞化或异形性明显的浆细胞，更提示肿瘤性浆细胞。部分浆细胞可见细胞质免疫球蛋白包含物，表现为莫特细胞、拉塞尔小体及结晶的棒状小体等，背景红细胞易出现缗钱状排列（图 12-19）

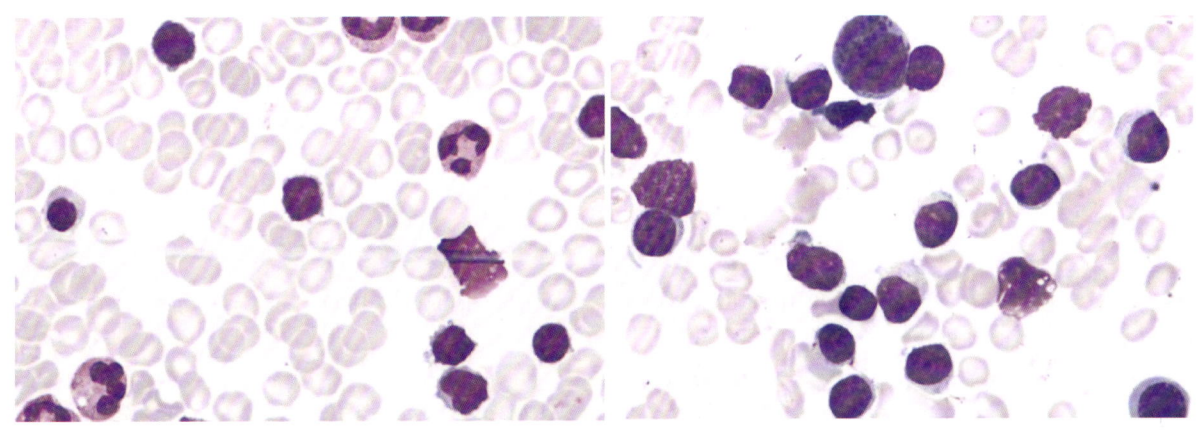

图 12-13 CLL/SLL，骨髓涂片（Wright-Giemsa，×1000）

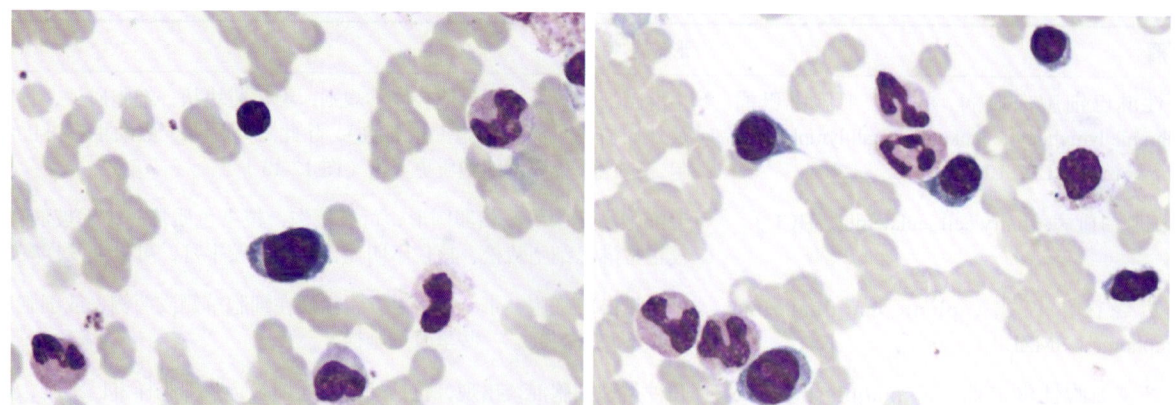

图 12-14　LPL，骨髓涂片（Wright-Giemsa，×1000）

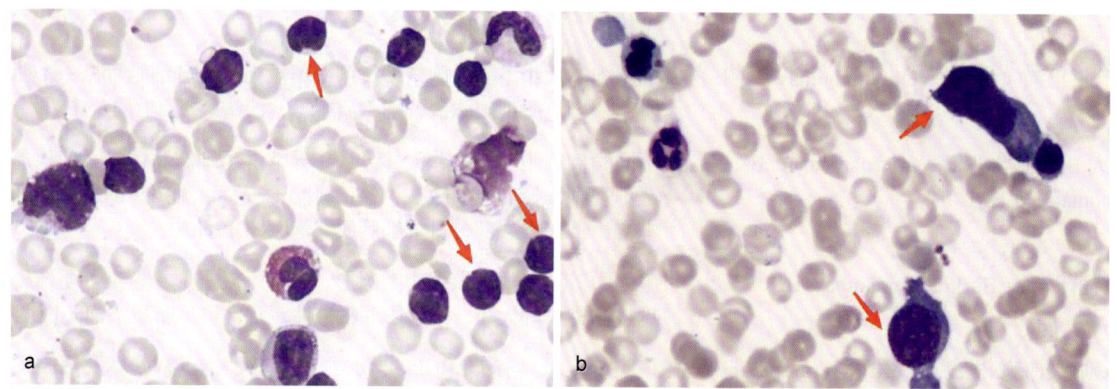

图 12-15　FL，骨髓涂片（Wright-Giemsa，×1000）。a.核裂隙（箭头所指）；b.FL 转化（前头所指）

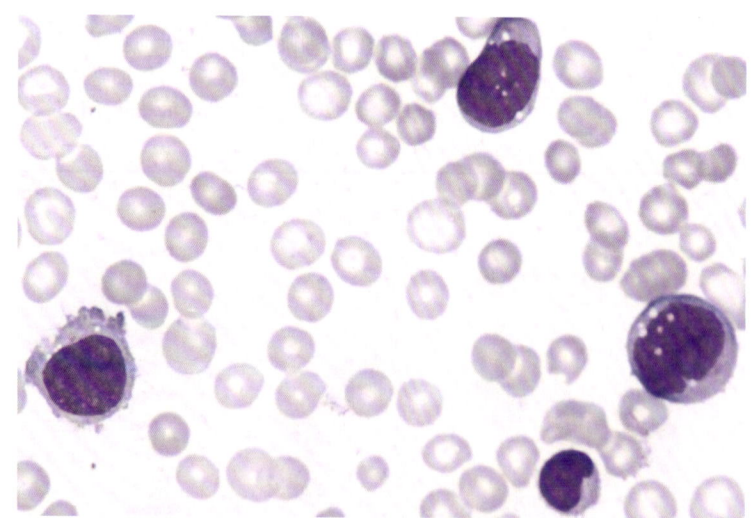

图 12-16　MCL，骨髓涂片（Wright-Giemsa，×1000）

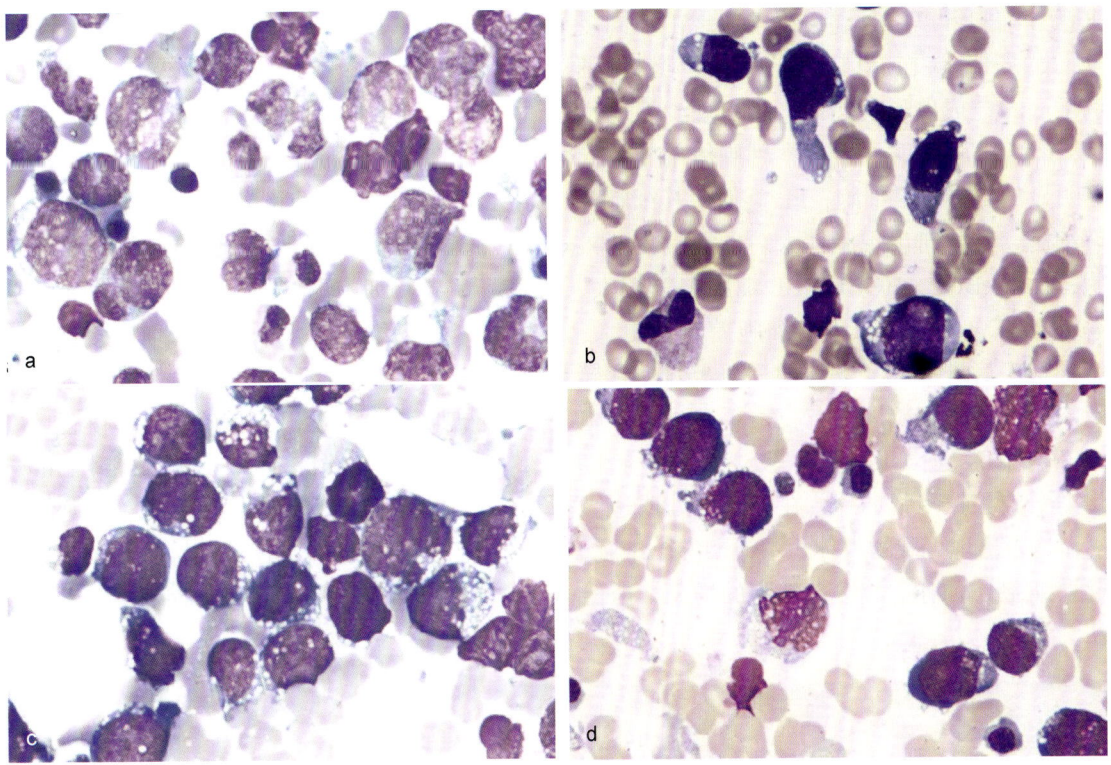

图 12-17　成熟 B 细胞淋巴瘤，骨髓涂片（Wright-Giemsa，×1000）。a、b 为 DLBCL；c.BL；d.HGBL

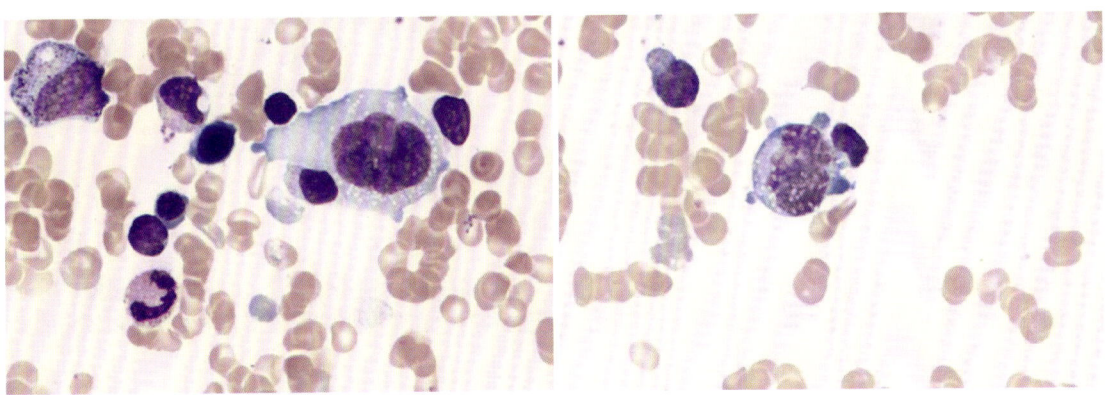

图 12-18　经典霍奇金结节硬化型，骨髓涂片（Wright-Giemsa，×1000）

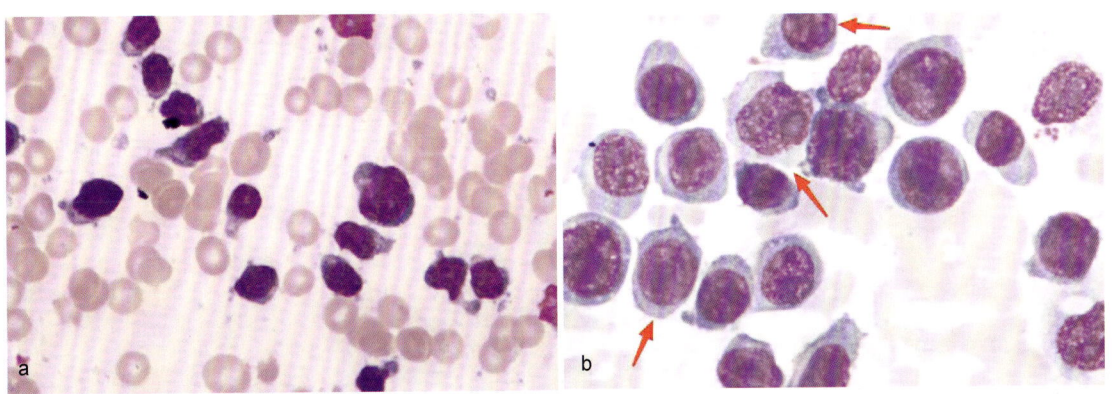

图 12-19　浆细胞骨髓瘤，骨髓涂片（Wright-Giemsa，×1000）。a.异常浆细胞，胞体小；b.浆母细胞样，核仁明显（箭头所指）

成熟 B 细胞淋巴瘤骨髓侵犯常表现出不同浸润特点，如大部分 CLL/SLL 表现为骨髓中淋巴细胞比例增高，与成熟形态相似，仅出现少数幼稚样细胞，其疾病进展时，可观察到胞体偏大，异形性更明显的异常淋巴细胞；FL 类似，其细胞多为小裂细胞，转化时出现胞体大、母细胞化的异常细胞；而 DLBCL、HGBL、BL 细胞中等偏大，细胞恶性形态更明显，与正常细胞差异性更大。若临床怀疑疾病进展或复发前期，却未分类到异常细胞，应在骨髓小粒周围查找是否有可疑细胞（图 12-20）；HL 与 NHL 相比，较少发生骨髓侵犯，此类型应寻找多张玻片，在髓片尾处或边缘处观察，是否出现可疑的大体积不典型淋巴细胞，以及背景细胞是否有嗜酸性粒细胞的增高，应给予临床相应提示。

2. T 和 NK 细胞淋巴增殖性疾病和肿瘤

（1）前体 T 细胞肿瘤：T 淋巴母细胞白血病 / 淋巴瘤（T-lymphoblastic leukaemia / lymphoma, T-ALL/LBL）的多数原始幼稚淋巴细胞与 B-ALL/LBL 相似，仅靠细胞形态学难以区分，部分病例 T-ALL/LBL 中异常细胞形态趋于成熟，此种细胞胞核虽与成熟淋巴细胞无太大区别，但是多数胞体不规则，应多与其他细胞分析比对。

早期 T 前体淋巴细胞白血病 / 淋巴瘤（early T-precursor lymphoblastic leukaemia / lymphoma）中的原始细胞与其他 ALL 类似，表现为小至中等，细胞质少，核仁常不明显，如图 12-21。

（2）成熟 T 细胞和 NK 细胞肿瘤：见表 12-3。

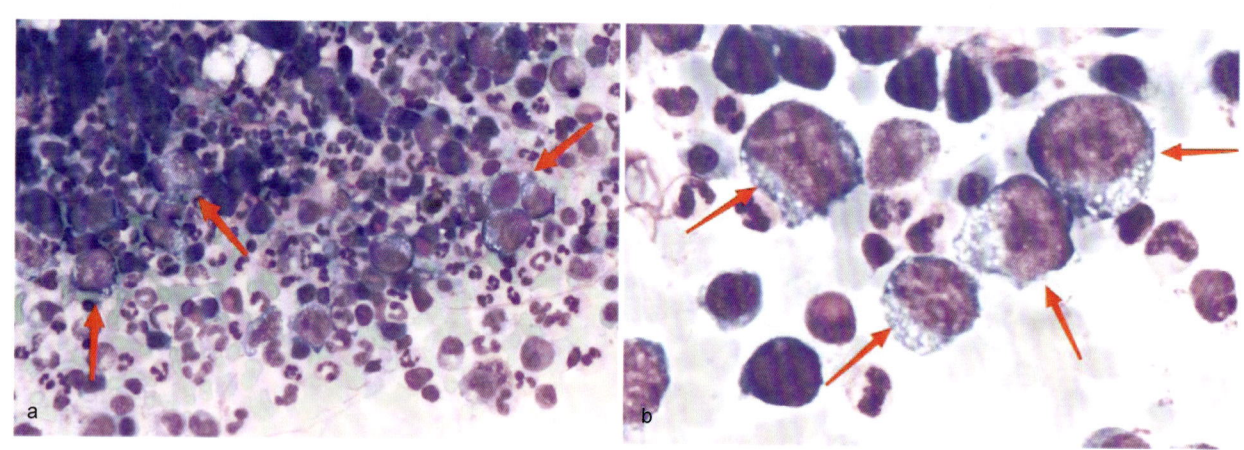

图 12-20 BL，骨髓涂片（Wright-Giemsa）。a. 可见异常淋巴细胞掺杂其中（箭头所指），并可见核分裂象；b. 油镜所示异常淋巴细胞（箭头所指）。分类计数未见异常淋巴细胞，阅览全片时，在骨髓小粒周围及其中发现体积较大的异常淋巴细胞散在或聚集分布，掺杂于造血细胞之中

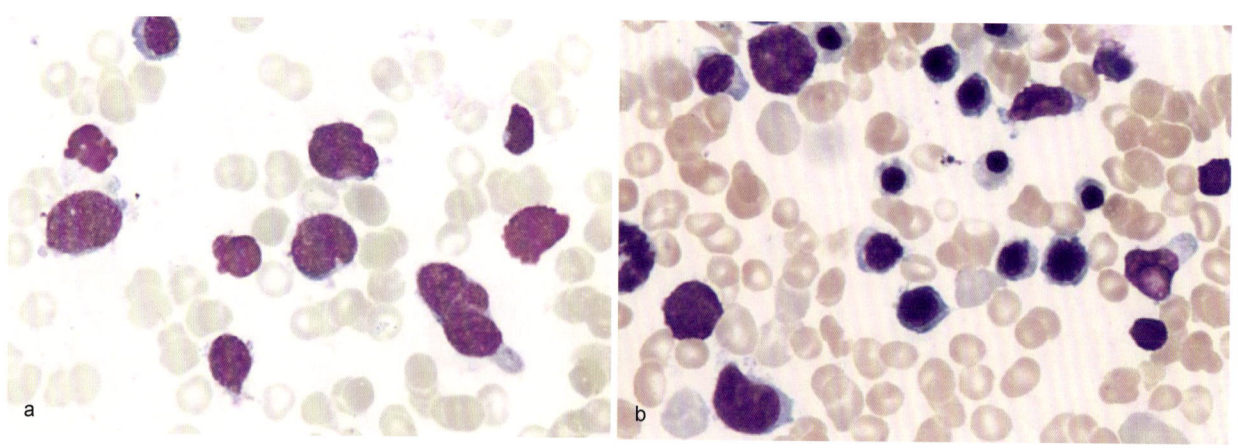

图 12-21 前体 T 细胞肿瘤，骨髓涂片（Wright-Giemsa，×1000）。a. T-ALL/LBL；b. ETP-ALL

表12-3 成熟T细胞和NK细胞肿瘤分类

T大颗粒淋巴细胞白血病（T large granular lymphocytic leukaemia）	细胞质中等至丰富，其中可见细小或粗块的嗜苯胺蓝颗粒，部分细胞不见颗粒
塞扎里综合征（Sézary syndrome）	细胞核多不规则，呈折叠凹陷的脑回状，染色质粗，核仁不明显，细胞质偏少，嗜碱性
侵袭性NK细胞白血病（aggressive NK-cell leukaemia）	形态多样，正常的大颗粒细胞至核异形性、核仁明显的细胞，部分病例可伴有组织细胞出现，并伴有噬血现象
间变性大细胞淋巴瘤（anaplastic large cell lymphoma，ALCL）	细胞体中等至大，形态多样，胞核类圆或不规则，部分可见核仁，细胞质略丰富，嗜碱染

（三）骨髓涂片的免疫细胞化学应用

骨髓涂片细胞形态学与化学染色可以通过典型的阳性反应表现与形态特点粗分一些白血病类型，但是对于一些类似的白血病细胞，无法单从形态区分，如急性髓系白血病微分化型（acute myeloid leukaemia with minimal differentiation）中的原始细胞形态与部分原始淋巴细胞相似；以及急性巨核细胞白血病（acute megakaryoblastic leukaemia）中原始巨核细胞变化多样；MDS中的小巨核细胞无法轻易在细胞分类过程中被发现，根据在骨髓涂片上开展的免疫组化可以将以上细胞初步区分（图12-22）。

二、报告解读

报告包括基本信息、采图、形态描述、骨髓细胞分类计数、结论（图12-23）。

（一）基本信息

包括患者临床诊断情况、性别、年龄等基本信息，阅片人员应判断该涂片增生程度是否符合其年龄；而取材部位的不同，可能得出不同的报告结论，比如某些淋巴瘤患者出现胸骨及左、右侧髂骨的结果差异，如图12-24，可能影响淋巴瘤的分期以及相应治疗；最后信息一栏中应给出临

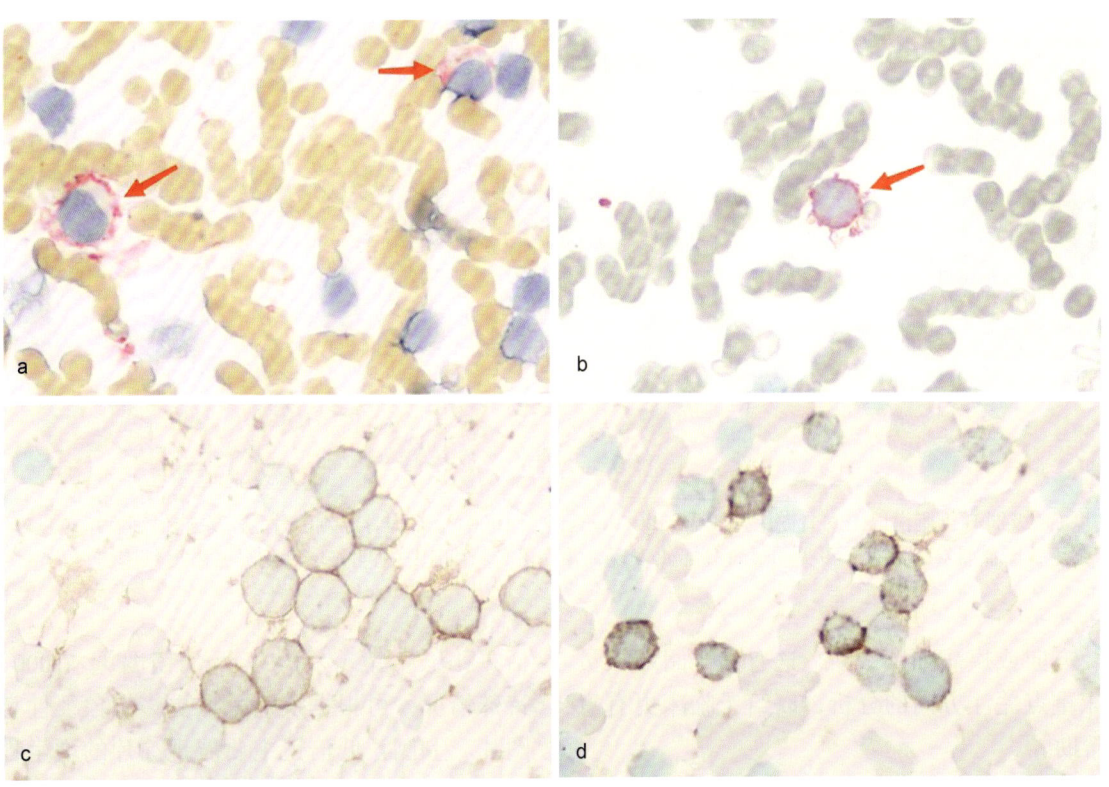

图12-22 化学染色及免疫组化，骨髓涂片（×1000）。a.MDS骨髓涂片中可见小巨核细胞CD41$^+$（红色为阳性，箭头所指）；b.原始细胞CD41$^+$比例占75%（红色为阳性，箭头所指），最后诊断为AMKL，c、d为同一患者；c.CD19$^+$细胞占86%（棕黑色为阳性）；d.CD22$^+$细胞占32%（棕黑色为阳性），该患者诊断为B-ALL

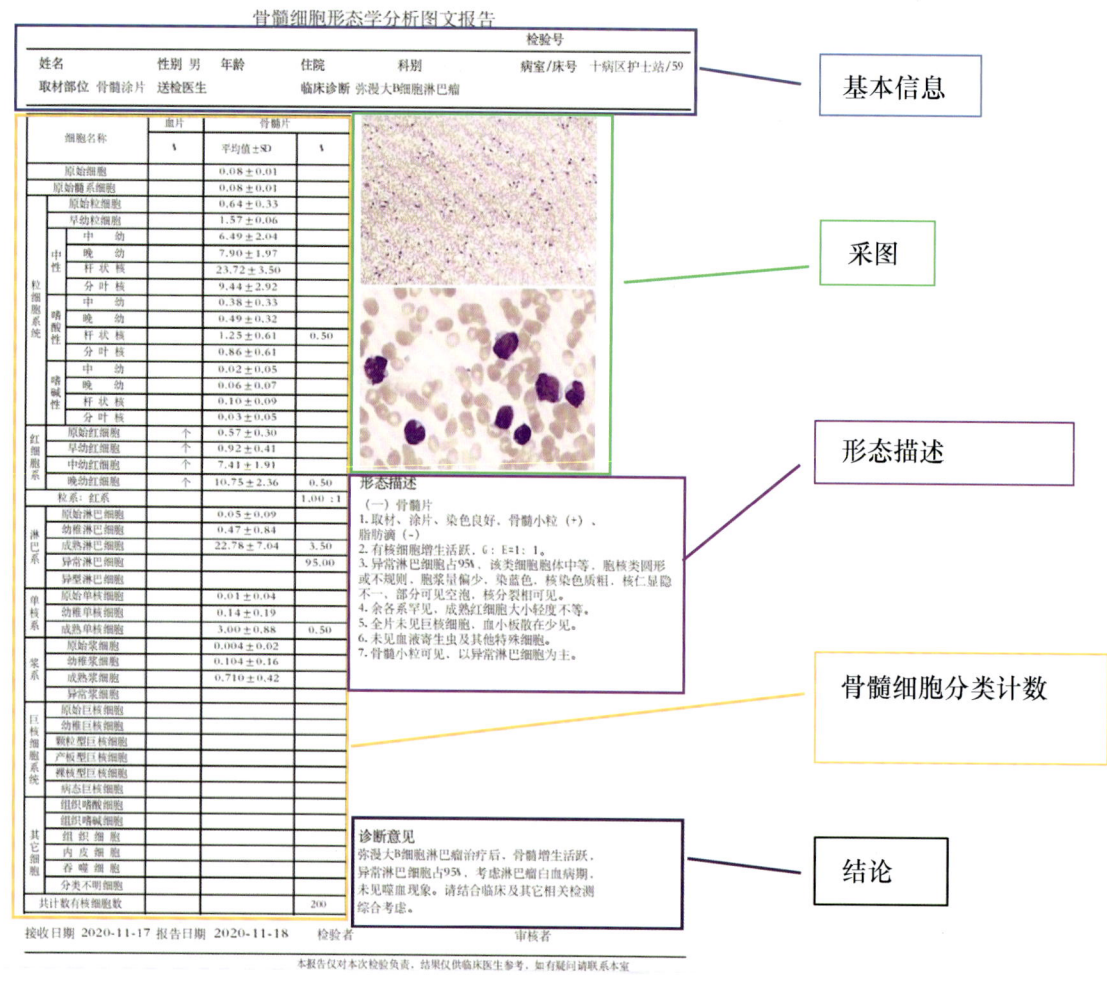

图 12-23 报告解读

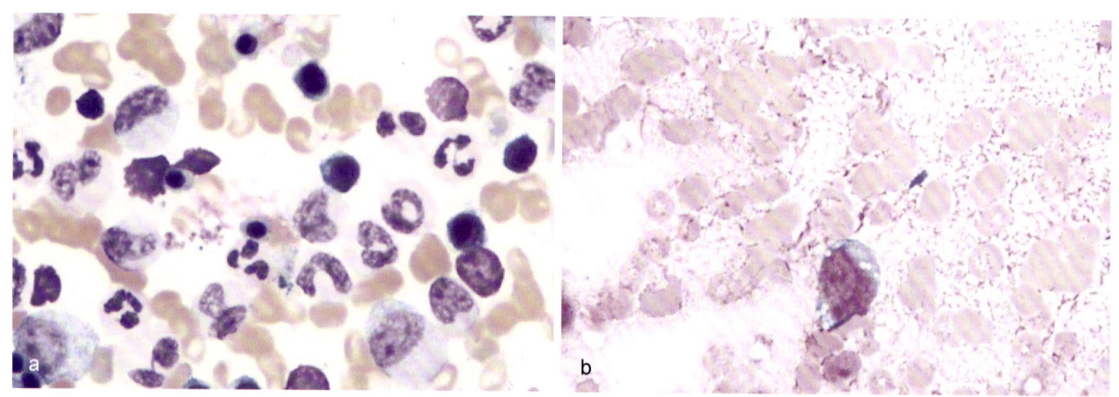

图 12-24 高级别 B 细胞淋巴瘤，骨髓涂片（Wright-Giemsa，×1000）。a.胸骨穿刺涂片，三系造血细胞增生良好，未见淋巴瘤细胞；b.髂骨穿刺涂片，可见明显骨髓坏死表现，并在可分析细胞中见明显增高的异常淋巴细胞

床怀疑方向或疾病临床诊断，这有利于阅片人员对临床重点关注方向的分析，以给予临床更有意义的帮助。

（二）采图

对于分析结果有意义的采图，一般来说，包括一张低倍镜（×100）及油镜图（×1000），如特殊情况，可根据疾病采取更多有象征性意义的图片。上侧：低倍镜主要展现涂片的增生程度或者异常聚集的可疑细胞群，以及异常细胞的分布情况等；下侧：油镜主要根据该标本情况给出代表性的细胞视野。

（三）形态描述

针对患者骨髓细胞类型或阶段比例、形态特点的描述，观察各系比例是否符合正常范围以及是否出现异常细胞，如发现异常细胞，应针对其细节进行描述，给临床或其他实验室检查方向的提示，另外观察有无寄生虫及其他特殊细胞。

（四）骨髓细胞分类计数

有核细胞计数通常选涂片体尾交界处，最好靠近骨髓小粒端，此处细胞平展且稀释可能性小，计数分类主要目的是对比各系细胞范围，以及对出现的异常细胞进行量化，对疾病以及临床疗效提供参考价值。一般来说，因具体情况的不同计数200~500个有核细胞，如疾病诊断需要或者临近具有临床意义的数值（如5%、20%）时，应计数多张涂片或由多个阅片人员计数得出平均数。

（五）结论

结合患者临床病史以及形态分类结果尽可能给出具有提示性意义的诊断意见，在分析骨髓涂片前，阅片人员应充分了解患者临床情况、基本病史以及其他检测结果，阅片结论也应基于以上信息综合得出。以往细胞形态学大多数情况可给出肯定性诊断，但是随着检测手段的发展，疾病整合诊断的完善，如WHO造血与淋巴系统肿瘤分类标准第5版中提出多种具有明确性遗传学异常的AML已取消20%原始细胞的标准要求。因此阅片人员在条件充足时尽量给出肯定性诊断建议，如白血病骨髓象、恶性肿瘤骨转移或检出寄生虫等；而在资料缺乏或无法单从形态确定的疾病类型时，给予临床提示性建议，如在形态学中看到具有特殊形态学特点的疾病，应提示临床加做相应检查以帮助诊断。

（孙雪琪）

第三节　淋巴瘤的外周血涂片检查

外周血涂片是经瑞特-吉姆萨染色处理后，对外周血中细胞成分、比例、形态是否异常的初步分析。因取材简单、易操作，可以快速便捷的辅助临床及时了解患者疾病状况、进展与转归，为临床提供准确的数据，从而减少漏诊、误诊的概率。同时它在血液疾病的鉴别诊断中也起着不可或缺的作用。列举以下几个疾病外周血典型细胞形态学特点。

一、B淋巴母细胞白血病/淋巴瘤（B-lymphoblastic leukaemia/lymphoma）

B-ALL/LBL常累及外周血，患者常表现为血小板减少、贫血和（或）中性粒细胞减少。此疾病以白血病形式表现时，其肿瘤细胞的形态学改变，在外周血最易被观察到，常表现为胞体小至中等，核圆形、椭圆形或不规则形，细胞质少，染色质粗，核仁0~2个，易见核切迹（图12-25）。

二、毛细胞白血病（hairy cell leukemia，HCL）

毛细胞白血病由于网状纤维细胞的增生，容易导致骨髓"干抽"。有一些患者表现为有核细胞减少，造血成分缺失，尤其是粒系，容易误诊为再生障碍性贫血。此时，于骨髓同时送检外周血起着重要的作用。外周血常表现为白细胞量的减少，部分可观察到毛发样的淋巴细胞，其胞体小至中等大小，核圆形或卵圆形，部分可见核沟，细胞质丰富，染淡蓝色，无颗粒，细胞质边缘不整齐，周边有较多的长短不一的毛刺状突起。还有一类毛细胞形态不太典型，细胞质丰富，呈淡蓝色，细胞质边缘突起较宽，类似于异型淋巴细胞。用于辅助诊断此疾病的细胞化学染色是酸性磷酸酶染色，常呈颗粒状强阳性表现且不被L-酒石酸抑制（图12-26）。

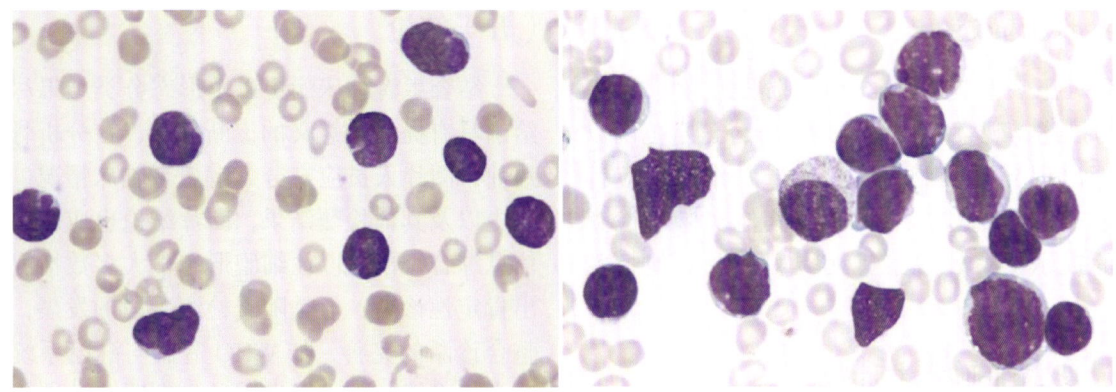

图 12-25　B-ALL/LBL，外周血涂片（Wright-Giemsa，×1000）

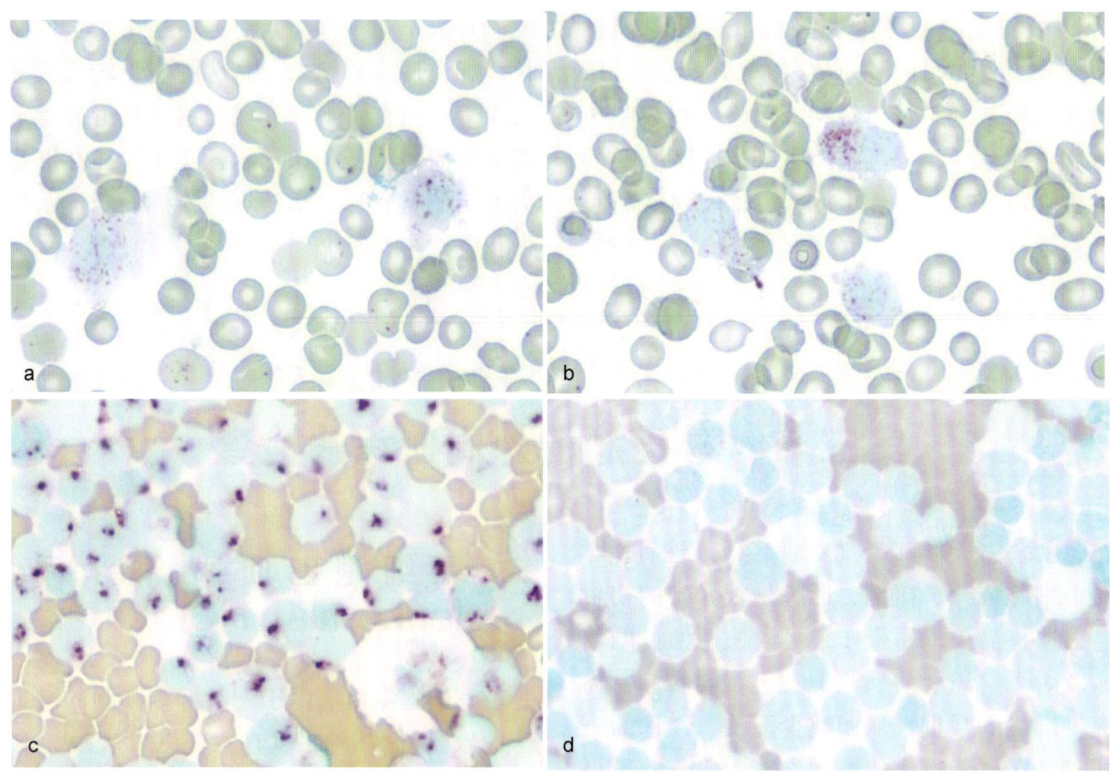

图 12-26　细胞化学染色（酸性磷酸酶，×1000）。a、b 为 HCL，a.酸性磷酸酶染色，阳性（紫红色颗粒状）；b.显示阳性未被 L-酒石酸抑制。c、d 为 T-ALL，d.ACP 阳性细胞被 L-酒石酸抑制

三、脾 B 细胞淋巴瘤/白血病，伴显著核仁（splenic B-cell lymphoma/leukaemia with prominent nucleoli，SBLPN）

脾 B 细胞淋巴瘤/白血病，伴显著核仁是 WHO 造血与淋巴系统肿瘤分类标准第 5 版新提出的，用以代替毛细胞白血病变异型以及 CD5 阴性的 B-幼淋巴细胞白血病。该类异常细胞可能存在"毛细胞"形态特点，但该类细胞常具有更"母细胞化"特点，胞核扭曲不规则，核染色质疏松，细胞质丰富，边缘不整齐（图 12-27）。

四、慢性淋巴细胞白血病/小淋巴细胞淋巴瘤（chronic lymphocytic leukemia/small lymphocytic lymphoma，CLL/SLL）

CLL 与 SLL 是同一种疾病的不同表现，并称

为 CLL/SLL，CLL 主要累及外周血和骨髓。虽然它的确诊必须结合免疫表型及病理综合分析，但是在涂片中可以见到该疾病出现淋巴细胞的明显增高，该类细胞胞体小、核圆形、椭圆形或不规则，偶见切迹，染色质块状，细胞质少、灰蓝色，偶尔可以见到幼稚样淋巴细胞，但通常＜2%（图12-28）。如果骨髓和（或）外周血幼淋巴细胞增多并＞15% 时，可以考虑是否为 CLL 幼淋巴细胞进展。

五、套细胞淋巴瘤（mantle cell lymphoma，MCL）

套细胞淋巴瘤是一种成熟 B 细胞肿瘤，由小至中等大小的淋巴细胞组成，细胞变形多样，部分呈母细胞样，染色质细，可见核仁；其他也可见中等或偏小细胞样，染色质粗（图12-29）。这时需要与慢性淋巴细胞白血病及异型淋巴细胞区别，避免误诊。

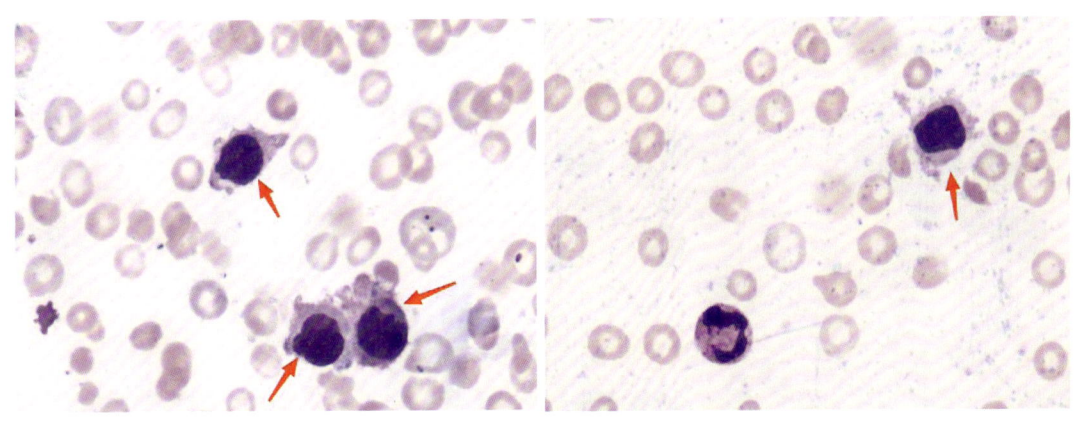

图 12-27　SBLPN，外周血涂片（Wright-Giemsa，×1000）。红色箭头所指为异常淋巴细胞，可见胞核扭曲，染色质疏松，细胞质边缘见不规则突起

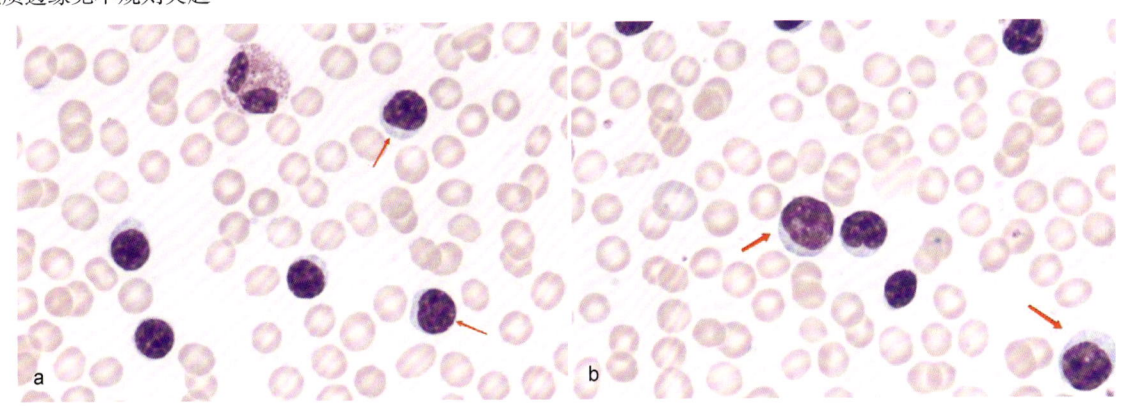

图 12-28　CLL，外周血涂片（Wright-Giemsa，×1000）。a. 淋巴细胞染色质聚集呈块状（箭头所指）；b. 幼稚样淋巴细胞（箭头所指）

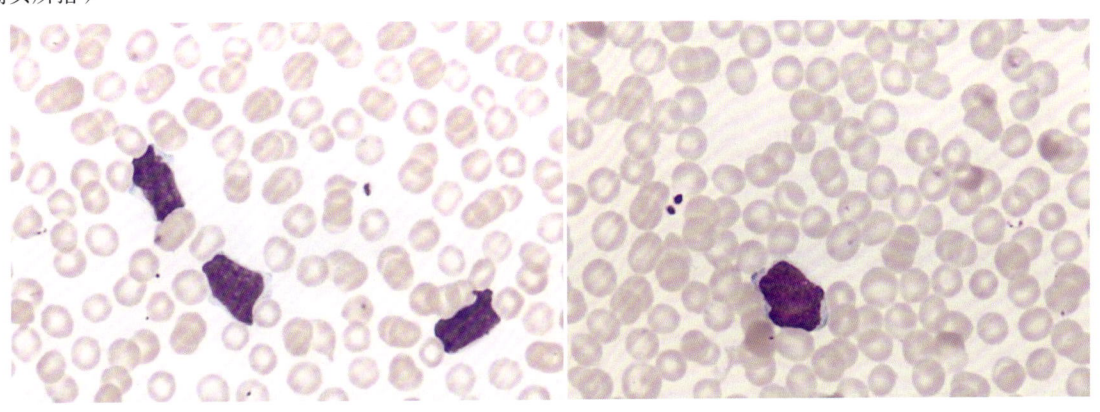

图 12-29　MCL，外周血涂片（Wright-Giemsa，×1000）

六、滤泡性淋巴瘤（follicular lymphoma，FL）

FL 是生发中心 B 细胞发生的肿瘤，主要累及的部位是淋巴结，但也可见于脾、骨髓及外周血。虽然这个疾病是广泛存在的，但是临床上一般无症状，往往会被忽略。关注外周血可发现典型滤泡性淋巴瘤细胞，涂片中可见异常淋巴细胞胞体中等大小，核类圆形或不规则，核质比高，核仁不明显，易见核切迹及裂隙（图12-30）。时刻关注细胞形态变化可提示是否存在疾病进展。

七、伯基特淋巴瘤（Burkitt lymphoma，BL）

BL 是一种高度侵袭性的淋巴瘤，常表现在结外部位或出现淋巴瘤白血病表现，患者有中枢神经系统受累的风险（详见本章第四节），淋巴瘤白血病期时，外周血常易见明显异常淋巴细胞（图12-31）。

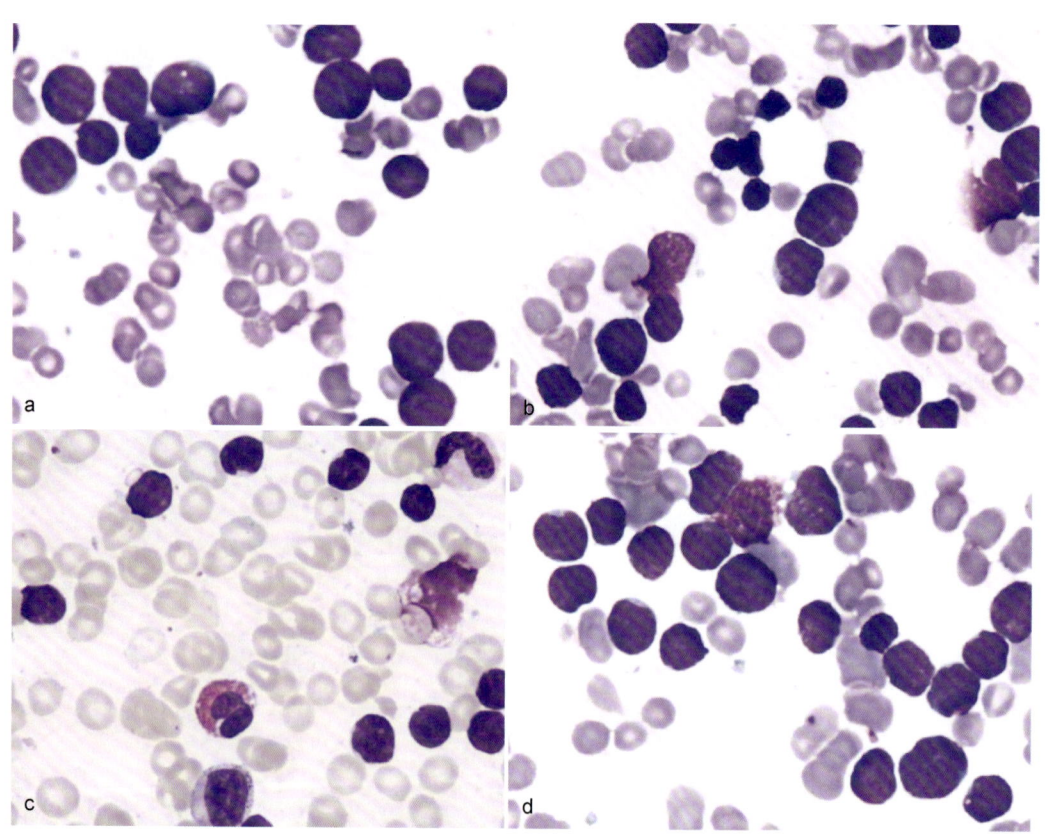

图12-30　FL，外周血涂片（Wright-Giemsa，×1000）。异常淋巴细胞易见核切迹、裂隙

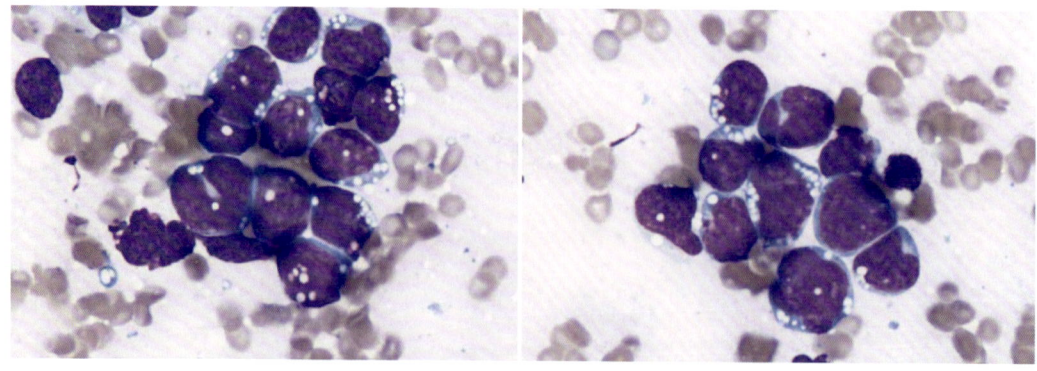

图12-31　BL，外周血涂片（Wright-Giemsa，×1000）。该类细胞胞体偏大、呈类圆形或不规则形，胞核多呈类圆形，可见切迹，凹陷，扭曲，核染色质细块状，核仁显隐不一；胞质染深蓝色，颗粒少见，细胞质易见蜂窝状空泡

除上文所阐述的外周血涂片在淋巴瘤诊治的用途以外，外周血涂片还在浆细胞骨髓瘤的诊治中起着重要作用，多发性骨髓瘤外周血中也可偶见异常浆细胞，成熟红细胞呈缗钱状排列。若是异常浆细胞＞20%，可以考虑诊断为浆细胞白血病。

当然，淋巴细胞增高时，并不一定就是白血病，还需要考虑是否有病毒感染，此时大部分属于多克隆性，淋巴细胞随治疗相应减少。

（宗 佼）

第四节　淋巴瘤的体液甩片细胞学检查

体液甩片细胞学检查对于淋巴瘤或白血病的浆膜腔浸润以及中枢神经系统浸润提供可靠的诊断依据，可持续观察疾病进展与转归。

一、脑脊液

正常人脑脊液清晰透明，白细胞量少，通常见少量淋巴细胞及单核细胞（图 12-32）。将制好的标本玻片（见本章第一节），于低倍镜下在所划定的范围内观察细胞数量及成分，通常全区域观察，以免遗漏周边的异常细胞。经过低倍镜下观察后，油镜下逐一对各细胞进行形态分析。

下面展示几种淋巴瘤侵犯中枢神经系统的细胞形态表现。B-ALL/LBL 常发生中枢神经系统侵犯（图 12-33）；伯基特淋巴瘤异常细胞与其在骨髓及外周血中所描述形态类似，大部分病例易见空泡，空泡透亮，是该疾病细胞形态的一个特点（图 12-34）；而中枢受累及的弥漫大 B 细胞淋巴瘤及高级别 B 细胞淋巴瘤患者的脑脊液细胞形态也展现出其异常细胞的"侵袭性"（图 12-35）。

二、胸腔积液、腹水

胸腔积液、腹水离心甩片技术是一种具有较高特异性价值的检查方法，将其制片后的形态学分析可用于明确胸腔积液、腹水增多的原因，并

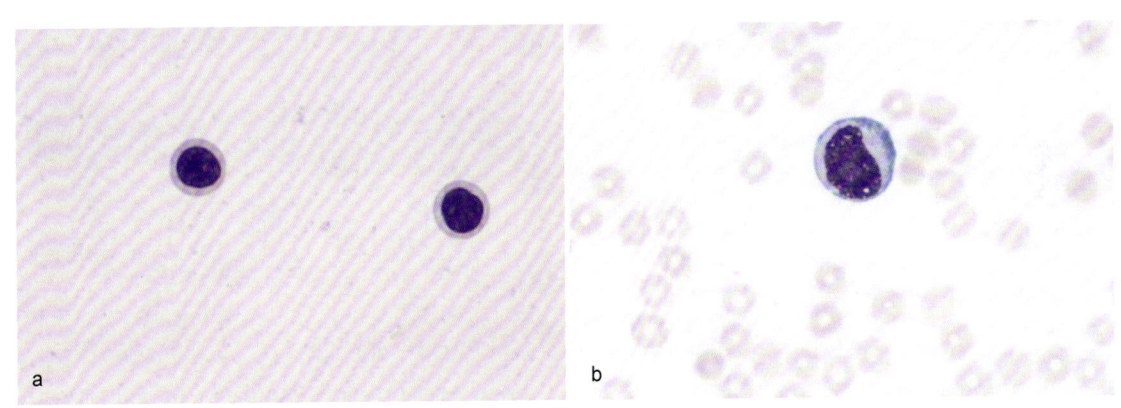

图 12-32　正常脑脊液甩片（Wright-Giemsa，×1000）。a. 正常淋巴细胞；b. 幼稚淋巴细胞

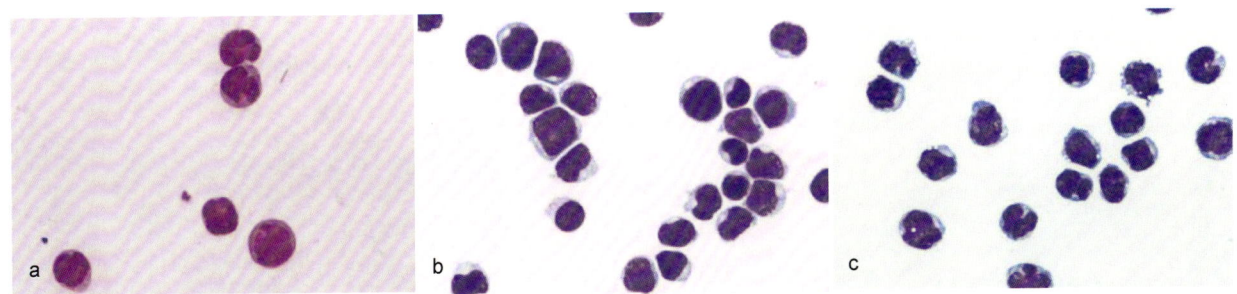

图 12-33　ALL 脑脊液甩片（Wright-Giemsa，×1000）。a~c 为虽均为 B-ALL 中原始及幼稚淋巴细胞，但是细胞形态千变万化

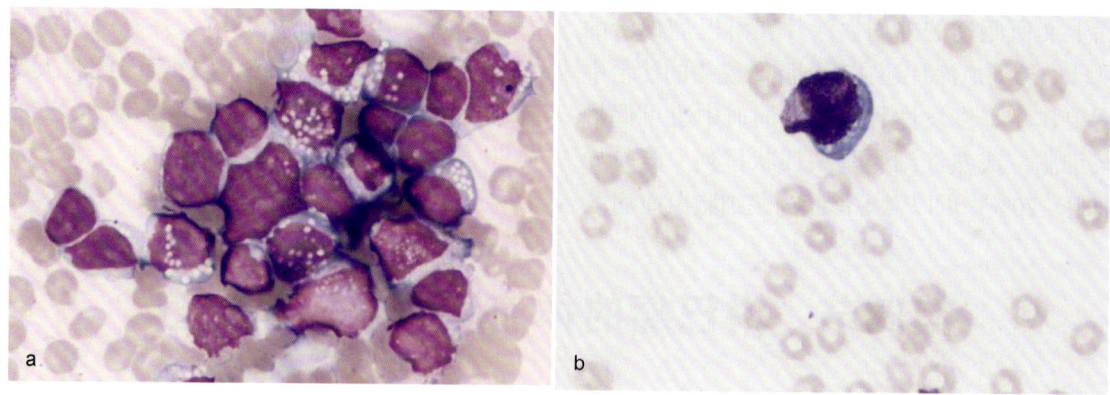

图 12-34　BL 脑脊液甩片（Wright-Giemsa，×1000）。a. 疾病初期的异常淋巴细胞，多量聚集分布；b. 异常淋巴细胞，经过阶段治疗后

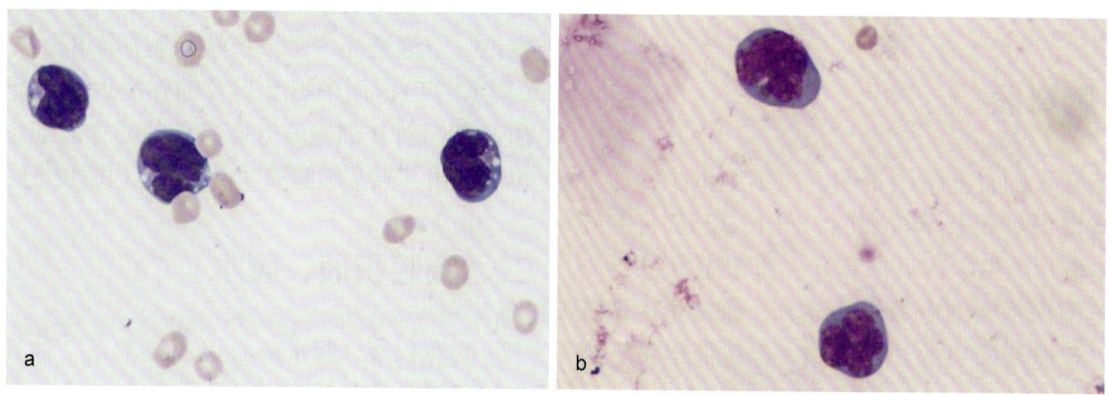

图 12-35　DLBCL 和 HGBL 脑脊液甩片（Wright-Giemsa，×1000）。a.DLBCL；b.HGBL

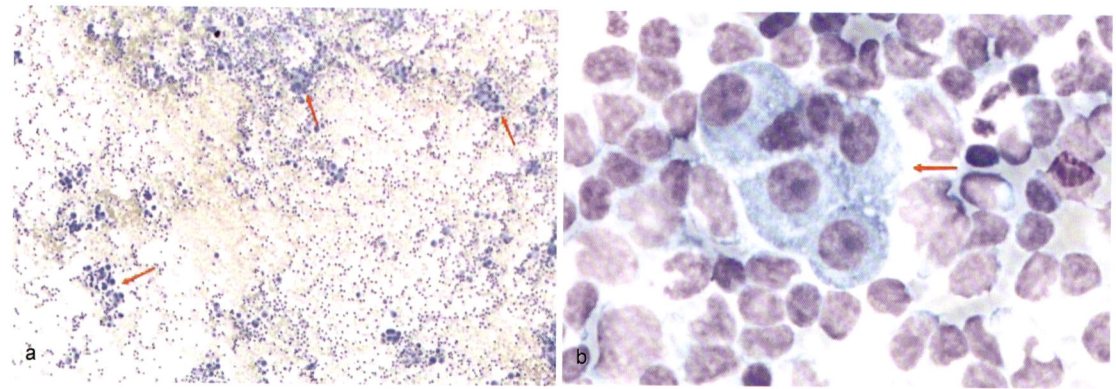

图 12-36　胸腔积液甩片（Wright-Giemsa，×100、×1000）。a. 成团分布的间皮细胞（箭头所指）；b. 间皮细胞核规整，呈圆形或卵圆形，少数可见核仁，其细胞质丰富，嗜碱性染色，部分可见细胞质内泡沫样空泡，常成群分布

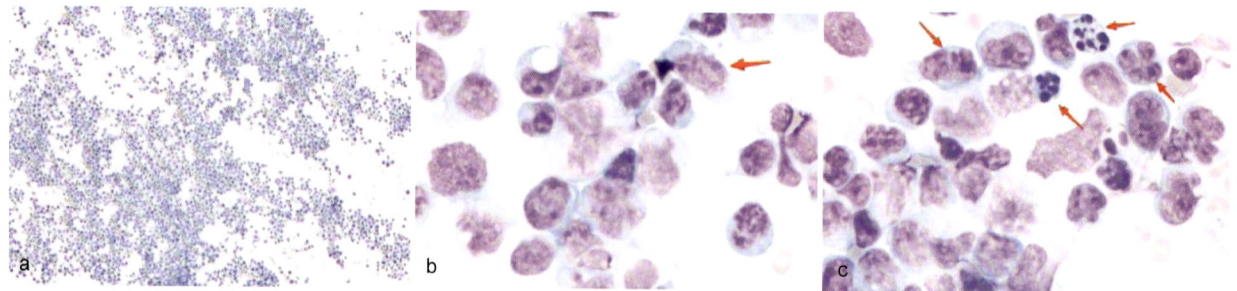

图 12-37　DLBCL 胸腔积液甩片（Wright-Giemsa，×100、×1000）。a 可见低倍镜下有核细胞丰富；b、c 可见散在分布的核异形性明显的异常淋巴细胞，部分可见明显核仁（箭头所指），可见细胞凋亡形态（箭头所指）

协助疾病的鉴别。胸腔积液、腹水标本需及时送检，否则其中的各种细胞可能会由于自溶性改变而被破坏，降低肿瘤细胞的数量或难以辨认其形态，从而影响准确性及可靠性。

胸腔积液、腹水中常见数量不等的淋巴细胞，淋巴细胞大小比较一致，细胞核呈圆形。通常淋巴细胞作为其他细胞的标尺，所以要熟练掌握淋巴细胞各种形态，并区分是否幼稚淋巴细胞或异常淋巴细胞；胸腔积液、腹水标本中常存在间皮细胞，其成团分布，多数情况细胞形态规则，应避免与异常细胞混淆（图12-36）。一般在淋巴瘤浆膜腔浸润时，异常淋巴细胞分散或聚集分布，细胞具有其疾病亚型形态特点（图12-37，图12-38）。

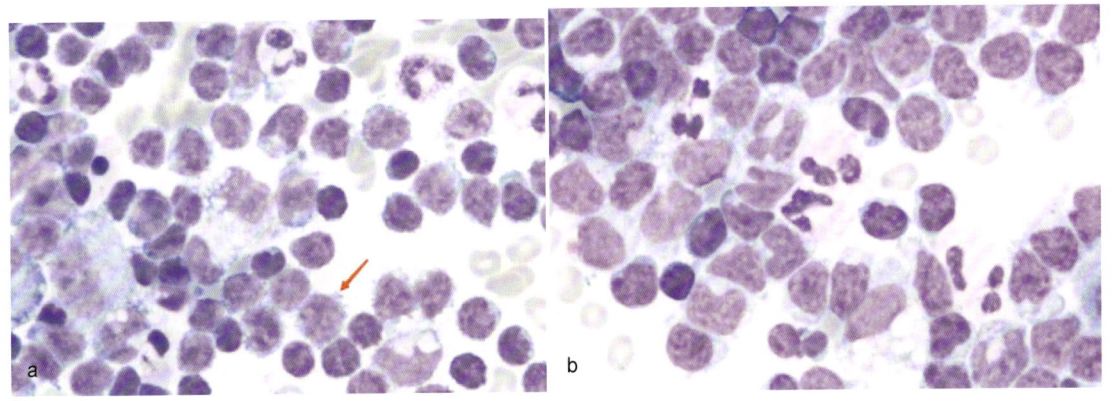

图12-38 FL胸腔积液甩片（Wright-Giemsa，×1000）。可见散在分布的异常淋巴细胞，部分具有转化特点，胞体较正常淋巴细胞偏大，边缘不整齐，核仁隐约可见（箭头所指）

（宗 佼）

第五节　印片细胞学

印片细胞学检查在造血系统及非造血系统疾病中起着基础却不可忽视的诊断作用，它能直观地反映组织细胞成分及形态性质，印制良好的印片可迅速及时地给临床提供有价值的参考信息。

一、印片细胞学的方法学与特点

（一）印片的制备

1.组织标本取出后，将组织轻轻夹起，在玻片上轻轻滚动或按压，使组织细胞留在玻片上，注意夹起组织标本时不要用力过度，以免造成组织、细胞的变形，影响细胞形态的观察，最后在玻片的磨砂处上标注患者姓名、取材部位及取材时间。

2.淋巴结组织则需要干净手术刀片，横切纵切面获得多个层面，将其不同层面印在玻片上，并在玻璃片上标注姓名、取材编号。印片干燥后，进行常规染色以便显微镜下分析。

（二）印片细胞学的特点

1.印片细胞学简便快捷，不需要复杂仪器设备，基层医院有能力及资源开展，在尽量不破坏组织结构的条件下制成标本并提示临床疾病良恶性质的初步印象；对标本无损害也利于将足够标本用于其他检测，但是，因印片检查无法完整深层次分析组织结构，无法对所取组织进行全层全面的概括，故在疾病进一步分型诊断中作用有限。

2.印片细胞学检查是将组织直接在玻片上印制所成，所以对标本制片手法要求高，如制片过程中来回拖拉或过度拉伸容易导致细胞结构被破坏，导致人工假象，如图12-39，这样的情况下阅片人员分析受限严重。

3.印片细胞学保持细胞原始形态，便于观察细胞成分情况以及细胞的形态结构，印片细胞学

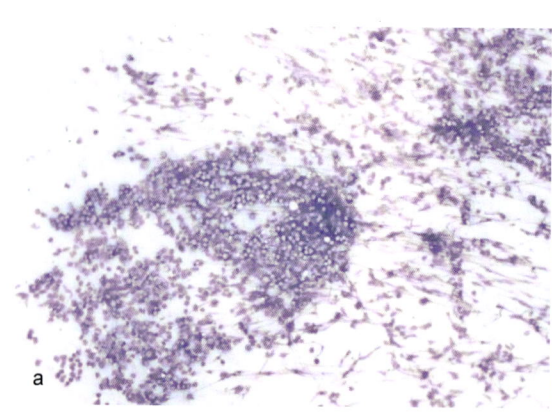 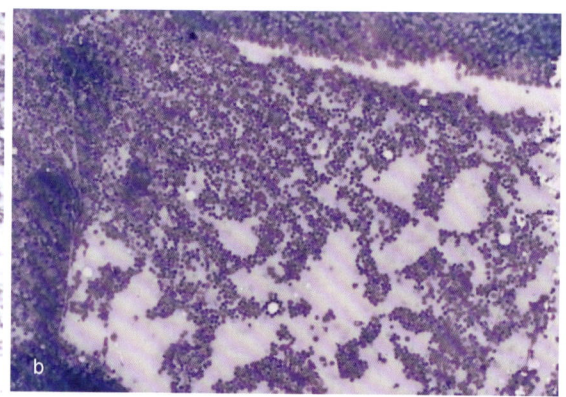

图 12-39 组织印片（Wright-Giemsa，×100）。a. 不满意标本，制片过程中人为拖拉，导致镜下细胞拉扯破坏过多；b. 合格标本，细胞大致符合其分布特点，单个细胞形态完整

相比涂片，其薄厚较不均匀，细胞聚集分布情况基本与取材标本一致，当印片细胞成团分布时，细胞形态清晰程度不及细胞涂片。

4.由于印片细胞学的方法学特性，部分疾病组织的细胞区域性或聚集性分布，细胞形态学小数量的分类计数无法客观体现肿瘤细胞占比情况，故不应做细胞分类计数比例，仅用于定性分析，而不作为定量分析。

二、印片细胞学在淋巴瘤中的应用

病理诊断是淋巴瘤的常规检测手段，而印片细胞学对于疾病的联合诊断方面提供快速有效的帮助，且对于无条件开展病理诊断工作的基层医院，印片细胞学对淋巴瘤与其他疾病的初步鉴别对临床有着高度的提示价值。

（一）整体观察

选取两张制作优良的标本玻片，镜下（×100）完整观察细胞分布情况，包括玻片各区域，以防遗漏周边的异常细胞。

（二）细胞量的判断

低倍镜（×100）评估细胞量多少，由于病变性质、组织来源、取材方式、制片等多方面影响，导致送检的组织印片中细胞量数量不一，若穿刺过程中出血稀释，也会影响整体可分析细胞量。可分析细胞量直接影响阅片人员对细胞的性质判断，如当细胞量极低时，若出现个别可疑恶性细胞，无法通过更多的细胞形态细节分析判断性质，此情况多数出具描述性报告。此外，临床医生可根据可分析细胞量的多少结合患者疾病特征初步评估此次取材制片的价值。

（三）细胞排列结构特征

肿瘤组织来源的不同很大程度决定细胞分布的结构特征，血液系统来源肿瘤常常单细胞模式弥散分布，而上皮来源肿瘤多见细胞聚集或团状分布，如图12-40。当然，部分印片由于人为因素或高细胞量可导致局灶性聚集分布的假象，如图12-41，此时，应结合背景大部分的肿瘤细胞的分布情况做正确判断。

（四）细胞的形态以及性质

经过低倍镜（×100）观察细胞排列之后，开始针对细胞细节进行分析（×1000）。在淋巴瘤中，印片标本中同群肿瘤细胞大小及形态特点通常呈均一性，尽管个别细胞之间有细微差别，但是大致上符合其同一性，且常见核分裂象；而反应性淋巴细胞形状规则，胞体中等，核染色质均一，核仁罕见，细胞周围多见正常成熟形态淋巴细胞。

对于异常细胞形态的观察可从其大小开始，多数情况下在评估单个细胞大小时将其与一些常见细胞对照，如周边正常的红细胞及淋巴细胞等，可初步判断该类异常细胞属于大细胞类或是小细胞类。

不同疾病类型的肿瘤细胞形状各异，细胞胞体大小差异、细胞核的数量区别以及核染色质粗细不同，有些可见明显核仁，而有些核仁不明显。

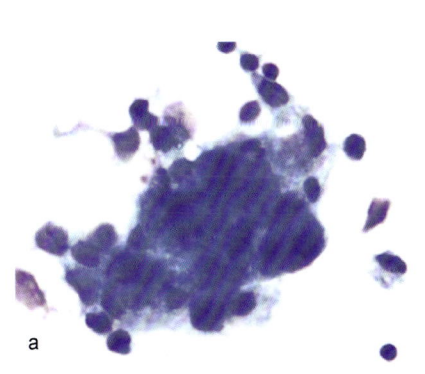
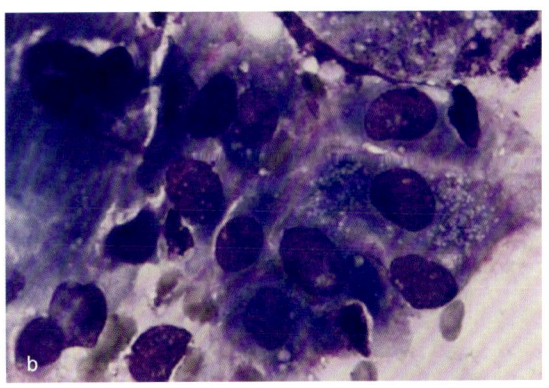

图 12-40　上皮来源恶性肿瘤（Wright-Giemsa，×1000）。a. 胰腺恶性肿瘤胸腔积液甩片；b. 肺癌骨髓涂片。细胞成团分布，细胞与细胞之间界限不明显，可有共浆现象

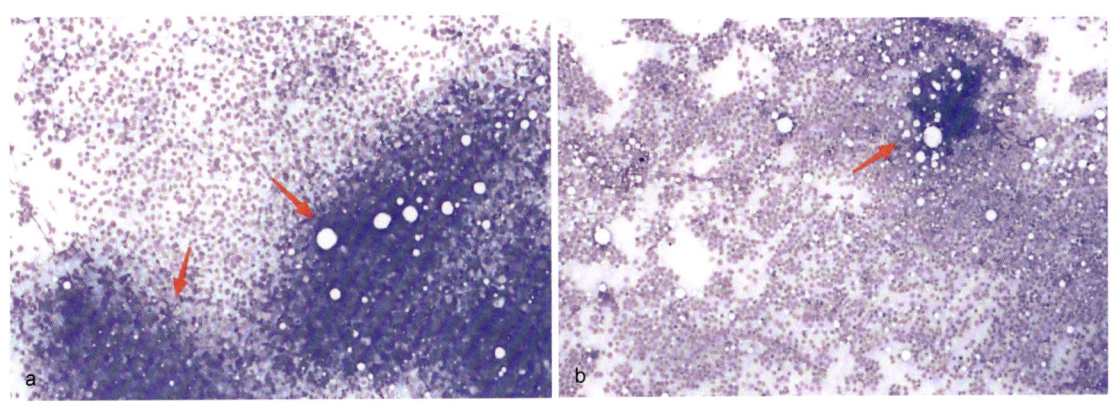

图 12-41　NHL 淋巴结穿刺印片（Wright-Giemsa，×100）。a. 弥漫大 B 细胞淋巴瘤右侧腋窝淋巴结印片；b. 高级别 B 细胞淋巴瘤右侧颈部淋巴结印片。红色箭头所指为高细胞量或人工制片造成破碎细胞与肿瘤细胞之间假性聚集，可观察除此之外背景细胞单个弥散分布

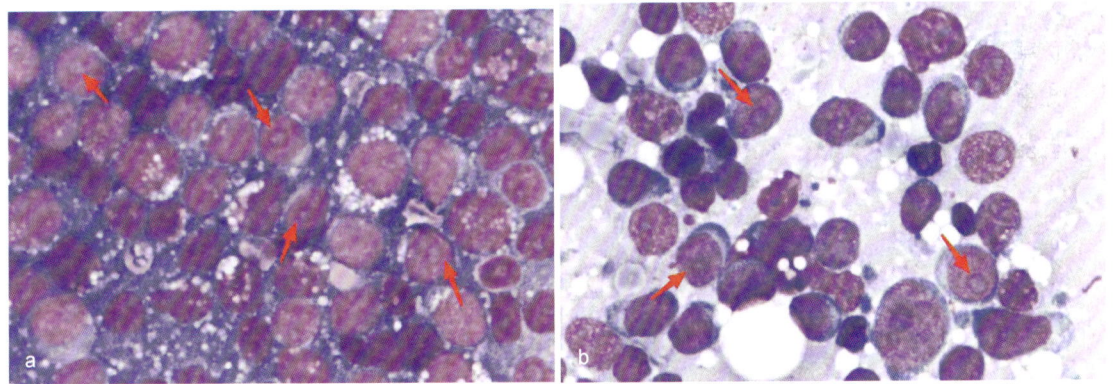

图 12-42　高级别 B 细胞淋巴瘤（Wright-Giemsa，×1000）。a. 右侧颈部肿物组织印片；b. 右颈部淋巴结组织印片。此类肿瘤细胞中等或偏大，大多数细胞核可见清晰明显核仁（红色箭头），细胞质嗜碱性，较易见细胞质内空泡

如高级别 B 细胞淋巴瘤或弥漫大 B 细胞淋巴瘤，其细胞胞体中等偏大至明显增大，胞核可有成熟淋巴细胞 2 倍大小，部分可见双核，呈椭圆或不规则形，核形奇异，可见凹陷、折叠、扭曲等改变，常可见一个至数个核仁，细胞质略丰富，嗜碱性染色，部分可见空泡，如图 12-42、图 12-43；而滤泡性淋巴瘤组织印片其细胞大部分中等大小，

呈类圆形，其核质比高，胞核易见裂沟，核仁不明显，胞质少（图 12-44），少数大细胞的胞核卵圆形或不规则，个别细胞核呈凹陷或多叶状，细胞质嗜碱性染色，部分可见空泡，该类可能为中心母细胞，如图 12-45，其数量的多少对于疾病进展方向有一定的提示作用；而原始及幼稚淋巴细胞常在急性淋巴细胞白血病患者睾丸组织印片中

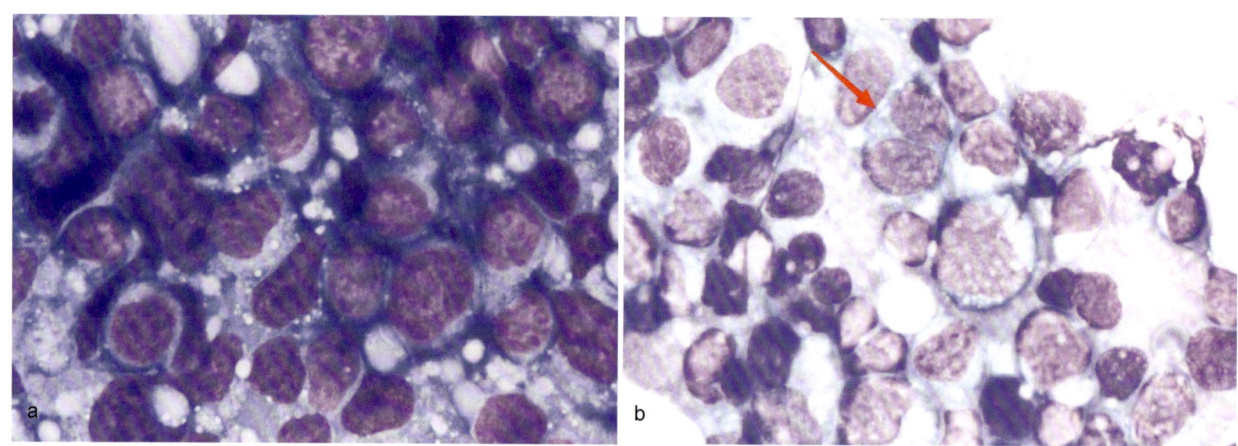

图 12-43 弥漫大 B 细胞淋巴瘤（Wright-Giemsa，×1000）。a. 左侧颈部淋巴结；b. 左侧腹股沟淋巴结。该细胞大部分胞核偏大，不规则，胞核皱褶，核仁明显，可见双核异常淋巴细胞（红色箭头）

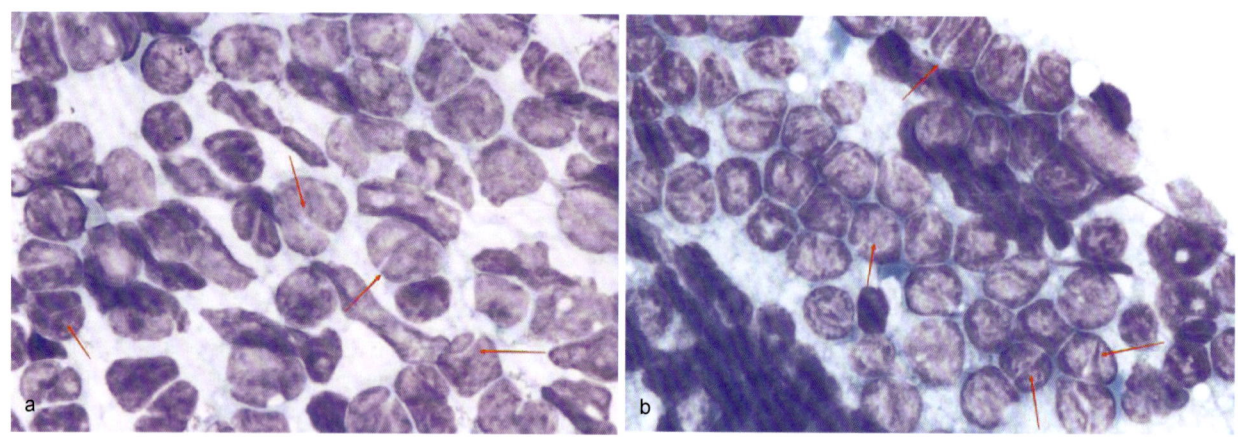

图 12-44 滤泡性淋巴瘤，腹部包块穿刺印片（Wright-Giemsa，×1000）。此类细胞胞体中等，核质比高，胞核易见核裂隙（红色箭头）

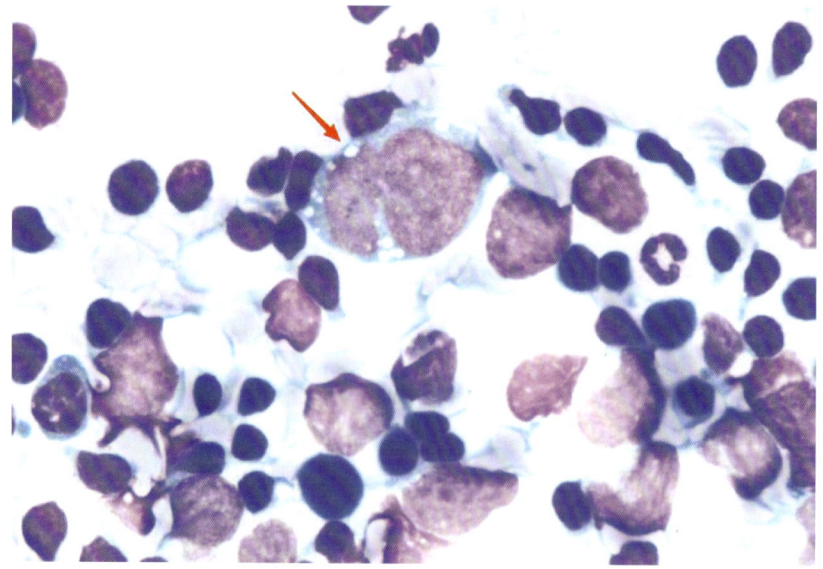

图 12-45 滤泡性淋巴瘤，左颈部淋巴结穿刺印片（Wright-Giemsa，×1000）。红色箭头可见胞体明显增大，核呈异常分叶状，核染色质不光滑，细胞质可见少许空泡

检出，该类细胞与成熟 B 细胞淋巴瘤不同，其胞体中等，部分偏大，通常核质比高，胞质少，着淡蓝色，细胞核类圆形，核染色质致密-弥散，核仁显隐不一，如图 12-46。

三、印片细胞学报告分析与意见

（一）印片细胞学报告

具体内容见图 12-47。

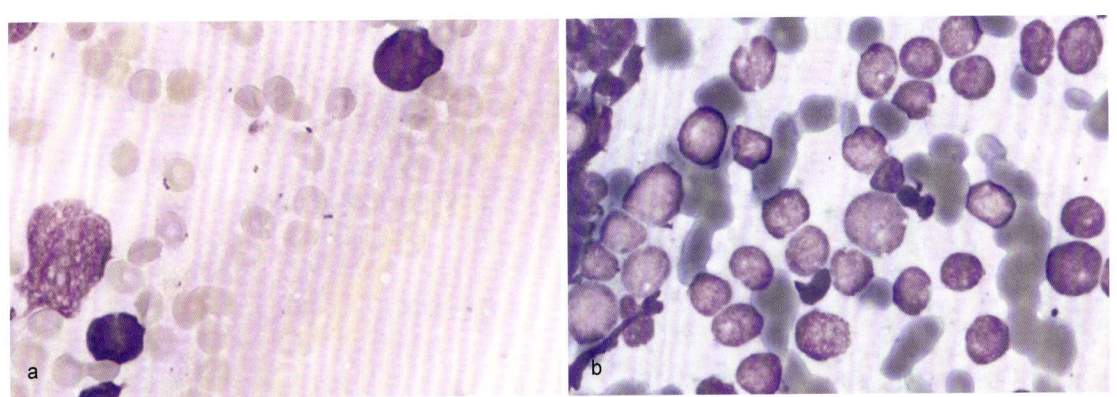

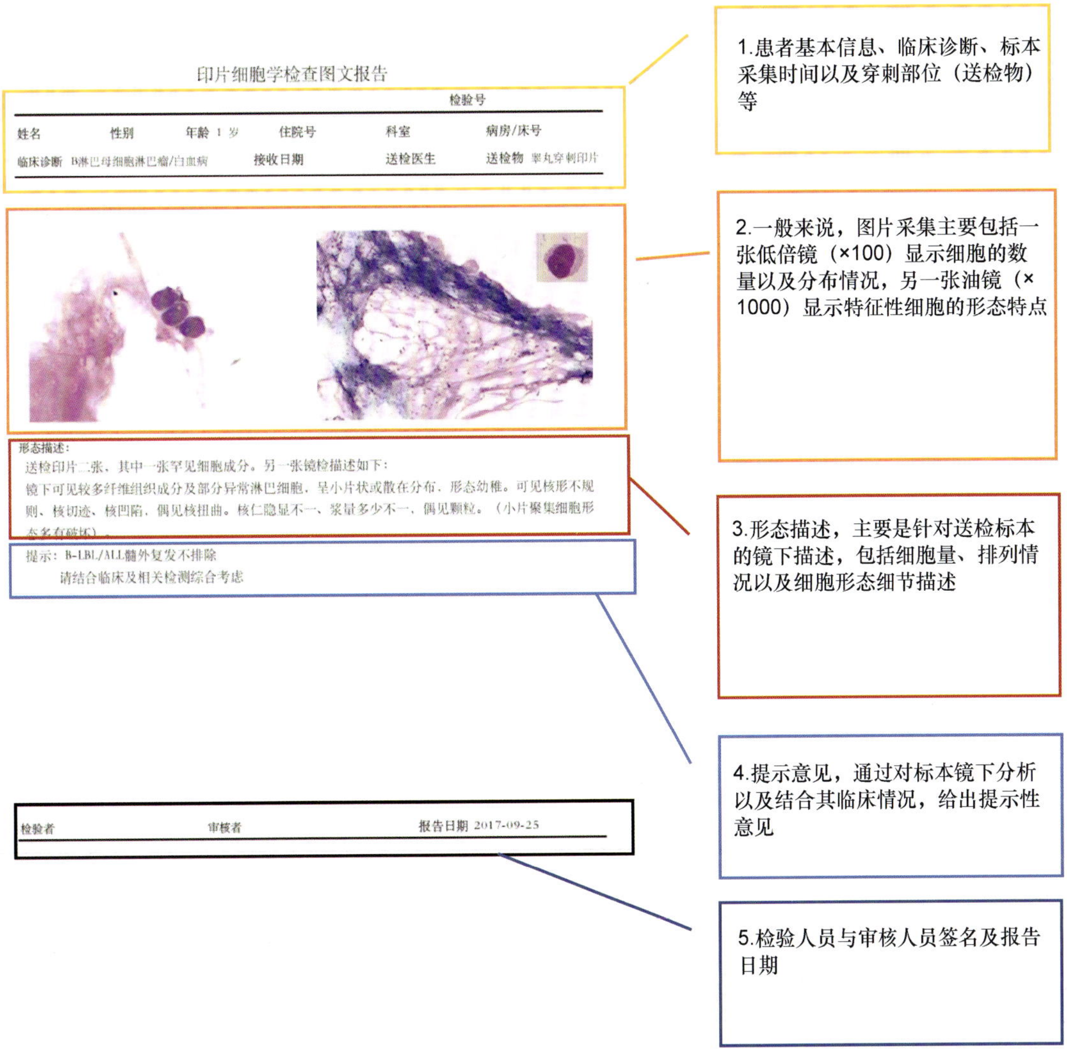

图 12-46 B 淋巴母细胞白血病/淋巴瘤（Wright-Giemsa，×1000）。a. 左侧睾丸穿刺印片；b. 右侧睾丸穿刺印片。该细胞胞体中等或略偏大，核质比高，部分细胞可见核切记，核染色质细致，细胞质少

图 12-47 印片细胞学报告单示意图

（二）根据印片细胞学分析意见分级

分析意见根据程度依次递减可以分为怀疑性诊断、检出不典型细胞、未检出肿瘤细胞以及无可分析细胞。

1. 怀疑性诊断，在镜下检出高度符合恶性肿瘤形态学特征性的细胞，并且分析结果符合患者临床情况，此时因结合病理活检确证。

2. 检出不典型细胞，指分析过程出现细胞形态学瑞特-吉姆萨染色无法识别的不典型细胞，可能不属于该部位正常组织结构成分，亦无法仅靠细胞形态予以定性的细胞，需结合其他检查结果进行分析。

3. 未检出肿瘤细胞，同阴性结果，表明此次此标本未检出可疑肿瘤细胞。

4. 无可分析细胞，通常指此次印片取材不理想或制片不合格，导致印片无细胞成分或者仅少许溶解细胞、血液成分（图12-48）。

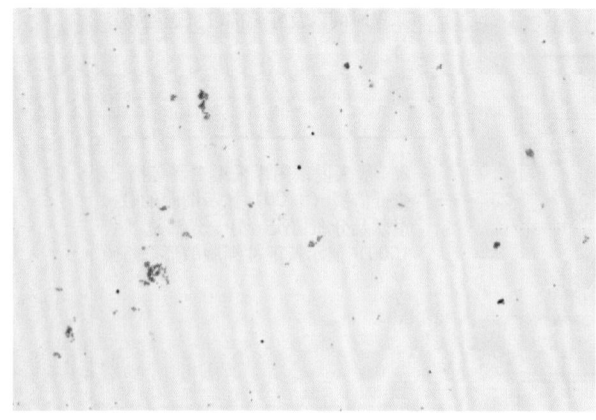

图 12-48 急性髓系白血病，组织印片（Wright-Giemsa，×100）。镜下仅见少许成熟红细胞及个别淋巴细胞

（孙雪琪）

参考文献

［1］Khoury JD, Solary E, Abla O, et al. The 5th edition of the World Health Organization classification of haematolymphoid tumours: myeloid and histiocytic/dendritic neoplasms. Leukemia, 2022, 36（7）: 1703-1719.

［2］Alaggio R, Amador C, Anagnostopoulos I, et al. The 5th edition of the World Health Organization classification of haematolymphoid tumours: lymphoid neoplasms. Leukemia, 2022, 36（7）: 1720-1748.

［3］Swerdlow SH, Campo E, Harris NL, et al. WHO classification of tumours of haematopoietic and lymphoid tissues. 4th ed. IARC: Lyon, 2017.

［4］Kaushansky K, Lichtman MA, Prchal JT, et al.Williams Hematology. 9th ed. New York: Mc Graw Hill Education, 2016.

［5］陈青，朱璐婷，岑溪南，等．不同病理类型淋巴瘤骨髓侵犯的发生率．中华实验血液学杂志．2018, 26（3）: 765-771.

［6］查卫琴．不同方法骨髓涂片对形态学分析结果的影响及解决办法探讨．医学理论与实践，2018, 31（16）: 2488-2489.

［7］Lee SH, Erber WN, Porwit A, et al. ICSH guidelines for the standardization of bone marrow specimens and reports. Int J Lab Hematol, 2008, 30（5）: 349-364.

［8］朱建锋，郭玮，潘柏申，等．骨髓细胞形态学检查在非霍奇金淋巴瘤骨髓侵犯中的临床价值．检验医学，2019, 34（10）: 885-888.

［9］罗陆侨，彭雄文．骨髓涂片和骨髓活检对各型淋巴瘤骨髓浸润的诊断价值．诊断病理学，2017, 24（2）: 141-142.

［10］高飞，陈灿伟，张凤，等．淋巴浆细胞性淋巴瘤骨髓细胞形态学特征诊断分析．福建医药杂志，2016, 38（4）: 58-62.

［11］彭雄文，沈乐园，林航，等．60例滤泡性淋巴瘤骨髓肿瘤细胞的形态学分析．现代肿瘤医学，2019, 27（3）480-485.

［12］蒋显勇，申浩睿，葛昌文，等．形态学在弥漫大B细胞淋巴瘤骨髓侵犯诊断中的作用．中国实验血液学杂志，2019, 27（2）: 421-425.

［13］卢兴国．骨髓检查规程与管理．北京：人民卫生出版社，2014.

［14］赵澄泉，Liron Pantanowitz, 杨敏, 细针穿刺细胞病理学．北京：北京科学技术出版社，2014.

［15］卢兴国，马顺高，康可上．体液脱落细胞学图谱．北京：人民卫生出版社，2011.

第十三章

流式细胞术在淋巴瘤中的应用

第一节 流式细胞术原理和临床应用

一、概述

流式细胞术（flow cytometry，FCM）简称"流式"，是利用流式细胞仪对处于快速流动的液流中的单个细胞或生物颗粒通过光源时的物理化学性质进行多参数定性、定量分析（及分选）的技术。是一门综合了细胞化学、细胞免疫学、激光技术、计算机技术等多门学科的技术。

二、原理

流式细胞仪（flow cytometer）是一种高科技细胞分析（和分选）仪器，由液路系统、光路系统、电路系统（包括计算机）组成，其应用综合了多门学科，如光学、电子学、流体力学、细胞化学、免疫学、单克隆抗体技术、激光和计算机科学等专业知识。其工作原理如下：将制备好的细胞悬液，加入抗体标志，然后上机。进样针收集样本，在流动室与鞘液汇合，鞘液夹裹的细胞悬液以单个细胞形式经过激光束。激光打在细胞上时，会产生散射光信号，如反映细胞大小和体表面积的前向散射（forward scatter，FSC）和反映细胞的颗粒性和结构复杂性的侧向散射（side scatter，SSC）；如果细胞已被荧光染料标记，荧光分子被激光激发后外层电子进入不稳定的高能状态，回到稳定的基态时会发出荧光，上述光信号被相应的透镜和滤光片分光、聚焦，引导形成一个个分开的光信号束，并被探测器收集后转变为电信号，进行数字化处理，形成计算机可以识别的信号，计算机软件处理后，将分析结果以图形的形式显示在计算机屏幕上（图13-1）。

三、流式细胞术血液学临床应用

造血细胞有其特定的分化特性，流式细胞术通过对造血细胞表面或者细胞内的抗原或蛋白分子、酶等进行分析，对各种血液病的诊断、预后判断和治疗起着重要的作用。

1. 流式细胞术在白血病和淋巴瘤的免疫分型诊断的应用：免疫分型作为恶性血液病诊断工作的一部分，流式细胞术提供了一种快速有效的诊断手段。不同的白血病和淋巴瘤通常在抗原谱系上有其分化特性，疾病诊断依据抗原分化模式和荧光强度的组合。

（1）在急性白血病中的应用：流式细胞术可以有效区分髓系白血病、淋巴细胞白血病和混合表型白血病，并且可用于区分急性髓系白血病（acute myeloid leukemia，AML）的亚型和急性淋巴细胞白血病（acute lymphocytic leukemia，ALL）的系别（T/B）。

（2）在淋巴瘤诊断中的的应用：在成熟B细胞肿瘤中，因为B淋巴细胞增殖性疾病通常有特定的抗原表达模式，流式细胞术可以通过抗原表达情况和表达强度做出具体的诊断，并且擅长于识别B细胞群的克隆性。在成熟T细胞肿瘤和NK细胞肿瘤中，流式细胞术擅长快速区分肿瘤细胞的系别来源。受感染、免疫、药物、肿瘤等很多因素影响，某一亚群细胞出现反应性增生，这

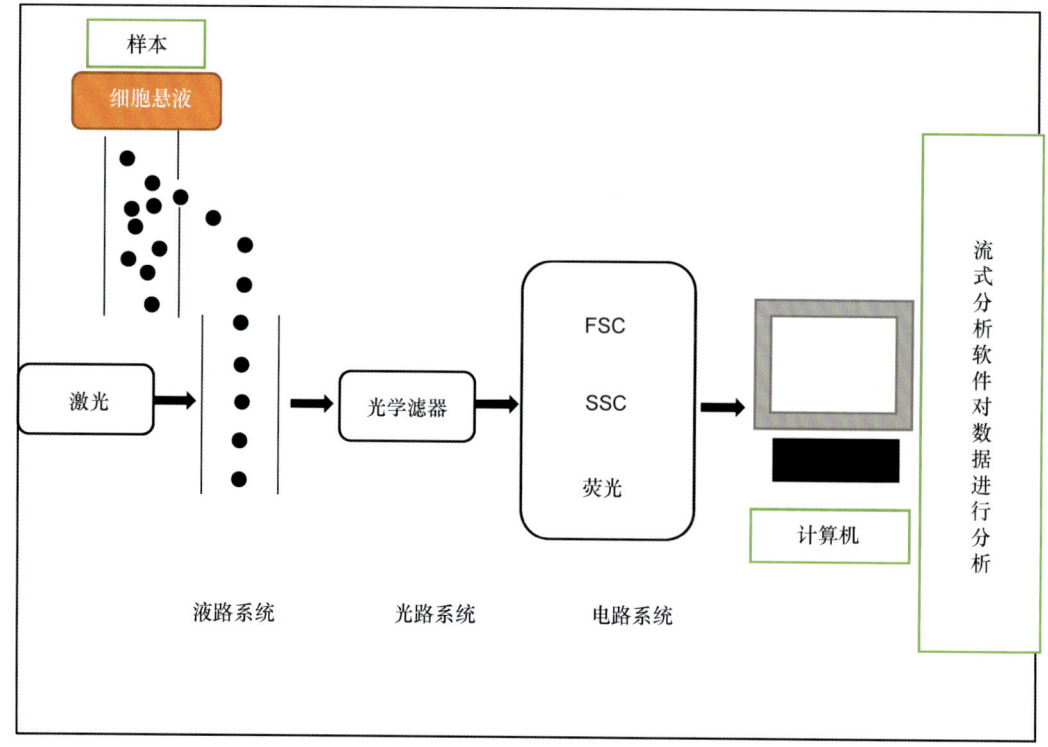

图 13-1 流式细胞仪工作原理

些细胞会有某些标志发生荧光强度改变，流式细胞术较擅长区分反应性T细胞和肿瘤性T细胞。

2.流式细胞术在除骨髓、外周血以外的其他标本的应用：可以检测各种体液标本（脑脊液、胸腔积液、腹水、尿液、心包积液、肺泡灌洗液等）、细针穿刺组织标本和手术切除组织标本。通过流式细胞术快速有效地识别目标细胞免疫标志，结果在数小时内（4~6h或以下）即可获得，这比病理免疫组化染色（通常需要数天）快得多。

3.流式细胞术在微量残留病（minimal residual disease MRD）的检测中非常有用：通过对患者白血病细胞或淋巴瘤细胞的标记，来检测残留的肿瘤细胞，帮助医生评估患者的治疗效果，并及早介入治疗。

4.流式细胞术是指导白血病和淋巴瘤患者免疫治疗的重要手段之一：流式细胞术能够帮助快速地选择治疗的靶点。可以检测的标志较多，如CD19、CD22、CD20、CD5、CD7、CD38、mCD38、CD52、PD-1、PD-L1、CD79b、BCMA、CS1、BAFF-R、TACI、GPRC5D、CD70、CD30、CLL-1、FLT-3、IL-1RAcP等。

5.流式细胞术用于诊断阵发性睡眠性血红蛋白尿症（paroxysmal nocturnal hemoglobinuria，PNH）的诊断：PNH是一种获得性的造血干细胞基因突变的克隆性疾病，导致糖化磷脂酰肌醇（glycophosphatidyl-inositol，GPI）锚蛋白合成障碍，使GPI锚接在细胞膜上的一组蛋白丢失，包括CD14、CD16、CD55、CD59等。流式细胞术通过检测锚蛋白（CD55、CD59、CD14、CD24、CD16）和FLAER来诊断PNH。

6.流式细胞术用于淋巴细胞亚群检测：了解患者在不同情况下体内免疫功能状态，为患者的免疫评估、免疫治疗和预后免疫评估提供重要的参考依据。

7.流式细胞术用于造血干细胞检测：能准确、快捷地对CD34+细胞进行计数，广泛应用于采集物中造血干细胞数量的检测及采集计划的制订。

8.流式细胞术用于细胞因子检测：有助于判断机体免疫功能，为疾病的诊断和治疗过程中细胞因子水平的变化提供依据，已广泛应用于细胞免疫治疗后机体免疫反应的监测并指导临床治疗及移植后患者体内异常免疫反应的监测。

9.流式细胞术在血小板异常的出血性疾病中的应用：流式细胞术检测血小板自身抗体，用于诊断免疫性血小板减少症。还可以通过检测血小板膜糖蛋白Ⅱb、Ⅲa、CD62、CD63等，监测血小板功能及活化情况。

（冯贺媛　喻新建）

第二节 标本的保存、制备和检测

一、标本的采集、保存和运输

在血液学检测中，可以使用所有含有活细胞的标本，包括外周血、骨髓穿刺液、骨髓活检标本、浆膜液、脑脊液、皮肤、黏膜（内窥镜活检）、细针穿刺组织标本、手术切除组织标本、培养的细胞、冻存复苏的细胞等。需要注意的是，所有标本都应该视为有传染性的，标本采集运输及实验室操作人员都要注意操作安全。转运时间较长的标本建议全程4~8℃冷链运输。

1. 外周血、骨髓标本：可以使用EDTA或者肝素抗凝，保存72~96 h或以下。

2. 组织活检标本：须放到等渗液中，例如含2%胎牛血清的生理盐水、磷酸盐缓冲液（phosphate buffered saline，PBS）、生理盐水或者1640培养液。注意组织标本采集后，标本须浸没在等渗液体中，尽快送检。

3. 脑脊液（cerebral spinal fluid，CSF）：脑脊液体积不少于1 ml，建议加入血清（0.2%小牛血清或10%胎牛血清），24 h内送检。

4. 其他体液标本：如胸腔积液、腹水、心包积液、尿液等，一般体积不少于20 ml，冷藏条件下48 h内送检。血性液体加入适当肝素抗凝，肝素浓度1 U/ml。

二、标本的制备和计数

收到的标本（骨髓或外周血）先肉眼观察，应无大凝块，无严重溶血，且不少于2 ml。对标本，特别是体液标本和组织标本进行计数和细胞活性的判定。对于质量欠佳的标本，及时通知临床医生，建议重新采集。如果不能重新采集标本，报告中应特别提示标本质量问题可能对结果有影响。

1. 细胞计数：操作前应做细胞计数，并根据细胞计数调整细胞浓度。每管细胞数大约1×10^6，每管体积不超过200 μl。细胞计数低的标本可能没有足够的细胞做流式分析，这种情况下需要增加标本量，但是如果标本体积超过200 μl就需要富集细胞，这样就需要先裂解红细胞再进行标志。反之，细胞计数高的标本可能会造成抗体不饱和，导致假阴性结果。

2. 制备单细胞悬液：需将各种标本制备成含有活细胞的单细胞悬液，常用处理方法如下。

（1）骨髓血或静脉血计数后可以直接使用。

（2）体液标本：收到标本后立即处理，离心弃上清，显微镜下判断是否存在有核细胞，根据细胞数加入适量的PBS。

（3）组织标本：将组织条放入60 mm的培养皿中，用注射器活塞轻轻按压，反复用生理盐水冲洗，使细胞与组织分离。接下来，将培养皿中含有细胞的液体转移到50 ml锥形管上的100 μm细胞过滤器中，过滤掉非细胞组织成分。然后用生理盐水冲洗滤网2~3次，将过滤后的细胞悬液置于锥形管中，300 g离心5 min，吸出上清，弃用。用生理盐水重悬细胞，计数细胞，然后将细胞稀释至10^4~10^6/ml浓度。

（4）细针穿刺组织：可直接置于锥形管中，300 g离心5 min，吸出上清，弃用。用生理盐水重悬细胞，计数细胞，然后将细胞稀释至10^4~10^6/ml浓度。

（5）标记某些特殊抗原的标本：如果检测免疫球蛋白相关抗原（胞膜或细胞质的重链或轻链），或者血小板相关抗原（CD61、CD41a、CD42b、CD36等），建议用3 ml的PBS洗涤3次后，再进行标记。

3. 细胞膜表面抗原染色：多色流式检测时，一管内可以加入多种不同荧光素标记的抗体。如果均为膜染色抗体，方法如下。

（1）根据确定的染色抗体及组合准备试管，并在试管上做好标记。

（2）在每支试管中加入（5~10）×10^5细胞，并加入相应的抗体充分混匀。置室温，避光孵育15 min。

（3）在每管细胞中加入溶血素2 ml，充分混匀，置室温，避光 10 min。

（4）300 g 离心 5 min，弃上清，混匀细胞。

（5）加入 2 ml 的 PBS 后再混匀，300 g 离心 5 min，弃上清，混匀细胞。

（6）加 200 μl 的 PBS 混匀后上机检测。如果不能及时检测，混匀后置于 4℃冰箱内保存，尽快上机检测。

4. 胞膜和细胞内抗原同时染色：按照不同厂家破膜剂的说明书来操作，本实验室使用的是 BD IntraSure Kit 破膜剂。

（1）加入适量胞膜荧光标志抗体，室温避光染色 15 min。

（2）加入 100 μl 的 A 液，混匀，室温（20～25℃）避光孵育 5 min。

（3）加入溶血素 2 ml，室温避光孵育 10 min。

（4）300 g 离心 5 min，去上清。

（5）加入 50 μl 的 B 液，同时加入适量的荧光标记抗体（胞内），混匀。室温（20～25℃）避光孵育 15 min。

（6）加入 2 ml 的 PBS，混匀。300 g 离心 5 min，去上清。

（7）加入 200 μl 的 PBS，待上机检测。

（冯贺媛　喻新建）

第三节　数据分析和报告

一、设门

设门（gating）是指根据各个细胞群表达参数的特性（如 FSC 和 SSC，是否表达某种抗原标志或者表达强度的差异），将细胞群在流式散点图或直方图上分离开来，并用不同颜色标识细胞群的过程。设门的目的在于清楚地显示目的细胞群的百分比、表达标志以及与其他细胞群的关系，从而进行分析和诊断。

二、设门步骤和方法

1. 首先设门去除粘连体细胞：运用流式分析软件，通过 FSC-高度（H）/FSC-面积（A）可以去除粘连细胞（图 13-2）。

2. 活细胞门和去除碎片：通常是 FSC/SSC，或者使用核酸染料（7-AAD、PI、DAPI）染色法排除死细胞和碎片。FSC/SSC 二维点图排除死细胞和碎片，见图 13-3，该法设门的时候需要注意，不要漏掉尾部的大细胞。如果死细胞和碎片

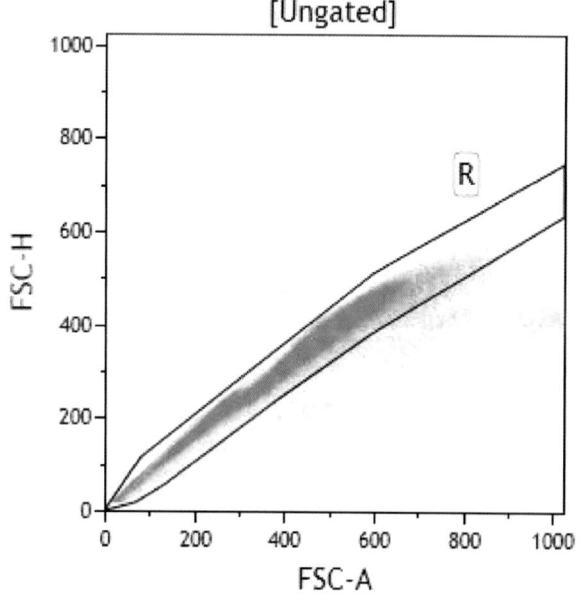

图 13-2　设门去除粘连体细胞。R 为去除粘连体细胞后的单个细胞门

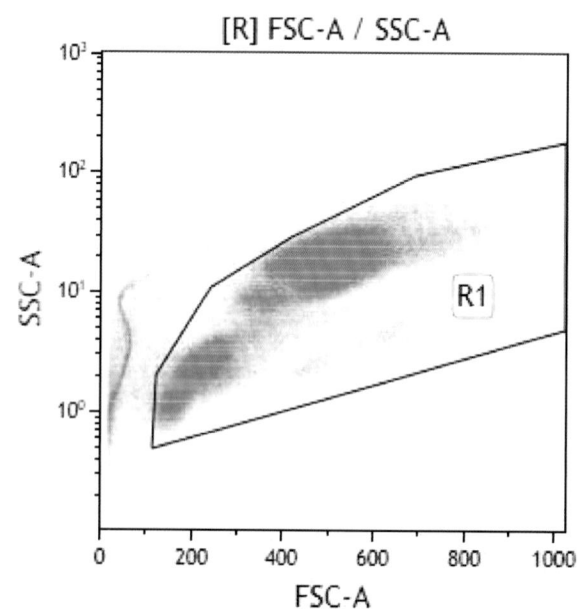

图 13-3　FSC/SSC 设活细胞门。R1 为活细胞门

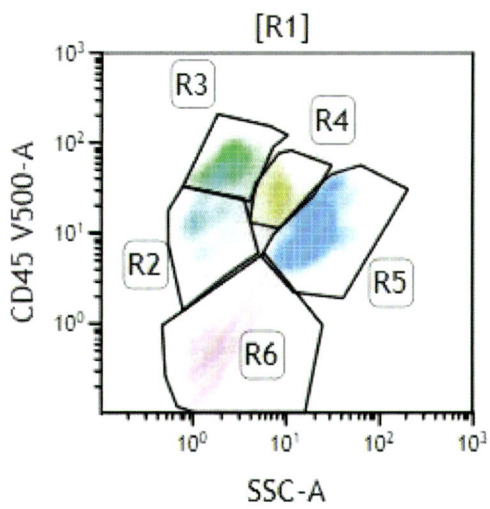

图 13-4　CD45/SSC 设门区分各群骨髓细胞。R2 为幼稚细胞门，R3 为成熟淋巴细胞门，R4 为单核细胞门，R5 为粒细胞门，R6 为有核红细胞门

过多，会造成死细胞与活细胞界限不清楚，常使用 7-AAD 染色。

3. CD45 与 SSC 设门：这个组合设门可以识别常见造血细胞群，得到了普遍的应用，是最常用的设门方法，称为"正向设门"。CD45 的表达水平在不同系列细胞及同系列细胞的不同发育阶段均不同（成熟淋巴细胞＞单核细胞＞粒细胞＞有核红细胞；幼稚细胞比成熟细胞弱），SSC 大小也有差异（粒细胞＞单核细胞＞成熟淋巴细胞＞有核红细胞），因而同一管内，可以使用 CD45/SSC 二维点图设门，将各亚群血细胞区分开（图 13-4）。

4. 其他设门方法：使用其他抗原标志（系别相关抗原或者分化阶段标志、细胞亚群标志等）进行设门的方法，称为反向设门。即可以根据分析细胞的某种或几种抗原的表达情况，将细胞以不同的颜色在流式散点图上显示出来，然后再反过来查看这些细胞群在 CD45/SSC 散点图上位置分布。还有连续组合设门，当大量正常细胞掩盖少量异常细胞的时候，单独使用一种设门方法可能不能精确识别肿瘤细胞，这时候会根据肿瘤细胞群的免疫特性，采用连续组合精确设门的方法找到目的细胞。

三、抗原表达情况的描述

通常精确设门后，目的细胞群中检测抗原表达率超 20% 的胞膜抗原为阳性表达，细胞质抗原表达定义的多为 10%，如细胞质 CD79a、细胞质 CD3、末端脱氧核苷酸转移酶（terminal deoxyribonucleotidyl transferase，TdT）等，髓过氧化物酶（myeloperoxidase，MPO）本实验室为 5%，反之为不表达。根据表达百分比，分为表达（表达率≥80%）和部分表达（表达率为 20%~80%）。

抗原表达强度是指某种抗原分子在阳性细胞上表达量的多少，用荧光强度表示。对于抗原强度的描述有，弱表达（dim）：与表达该抗原的该阶段正常细胞群相比，抗原表达减弱。强表达（bright）：与表达该抗原的该阶段正常细胞群相比，抗原表达增强。异质性表达（heterogeneous）：某抗原在阳性细胞群上的表达量不均一，从弱到强的情况都存在。

（冯贺媛　喻新建）

第四节　造血细胞的成熟和分化，以及常用的流式检测标志

血液病免疫分型采用的抗原标志通常是正常造血细胞不同分化发育阶段的分化抗原。正常的造血细胞在不同分化阶段有规律性的抗原的变化，异常细胞会出现异常的抗原表达。这些异常表型可以作为诊断血液疾病的有用指标，也可以用来作为 MRD 的重要标志。为了分析异常细胞，需要对正常的造血细胞分化抗原的表达模式熟悉掌握。

一、B 细胞

最早的前体 B 细胞可以通过 cCD79a 和 cCD22 来识别。早期前体 B 细胞表达 CD19、CD34、TdT 和 CD10，CD20 基本是阴性的。前体 B 细胞随后的成熟和分化的特征是 CD10 逐渐减少，CD20 逐渐增加，不表达 CD34 和 TdT。在 B 细胞前体晚期可以表达细胞质 μ 链。成熟 B 细胞表达 CD20、胞膜 Ig 和 Ig 轻链，不表达 CD34、

TdT 和 CD10。成熟 B 细胞和浆细胞的进一步分化主要发生在外周淋巴组织中，细胞根据其成熟阶段进入不同的微环境。正常 B 细胞分化表达抗原见表 13-1。

表 13-1　正常 B 细胞分化表达抗原

抗原	早期前体B细胞	前体B细胞	B 细胞前体晚期	成熟期B细胞	浆细胞
CD45	dim	+	+	+	dim
CD34/TdT	+	−	−	−	−
CD19	dim	+	+	+	+
CD22	+	+	+	+	−
CD10	++	+	+/−	−	−
CD20	−	+/−	+	+	−
CU	−	+/−	+	+/−	−
sIg	−	−	+/−	+	−
CD5	−	−	−	−	−
CD79a	+	+	+	+	+
CD38	+	+	+/−	−	++

二、T 细胞

T 细胞谱系的标识是 cCD3，它出现在胸腺中最早的 T 祖细胞中，先于 T 细胞受体（TCR）基因重排。T 祖细胞表达 CD34 和 TdT，在进入胸腺下未达胸腺皮质称为被膜下 T 细胞，表达 TdT，CD34 为阴性。进入皮质后称为皮质 T 细胞，特征性表达 CD1a，并在体细胞中重组 TCR 基因，产生多样性的 TCR。TCR 分子是一个更大的信号复合体的一部分，该信号复合体还包括共刺激分子 CD4 或 CD8，CD4/CD8 双阳性。最后进入胸腺髓质，为髓质 T 细胞，CD34、TdT 和 CD1a 为阴性，CD4/CD8 单阳。

成熟 T 细胞的免疫识别是基于不表达 TdT 或其他早期胸腺标志物（如 CD1a），以及表面 CD3 的明显表达。绝大多数成熟 T 细胞为 TCRαβ 阳性，同时表达 CD2、CD5、CD7 和 CD4 或 CD8。少数 T 细胞表达 TCRγδ，占血液中 CD3+T 细胞的 3%～5%。γδT 细胞从胎儿胸腺迁移到皮肤和黏膜（特别是胃肠道）部位。目前对 γδT 细胞功能的认识仍然有限。γδT 细胞多数为 CD4 和 CD8 阴性；约 1/3 为 CD8 阳性，可以通过 TCRVδ1 和 TCRVδ2 来鉴别其克隆性。正常 T 细胞分化表达抗原见表 13-2。

表 13-2　正常 T 细胞分化表达抗原

抗原	T 祖细胞	被膜下 T 细胞	皮质 T 细胞	髓质 T 细胞
TdT	+	+	+	−
CD34	+	−	−	−
cyCD3	+	+	+	+
CD7	+	+	+	+
CD2	−	+	+	+
CD5	−	+	+	+
CD4/CD8	−	−	双+	单+
CD3	−	−	−/+	+
CD1a	−	−	+	−
TCR	−	−	−/+	+

三、髓系

原始粒细胞表达 CD34、CD117、HLA-DR、CD38、CD13 和 CD33，当发展到早幼粒细胞，CD34 和 HLA-DR 丢失，SSC 增加，获得 CD15 表达，同时 CD13 表达增加。中幼粒细胞阶段的 CD13 表达降低。晚幼粒细胞开始表达 CD13 和 CD16。成熟粒细胞表达 CD10，高表达 CD13 和 CD16。正常粒细胞分化表达抗原见表 13-3。

表 13-3　正常粒细胞分化表达抗原

抗原	原始粒细胞	早幼粒细胞	中幼粒细胞	晚幼粒细胞	成熟粒细胞
CD34	+	−	−	−	−
CD117	+	+/−	−	−	−
HLA-DR	+	−	−	−	−
CD13	+	+	dim	+	++
CD33	dim	+	+	+	+
MPO	+/−	+	+	+	+
CD15	−	+/−	+	+	+
CD11b	−	−	−	+/−	++
CD16	−	−	−	+	++
CD10	−	−	−	+/−	+

四、单核细胞

原始单核细胞表达 CD34 和 CD117，高表达 CD33 和 HLA-DR，不表达 CD14。幼稚单核细胞不表达 CD34，CD117 和 CD14 多为阴性，表达 CD64。成熟单核细胞不表达 CD34 和 CD117，强表达 CD14 和 CD64。正常单核细胞分化表达抗原见表 13-4。

表 13-4 正常单核细胞分化表达抗原

抗原	原始单核细胞	幼稚单核细胞	成熟单核细胞
CD34	+	−	−
CD117	+	+/−	−
CD13	+	+	++
CD33	++	++	++
HLA-DR	++	+	+
CD4	−	−	+
CD11b	−	+	++
CD64	−	+	++
CD14	−	+/−	++

五、红系

红系前体细胞的特征是 CD45 表达下调和 CD71（转铁蛋白受体）高表达。CD71 也存在于其他谱系的细胞上，但其水平在红系细胞中最高，可能是由于血红蛋白合成所需的大量铁。CD71 表达水平在最早的红系前体细胞（在幼红细胞前阶段之前）达到峰值，并且随着有核红系细胞成熟为网织红细胞而降低。成熟红细胞伴随着 CD45 抗原的进一步丧失和血型糖蛋白 A（Gly-A）的表达。正常红细胞分化表达抗原见表 13-5。

表 13-5 正常红细胞分化表达抗原

抗原	原红细胞	早幼红细胞	中幼红细胞	晚幼红细胞
CD34	+	−	−	−
HLA-DR	+	−	−	−
CD117	+	+	−	−
CD71	+	+	+	+
CD235a	dim	+	+	+
CD36	++	++	++	++

（冯贺媛　喻新建）

第五节　流式细胞术在成熟淋巴细胞肿瘤中的应用

诊断成熟淋巴细胞肿瘤需要综合细胞形态学、细胞遗传学、免疫表型、分子生物学和临床表现，进行分析诊断。

成熟淋巴细胞肿瘤包括成熟 B 细胞肿瘤、成熟 T 细胞肿瘤、成熟 NK 细胞肿瘤，流式细胞术在淋巴瘤的诊断和 MRD 中具有重要的作用。

一、成熟 B 细胞肿瘤和浆细胞肿瘤

成熟 B 细胞肿瘤通常不表达不成熟标志（如 TdT、CD34 等）。确定异常成熟 B 细胞主要通过几个方面：①免疫球蛋白轻链限制性表达（为 B 细胞克隆性的标志）；②正常 B 细胞上表达的抗原标志（CD19、CD20、CD22、CD79b、CD200、CD81、CD43 等）表达强度异常或丢失；③一般在正常骨髓/血液成熟 B 细胞上少见的抗原异常表达（如异常表达 CD5、CD23、CD10、CD103、CD11c、Ki-67）

1. CD5+CD10- 成熟 B 细胞肿瘤

（1）慢性淋巴细胞白血病/小淋巴细胞淋巴瘤（chronic lymphocytic leukemia/small lymphocytic lymphoma，CLL/SLL）：肿瘤细胞主要是小淋巴细胞，常累及外周血、骨髓、脾脏、淋巴结。

SLL 是指淋巴组织具有 CLL 的细胞形态与免疫表型特征，但是没有达到 CLL 诊断标准的淋巴瘤。即 SLL 一般表现淋巴结和（或）肝、脾大；无血细胞减少；外周血 B 淋巴细胞<5

$\times 10^9/L$。

免疫表型：表达 CD5dim、CD23、CD20dim、CD22dim、CD81dim、CD200、CD43、ROR1、CD19、cCD79a，不表达 FMC7，限制性表达免疫球蛋白轻链，不表达 CD10，FMC7 和 CD79b 阴性或者弱表达。部分病例表达 CD38 和 ZAP-70，可能和预后不良有关。CLL 患者的免疫表型特点见图 13-5。

（2）套细胞淋巴瘤（mantle cell lymphoma，MCL）：由小到中等大小细胞形成的肿瘤，有累及 CCND1 位点的染色体易位。淋巴结是最常见的浸润部位，其他重要的部位是脾和骨髓，常累及其他结外部位。免疫表型：免疫球蛋白表达相对较强，轻链呈限制性表达。表达 CD5、FMC7、CD20bright、CD79bright，CD23 阴性或者弱表达，不表达 CD10、CD103、CD200。几乎所有病例都特征性表达 CyclinD1，包括 CD5 阴性的变异型，但是流式检测 CyclinD1 缺乏敏感性，所以一般建议病理或者 FISH 检测。

作为常见的 CD5＋小 B 淋巴瘤，MCL 经常需要与 CLL 鉴别（表 13-6）。主要鉴别点：①免疫球蛋白的表达强度，强表达支持 MCL，弱表达支持 CLL；② CD20 的荧光强度，强表达支持 MCL，弱表达支持 CLL；③ CD22、CD79b 的表达强度，强表达支持 MCL，弱表达支持 CLL；④ CLL 多表达 CD23，MCL 一般不表达或者弱表达；⑤ FMC7 表达情况，强表达支持 MCL，阴性或者弱表达支持 CLL；⑥ CD200 的荧光强度，阴性或者弱表达支持 MCL，强表达支持 CLL；⑦ CD81 的荧光强度，强表达支持 MCL，弱表达支持 CLL。⑧ MCL 表达 CyclinD1，CLL 不表达 CyclinD1。

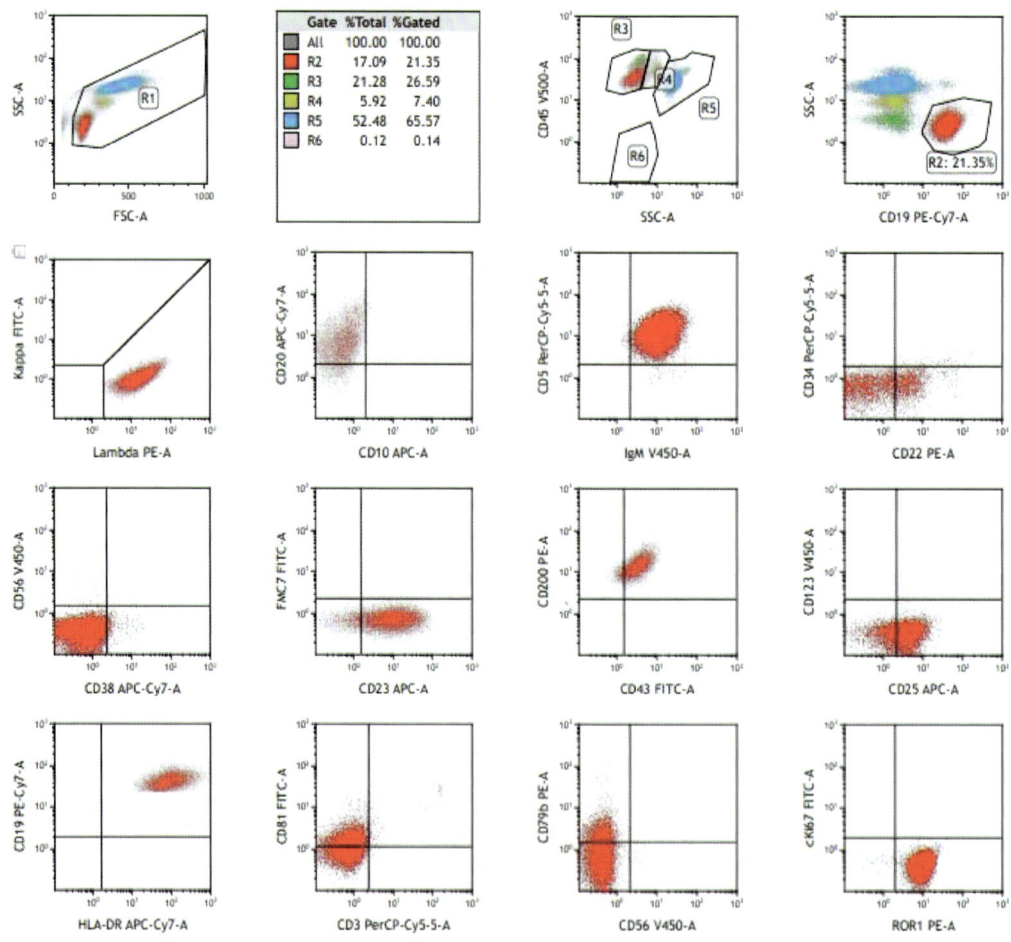

图 13-5 CLL 患者的免疫表型特点。R2 门异常成熟 B 细胞表型：CD19＋、CD5＋、CD23＋、CD20＋、CD200＋、CD43＋、ROR1＋、Lambda＋、CD22part＋、CD81part＋、CD79bpart＋；CD10－、Kappa－、FMC7－、CD38－

表 13-6 MCL 和 CLL 的免疫表型特点

	SIg	CD20	CD22	CD79b	CD23	FMC7	CD200	CD81	CyclinD1
MCL	bright	bright	bright	bright	−/dim	bright	−/dim	bright	+
CLL	dim	dim	dim	dim	+	−/dim	bright	dim	−

2. CD5-CD10＋成熟 B 细胞肿瘤：CD5-CD10＋成熟 B 细胞肿瘤通常包括伯基特淋巴瘤、DLBCL、滤泡性淋巴瘤。

（1）伯基特淋巴瘤（Burkitt lymphoma，BL）：BL 是一种侵袭性很强的成熟 B 细胞肿瘤，常累及结外或者表现为急性白血病。肿瘤由中等大小的肿瘤细胞组成，分裂象多见，累及 MYC 基因是其特点。常出现结外浸润，最常受累的为中枢神经系统。

免疫分型：肿瘤细胞的免疫球蛋白轻链呈限制性表达。表达：CD19、CD20、CD22、CD10、CD79b、cCD79a、CD38、CD43，BCL2 常阴性或者弱阳性，原始细胞抗原 TdT 和 CD34 阴性。Ki-67 几乎 90% 细胞阳性。BL 患者的免疫表型特点见图 13-6。

（2）弥漫大细胞淋巴瘤（diffuse large B cell lymphoma，DLBCL）：CD10＋的 DLBCL 为滤泡中心细胞样表型，占 DLBCL 的 20%～40%。通常由中等到大的细胞组成。

免疫表型：表达 CD19、CD22、CD20、CD79b，Ki67 表达率通常为 30%～70%，部分病例表达 CD10（阳性表达率为 30%～60%），少数病例表

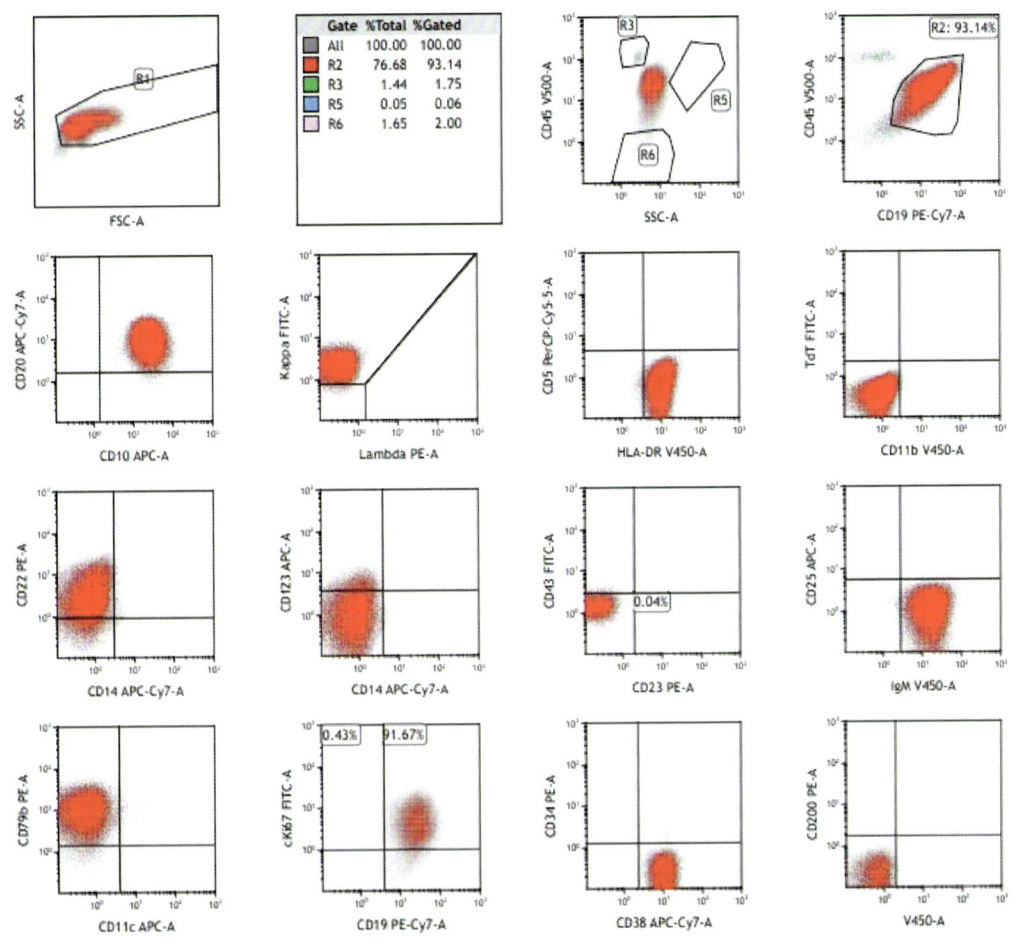

图 13-6 BL 患者的免疫表型特点。R2 门异常成熟 B 细胞表型：FSC 小到中等大小，CD19＋、CD22＋、CD10＋、CD20＋、Kappa＋、Ki-67＋（92.10%）、CD79b＋、CD38＋；Lambda−、TdT−、CD34−、FMC7−、CD25−、CD123−、CD43−、CD23−、CD200−

达CD5，免疫球蛋白轻链呈限制性表达。DLBCL患者的免疫表型特点见图13-7。

（3）滤泡性淋巴瘤（Follicular lymphoma，FL）：肿瘤细胞来源于滤泡中心（生发中心）B细胞，由中心细胞、中心母细胞组成。肿瘤常累及淋巴结、脾、骨髓、外周血。

免疫表型：表达CD19、CD22、CD20bright、CD10、cCD79a、BCL-2、BCL-6。CD5、CD23、CD43阴性。有些病例可有CD10阴性。

3. CD5-CD10－成熟B细胞肿瘤：包括HCL、DLBCL、MZL、LPL、CD10阴性的FL和CD5阴性的MCL。主要介绍毛细胞白血病（hairy cell leukemia，HCL）。

HCL肿瘤细胞有椭圆形核，胞质丰富，有毛状突起，活检有典型的煎蛋征。主要累及骨髓和脾，骨髓网状纤维增加，会导致骨髓干抽。2016年WHO成熟淋巴细胞肿瘤诊断标准中指出，大多数HCL都有BRAF V600E突变，而变异型（HCL-v）或者其他小B淋巴瘤没有；HCL-v和少数BRAF V600E突变阴性的HCL会有MAP2K1基因突变。

免疫表型：强表达免疫球蛋白轻链，强表达CD19、CD22、CD20，表达CD11c、CD103、CD25、CD123，多数HCL不表达CD5和CD10。流式检测中，经常发现肿瘤细胞的FSC和SSC偏大。HCL患者的免疫表型特点见图13-8。

4. CD5＋CD10＋成熟B细胞肿瘤：较少见，包括DLBCL、BL、FL和MCL，需要综合形态学、遗传学、分子生物学等检测来诊断。

5. 淋巴浆细胞性淋巴瘤（lymphoplasmacytic lymphoma，LPL）：由小B淋巴细胞、浆细胞样

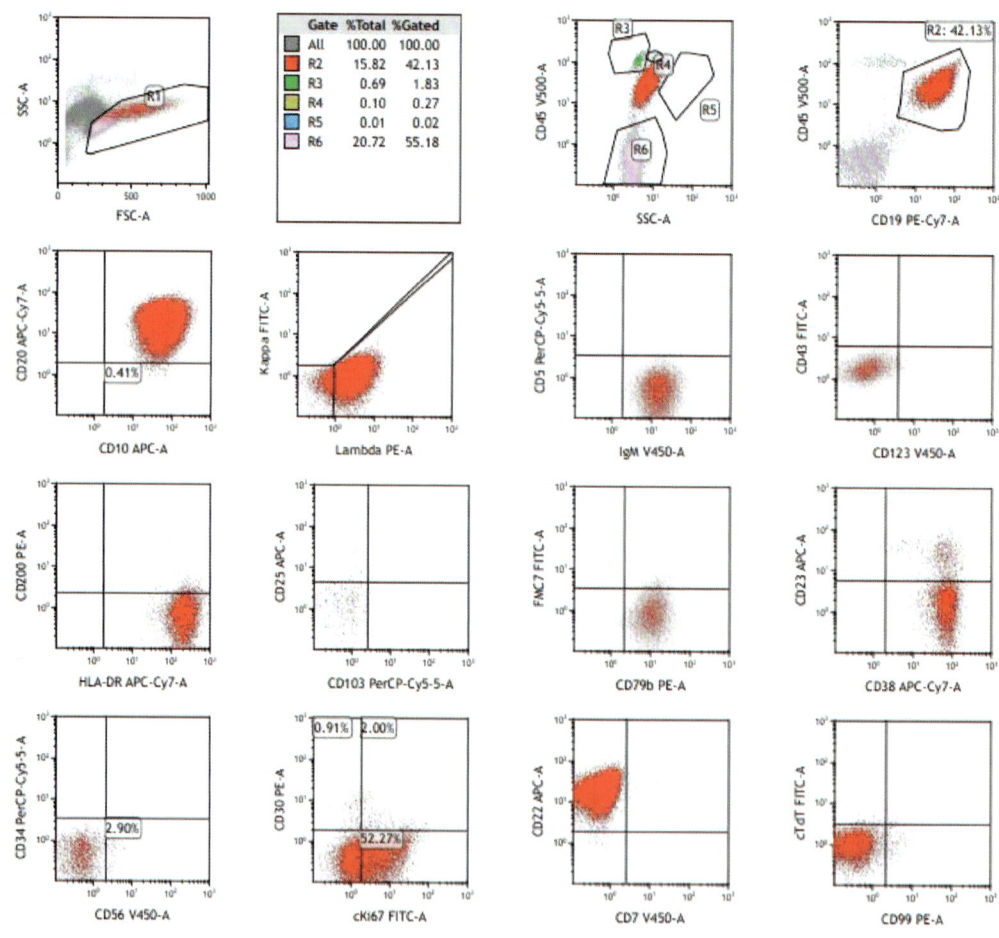

图13-7 DLBCL患者的免疫表型特点。R2门异常成熟B细胞表型：FSC大，CD19＋、CD22＋、CD10＋、Lambda＋、CD79b＋、CD38＋、Ki-67part＋（54.27%）；Kappa-、TdT－、CD99－、CD34－、FMC7－、CD25－、CD123－、CD103－、CD23－

淋巴细胞及浆细胞组成的肿瘤，常累及骨髓，有时累及淋巴结和脾。分为的瓦尔登斯特伦巨球蛋白血症（Waldenström macroglobulinemia，WM）和非 WM 型 LPL。通常累及骨髓。

免疫表型：典型病例可以看到单克隆 B 细胞和浆细胞，在部分病例中异常浆细胞比例可以很低。肿瘤细胞 FSC 和 SSC 小，B 细胞膜免疫球蛋白轻链限制性表达，浆细胞或者淋巴样浆细胞限制性表达细胞质免疫球蛋白轻链。肿瘤性 B 淋巴细胞表达：CD19、CD20、CD22、cCD79a、CD79b、FMC7，不表达 CD10、CD23、CD103、CD138，常有 CD25 和 CD38 表达，可有 CD13 和 CD33 异常表达。大多数病例 CD5 阴性，细胞表达 CD138 和 CD38，但与浆细胞肿瘤的浆细胞不同，LPL 的浆细胞常表达 CD45 和 CD19，不表达 CD56。

6. 浆细胞肿瘤和其他含有副蛋白疾病：包括单克隆丙球蛋白病、单克隆免疫球蛋白沉积病、重链病和浆细胞肿瘤。

浆细胞肿瘤（plasma cell neoplasms，PCN）是终末分化 B 淋巴细胞单克隆增殖性疾病。包括浆细胞瘤、浆细胞骨髓瘤和浆细胞肿瘤伴相关副肿瘤综合征。浆细胞骨髓瘤常称为多发性骨髓瘤（multiple myeloma，MM），是主要累及骨髓的多灶性浆细胞肿瘤。

典型的浆细胞肿瘤免疫表型：常用 CD38 和 CD138 两种抗原一起识别浆细胞，细胞质免疫球蛋白轻链呈限制性表达，大多数都不表达或弱表达 CD45、CD19、CD27 和 CD81，异常表达 CD56、CD28、CD117、CD200、CD13 和 CD33 等。

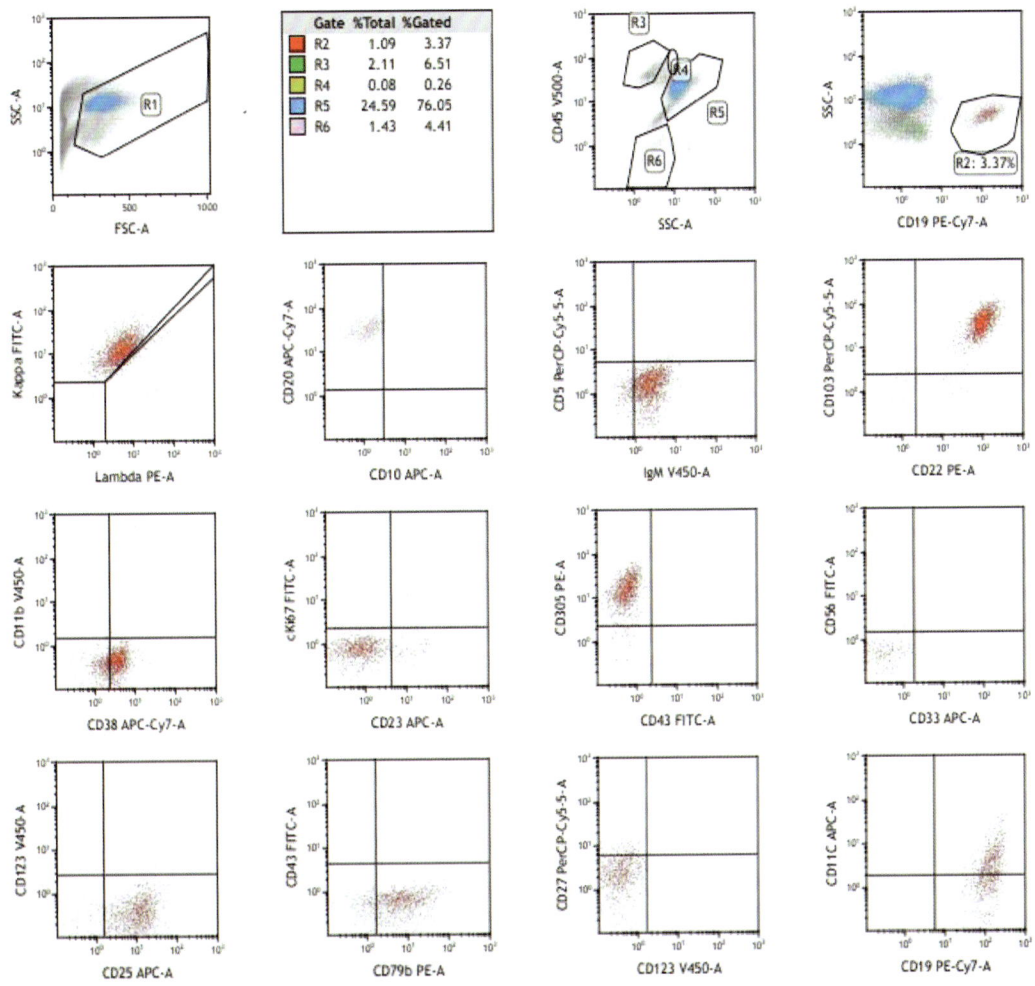

图 13-8 HCL 患者的免疫表型特点。R2 门异常成熟 B 细胞表型：FSC 中等大小，SSC 偏大，CD19＋、CD22＋、Kappa＋、CD103＋、CD305＋、CD11c part＋、CD25＋、CD79b＋；CD5－、CD10－、Lambda－、CD123－、CD43－、CD23－、CD11b－

MM 患者的免疫表型特点见图 13-9。

二、成熟 T 细胞肿瘤和 NK 细胞肿瘤

淋巴肿瘤的流式检测中，肿瘤细胞抗原表达缺失或者异常表达和 CD4/CD8＞10∶1 或 1∶10，可能提示异常；当 T 细胞是 TCRαβ 型，可以使用 TCRVβ 抗体试剂盒帮助判断是否为克隆性增殖，还可以用 TRBC1 和其他的 T 系标志联合判断，当 T 细胞是 TCRγδ 型，可以通过 TCRVδ1 和 TCRVδ2 来鉴别其反应性增生和肿瘤性。

1. CD4＋CD8－成熟 T 细胞肿瘤：成熟 T 细胞淋巴瘤中，CD4＋占多数。该组疾病主要有 AITL、ATLL、MF、SS、PTCL、NOS、ALCL 等。除了有相对特异性表型的 AITL（表达 CD10、CD279）、ATLL（表达 CD25）、ALCL（表达 CD30）以外，诊断亚型还需结合其他的实验室检测结果综合判断。

（1）血管免疫母细胞性 T 细胞淋巴瘤：血管免疫母细胞性 T 细胞淋巴瘤（angioimmunoblastic T cell lymphoma，AITL）是一种相对常见的外周 T 细胞淋巴瘤。AITL 肿瘤细胞起源于滤泡辅助 T（T-follicular helper，TFH）细胞，因此，在 WHO 造血与淋巴系统肿瘤分类标准第 5 版中，AITL 被命名为淋巴结滤泡辅助 T 细胞淋巴瘤，血管免疫母细胞亚型（nodal T-follicular helper cell lymphoma, angioimmunoblastictype, nTFHL-AI）。

免疫表型：肿瘤细胞表达 CD4、CD3、CD5、CD2，部分病例伴有 1 个或多个 T 细胞标志表达丢失或低表达，如 CD3、CD5 或 CD7。特征性表达或者部分表达 CD10，大多数病例都表达

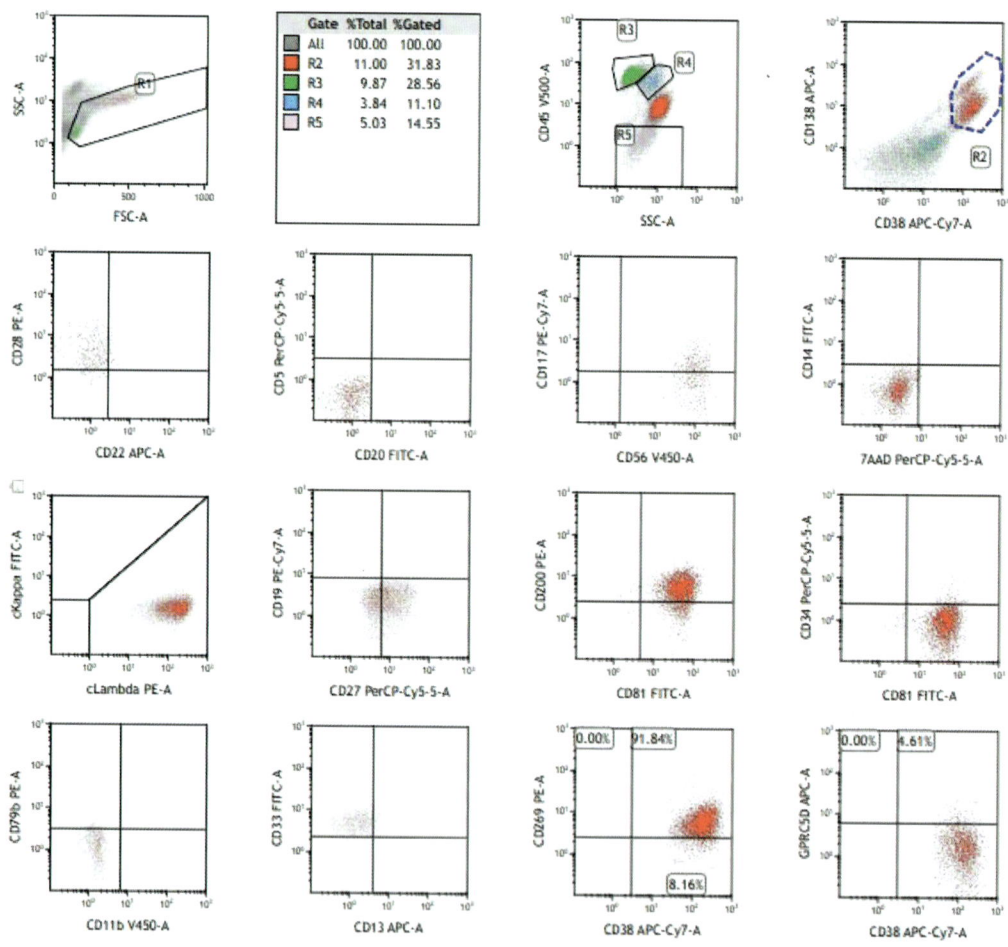

图 13-9 MM 患者的免疫表型特点。R2 门异常浆细胞表型：CD138＋、CD38＋、CD56＋、cLambda＋、CD28＋、CD81＋、CD200＋、CD33＋、CD81＋、CD27part＋、CD117part＋；CD19－、cKappa－、CD22－、CD79b－、CD34－

CD279（PD1）和 BCL-6，CD45RO 均一性表达。AITL 患者的免疫表型特点见图 13-10。

（2）间变性大细胞淋巴瘤（anaplastic large cell lymphoma，ALCL）：ALCL 是 CD30 阳性的 T 细胞肿瘤。可分为 ALK 阳性和 ALK 阴性和罕见的乳房植入物相关间变性大细胞淋巴瘤。

免疫表型：肿瘤细胞一般 FSC 较大，常见表达 CD30、CD2、CD25，可以表达 CD4 或 CD56，CD3、CD5、CD7 等泛 T 标志常缺失，大多数病例缺失胞膜/细胞质 CD3。ALCL 患者的免疫表型特点见图 13-11。

（3）非特殊型外周 T 细胞淋巴瘤（peripheral T cell lymphoma of not otherwise specified）是一种常见的成熟 T 细胞肿瘤，占 PTCL 的 30%。累及部位：大多数累及淋巴结，常有骨髓、肝、脾、结外组织浸润。外周血常可发现肿瘤细胞。

免疫表型：有异常 T 细胞表型，CD3、CD5 和 CD7 表达下调，CD4 阳性细胞为主。

2. CD4-CD8+成熟 T 细胞肿瘤：CD8+成熟 T 淋巴细胞肿瘤主要包括 T-LGLL、SPTCL 等。

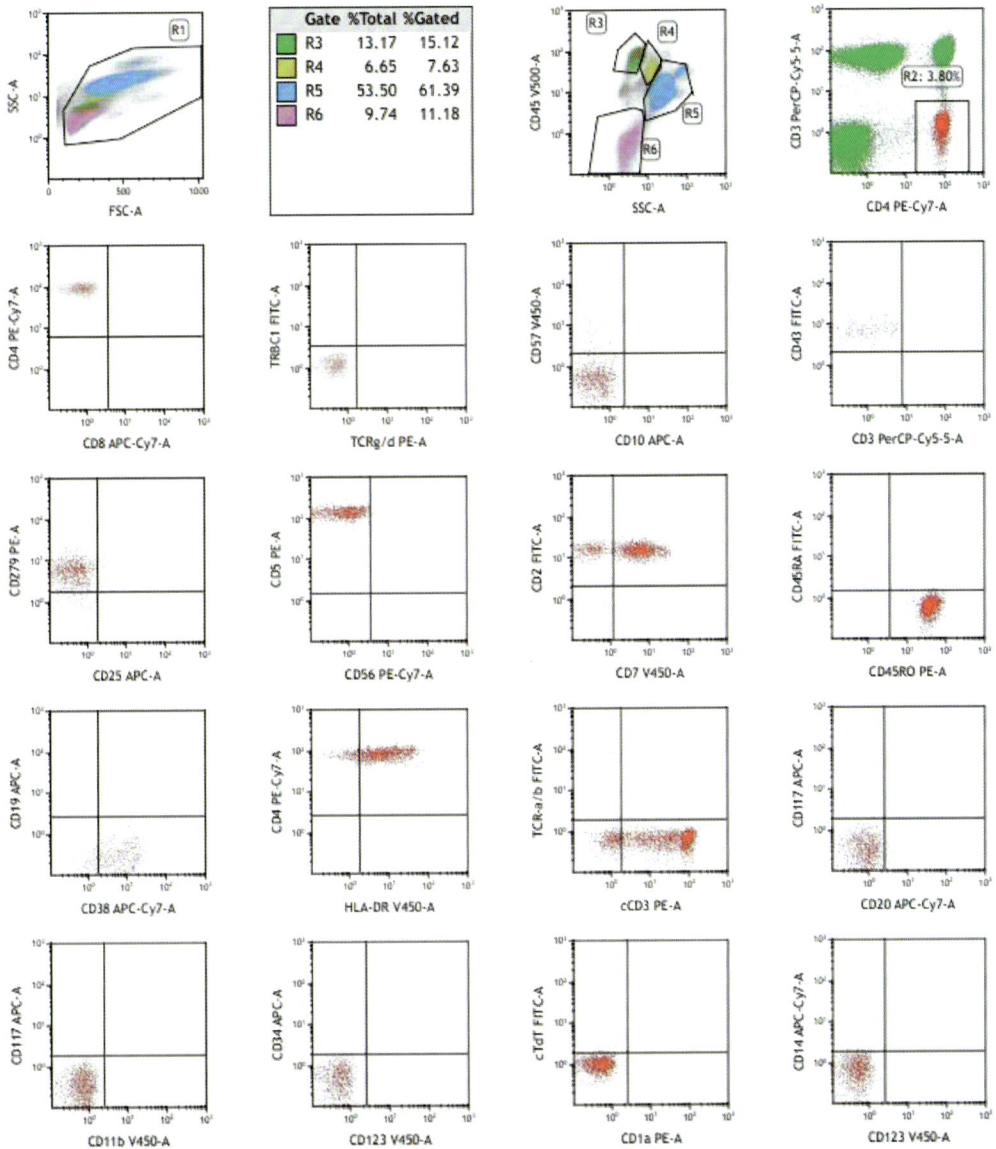

图 13-10 AITL 患者的免疫表型特点。R2 门异常成熟 T 淋巴细胞表型：CD4+、CD279+、cCD3+、CD2+、CD5+、CD45RO+、CD38+、CD7part+、CD3-、CD8-、CD10-、CD25-、CD45RA-、TCRαβ-、TCRγδ-、CD1a-、CD34-、TdT-、CD56 和 CD57-

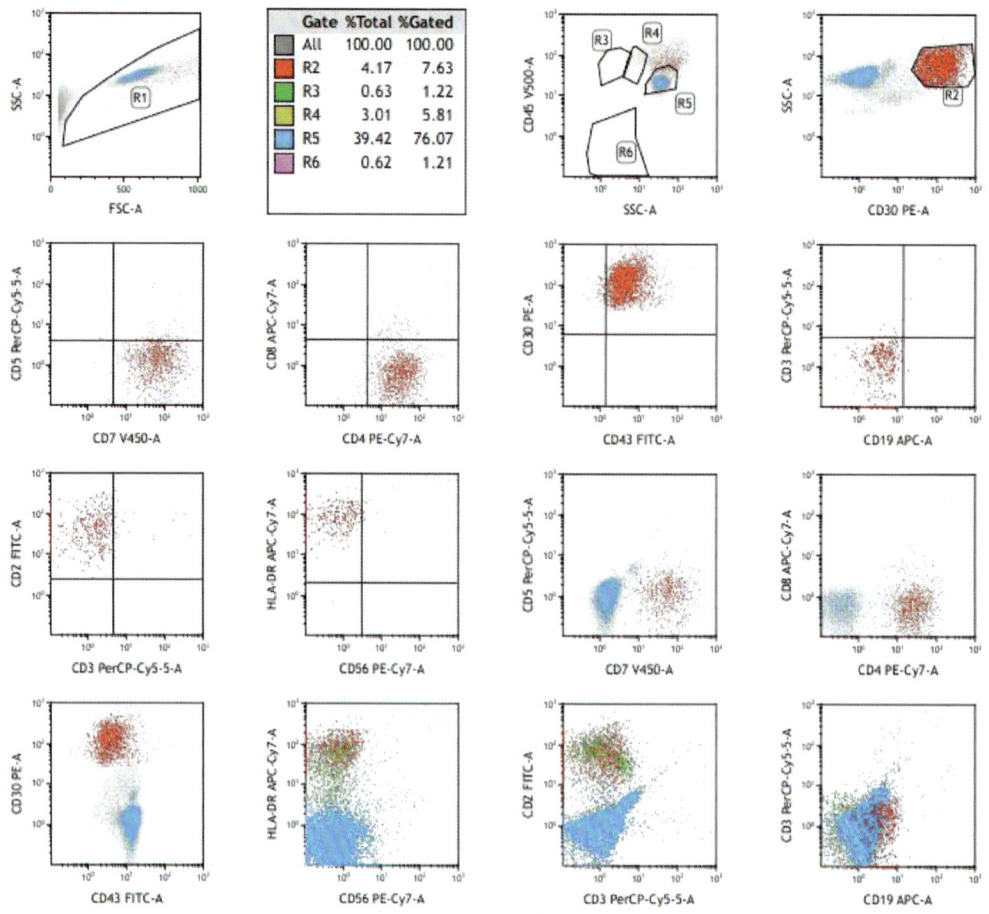

图 13-11 ALCL 患者的免疫表型特点。R2 门异常成熟 T 淋巴细胞表型：FSC 偏大，表达 CD30＋、CD4＋、CD2＋、CD7＋、CD43＋、HLA-DR＋；CD3－、CD5－、CD8－、CD56－、CD19－

T 细胞大颗粒淋巴细胞白血病（T-cell large granular lymphocytic leukemia，T-LGLL）特点是无明确原因持续性（＞6 个月）外周血大颗粒淋巴细胞增高，多数（2～20）×10^9/L。

免疫表型：肿瘤细胞典型为 CD3＋、CD8＋，CD5 和（或）CD7 异常减弱或者丢失，常表达细胞毒性相关效应蛋白如 TIA-1、颗粒酶 B 和穿孔素，80% 以上病例表达 CD57 和 CD16，常表达 HLA-DR，可出现 CD94 和 KIR 系列的表达，少数表达 CD56。大多数 T-LGLL 为 TCRα/β 型，少见变异型包括 CD4＋型和 TCRγδ 型。T-LGLL 患者的免疫表型特点见图 13-12。

3. CD4＋CD8＋成熟 T 细胞肿瘤：常见 T 细胞性幼淋巴细胞白血病（T cell prolymphocytic leukemia，T-PLL），免疫表型：表达 CD2、CD3、CD7，CD52 强表达，不表达 TdT 和 CD1a。

4. CD4-CD8－成熟 T 细胞肿瘤：见于肝脾 T 细胞淋巴瘤（hepatosplenic T-cell lymphoma，HSTCL））、肠病相关性 T 细胞淋巴瘤（enteropathy-Associated T cell Lymphoma，EATCL）和非肝脾 γδT-TCL。

HSTCL 是其中常见的类型。免疫表型：常表达 CD56，CD3 表达比正常 γδT 细胞弱，多不表达 CD5、CD4、CD8，可以通过 TCRVδ1 和 TCRVδ2 来鉴别其反应性增生和肿瘤性。

5. NK 细胞肿瘤：正常 NK 细胞表达 CD16、CD56、CD161、CD94，不表达 CD3、CD4，部分表达 CD8dim、细胞质 CD3、CD57，分散表达 KIRs（CD158 系列）、CD159 系列，一般不表达 CD5，活化后可有 cCD3 和 CD5 的表达。

NK 细胞肿瘤的表型，正常表达抗原缺失或减弱：CD57、CD7、CD8、CD16、CD161 及 CD94，偶可见 CD2 及 CD45 抗原的表达缺失；

异常表达：可出现 CD5、CD4、CD13、CD33

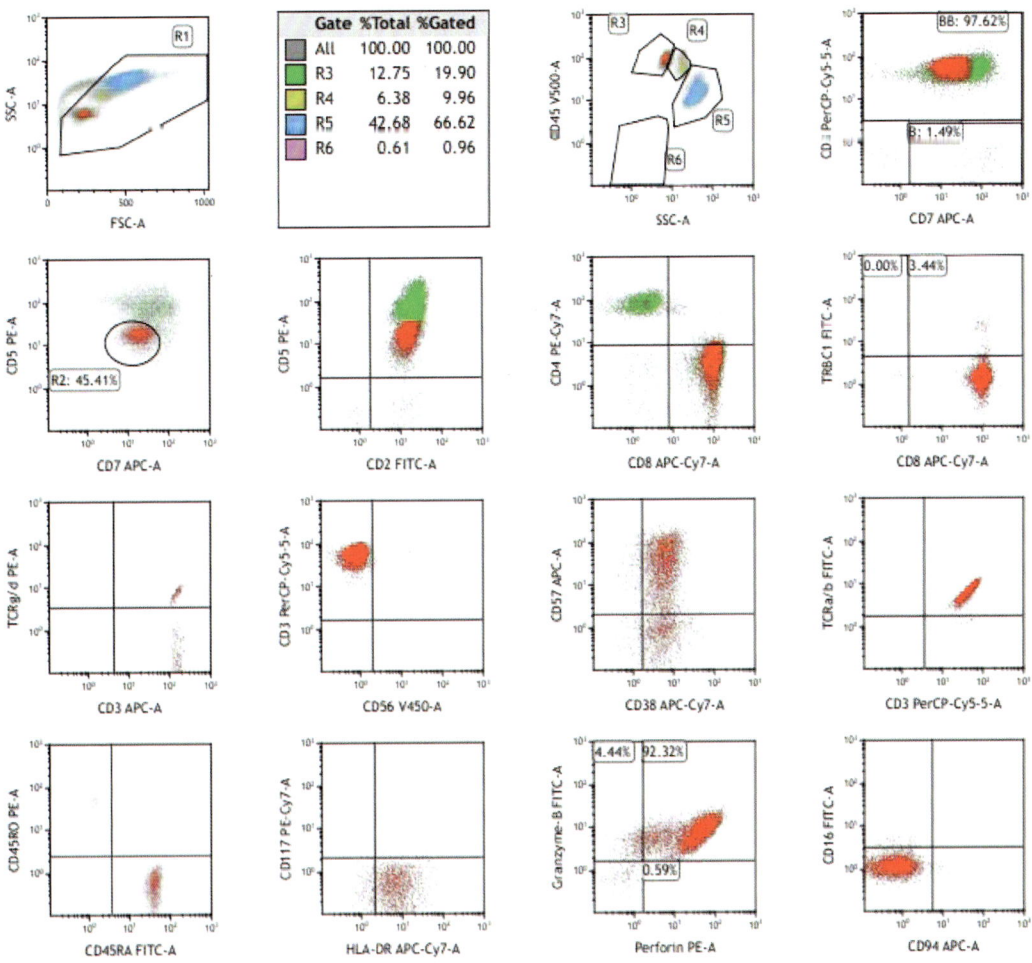

图 13-12　T-LGLL 患者的免疫表型特点。R2 门异常成熟 T 淋巴细胞表型：CD3＋、CD8＋、CD5dim、CD7＋、CD2＋、CD57＋、CD45RA＋、Granzyme-B＋、Perforin＋、HLA-DR＋、CD38＋、TCRαβ＋；TRBC1 呈限制性表达；CD4－、CD16－、CD56－、CD94－、CD45RO－、CD117－、TCRγδ－

的异常表达，CD8 表达增加。CD94、CD159a、CD45、CD57、FSC、SSC 表达增强，单克隆性：KIRs 的单一表达某一种抗原或者都是阴性。

成熟 NK 细胞肿瘤包括：结外 T/NK 细胞淋巴瘤-鼻型、侵袭性 NK 细胞白血病、NK-LGLL。这些亚型特点相互重叠，但是最主要的是，区分出侵袭性肿瘤和相对惰性的 NK-LGLL，Ki-67 有一定参考意义，侵袭性 NK 细胞肿瘤常高表达 Ki-67，而惰性肿瘤细胞不表达。

（冯贺媛　喻新建）

参考文献

［1］Brown M, Wittwer C. Flow cytometry: principles and clinical applications in hematology. Clin Chem, 2000, 46（8）: 1221-1229.

［2］Adan A, Alizada G, Kiraz Y, et al. Flow cytometry: basic principles and applications. Crit Rev Biotechnol, 2017, 37（2）: 163-176.

［3］Ross DW. Current protocols in cytometry. Arch Pathol Lab Med, 1998, 122（7）: 660.

［4］Yu X, Li P, Wang AA, et al. Quick identification of target antigens by tissue flow cytometry for CAR-T therapy in B-cell malignancies. Cytometry B Clin Cytom, 2022, 102（4）: 317-319.

［5］Baumgarth N, Roederer M. A practical approach to multicolor flow cytometry for immunophenotyping. J Immunol Methods, 2000, 243（1-2）: 77-97.

［6］Wood B. Multicolor immunophenotyping: human immune system hematopoiesis. Methods Cell Biol, 2004, 75: 559-576.

［7］Wood B. 9-color and 10-color flow cytometry in the

clinical laboratory. Arch Pathol Lab Med, 2006, 130(5): 680-690.

[8] Kroft SH, Harrington AM. Flow cytometry of B-cell neoplasms. Clin Lab Med, 2017, 37(4): 697-723.

[9] 中国中西医结合学会检验医学专业委员会. 急性白血病系别判断的流式细胞免疫分型专家共识. 中华检验医学杂志, 2021, 44(12): 1113-1125.

[10] 王慧君, 吴玉洁, 翁香琴, 等. 流式细胞学在非霍奇金淋巴瘤诊断中的应用专家共识. 中华病理学杂志, 2017, 46(4): 217-222.

[11] Swerdlow SH, Campo E, Harris NL et al. WHO classification of tumours of haematopoietic and lymphoid tissues.Lyon: International Agency for Research on Cancer, 2008: 18-30.

[12] Steward CC, Nicholson JKA. Immunophentyping. New York: Wiley-Liss Press, 2000: 133-160

[13] Alaggio R, Amador C, Anagnostopoulos I, et al. The 5th edition of the world health organization classification of haematolymphoid tumours: lymphoid neoplasms. Leukemia, 2022, 36(7): 1720-1748.

[14] Chiba S, Sakata-Yanagimoto M. Advances in understanding of angioimmunoblastic T-cell lymphoma. Leukemia, 2020, 34(10): 2592-2606.

[15] Chen X, Zhao S, Liu L, et al. Flow cytometric pattern of TCRVδ subtype expression rapidly identifies γδT cell lymphoma. Front Oncol, 2020, 10: 844.

第十四章

细胞遗传学在淋巴瘤中的应用

染色体是基因的载体，研究染色体及其结构和遗传特性的学科称为细胞遗传学（cytogenetics），20世纪80年代末到90年代，荧光原位杂交（fluorescence in situ hybridization，FISH）的建立和应用，开辟了分子细胞遗传学的领域。本章将从细胞遗传学技术方法、人类细胞遗传学国际命名体系（International System for Human Cytogenetic Nomenclature，ISCN）标准书写的核型结果和FISH结果的解读，以及细胞遗传学技术在淋巴瘤精准诊断和预后评估中的重要作用等方面进行详细介绍。

第一节 染色体核型分析在淋巴瘤中的应用

一、染色体的制备

相较于髓系肿瘤，淋巴瘤的染色体制备更为困难一些，但随着近年来生物技术的发展，淋巴瘤的细胞培养成功率已大大提高，并揭示了很多临床相关的染色体异常，成为当今肿瘤研究和临床应用中不可缺少的重要手段。

（一）标本种类

1. 淋巴瘤组织：穿刺或切取活检的块状组织需放入RPMI1640培养液中保存运输，24h内送检。

2. 负压细针穿刺组织液：为单细胞悬浮液，注意穿刺针要肝素钠抗凝，标本放入RPMI1640培养液中保存运输，24h内送检。

3. 胸腔积液、腹水：肝素钠抗凝，4h内送检。

4. 骨髓液：骨髓受累时抽取的骨髓液需要48h内送检。

5. 外周血：正常情况下有20%肿瘤细胞的外周血即可送检，但增殖旺盛的肿瘤，即使肿瘤细胞比例更低，也可以试做，48h内送检。

染色体标本务必要肝素抗凝，当运输时间超过24h应将标本置于4℃环境保存；因细胞要经过24～48h的培养，医生和实验室技术人员在操作时均应特别注意无菌处理，以防造成污染导致培养失败。

（二）细胞培养

上述常见五类标本，除淋巴瘤组织处理较复杂外，其他标本均只需简单操作，按照细胞计数的量加入培养基中进行培养即可。对于肿瘤患者的珍贵标本，在标本量足够的前提下应至少接种2瓶培养基，保证培养的成功。对于慢性淋巴细胞白血病（chronic lymphocytic leukemia，CLL）和多发性骨髓瘤（multiple myeloma，MM）等分裂指数低的肿瘤，有条件的单位尽量用两种不同的方式培养——自然增殖和刺激剂刺激细胞增殖，CLL可加入寡脱氧核苷酸（CpG）刺激，MM可加入白介素-6（IL-6），以提高这类患者染色体的异常检出率。除CLL和MM外，其他淋系的恶性肿瘤不推荐加入刺激剂，以免造成肿瘤组织中的正常细胞分裂而屏蔽了异常染色体核型的分析结果。

(三) 染色体中期分裂象的收获

中期分裂象的收获分为三个主要步骤。

1. 终止分裂：秋水仙酰胺/秋水仙素终止细胞有丝分裂，以使更多的细胞终止在分裂中期，处于中期的染色体形态是最易识别的。

2. 低渗：0.075 mol/L 氯化钾盐溶液低渗处理使细胞膨胀而让染色体能分散得更好。

3. 固定：3:1的甲醇：冰乙酸溶液进行细胞固定。

(四) 中期分裂象制备

1. 滴片：把收获好的细胞悬液滴到玻片上，这个环节主要决定染色体分散程度，分散不好时染色体交叉重叠增多，甚至会呈现为团状，增加染色体分析的难度。目前标本量较大的实验室都装备了可以调节温、湿度的染色体分散仪，滴片时操作箱内的温温度、湿度设定为最佳条件，使染色体分散效果良好，有利于大批量、标准化滴片和其后的染色体核型分析。

2. 显带：G显带是染色体分析的国际通用"语言"，大多数实验室也采用此种显带的方法，其具有带型清晰、适于在普通光学显微镜下观察、完成显带的载玻片也便于保存等优势。用胰蛋白酶进行消化并用吉姆萨染液染色后，染色体会呈现深浅相间的带纹，因多数染色体末端为浅带，易漏检该区段异常，对染色体制备的质量要求也较高（图14-1）。

(五) 染色体报告中出现"未见中期分裂象"或"无法分析"的原因

1. 取材不佳：骨髓稀释、高凝等。
2. 外周血白细胞特别高的患者，可能骨髓液中存在抑制细胞增殖因子，造成骨髓细胞培养增生不良。
3. 骨髓增生抑制，细胞计数低。
4. 与疾病相关如肿瘤细胞偏成熟细胞，不易分裂。
5. 菌血症患者的血液/骨髓以及操作不当引起的污染，培养后会造成细菌快速增殖，消耗培养基营养，改变培养酸碱环境，细胞难以分裂增殖。
6. 标本运输不规范造成细胞死亡。

二、染色体核型报告的解读

(一) 核型书写

染色体核型按照人类细胞遗传学国际命名

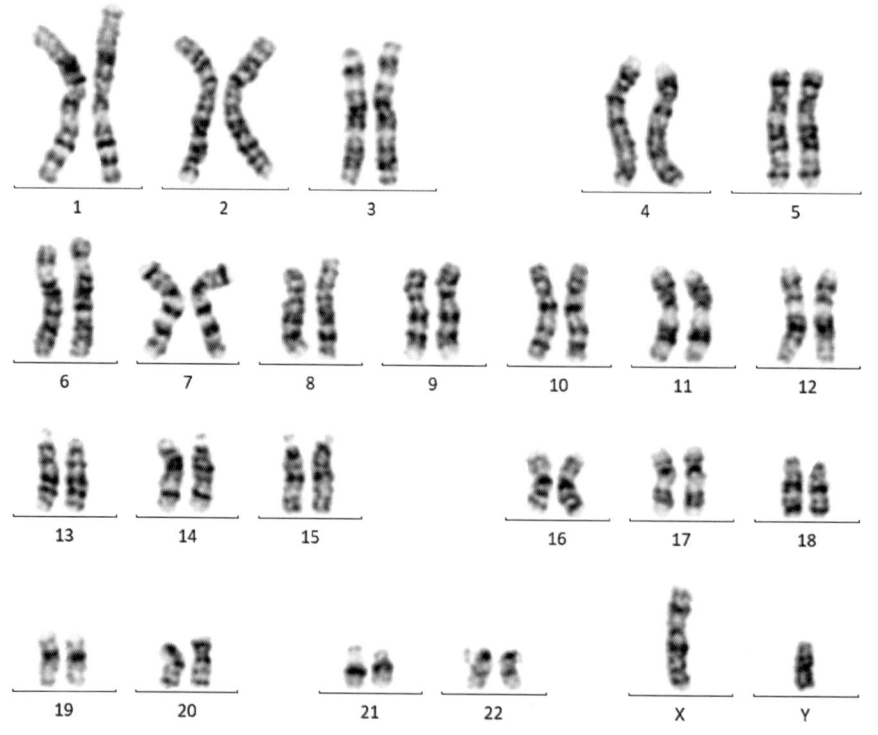

图14-1 G显带技术的染色体显带效果

体系（International System for Human Cytogenetic Nomenclature，ISCN）进行描述和报告，它是为国际间相互交流以及描述和识别染色体的需要制定的人类染色体命名、异常缩写、书写格式等国际标准体系，依据染色体的带型描述染色体各种异常，是细胞遗传学工作者报告核型的统一方式和术语。

1. 正常核型书写：根据ISCN的要求，正常人类核型的书写包括每个细胞中的染色体的总数加上性染色体和所分析的细胞数量构成：46，XX[20]为正常女性核型，46，XY[20]为正常男性核型，46代表染色体的数目，XX/XY代表性别，[20]代表共分析20个细胞中期分裂象。

2. 异常核型书写：出现异常核型时要用代表各种相应异常类型符号来表示（表14-1），符号"+"或"-"置于某号染色体前表示该染色体多了或少了一条，在描述所涉及的染色体区带时，要写明染色体号、染色体臂的符号（p代表短臂，q代表长臂）、区号以及带号。大部分染色体发生结构异常的基础均为断裂重接，只是呈现方式不一样，可能会形成关键致病融合基因，也可能还未发现其致病机制。

表14-1　染色体核型描述常用术语

t	易位		add	附加未知片段
i	等臂		dup	重复
r	环状染色体		rob	罗伯逊易位
ins	插入		dmin	双微体
inv	倒位		mar	标志染色体
dic	双着丝粒染色体		idem	亚克隆的干系核型
del	缺失		cp	复合核型
der	衍生染色体		inc	不完整核型

（二）举例说明

1. 易位（t）：两条染色体间的两个片段相互交换，如：t(8；14)(q24；q32)即表示8号长臂2区4带至长臂末端和14号长臂3区2带至长臂末端两个片段发生了互换，在断裂位点8q24（MYC）和14q32（IGH）重接形成了融合基因MYC::IGH。

2. 等臂（i）：一条染色体短臂缺失，被它的长臂替代或长臂缺失被它的短臂替代，断裂位点在q10或p10，如：i(17)(q10)即表示17号染色体短臂缺失由其长臂替代，揭示可能有p53基因的缺失，17号长臂部分三体。

3. 环状染色体（r）：可由一条或多条染色体组成。如r(8)(p13q22)表示为8号环状染色体，短臂1区3带和长臂2区2带处发生断裂，两个断裂点的远端缺失，而同一条染色体的两个断裂点重接形成了环。不明确其来源的时候，在核型中只写"+r"即可，多发生在复杂核型中。

4. 衍生染色体（der）：是表示一种由包括两条或两条以上染色体的重排或是一条染色体内发生了多种结构重排的染色体。如：der(7)t(1；7)(q11；q11)即表示此染色体着丝粒是7号染色体的，由1号长臂1区1带和7号长臂1区1带易位形成。由于没有发生相互（平衡）易位，其结果是衍生的异常7号染色体代替了原来的正常7号染色体，造成实际上的7号染色体长臂缺失；如果没有特别说明，该核型中仍然存在2个正常1号染色体，加上衍生的7号染色体上带有1号染色体的长臂，形成实际上的1号染色体长臂的部分三体。

5. 标志染色体（mar）：在染色体水平上不能识别其来源的结构异常染色体。

6. 复合核型（cp）：在染色体报告中经常会在核型最后出现"[cp20]"，即表示所分析的20个细胞的异常不完全一致，为了书写简便，方便医生理解，把这些细胞以克隆形式出现的畸变，包括这些克隆性畸变的中期细胞的染色体数目范围列到一起书写。如"46～48，XX，+3，add(9)(p13)，-13，+15，del(17)(p11.1)[cp20]"表示染色体数目为46～48条，所列出的异常均按照异常克隆（见下文）的规则列出。

7. 不完整核型（inc）：常列于核型最后列出，表示除了列出的畸变外，还有其他的不确定的染色体数目或结构异常未能识别，通常是染色体质量较差导致的。

8. 亚克隆的干系核型（idem）：干系是肿瘤细胞中的主克隆，在肿瘤细胞中往往会有亚克隆的出现，亚克隆中均应有主克隆的异常存在。如"46，XX，t(9；22)(q34；q11.2)[3]/47，

idem，+8［17］"即表示 t（9；22）是干系克隆，发现有 3 个细胞；斜杠后是旁系克隆，除了干系克隆（idem）的异常外还有+8 的异常，共有 17 个细胞有此种异常。

（三）异常克隆

1. 数目增加或结构重排：有 2 个或 2 个以上具有相同异常的细胞可认定为异常克隆。

2. 染色体的丢失：至少有 3 个细胞中出现相同的染色体丢失可认定为异常克隆。

3. 如果患者之前发现的异常克隆在本次检查又被发现，这种情况即使只发现一个细胞，也应在核型中描述。

4. 如果发现的异常为某种疾病的特征性异常，或对预后或指导用药有明确意义的异常，也应在核型中描述，并建议用 FISH 或分子手段加以验证。

（四）复杂核型

通常复杂核型与血液肿瘤的不良预后相关，广受临床关注。目前大家普遍认可的定义是：在髓系肿瘤中所分析的中期分裂相中出现≥3 种染色体异常，但不包括伴有重现性遗传学的异常，如 t（15；17）、t（8；21）、inv（3）或 t（3；3）等；在淋巴瘤中所分析的中期分裂相中出现≥5 种染色体异常，但不包括伴有重现性遗传学的异常，如 B 淋巴细胞白血病/淋巴瘤（B lymphoblastic leukemia/lymphoma，B-ALL/LBL）的重现性异常 t（1；19）、t（9；22）、t（v；11）等（注：复杂核型不包括仅有数目异常的核型）。图 14-2 为一例滤泡性淋巴瘤（follicular lymphoma，FL）患者的复杂核型。

三、染色体核型分析在淋巴瘤中的临床应用

染色体核型可初步了解全基因组的情况，在淋巴瘤诊断、分类、预后分层等方面的作用日益突出。很多淋巴瘤患者在肿瘤细胞未侵犯骨髓时骨髓液标本并不适用于细胞遗传学评估，评估主要依赖切除或穿刺肿瘤组织标本送检染色体，但组织标本处理比较繁琐，与之相比，应用负压细针穿刺组织液——单细胞悬浮液进行染色体的培养（图 14-3）具有以下优势。

1. 标本处理简便，需要有足够的肿瘤细胞量（>10×10^5）（混进红细胞不影响培养）。

2. 染色体培养制备的成功率高。

3. 异常检出率高，统计我室 4 年的标本异常

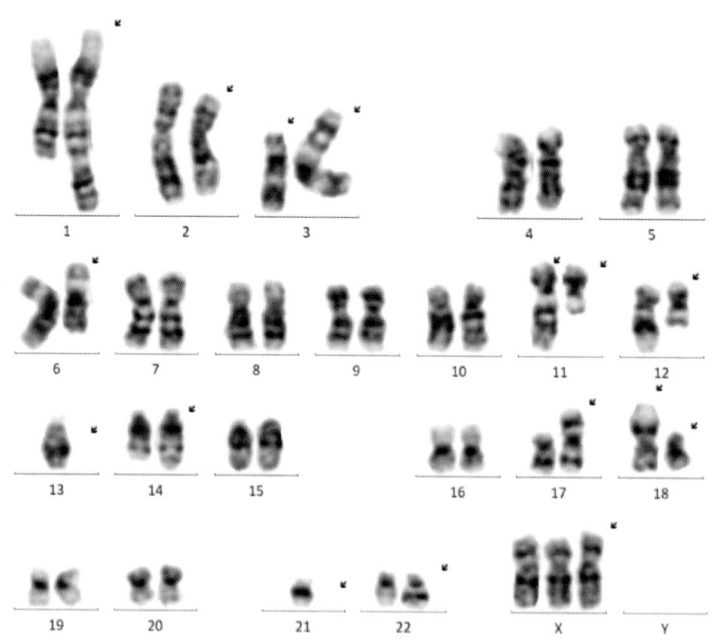

图 14-2 FL 患者细针负压穿刺组织悬液染色体复杂核型结果：45,XX,+X,dup（1）(q21q42),der（2）t（2；11）(p21；q23) t（2；10）(q23；q11), add（3）(p21), t（3；11）(p25；q13),?t（4；22）(q33；q13), del（6）(q23), der（10）t（2；10）, der（11）t（2；11）, t（12；18）(q13；p11),−13, t（14；18）(q32；q21), i（17）(q10),−21［20］

率在 95%。

4. 全面了解肿瘤细胞全基因组情况，可从染色体核型筛选出有意义的融合基因。

综上所述，负压细针穿刺组织液—单细胞悬浮液的染色体培养值得在临床推广。

（一）特征性细胞遗传学改变

近些年，随着细胞遗传、分子生物学及相关医学领域的飞速发展，越来越多的重现性和特征性遗传学异常被发现，为血液肿瘤患者的诊断分型、治疗及预后评估提供了重要信息，可使患者获得更精准的治疗。

1. 结构异常：非霍奇金淋巴瘤（non-Hodgkin lymphoma，NHL）、B-ALL/LBL、T 淋巴母细胞白血病/淋巴瘤（T lymphoblastic leukemia/lymphoma，T-ALL/LBL）、MM、CLL 的特征性染色体异常分别见表 14-2、表 14-4、表 14-5、表 14-6、表 14-7。

2. 数目异常：B-ALL/LBL 重现性遗传学异常中超二倍体：染色体数目为 50～66 条，同时存在

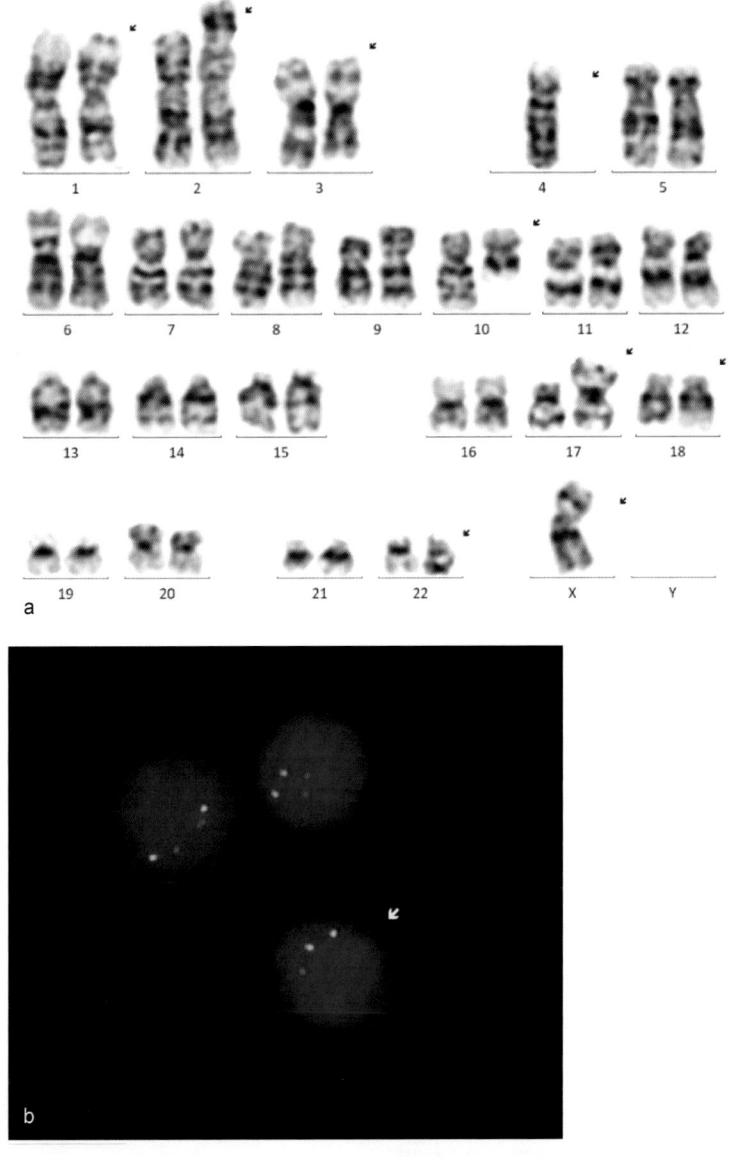

图 14-3 FL 患者细针负压穿刺组织悬液染色体核型。a. 核型结果：44，X，−X，add（1p36），t（3；3）（p21；q13），−4，add（9）（p13），add（10）（q11），idic（17）（q11），t（18；22）（q21；q11）[20]。结论和建议：t（18；22）为 FL 的变异型，可能会形成 IGL::BCL2 融合基因；idic（17）（q11）可能会导致 p53 基因的缺失，与不良预后相关，患者核型为亚二倍体复杂核型提示预后不良。b.FISH 检测 p53/CEP17 探针，红色标志位于 17 号短臂 1 区 3 带的 p53 基因，绿色标志 17 号染色体着丝粒区，可见异常信号模式为 1 红 2 绿，提示 p53 基因缺失阳性

4、10、17号染色体预后最好；亚二倍体：染色体数目小于45条，提示预后差；在MM中更常见奇数染色体的三体，比如+1、+3、+5等。

表14-2 常见NHL特征性细胞遗传学改变

淋巴瘤亚型	染色体异常	变异型
MCL	t（11；14）（q13；q32）	t（2；11）(p11；q13） t（11；22）(q13；q11）
Burkit	t（8；14）（q24；q32）	t（2；8）(p11；q24） t（8；22）(q24；q11）
FL	t（14；18）（q32；q21）	t（2；18）(p11；q21） t（18；22）(q21；q11）
ALCL	t（2；5）（p23；q35）	—
SMZL	del（7q21-q32）	
MALT	t（11；18）（q21；q21）	
HSTL	i（7）(q10）	—

注：MCL，套细胞淋巴瘤；MALT，黏膜相关淋巴组织淋巴瘤；BL，基特淋巴瘤；ALCL，间变性大细胞淋巴瘤；SMZL，脾边缘区淋巴瘤；HSTL，肝脾T细胞淋巴瘤。

（二）非特征型遗传学改变

1.17号染色体短臂的异常：p53基因的缺失是淋巴瘤的不良预后的危险因素之一，在染色体核型中常表现为：−17、del（17p）、add（17p）、i（17q）等，在各类型淋巴瘤中都可见。需要注意的是：若为复杂核型或存在mar，丢失的17号短臂有可能重接到其他异常的染色体上，而在染色体水平上无法确认，需用FISH进行验证。

2.数目异常：大多淋巴瘤患者染色体核型都有数目的异常，最常见的为超二倍体、其次是三倍体、四倍体、亚二倍体，最常见的数目异常为＋18、＋3、＋2、＋9、＋21等。

3.复杂核型：大多难治复发淋巴瘤患者染色体核型多为复杂核型（所分析的中期分裂相中出现≥5种不相关的染色体异常），是淋巴瘤的不良预后的危险因素之一。

4.NHL常伴的遗传学异常：最常见的结构异常为t（3；v）（q27；v）、t（14；v）（q32；v）、del（6q）、abn（17p）、del（1q）和abn（9p）。

5.在弥漫大B细胞淋巴瘤（diffuse large B cell lymphoma，DLBCL）中，虽然3q27的异常较为多见，但有20%～30%的病例也可出现FL的特征性遗传学改变t（14；18）（q32；q21），出现t（8；v）（q24；v）即原癌基因 *c-MYC* 基因的重排，提示预后差。

6.MALT淋巴瘤除了t（11；18）（q21；q21）的改变外，还常见有其他遗传学异常并和病变的原发部位相关，t（11；18）异常多发生于胃肠和肺的淋巴瘤；t（3；14）（p14；q32）异常多发生甲状腺和眼眶的淋巴瘤，3号三体和8号三体也在此类型中常见。

（贾晓鹏 晏 炬）

第二节 荧光原位杂交在淋巴瘤中的应用

一、原理

荧光原位杂交（FISH）技术是用荧光标志的DNA探针以玻片上的细胞核和染色体的特定基因为靶目标进行原位检测，在荧光显微镜下观察的技术（图14-4），其具有标本种类多样、特异性好、检测效率高等优势；但探针的种类也存在局限性，例如罕见融合的探针需要定制，定制成本高不利于推广应用。

二、探针种类

FISH探针大致分为三类：染色体"涂抹"探针、重复序列探针和位点特异性探针。

（一）染色体"涂抹"探针

染色体"涂抹"探针可使整条染色体被探针标记上荧光色，用于整条特定染色体的数目和该染色体结构异常的检测。

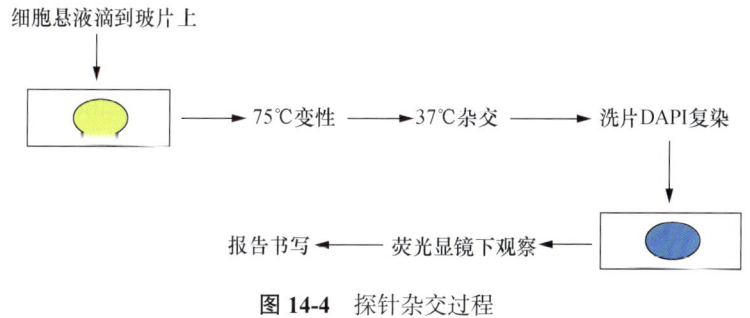

图 14-4　探针杂交过程

（二）重复序列探针

重复序列探针包括着丝粒探针和端粒探针。着丝粒探针主要用于染色体数目异常的检测，如检测 CLL 患者＋12 异常所用的 CSP12 探针，以及鉴定性别的 XY 探针等。

（三）位点特异性探针

位点特异性探针包括单位点（标记单色荧光）探针和双位点（标记双色荧光）探针，用于检测该位点数量和结构（重排、融合）的异常。目前实验室多用双位点探针，缺失或扩增探针也设有对照位点荧光，结果更加准确，常用有：融合探针（如 BCR/ABL1 探针）、分离探针（如 c-MYC 探针）、双色缺失探针（如 ATM/CEP11 探针）。

三、方法学

FISH 技术的基本步骤包括：准备探针、处理标本、变性杂交、杂交后洗涤、荧光显微镜下观察、报告书写。

（一）探针准备

FISH 技术多使用成品试剂盒，根据医嘱选择相应的探针。

（二）标本种类

FISH 的杂交对象主要分为染色体和间期核两大类。杂交染色体需要按照染色体制备流程来制备细胞悬液。在临床实践中大部分杂交对象均为间期核，样本类型主要包括骨髓/外周血的细胞悬液、组织切片（胶白片）、骨髓涂片、组织印片、胸腔积液、腹水、浆膜腔积液、脑脊液等。

（三）影响石蜡组织切片 FISH 结果的因素

1. 组织切片太厚，不能观察到单个核细胞的信号，影响结果判读，要求送检 3～5 μm 的胶白片。

2. 组织如经甲醛固定时间过长，DNA 或被降解，可能会干扰杂交效果。

3. 骨髓活检标本脱钙时间过长，会对染色质有所破坏，DNA 被降解导致 FISH 试验失败，不同单位标本脱钙时间不同，对结果检出率也有影响。病理科处理此类标本可酌情减少脱钙时间。

4. 蛋白酶消化时间不够影响探针进入细胞核和靶 DNA 杂交，消化过度导致 DNA 降解，均可导致信号弱甚至无信号，实验室技术人员在消化过程中要多观察，如果条件允许，临床医生应多送检一张胶白片，供实验室摸索消化时间。

四、FISH 结果描述规则和解读

单细胞悬液 FISH 结果应用 ISCN 命名规则进行规范化描述。

（一）常用书写符号

1. "nuc ish" 代表间期核 FISH，置于结果最前面。

2. "//" 用于移植后供、受者嵌合状态检测：供体克隆置于其后。

3. "con" 表示融合。

4. "sep" 表示分离信号；根据探针厂商提供的信息，按 5' 到 3' 的顺序书写，或者按照染色体上的位置从 pter 到 qter 的顺序依次列出。

（二）举例说明

1. nuc ish（IGH，BCL2）×2［400］：用 IGH

和 BCL2 双融合探针进行 FISH 试验，在计数的 400 个细胞中，IGH 和 BCL2 两个位点均有两个拷贝，为正常结果（图 14-5）。

2. nuc ish（IGH，BCL2）×3（IGH con BCL2）×2［260/400］：用 IGH 和 BCL2 双融合探针进行 FISH 试验，共计数 400 个间期核细胞，发现 260 个细胞有 3 个 IGH 探针信号和 3 个 BCL2 信号，其中有两对 IGH 和 BCL2 信号是融合的，为融合探针的典型阳性结果，提示 IGH/BCL2 融合阳性（图 14-6）。

3. nuc ish（MYC×2）［400］：用 MYC 分离探针进行 FISH 试验，在计数的 400 个细胞中 MYC 位点均为两个拷贝，为正常结果（图 14-7）。

4. nuc ish（MYC×2）（5'MYC sep 3'MYC×1）［300/400］：用 MYC 分离探针进行 FISH 试验，在计数的 400 个细胞中发现有 300 个间期细胞有两个 MYC 信号，但其中有一个信号分为 5'MYC 和 3'MYC 的分离信号，可能是 MYC 基因和其他伙伴基因发生易位所致，为分离探针检测到典型的信号分离，即重排阳性的结果（图 14-8）。

5. nuc ish（5'MYC×1，3'MYC×2）（5'MYC con 3'MYC×1）［150/400］：用 MYC 分离探针进行 FISH 试验，在计数的 400 个细胞中发

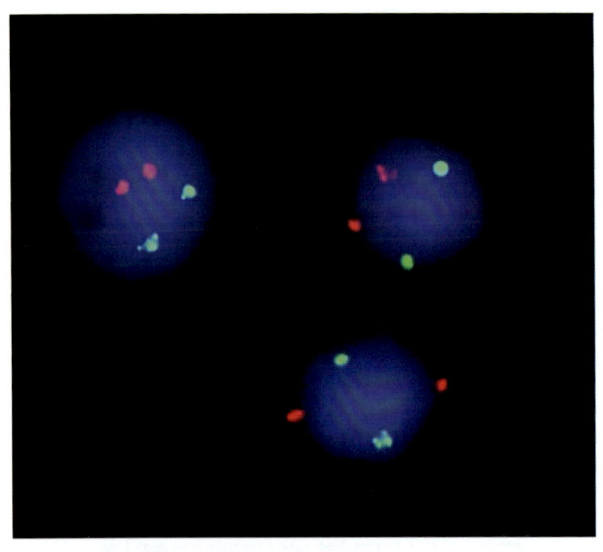

图 14-5　IGH（14q32）位点标记绿色，BCL2（18q21）位点标记红色，信号模式为 2 红 2 绿

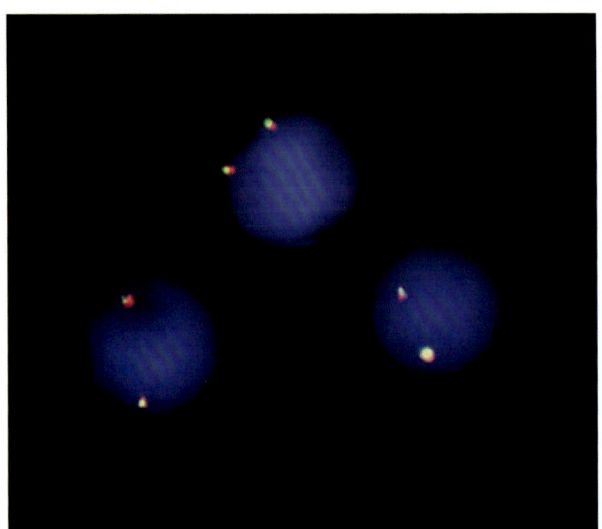

图 14-7　5'MYC 标记为绿色，3'MYC 标记为红色，信号模式为 2 融合

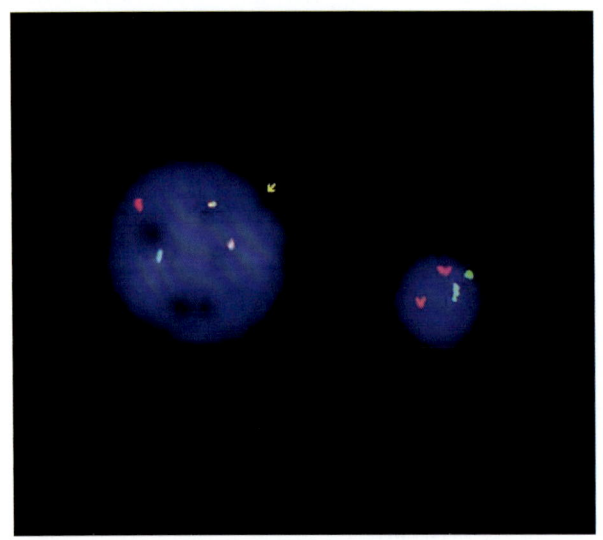

图 14-6　IGH（14q32）位点标记绿色，BCL2（18q21）位点标记红色，异常信号模式为 1 红 1 绿 2 融合

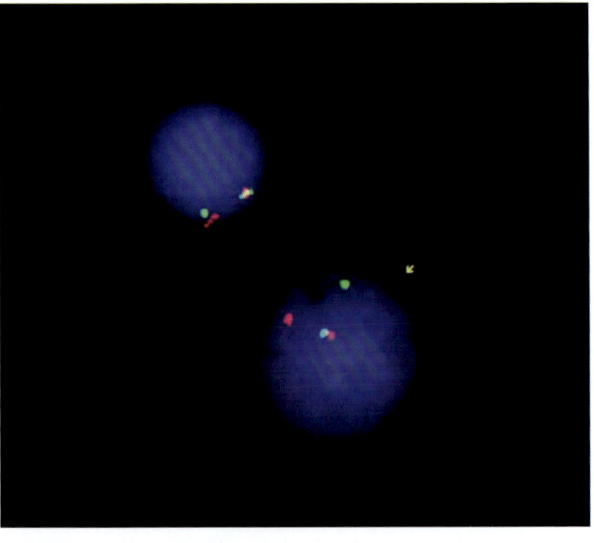

图 14-8　5'MYC 标记为绿色，3'MYC 标记为红色，异常信号模式为 1 红 1 绿 1 融合

现有 150 个间期细胞有一个 5'MYC 信号，两个 3'MYC 信号，可能是 MYC 基因 5'端缺失所致，也可能是 MYC 基因和其他伙伴基因易位后丢失所致（图 14-9）。

6. nuc ish（DXZ1×2）[20]//（DXZ1, DYZ3）×1[380]：女性患者，男性供者，使用 X 和 Y 着丝粒探针进行 FISH 试验，共计数 400 个间期核细胞，发现 20 个受体（女性患者）细胞和 380 个供体（男性供者）细胞，提示为移植后供受者嵌合状态（图 14-10）。

五、FISH 技术在淋巴瘤中的应用

（一）淋巴瘤的 FISH 检测

很多淋巴瘤患者初发病时常表现为淋巴结肿大，未侵犯骨髓，淋巴组织的培养要求又比较高，利用 FISH 技术快速精准的优势，临床医生根据肿瘤类型和（或）预后评估需求选择相应的探针（表 14-3），送检肿瘤组织石蜡切片样本进行检测，可快速获得准确结果帮助医生诊断，因此在淋巴瘤的诊断中此类标本的 FISH 检测应用最为广泛。

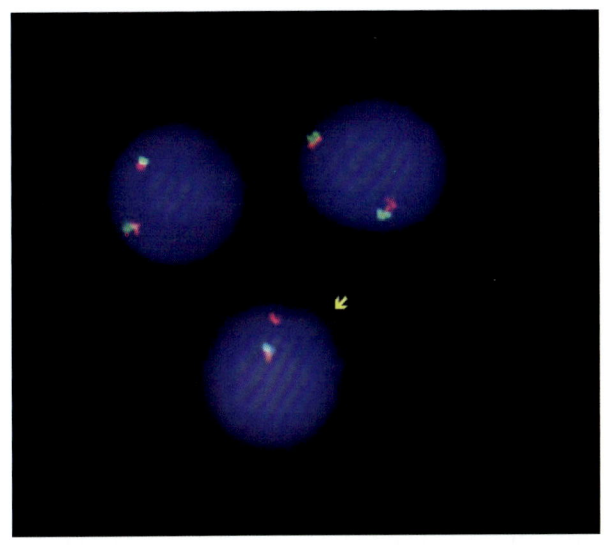

图 14-9　5'MYC 标记为绿色，3'MYC 标记为红色，异常信号模式为 1 红 1 融合

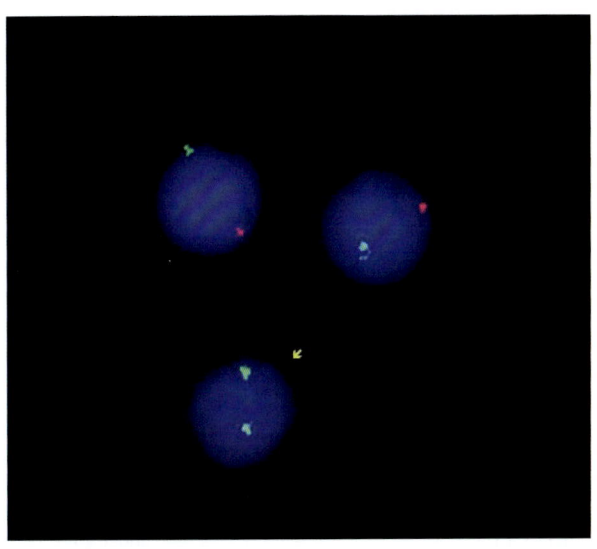

图 14-10　X 着丝粒标记为绿色，Y 着丝粒标记为红色

表 14-3　淋巴瘤 FISH 检测常用的探针

探针名称	标记位点	阳性结果	亚型
P53/CEP17	17p13/17p11.1-q11.1	缺失	—
IGH/BCL2	14q32.3/18q21.3	融合	FL
MYC/IGH	8q24.2/14q32.3	融合	BL
MYC	8q24.2	分离	—
D1132444/CSP11	11q23.3/11p11.1-q11.1	扩增/获得	HGBL 伴 11q 异常
ETS1/CSP11	11q24.3/11p11.1-q11.1	缺失	HGBL 伴 11q 异常
BCL2	18q21.3	分离	—
BCL6	3q27	分离	—
ALK	2p23	分离	ALCL
IRF4	6p25	分离	DLBCL
DUSP22	6p25	分离	ALK 阴性间变大
TP63	3q28	分离	ALK 阴性间变大
MALT1	18q21	分离	MALT
API2/MALT1	11q22.2/18q21	融合	MALT

（二）B淋巴母细胞白血病/淋巴瘤（B-ALL/LBL）的FISH检测

大部分B-ALL/LBL都可见到细胞遗传学的异常，部分异常是重现性的，具有独特的免疫表型和预后特征，也存在一些其他异常，比如9p-、6q-、12p的异常等，虽然染色体也可识别出部分异常，但有时受细胞分裂指数低、染色体形态差、隐匿性异常等因素的影响，会有漏检的情况，因此FISH检测是染色体核型分析的有力补充。常用探针和染色体异常见表14-4。

表14-4 B-ALL/LBL的FISH检测常用探针及染色体异常

探针名称	标记位点	阳性结果	染色体异常
ABL1/BCR	9q34/22q11.2	融合	t（9；22）
ETV6/RUNX1	12p13/21q22	融合	t（12；21）
PBX1/TCF3	1q23/19p13.3	融合	t（1；19）
HLF/TCF3	17q22/19p13.3	融合	t（17；19）
IL3/IGH	5q31/14q32	融合	t（5；14）
iAMP21（RUNX1）	21q22	扩增	der（21）/add（21）
MLL	11q23	重排	t（11；v）
ETV6	12p13	重排	t（12；v）
ZNF384	12p13	重排	t（12；v）
CDKN2A	9p21	缺失	9p-
P53/CEP17	17p13/17p11.1-q11.1	缺失	-17，17p-，i（17q10）

（三）T淋巴母细胞白血病/淋巴瘤（T-ALL/LBL）的FISH检测

T-ALL/LBL最常见的遗传学异常为涉及染色体14q11.2位点的TRD基因重排，其伙伴基因有多个，也存在一些其他异常比如MLL的重排，9p-的异常等。常用探针和染色体异常见表14-5。

表14-5 T-ALL/LBL的FISH检测常用探针及染色体异常

探针名称	标记位点	阳性结果	染色体异常
MLL	11q23	重排	t（11；v）
TRD	14q11.2	重排	t（14；v）
CDKN2A	9p21	缺失	9p-
P53/CEP17	17p13/17p11.1-q11.1	缺失	-17，17p-，i（17q10）

（四）多发性骨髓瘤（MM）的FISH检测

MM是处于分化末端的B细胞异常形成的肿瘤，染色体分裂指数低，因此患者骨髓细胞的FISH检测是其预后评估的重要指标，特别是样本经CD138磁珠富集后能检测到更多的肿瘤细胞。常用探针和染色体异常见表14-6。

表14-6 MM的FISH检测常用探针及染色体异常

探针名称	标记位点	阳性结果	染色体异常
1p32	1p32	1p32缺失	1p缺失
1q21	1q21	1q21扩增	1q多体
RB1	13q14	缺失	-13，13q-
D13S319/LAMP1	13q14/13q34	缺失	-13，13q-
P53/CEP17	17p13/17p11.1-17q11.1	缺失	-17，17p-
IGH	14q32	分离	t（14；v）
CCND1/IGH	11q13/14q32	融合	t（11；14）
FGFR3/IGH	4p16/14q32	融合	t（4；14）
IGH/MAF	14q32/16q23	融合	t（14；16）
IGH/MAFB	14q32/20q21	融合	t（14；20）
CCND3/IGH	6p21/14q32	融合	t（6；14）

（五）慢性淋巴细胞白血病（CLL）的FISH检测

CLL患者多表现为外周异常成熟淋巴细胞的增多，不加CpG刺激培养分裂指数低，例如13q14等一些小片段的缺失也容易漏检，而FISH检测可弥补染色体检测的不足，提高细胞遗传学异常的检出率，为诊断和预后评估提供依据。常用探针和染色体异常见表14-7。

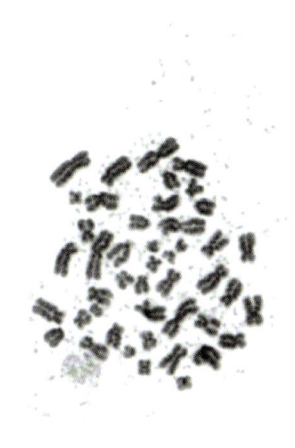
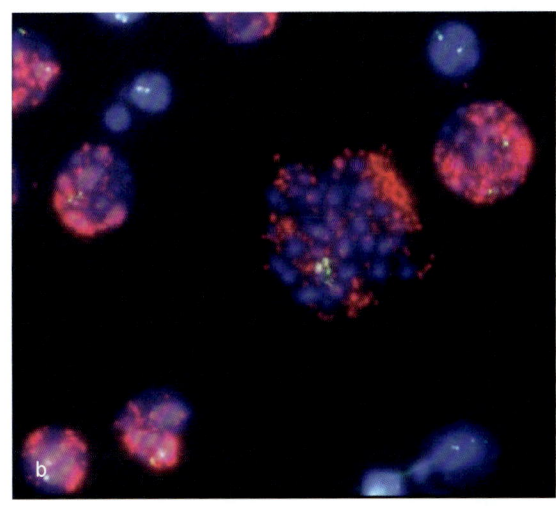

图 14-11 a. DLBCL 患者染色体中期分裂象提示有大量双微体；b. 经 FISH 技术检测 MYC 探针，证实双微体为 3'MYC 基因的扩增，提示预后差。

表 14-7 CLL 的 FISH 检测常用探针及染色体异常

探针名称	标记位点	阳性结果	染色体异常
D13S25	13q14	缺失	−13，13q−
CSP12	12p11.1−q11.1	三体	+12
ATM/CEP11	11q22/11p11.1−q11.1	缺失	11q−
MYB/CEP6	6q21/6p11.1−q11.1	缺失	6q−
P53/CEP17	17p13/17p11.1−q11.1	缺失	−17，17p−

六、FISH 扩增信号结果解析

在临床工作中，在检测淋巴瘤相关探针 c-MYC、BCL2 和 BCL6 时观察到的信号模式有时不是常见的分离或拷贝数异常，而表现为扩增信号模式。扩增通常是指通过特征性基因的探针检测到呈簇状的信号模式或 5 个及更多个拷贝的信号，或者在中期染色体 FISH 中显示 1 条异常染色体上有 3 个或更多该基因额外拷贝的信号。有时基因扩增也以双微体的形式存在（图 14-11）。

1. c-MYC 基因是 MYC 癌基因的一种，与淋巴瘤发生发展有关，参与细胞凋亡，它的扩增提示预后差（图 14-12）。

2. 原癌基因 BCL2 具有抑制细胞凋亡的作用，它的扩增使肿瘤细胞不能凋亡，提示预后差。

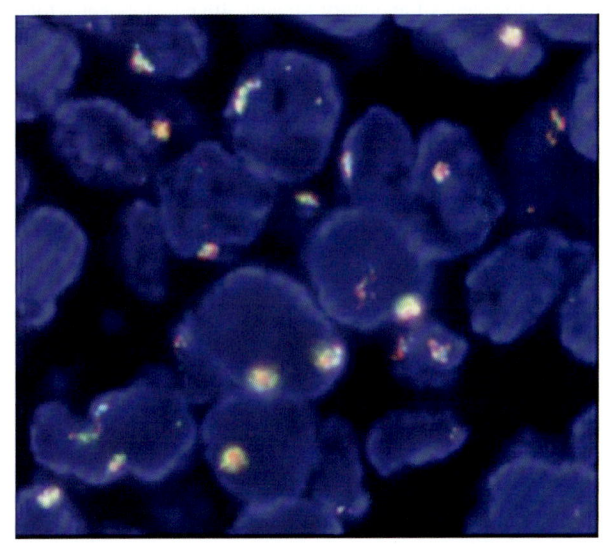

图 14-12 DLBCL 患者组织切片 c-MYC 探针簇状扩增

3. 原癌基因 BCL6 的功能是抑制转录，进而抑制细胞凋亡，扩增结果提示预后差。

七、TP53 基因的缺失与突变

TP53 基因是迄今发现的与人类肿瘤相关性最高的抑癌基因，它的功能失活对肿瘤形成起重要作用。在临床工作中，分子实验室和 FISH 试验室在对 TP53 基因的检测中会有不同的报告形式，FISH 实验室报告 TP53 基因的缺失，分子实验室报告 TP53 基因的致病突变。正常情况下人类细胞中会有两个 TP53 等位基因，其中任何一个缺失或是致病突变都是预后不良的因素，而双等位基因功能缺失则预后更差。表14-8为FISH检测和分子检测 *TP53* 基因时两种实验可能出现的结果对照。

表14-8　*TP53* 基因分子和FISH检测的结果

	FISH结果	分子结果	预后
*TP53*基因	缺失阳性	正常	差
*TP53*基因	正常	致病突变	差
*TP53*基因	缺失阳性	致病突变	更差

（贾晓鹏　晏　炬）

参考文献

[1] Arsham MS, Barch MJ, Lawce HJ. The AGT Cytogenetics Laboratory Manual. 4th ed. Hoboken：John Wiley & Sons Inc，2016

[2] Jean McGowan-Jordan, Ros J.Hastings, Sarah Moore. An International System for Human Cytogenomic Nomenclature. Karyotype Publishing，2020.

[3] Wang Y, Li Q, Zhu L, et al. Cytogenetics with flow cytometry in lymph node/extranodal tissue biopsies is sensitive to assist the early diagnosis of suspected lymphomas. Ann Hematol，2017，96（10）：1673-1680.

[4] 中国医师协会血液科医师分会, 中华医学会血液学分会. 中国多发性骨髓瘤诊治指南（2022年修订）. 中华内科杂志，2022，61（5）：480-487.

[5] Alaggio R, Amador C, Anagnostopoulos I, et al. Correction："The 5th edition of The World Health Organization classification of haematolymphoid tumours：lymphoid neoplasms". Leukemia，2023，37（9）：1944-1951.

[6] Wierda WG, Brown J, Abramson JS, et al. NCCN Guidelines? Insights：Chronic lymphocytic leukemia/small lymphocytic lymphoma, Version 3.2022. J Natl Compr Canc Netw，2022，20（6）：622-634.

[7] Brejcha M, Stoklasová M, Brychtová Y, et al. Clonal evolution in chronic lymphocytic leukemia detected by fluorescence in situ hybridization and conventional cytogenetics after stimulation with CpG oligonucleotides and interleukin-2：a prospective analysis. Leuk Res，2014，38（2）：170-175.

[8] 王庆煜, 陈莲. 伴IRF4基因重排的大B细胞淋巴瘤4例临床病理观察. 诊断病理学杂志，2022，29（11）：1054-1057.

[9] Swerdlow SH, Campo E, Harris NL, et al. WHO Classification of tumors of haematopoietic and lymphoid tissues.Lyon：International Agency for Research on Cance，2008.

[10] 杜传书. 医学遗传学.3版.北京：人民卫生出版社，2016.

[11] Harrison CJ. Blood Spotlight on iAMP21 actue lymphoblastic leukemia（ALL），a high-risk pediatric disease.Blood，2015，125（9）：1383-1386.

第十五章

淋巴瘤的分子检测

淋巴瘤是一大类高度异质性的疾病，包含多种不同的疾病亚型，具有不同的临床症状、病理表现、免疫表型、细胞遗传学和分子生物学特征，但其本质是淋巴细胞发生一系列基因变异的结果。这些变异通常涉及不同癌基因如 *MYC*、*BCL2/6*、*MYD88* 等的功能激活和抑癌基因如 *TP53*、*ARID1A* 等的功能缺失，扰乱了淋巴细胞发育和转录因子调控、细胞周期调控、细胞增殖和凋亡、细胞因子受体和激酶信号传导、表观遗传改变以及染色质重塑和稳定等关键的细胞信号通路及其调控过程。而导致淋巴瘤发生、发展的基因变异类型众多，主要包括序列变异（编码基因及非编码区域如 lncRNA 等序列发生碱基对的改变、短片段插入或缺失等）、染色体数目异常、结构改变（染色体长片段扩增、插入或缺失、倒位及易位等）、基因融合（由染色体结构改变导致两个或者多个基因部分或全部序列相连形成的嵌合基因）、表观遗传学改变（甲基化、乙酰化、泛素化等修饰改变，从而影响基因表达）和基因转录表达异常等（图 15-1）。

近年来，分子生物学方法和技术的发展推动了淋巴瘤相关基因组学临床研究，多种驱动变异陆续被发现，从而对淋巴瘤诊断、分型、预后以及治疗反应产生了深刻的影响。因此，最新的 WHO 造血与淋巴系统肿瘤分类标准第 5 版纳入了多种与造血淋巴系统肿瘤明确相关的伴有不同基因组异常的分子分型和亚类，以期指导临床的诊断、分型和治疗。

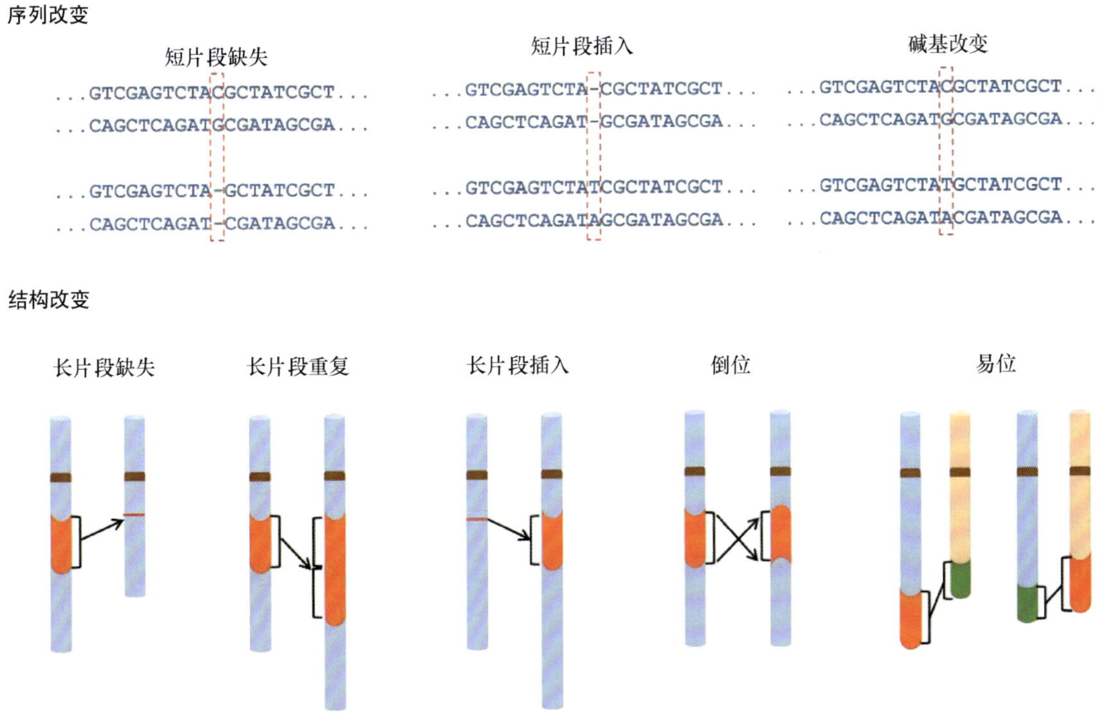

序列改变

| 短片段缺失 | 短片段插入 | 碱基改变 |

...GTCGAGTCTA**C**GCTATCGCT...　　...GTCGAGTCTA-CGCTATCGCT...　　...GTCGAGTCTA**C**GCTATCGCT...
...CAGCTCAGAT**G**CGATAGCGA...　　...CAGCTCAGAT-GCGATAGCGA...　　...CAGCTCAGAT**G**CGATAGCGA...

...GTCGAGTCTA-GCTATCGCT...　　　...GTCGAGTCTA**T**CGCTATCGCT...　　...GTCGAGTCTA**T**GCTATCGCT...
...CAGCTCAGAT-CGATAGCGA...　　　...CAGCTCAGAT**A**GCGATAGCGA...　　...CAGCTCAGAT**A**CGATAGCGA...

结构改变

长片段缺失　　　长片段重复　　　长片段插入　　　倒位　　　易位

图 15-1　常见的基因组变异类型示意图

第一节　分子检测方法、技术和流程

分子检测是指基于人体内源或外源性核酸，包括 DNA 和 RNA，采用分子生物学方法和技术检测疾病相关的靶标基因存在与否，或其序列、空间结构及表达调控异常的过程，具有速度快、精确度高、特异性强等特点。

一、分子检测方法和技术

当前，分子生物学实验室常用的检测方法和技术主要包含以聚合酶链反应（polymerase chain reaction，PCR）为基础衍生出的多种核酸扩增技术、多重连接探针扩增技术（multiplex ligation-dependent probe amplification，MLPA）、一代测序（first-generation sequencing，Sanger 测序）/二代测序（next-generation sequencing，NGS）/三代测序（third-generation Sequencing，TGS）技术、寡核苷酸微阵列（oligonucleotide microarrays），以及光学基因组图谱技术（optical genome mapping，OGM）、质谱法（mass spectrometry，MS）等。不同的分子检测方法和技术有各自的优势和局限性，适用于不同的检测内容和目的（表 15-1）。其中，临床常用的有以下几种。

表 15-1　造血淋巴组织肿瘤常见分子异常及检测方法

基因变异类型	检测方法				
	PCR	MLPA	一代测序	二代测序	寡核苷酸微阵列
点突变/小片段插入缺失	√		√	√	
基因大片段扩增/缺失		√		√	√
基因融合	√			√	
基因表达	√			√	√
IG/TCR 克隆重排	√		√	√	
嵌合率	√		√	√	
病原体核酸	√			√	

（一）PCR 技术

PCR 技术是一种选择性体外核酸扩增技术，其原理是模拟细胞内 DNA 半保留复制过程，以检测标本的 DNA 或互补 DNA（complementary DNA，cDNA）为模板，在反应体系中目标区域特异性引物和 DNA 聚合酶作用下经过反复的变性-退火（复性）-延伸步骤循环而实现微量靶标序列的指数级扩增。PCR 反应敏感性通常较高，上下游寡聚核苷酸序列引物合适时反应特异性也很高，产物可依据检测目标通过凝胶电泳或测序等实验进一步检测。

近年来，为了满足生命科学和临床等不同领域的应用需求，PCR 技术在各方面都得到了迅猛发展，衍生出了不少相关技术并广泛应用于造血淋巴肿瘤分子检测领域。其中，逆转录 PCR（reverse transcription-polymerase chain reaction，RT-PCR）技术结合了 RNA 逆转录和 cDNA 聚合酶链反应过程，极大提高了 RNA 检测的敏感性，使得一些极为微量的标本 RNA 分析成为可能。多重或复合 PCR（multiplex PCR）是在同一个反应体系中加入多对引物，扩增多个目标 DNA/cDNA 模板序列的 PCR 反应，其基本原理和操作过程与一般 PCR 无异，具有高效性、系统性、便捷性的特点，常用于多种病原微生物等的同时检测，也已结合测序技术广泛应用于肿瘤基因变异筛查等。实时荧光定量PCR（real time fluorescent quantitative PCR，RQ-PCR）主要通过PCR反应和加入的荧光基团信号积累"实时"监测PCR进程，然后通过标准曲线对待测模板进行定量分析，其出现使DNA/RNA检测实现了从定性到定量的飞跃。数字PCR（digital PCR，dPCR）是一种新的核酸检测和定量技术，其主要原理是通过微流控等技术将DNA/cDNA模板以及标准PCR反应体系分配到芯片或微滴中，形成上万个或数百万个单分子模板PCR反应，进而通过统计分析对目标序列模板的拷贝数进行绝对定量。需要注意的是部分PCR类分子检测项目如融合基因筛查等对标本DNA/RNA的片段完整性要求较高，蜡块或石蜡包埋（formalin-fixed paraffin-embedded，FFPE）切片等类型标本核酸降解程度较高时，可能会导致假阴性结果。

（二）MLPA技术

MLPA是由荷兰科学家Schouten等于2002年首次报道，近几年发展起来的一种中等通量的定性和相对定量技术，其主要过程和步骤包含基因组DNA变性、特异性探针（两个寡核苷酸片段）与目标区域杂交、连接酶连接探针、PCR扩增及毛细管电泳（capillary electrophoresis，CE），继而通过数据分析和比较来评估标本中靶序列的相对拷贝数（图15-2）。反应过程中，两个寡核苷酸片段均与目标区域靶序列杂交，之后经高度特异性的连接酶连接成完整的核苷酸单链，一旦靶序列与探针序列存在单碱基差异等不完全互补的情况，就会导致杂交不完全、连接反应无法进行。此外，MLPA还可以检测一些基因组区域的甲基化状态及点突变等。

MLPA技术结合了DNA探针杂交和PCR技术，具有分辨率高（单外显子水平）、通量高（可同时检测多个目标片段）、操作简单（实验可在24h内完成）、成本较低等优势，通常用于特定区域（或位点），如急性B淋巴细胞白血病中IKZF1、PAX5、CDKN2A/B、RB1等基因缺失的检测。但MLPA技术也存在局限性，如不能用于大范围或未知区域的筛查、肿瘤负荷较低或突变频率较低（<20%）的变异检测等，且对于部分FFPE等类型标本，DNA降解程度可能较高而导致其MLPA检测结果可信度降低。

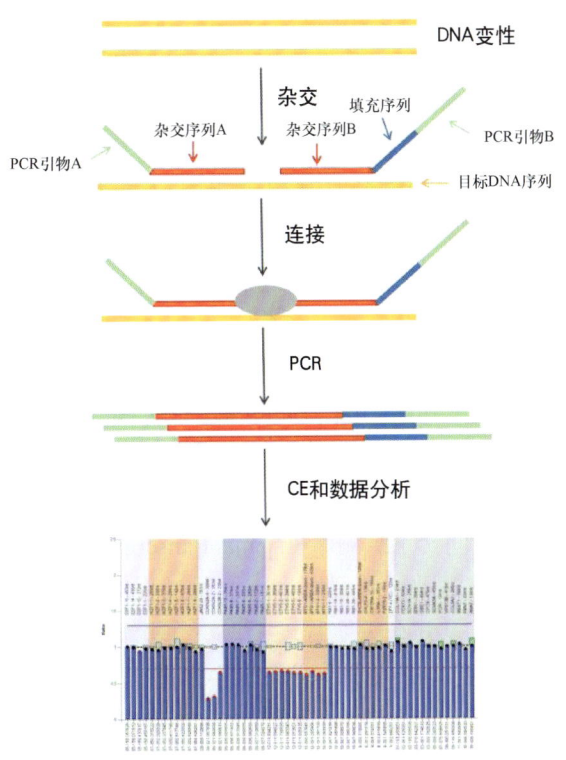

图15-2 MLPA工作原理和流程示意图

（三）测序技术

一代测序（Sanger测序）的基本原理是双脱氧链末端终止测序法，自1977年被Sanger等人发明以来已经历了突飞猛进的发展，是建立在传统方法和自动化学基础上的荧光标记毛细管电泳技术。测序反应和毛细管电泳完成后，不同染料标记的DNA片段形成阶梯状，可以由自动化测序仪进行分析。Sanger测序可区分长度只差一个核苷酸的序列，且准确性远高于二/三代测序，迄今依然是测序行业的"金标准"，在造血淋巴组织肿瘤领域常用于相关基因点突变/小片段插入缺失检测、IG/TCR基因克隆重排定性检测、HLA分型及STR相关检测如嵌合率等。

二代测序（NGS）又称为高通量测序，其开创性地引入可逆终止末端等技术从而实现了边合成边测序，并在DNA/cDNA模板复制过程中通过识别新合成碱基所携带的特殊标志以确定模板序列。主流的NGS平台包括Illumina公司的NextSeq、NovaSeq系列测序仪，Life Technologies公司的Ion Torrent系列半导体测序仪（半导体芯片将化学信号转化为数字信号，无需光学系统）

及华大基因的 DNBSEQ、MGISEQ 系列 DNA 纳米球测序仪等。近些年来，NGS 技术已被广泛应用于肿瘤相关临床科研及分子检测领域，并极大地推动了精准医疗的发展进程。且针对淋巴瘤及特定亚型的全基因组测序（whole genome sequencing，WGS）、全外显子组测序（whole exome sequencing，WES）、特定基因的靶向测序（target sequencing，TS）、转录组测序（RNA sequencing，RNA-Seq）、免疫组库测序（B/T cell repertoire sequencing，BCR-Seq/TCR-Seq）、表观遗传组测序（epigenome sequencing）以及单细胞转录组测序（single cell RNA-Sequencing，scRNA-Seq）、空间转录组测序（spatial transcriptomics）等研究深入揭示了肿瘤发生、发展过程的分子机制及异质性，并在一定程度上改变了疾病诊断、治疗及预后评估的依据。

NGS 实验流程通常较为复杂，以靶向捕获测序类项目为例，分子实验室收到临床送检标本后首先进行标本的预处理和质控，随后进入 NGS 湿实验流程，主要包括 DNA/cDNA 片段化、末端修饰、连接头、片段筛选和扩增、探针杂交捕获和洗脱、产物定量和质检，以及上机测序等多个步骤。扩增子测序实验流程则相较简单，无须进行 DNA 片段化等操作，大大缩短了检测时长，且所需 DNA/cDNA 量较少。NGS 数据下机后，先由生信分析人员进行数据分析，包括数据拆分、参考基因组比对、碱基质量校正、变异检测、数据质控等步骤。若数据质控合格，则交由解读和报告人员进行基因变异的数据库注释、过滤、解读和报告制作、审核及最终的发送工作（图 15-3）。

三代测序（TGS）技术是指单分子实时测序技术，也叫从头测序技术。与前两代测序技术相比，其最大的特点就是单分子测序，测序过程无须进行 PCR 扩增，实现了对每一条 DNA 分子的单独测序。目前，主要的三代测序平台包

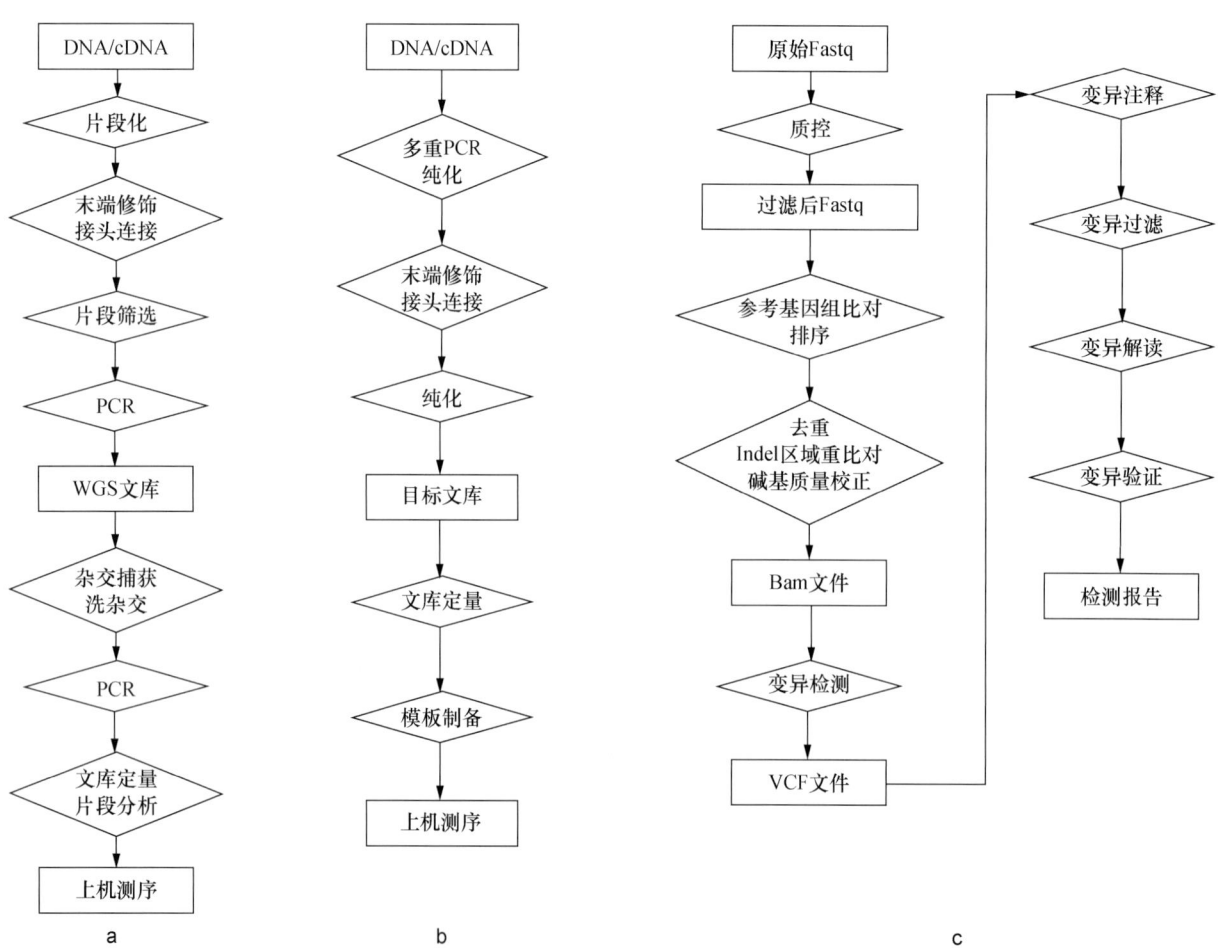

图 15-3 NGS 实验及数据分析流程图。a. 杂交捕获测序实验流程；b. 扩增子测序实验流程；c. NGS 数据分析和解读流程

括以纳米孔分子测序（single-molecule nanopore DNA sequencing）技术为核心的牛津纳米孔公司（ONT）系列测序仪，以及以单分子荧光信号测序技术为主的美国太平洋公司（PacBio）单分子实时测序（single-molecule realtime sequencing, SMRT）仪等。近年来，第三代测序技术也发展得如火如荼，已陆续应用于肿瘤基因组测序、甲基化研究和突变鉴定等多个研究领域。

（四）寡核苷酸微阵列

寡核苷酸微阵列又称DNA微阵列、基因芯片或DNA芯片，是利用核酸的分子杂交原理，把大量已知序列探针集成在同一个基片（如玻片、膜）上，待靶标序列与芯片特定位点上的探针杂交后，检测杂交信号从而对生物细胞或组织中大量的基因信息进行分析的技术。这项技术可以同时检测基因组的多个DNA变异，包括单核苷酸多态性，或者数千个及以上基因的表达水平等，且与传统的染色体核型分析技术相比具有更高的分辨率和敏感性，可识别100 Kb级别以上的染色体细微失衡。

基因芯片目前已成为国内外临床遗传学诊断的一项常规的技术，在遗传病检测、疾病筛查、疾病分型、病原体检测、个性化用药等方面均呈现出广阔的应用前景。在淋巴瘤领域，基因芯片技术也已经得到迅速发展和广泛应用，在筛选和鉴定肿瘤相关基因、探讨恶性淋巴瘤发病机制、分子诊断和分型、分析判断其生物学行为与预后、指导个性化治疗、发现与确定治疗新途径等方面发挥了巨大作用。

二、分子检测标本要求及注意事项

临床送检分子检测项目时，首先需要考虑其临床实用性如检测结果是否会让患者获益。其次应充分了解待检测项目所使用的方法和技术，以及优势和局限性如检测范围、检测敏感性/特异性、检测周期以及标本类型需求等信息。除此之外，临床标本的采集、保存和运输过程对核酸的总量和质量以及最终的分子检测结果往往具有决定性的影响，需要严格按照待检测项目的要求来进行。

（一）检测申请单填写

临床医生送检分子检测项目时，需按要求填写检测申请单。申请单的内容一般包括但不限于：

1. 患者唯一识别码（住院号、病历号等）。
2. 患者的性别、年龄、家族史及相关临床资料。
3. 申请医生的姓名或其他唯一识别信息。
4. 所申请的分子检测项目名称。
5. 标本类型和数量、取材部位、采集日期和时间、送检日期等。
6. 患者是否经历过移植及移植次数等。
7. 特定项目如MRD监测的检测靶标（基因突变位点、融合基因序列）等。

（二）标本采集和保存

由于分子检测项目所涉及的技术路线和仪器种类繁多，过程比较复杂，耗时长且费用较高，此外不同类型项目对于DNA/RNA总量和质量的要求不同，临床需要严格根据项目的标本要求采集、保存和寄送标本。

1. 石蜡块：FFPE组织是病理学实验室实体瘤和淋巴瘤最常见标本类型，其DNA是双链，较稳定，方便用于PCR和测序类分子检测项目，但RNA是单链，容易降解，融合基因筛查和转录组测序类项目可能会受影响。通常建议采集1年以内制备的蜡块至少0.5 cm³，且包含尽量多的肿瘤组织（比例大于10%）及少量的坏死组织（比例小于10%）。石蜡块可常温保存。

2. 石蜡切片/卷：石蜡切片/卷对DNA/RNA提取的影响和石蜡块相同，对石蜡切片张数的要求取决于切片厚度和面积，以厚度为10 μm左右的石蜡切片为例，如果组织面积有成人小拇指盖大小（1 cm×1 cm），5张左右切片即可满足DNA总量需求，但如果肿瘤组织切片的厚度或面积较小，则需按比例增加切片的数量，石蜡卷的数量要求相当。此外，需要注意的是对于穿刺组织，要求至少10张以上长条纵切且组织长度大于1 cm的切片，石蜡卷需放置于1.5 ml离心管中。石蜡切片/卷可常温保存。

3. 新鲜组织：采集新鲜组织约50 mg（约黄豆大小），要求未坏死肿瘤组织比例在70%以上；对于穿刺活检组织，要求粗针穿刺样品2条且要求长度大于 1 cm。组织样本采集后先用生理盐水洗两次，在离体 30 min 内迅速置于带有标签的器皿（如 1.5/2.0 ml 离心管）内，短期内可置于 PBS 或生理盐水中 4℃保存（一般不超过 48 h）。

4. 胸腔积液 / 腹水：胸腔积液 / 腹水以离心管保存，如采样单位有条件离心的，2000 rpm/min 离心 12 min，弃上清，得到细胞沉淀（约黄豆粒大小），加入组织保护液后运输，若细胞沉淀量不足，继续采集胸腔积液 / 腹水并离心；没有离心条件的，在穿刺采集胸腔积液 / 腹水之后，应于静置 2 h 后，吸取靠近容器底部的样品 10~15 ml，置于密闭的容器中运输；对于上述条件都不具备的，要求提供尽可能多的胸腔积液、腹水样品（30~50 ml），如果是分装部分液体寄送，分装前需颠倒混匀数次后再分装。胸腔积液 / 腹水采集后短期内可置于 4℃短期保存（一般不超过 48 h），避免反复冻融。

5. 骨髓涂片：骨髓涂片由于固定方式有助于 DNA/RNA 的保存，且肿瘤细胞易聚集的特性，是很好的分子检测标本来源。分子检测类项目对数量的要求一般是增生活跃 2 张，增生明显活跃 2 张，增生极度活跃 1 张或增生减低 3 张。骨髓涂片可常温保存。

6. 骨髓液：骨髓液需用 EDTA 抗凝剂真空采血管（紫管，严禁使用肝素抗凝管）采集，且需根据白细胞数确定样品量，通常要求细胞数正常的骨髓液 3~5 ml×1 管，细胞数较低的适当增加。骨髓液采集后可放置于 4℃短期保存（一般不超过 48 h），避免反复冻融。

7. 外周血：常规以外周血中白细胞 DNA 为检材的项目如遗传变异检测等需用 EDTA 真空采血管（紫管，严禁使用绿色肝素抗凝管）采集，通常要求细胞数正常的外周血 3~5 ml×1 管，细胞数较低的外周血 5 ml×2 管；但以游离核酸（ctDNA）为检材的项目如 ctDNA-MRD 等所需外周血需用游离核酸保存管如 Streck 管采集。如检测目的是外周血采集后 4℃短期保存（一般不超过 48 h），避免反复冻融。

8. 脑脊液：无菌管采集，一般脑脊液中细胞含量较少，送检体积尽量不低于 0.5 ml，细胞数最低需要 10^6 个，送检量越高越容易达到最佳的检测效果。脑脊液采集后 4℃冰箱内存放，避免冷冻，采集后尽快送检。

（三）标本运输

临床标本的运输时间应符合相应检测项目的要求，运输过程的包装和温度需符合相应类型标本和检测项目的要求，以确保标本完整且处于稳定的环境中。

1. 石蜡块 / 切片 / 卷 / 骨髓涂片：放置于切片盒内（不同患者要单独放置）运输。石蜡切片之间需隔开且填充好盒内空隙，石蜡切片 / 卷盒外用软性材料或泡沫缠绕，避免挤压破碎。石蜡块 / 切片 / 卷 / 骨髓涂片可常温运输，5 日内送达。

2. 新鲜组织：器皿用软性材料或泡沫包裹置于冰盒内，有液体的器皿用封口膜密封，放置于存有冰袋的冰盒内运输，2 日内送达。

3. 胸腔积液 / 腹水 / 骨髓液 / 外周血 / 脑脊液：寄送前将管口拧紧并用封口膜缠绕几圈以避免样品泄露，装入快递袋或箱子前使用泡沫或其他软性材料包裹以防止外力挤压，置于存有冰袋的冰盒内运输，2 日内送达。

三、分子检测工作流程

分子检测项目通常种类繁多，涉及的标本类型和技术平台各不相同，流程也较为复杂，不仅需要分子实验室在各个环节严格质控，也需要临床的积极配合。分子实验室自收到检测申请单和待检测标本开始，到报告发出、资料归档，均要在实验室质控系统中完成，以确保无疏漏、无差错，常规的工作流程如图 15-4 所示。

分子实验室收到标本后，首先进行实验室 LIMS 系统录入工作，并随即对标本进行初检，包括是否有破损、漏液的情况并评估标本量是否满足项目实验所需，合格标本随后进行 DNA 和（或）RNA 的提取、质控（包括总量、纯度、片段化程度等）。LIMS 系统随后根

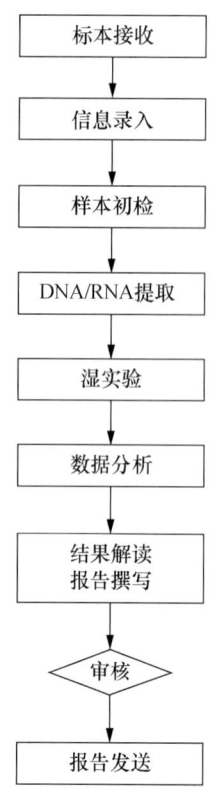

图 15-4 分子检测项目工作流程图

据检测项目将其流转到不同实验技术平台,而实验过程与选择的检测技术则决定了项目时效,如PCR类检测项目的报告周期通常为3~5个自然日或更短,但涉及二代测序类流程复杂的检测项目报告周期则通常需要5~7个自然日或更长,实验过程需严格参照检测项目标准操作规程(standard operating procedure,SOP)实施并进行质控。生信分析人员随后对实验产出数据进行分析和质控,质控合格的交由解读和报告组人员进行结果解读及报告撰写,经具有检验资质的人员审核后最终发送报告。全流程中任何过程的质控不合格均应进行复核。

(夏霞宇　郑勤龙)

第二节　分子检测在淋巴瘤中的临床应用

随着研究数据的积累、淋巴瘤相关分子标志物的种类和临床意义及关联性逐步明确,分子检测的价值也随之持续拓展,*IG/TCR*基因克隆重排检测、染色体结构异常检测、基因变异检测、遗传易感基因检测、微量残留病(minimal residual disease,MRD)监测、病原微生物分子检测等临床检测项目已贯穿了诊断、分型、治疗指导、疗效和预后评估、复发监测等疾病全程管理的各个环节。

一、*IG/TCR*基因克隆重排检测

B/T淋巴细胞发育成熟时会发生受体基因的重排,正常淋巴细胞在发育与分化时其重排是随机的,细胞表现为多家族和多克隆性,具有发挥各种细胞免疫作用的潜能。而不同类型淋巴系统肿瘤起源于相应发育和分化阶段淋巴细胞的恶性转化和克隆性增殖,常导致淋巴结、骨髓细胞或者外周血中出现一个或多个主要淋巴细胞克隆,表现出单克隆性。*IG/TCR*基因克隆重排检测对判断肿瘤细胞克隆性、鉴别B或T细胞来源很有帮助。

当前,EuroClonality/BIOMED-2多重PCR方案已经成为*IG/TCR*基因克隆重排检测的"金标准"。分子实验室收到临床申请后,提取患者标本的DNA并严格质控,随后采用多重PCR方法扩增并检测分析其*IGH/K/L*以及*TCRB/G/D*基因的重排情况。实验操作流程及PCR反应体系均严格参考项目标准操作规程(SOP)进行,且每次实验均应设置阳性对照、阴性对照以及空白对照。PCR产物长度及丰度应用一代测序仪分析,并依据BIOMED-2提供的片段长度判断*IGH/K/L*或*TCRB/G/D*基因克隆重排状态,通常最高峰高度为第三峰3倍以上时即可判定为阳性克隆(图15-5)。*IG/TCR*基因多重PCR结合NGS测序技术后更是能直接获取阳性克隆重排序列,作为后续MRD监测的指标。

临床遇到疑似B细胞增殖相关病例时可进行*IGH/K/L*基因多重PCR检测分析,疑似T细胞增殖相关病例可进行*TCRB/G/D*基因多重PCR检测分析,在疑为起源不明淋巴组织增殖性病例中*IGH/K/L*和*TCRB/G/D*基因应同时作为PCR检测分析的目标。值得注意的是,*IG/TCR*克隆重排检测结果提示B/T细胞是否发生克隆性增殖,临床仍应结合免疫表型等数据综合考虑。

二、染色体结构变异检测

随着淋巴瘤发病机制研究的进展,临床已认识到多种特征性染色体结构变异是不同类型淋巴瘤发生的驱动性因素(表15-2)。例如伯基特淋巴瘤(Burkitt lymphoma,BL)患者中常见*IGH/K/L*和*MYC*基因融合,弥漫大B细胞淋巴瘤(diffuse large B-cell lymphoma,DLBCL)患者往往同时携带*IGH/K/L*和*MYC*基因融合以及*IGH/K/L*和*BCL2*基因融合、和(或)*IGH/K/L*和*BCL6*基因融合,滤泡细胞淋巴瘤(follicular lymphoma,FL)患者多数存在*IGH*和*BCL2*基因融合,95%以上的套细胞淋巴瘤(mantle cell lymphoma,MCL)患者携带*IGH/K/L*和*CCND1*基因融合,多发性骨髓瘤(multiple myeloma,MM)患者中常见*IGH/K/L*和*CCND1*、*MAF*、*MAFB*、*FGFR3/NSD2*

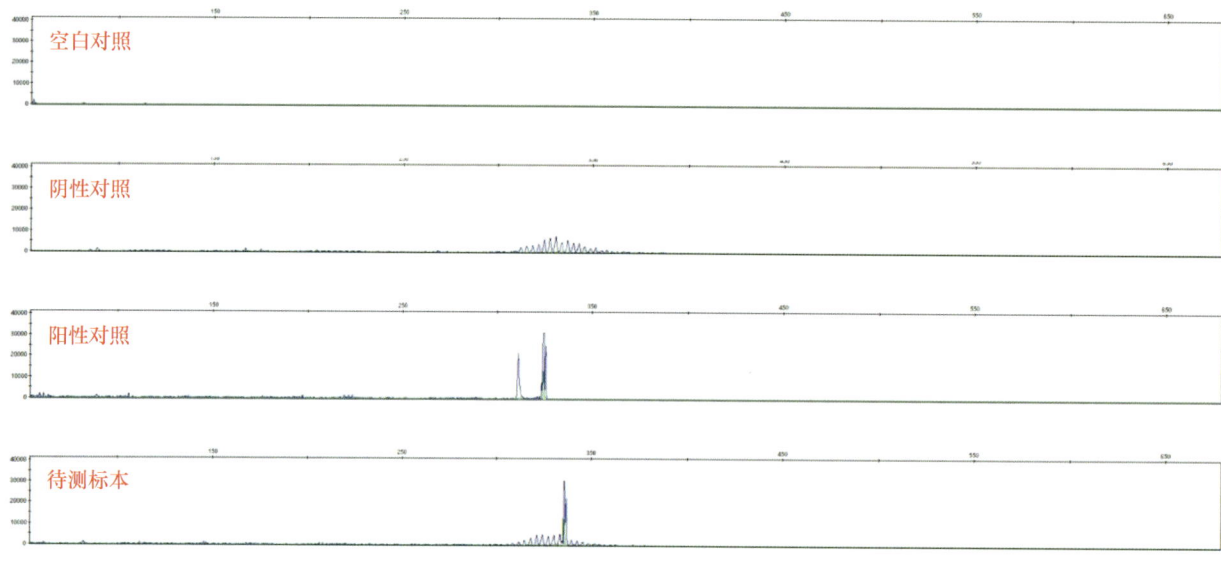

图 15-5　一例胃黏膜相关淋巴瘤患者组织标本检出 IGH 基因 VDJ 单克隆重排

表 15-2　淋巴瘤常见染色体结构变异及分子检测方法

淋巴瘤分类	染色体异常	相关基因	发生频率	分子检测方法
CLL	del（13q）	miR15，miR16，DLEU2	35%~45%	
	del（11q）	ATM，BIRC3	10%~20%	FISH/WGS/WES/基因芯片/OGM 等
	del（17p）	TP53	5%~10%	
	trisomy 12	—	10%~15%	
DLBCL	t（8；14）(q24；q32)	IGH::MYC	8%~14%	
	t（14；18）(q32；q21)	IGH::BCL2	20%~30%	
	t（3；14）(q27；q32)	IGH::BCL6	25%~30%	
BL	t（8；14）(q24；q32)	IGH::MYC	80%	
	t（2；8）(p12；q24)	IGK::MYC	5%	
	t（8；22）(q24；q11)	IGL::MYC	10%	
FL	t（14；18）(q32；q21)	IGH::BCL2	85%~90%	
MCL	t（11；14）(q13；q32)	IGH::CCND1	>95%	
MM	t（4；14）(p16；q32)	IGH::FGFR3/IGH::NSD2	15%~20%	FISH/WGS/RNA-Seq/OGM 等
	t（14；16）(q32；q23)	IGH::MAF	5%~9%	
	t（14；20）(q32；q12)	IGH::MAFB	1%~2%	
	t（11；14）(q13；q32)	IGH::CCND1	15%~17%	
	t（6；14）(p21；q32)	IGH::CCND3	4%	
MALT	t（11；18）(q21；q21)	BIRC3::MALT1	15%~40%	
	t（14；18）(q32；q21)	IGH::MALT1	20%	
ALCL	t（2；5）(p23；q35)	NPM1::ALK	84%	

等基因融合，黏膜相关淋巴组织淋巴瘤（mucosa-associated lymphoid tissue lymphomas，MALT 淋巴瘤）患者则常伴随 *BIRC3* 和 *MALT1* 基因、*IGH* 和 *MALT1* 基因、*IGH* 和 *BCL10* 基因等融合，且不同病变部位相关的融合方式有所不同。*TCR* 相关基因与原癌基因如 *TAL1*、*TAL2*、*LMO1*、*LMO2*、*TLX1*、*TLX3*、*MYC* 等的融合也可见于部分 T-ALL/LBL 患者。而 *ALK* 基因融合阳性是间变性大细胞淋巴瘤（anaplastic large cell lymphoma，ALCL）诊断的重要分子标志。

临床检测中通常采用核型或 FISH 分析方法检测淋巴瘤染色体结构异常，但近年来 WGS、RNA-Seq、靶向捕获测序如 WES 等测序技术应用也越来越多地用来探索血液及淋巴组织肿瘤相关的基因组结构变异。通过 WGS/RNA-Seq 测序，不仅可以检测到淋巴瘤相关基因融合事件如 *IGH/K/L* 和 *MYC* 基因融合等，还可以精确定位相关染色体的断点并拼接出融合序列，以作为后续 MRD 监测的标志物（图 15-6）。此外，WGS 和靶向捕获如 WES 测序等还可以用于检测染色体数目异常，以及局部区域的缺失和重复。但由于当前测序成本依然较高，临床送检 WGS/RNA-Seq 检测染色体结构异常时，实验室通常要求送检 DNA/RNA 完整性较高的标本如新鲜组织、冷冻组织、骨髓液或外周血等，且要求标本中肿瘤细胞含量不低于 20%。

三、基因变异检测

除了染色体结构异常，肿瘤组织中一些原癌基因的激活突变或抑癌基因的失活突变也是导致淋巴瘤发生、发展的重要因素，具有重要的临床意义（表 15-3 和表 15-4）。其中部分淋巴瘤相关的基因变异如 *BRAF* 基因 V600E 突变是毛细胞白血病（hairy cell leukemia，HCL）发病的驱动因素，对于 HCL 的辅助诊断有重要意义。而信号通路相关基因的变异也提示了小分子靶向药物的应用，如 FL 伴表观遗传调控基因 *EZH2* 激活突变时可选择口服小分子抑制剂他泽司他（Tazemetostat）进行治疗，PMBL、霍奇金淋巴瘤等伴有 JAK/STAT 信号通路相关基因变异时可使用 JAK 抑制剂治疗，针对 BCR 通路异常可使用 BTK 抑制剂等。

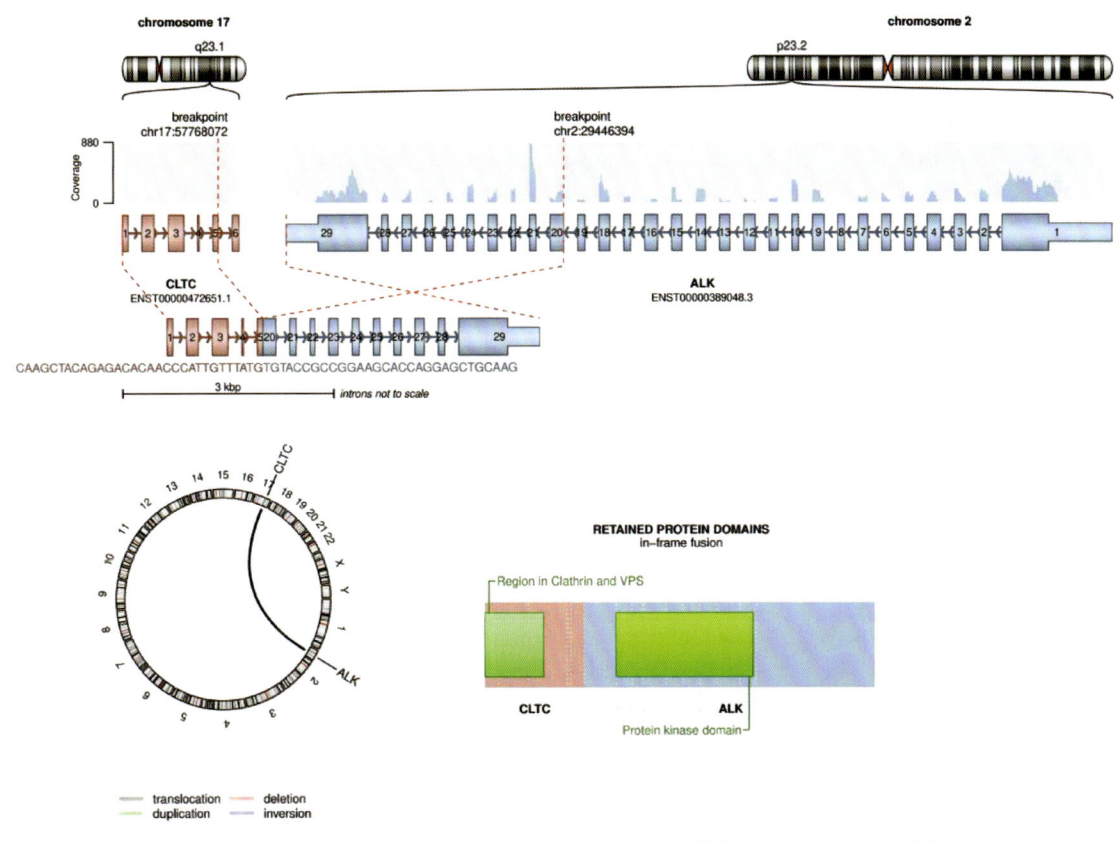

图 15-6　一例 ALCL 活检穿刺标本通过 RNA-Seq 检出 *CLTC::ALK* 基因融合

此外，肿瘤基因变异很高程度上决定了其生物学变化和患者预后，临床研究表明 TP53 基因是目前儿童淋巴瘤中最为明确的预后标志物之一，大样本研究分析数据表明 TP53 基因突变在 DLBCL、套细胞淋巴瘤（MCL）、BL 中均提示预后不良，而 ALCL 中 STAT3 和 TP53 突变均与预后不良相关。结合染色体结构变异（MYC/BCL2/BCL6 基因融合）及驱动基因 MYD88、CD79B 等突变信息，进而可将 DLBCL 患者分为不同的分子亚型（五分型、七分型等），为准确预后预测和精准靶向治疗提供了重要依据（表 15-5）。

表 15-3 B 系淋巴瘤常见基因突变及发生频率（Rosenquist R, et al. 2016）

信号通路	基因	CLL	MCL	BL	FL	ABC-DLBCL	GCB-DLBCL	SMZL	HCL	WM
BCR 信号通路	CD79A/B	<1%	—	—	4%	10%~20%	<5%	—	—	10%
	CARD11	1%	—	—	10%	10%	5%	4%	—	—
TLR 信号通路	MYD88	3%	—	5%	—	20%~30%	<5%	7%	—	>90%
NF-kB 信号通路	TNFPAI3	—	—	—	10%	20%	<5%	8%	—	40%
	BIRC3	<3%	5%~10%	—	—	—	—	5%	—	—
	TRAF3	<1%	—	—	—	—	—	5%	—	—
	NFKBIE	<2%	5%	—	—	<5%	<5%	2%	—	—
Notch 信号通路	NOTCH1	10%	10%~15%	—	—	—	—	6%	—	—
	NOTCH2	<1%	5%	—	—	—	—	15%~20%	—	—
其他信号通路	BRAF	3%	—	—	—	4%	—	<1%	>90%	—
	CXCR4	<1%	—	—	—	<10%	—	<1%	—	25%
转录因子	ID3	—	—	35%~60%	—	—	—	—	—	—
	TCF3	—	—	10%~25%	—	—	—	—	—	—
	KLF2	—	—	—	—	—	—	14%	—	—
DNA 修复	ATM	11%	40%~50%	—	—	—	—	6%	—	—
	TP53	5%	15%~20%	35%	5%	10%~25%	10%~20%	18%	—	—
	POT1	5%	<3%	—	—	—	—	<1%	—	—
表观修饰	TET2	<1%	<5%	—	—	5%~10%	5%~10%	3%	—	—
	EZH2	<1%	—	—	10%~20%	—	20%	<1%	—	—
	CREBBP	—	<1%	—	50%	15%~20%	40%	6%	—	—
	EP300	—	<1%	2%	10%~15%	<5%	<10%	4%	—	—

注：CLL，慢性淋巴细胞白血病；MCL，套细胞淋巴瘤；BL，伯基特淋巴瘤；FL，滤泡性淋巴瘤；ABC-DLBCL，ABC 型弥漫大 B 细胞淋巴瘤；GCB-DLBCL，GCB 型弥漫大 B 细胞淋巴瘤；SMZL，脾边缘区淋巴瘤；HCL，毛细胞白血病；WM，瓦尔登斯特伦巨球蛋白血症

表 15-4　T 系淋巴瘤常见基因突变及发生频率（Rosenquist R，et al.2016）

信号通路	基因	AITL	MF/SS	PTCL（NOS）	LGL	HSTL	T-PLL	ALCL（ALK⁻）	NKTCL	ATLL
TCR 信号通路	CD28	11%	—	—	—	—	—	—	2%	—
	FYN	3%	—	—	—	—	—	—	3%	—
	PLCG1	12%	20%	15%	—	—	—	—	—	—
JAK-STAT 信号通路	STAT3	—	—	—	35%	—	—	38%	5%～10%	22%
	STAT5B	—	—	—	<5%	25%	35%	6%	—	—
	JAK1	—	—	—	—	—	<10%	38%	—	—
	JAK3	—	—	—	—	—	30%～40%	20%	—	—
NF-kB 信号通路	PRKCB	—	—	—	—	—	—	—	33%	—
	CARD11	—	15%	—	—	—	—	—	24%	—
	TNFRSF1B	—	6%	—	—	—	—	—	—	—
表观修饰	TET2	50%～70%	—	20%～48%	—	—	—	—	—	—
	IDH2	20%～40%	—	—	—	—	—	—	—	—
	DNMT3A	20%～30%	—	10%～27%	—	—	—	—	—	—
其他基因	RHOA	60%～70%	7%	18%	—	—	—	—	<15%	—
	DDX3X	—	—	—	—	—	—	—	20%	—
	CCR4	—	7%	—	—	—	—	—	—	—

注：AITL，血管免疫母细胞性 T 细胞淋巴瘤；MF，蕈样肉芽肿；SS，Sèzary 综合征；PTCL（NOS），外周 T 细胞淋巴瘤（非特指型）；LGL，大颗粒淋巴细胞增殖性疾病；HSTL，肝脾 T 细胞淋巴瘤；T-PLL，T 细胞幼淋巴细胞白血病；ALCL（ALK⁻），ALK⁻间变性大细胞淋巴瘤；NKTCL，NK/T 细胞淋巴瘤；ATLL，成人 T 细胞白血病/淋巴瘤

表 15-5　DLBCL 分子分型研究汇总

Schmitz R，et al.2018	Wright GW，et al.2020	Chapuy B，et al.2018	Lacy SE，et al.2020	Shen S，et al.2023	COO 相关性	临床预后
MCD MYD88，CD79B 基因变异	MCD MYD88，CD79B 基因变异	C5 CD79B，MYD88，ETV6，PIM1，TBL1XR1 基因变异	MYD88 CD79B，MYD88，PIM1，CD79B，ETV6，CDKN2A 基因变异	MCD-like MYD88，CD79B，PIM1，MPEG1，BTG1，TBL1XR1，PRDM1，IRF4 基因变异	ABC	较差
EZB BCL2 基因融合，EZH2 基因变异	EZB BCL2 基因融合，EZH2 基因变异	C3 BCL2 基因融合，EZH2，CREBBP，KMT2D，TNFRSF14 基因变异	BCL2 EZH2，BCL2，CREBBP，TNFRSF14，KMT2D 基因变异	EZB-like BCL2 基因融合，EZH2，TNFRSF14，KMT2D，B2M，FAS，CREBBP，ARID1A，EP300，CIITA，STAT6，GNA13 基因变异	GCB	较好（EZB-MYC⁺较差）
BN2 BCL6 基因融合，NOTCH2 基因变异	BN2 BCL6 基因融合，NOTCH2 基因变异	C1 BCL6 基因融合，NOTCH2，BCL10，TNFAIP3，UBE2A，CD70 基因变异	NOTCH2 NOTCH2，BCL10，TNFAIP3，CCND3，SPEN 基因变异	BN2-like BCL6 基因融合，NOTCH2，CD70，DTX1，BTG2，TNFAIP3，CCND3 基因变异	ABC，GCB，UC	较好

续表

Schmitz R, et al.2018	Wright GW, et al.2020	Chapuy B, et al.2018	Lacy SE, et al. 2020	Shen S, et al. 2023	COO 相关性	临床预后
N1 *NOTCH1* 基因变异	N1 *NOTCH1* 基因变异	—	—	N1-like *NOTCH1* 基因变异	ABC	较差
—	ST2 *SGK1*、*TET2* 基因变异	C4 *SGK1*、*HIST1H1E*、*NFKBIE*、*BRAF*、*CD83* 基因变异	TET2/SGK1 *TET2*、*BRAF*、*SGK1*、*KLHL6*、*ID3* 基因变异 SOCS1/SGK1 *SOCS1*、*CD83*、*SGK1*、*NFKBIA*、*HIST1H1E* 基因变异	ST2-like *SGK1*、*TET2*、*SOCS1*、*DDX3X*、*ZFP36L1*、*DUSP2*、*STAT3*、*IRF8* 基因变异	GCB	较好
—	A53 染色体倍性异常伴 *TP53* 基因变异	C2 *TP53* 基因变异	NEC *NOTCH1*、*TP53* 基因变异，*REL* 基因扩增	*TP53*^Mut *TP53* 基因变异	Mixed	较差
—	Other	C0	—	—	—	—

注：COO，细胞起源；GCB，生发中心来源；ABC，活化 B 细胞来源；UC，无法分类型

当前，分子检验实验室主要采用靶向测序（targeted sequencing，TS）进行淋巴瘤相关基因变异检测（图 15-7）。NGS 对单核苷酸变异（single nucleotide variant，SNV）和小片段插入缺失（insertion/deletion，indel）的检测敏感性为 1%~5%，因此为了保证检测结果的敏感性和准确性，临床送检标本时应优先选择肿瘤细胞含量较高（≥10%）的标本包括新鲜组织、穿刺组织及近期的 FFPE 类标本等。部分保存时间较长的 FFPE 类标本存在 DNA 降解或氧化损伤程度较高的问题，可能会导致 NGS 实验或数据分析过程中出现质控失败或假阳性结果，临床送检时需格外注意。

四、遗传易感基因检测

淋巴瘤的遗传易感性取决于胚系多态性变异和罕见的致病性变异。针对淋巴瘤的基因组学研究已经揭示了大量潜在的遗传易感基因胚系变异与淋巴瘤患病风险增高相关，例如 *KDR*（*VEGFR2*）p.A1065T 遗传变异与霍奇金淋巴瘤的患病风险高度相关，*HAVCR2* 胚系变异可导致 TIM-3 功能异常并引起皮下脂膜炎样 T 细胞，其他与淋巴瘤遗传易感高度相关的基因变异还包括 *DICER1*、*KLHDC8B*、*NPAT*、*CHEK2*、*POT1*、*ACAN* 及 *ETV6* 等。

此外，在许多免疫出生错误（inborn error immunity，IEI）或 DNA 修复障碍患者中，淋巴瘤发生的风险更是显著增高，2022 年 WHO 造血与淋巴系统肿瘤分类标准第 5 版也新增了免疫缺陷相关的淋巴细胞增生性疾病（lymphoproliferative disease，LPD）部分内容。IEI 中恶性淋巴增生的机制可能源于致瘤性病毒微生物（如 EBV 等）、免疫监视功能缺陷以及细胞成熟分化和凋亡过程中的异常，从而促进癌前病变克隆细胞的增殖。一些淋巴瘤可能因遗传、感染和（或）环境因素之间的复杂相互作用而易感；识别淋巴瘤的潜在遗传背景后便可根据其致病风险对其进行适当的临床管理，对于选择骨髓移植供体、家庭遗传咨询和患者监测至关重要。常见的淋巴瘤相关 IEI 及基因如表 15-6 所示。

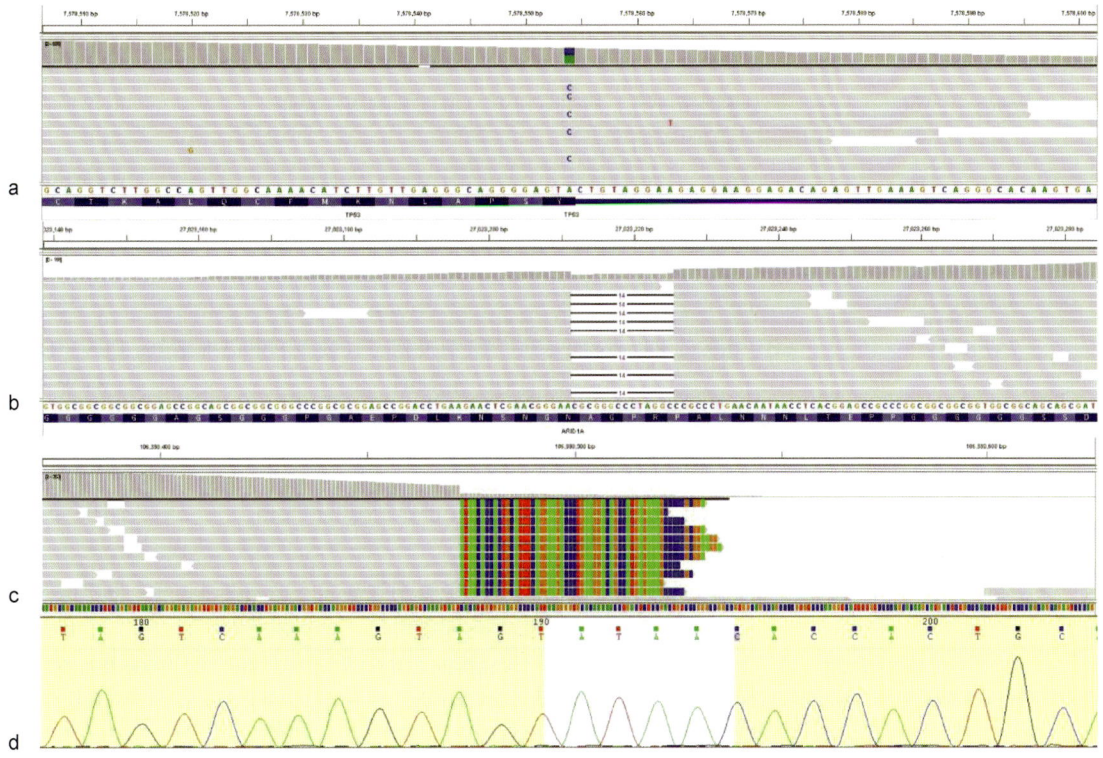

图 15-7 一例 DLBCL 新鲜组织标本靶向捕获测序分析及验证结果。a. 检出 *TP53* 基因 p.Y126D 突变；b. 检出 *ARID1A* 基因 p.A107Rfs*4 突变；c. 检出 *IGH::BCL2* 基因融合；d. *IGH::BCL2* 基因融合一代测序验证峰图

表 15-6　常见的淋巴瘤遗传易感基因				
IEI 类型	**相关基因**	**临床特征**	**病理机制**	**相关淋巴瘤**
SCID	*JAK3*，*IL2RG*，*CARD11*，*LIG4*，*DOCK8*，*ZAP70*，*RAG1/2* 等	反复感染，自身免疫病等	白细胞介素信号转导缺陷，淋巴细胞增殖和发育缺陷	淋巴瘤等
CVID	*ICOS*，*CD19*，*ITK*，*TNFRSF13B*，*TNFRSF13C*，*PIK3CD* 等	反复感染，自身免疫病，淋巴组织增殖和肉芽肿等	淋巴细胞增殖和发育缺陷	B 细胞淋巴瘤等
AT	*ATM*	进行性小脑共济失调，免疫失调等	细胞周期检查点受损，基因组不稳定	DLBCL，BL，HL 等
NBS	*NBN*	小头畸形，生长迟缓，免疫缺陷等	DNA 修复受损，基因组不稳定	DLBCL，PTCL，ALCL，HL 等
XLP	*SH2D1A*	爆发性传染性单核细胞增多症伴有病毒相关的噬血综合征等	淋巴细胞信号活化分子缺陷	EBV+B 细胞淋巴瘤等
WAS	*WAS*	血小板减少症，IgA 肾病等	多种免疫细胞功能异常	DLBCL，HL 等
CHH	*RMRP*	身材矮小，免疫缺陷，贫血等	B 细胞分化障碍，免疫球蛋白含量低	B 细胞淋巴瘤，HL 等
HIGM	*CD40*，*CD40LG*	反复感染，血清 IgG 和 IgA 明显降低，IgM 水平正常或升高，B 细胞数正常	影响 B-T 细胞相互作用，破坏生发中心形成并影响免疫球蛋白类别转换	DLBCL，HL 等

续表

IEI 类型	相关基因	临床特征	病理机制	相关淋巴瘤
ALPS	*FAS*，*FASLG*，*CASP10*，*CASP8*	慢性淋巴结肿大、脾大、症状性多系细胞减少等	淋巴细胞凋亡障碍	淋巴瘤等
BS	*BLM*	身材矮小，免疫缺陷等	基因组不稳定	B 细胞淋巴瘤，HL 等
CMMRD	*MLH1*，*MSH2*，*MSH6*，*PMS2*	早发性肿瘤，伴咖啡牛奶斑	DNA 错配修复缺陷	NHL 等
CD137 缺陷	*TNFRSF9*	EBV 相关的淋巴发育不良	免疫稳态共刺激和淋巴细胞分化缺陷	EBV＋B 细胞淋巴瘤等
RASGRP1 缺陷	*RASGRP1*	胸腺发育缺陷，EBV 易感	T 淋巴细胞增殖受损	HL 等
CTPS1 缺陷	*CTPS1*	淋巴细胞减少，CD4/CD8 比例降低，EBV 易感	T 淋巴细胞增殖受损	NHL 等
XMEN	*MAGT1*	免疫缺陷、镁缺乏，EBV 易感	免疫细胞镁离子平衡紊乱，功能受损	淋巴瘤等

注：SCID，严重联合免疫缺陷；CVID，常见变异型免疫缺陷病；AT，共济失调毛细血管扩张症；NBS，尼梅亨断裂综合征；XLP，X 连锁淋巴组织增殖性疾病；WAS，威-奥综合征；CHH，软骨毛发发育不全；HIGM，高 IgM 综合征；ALPS，自身免疫性淋巴增殖综合征；BS，布卢姆综合征；CMMRD，结构性错配修复缺陷综合征；XMEN，X 连锁免疫缺陷伴镁缺陷、EB 病毒感染和肿瘤

分子实验室通常采用全外显子组测序（WES）、全基因组测序（WGS）或靶向测序（TS）进行淋巴瘤遗传易感基因检测（图 15-8）。临床送检标本时，应优先选择不含有肿瘤细胞侵犯的外周血或组织等，移植后患者则应送检指甲、毛囊等嵌合程度较低的标本。

五、微量残留病监测

微量残留病（minimal residual disease，MRD）是指白血病、淋巴瘤及多发性骨髓瘤等血液淋巴组织肿瘤经化疗完全缓解后（或骨髓移植治疗后）在体内残留少量恶性肿瘤细胞的状态，近年来其应用也逐渐扩展到肺癌、结直肠癌等实体肿瘤领域。大量回顾性研究提示 MRD 是血液淋巴组织肿瘤复发的基础，如 ALK＋ALCL 患者诊断时外周血及骨髓中微小肿瘤播散（minimal disseminated disease，MDD）和治疗后微小残留（MRD）均与不良预后明显相关。当前，在血液系统恶性肿瘤特别是白血病和多发性骨髓瘤中，检测 MRD 的

基因	变异位点 (Grch37/hg19)	变异	变异类型	合子类型	ACMG评级	相关疾病	备注
UNC13D	chr17:73827216 NM_199242.3 exon27	c.2588G>A p.G863D	错义突变	纯合	致病	HLH、淋巴瘤、ALL	女儿为杂合型
TLR1	chr4:38798629 NM_003263.4 exon4	c.1824G>A p.W608X	无义突变	杂合	致病	免疫缺陷	女儿为杂合型
FLG	chr1:152282818 NM_002016.2 exon3	c.4544C>A p.S1515X	无义突变	杂合	可能致病	DLBCL、皮炎易感	女儿为杂合型

注：
1. 基因及变异命名遵循HGVS基因变异命名规则（http://varnomen.hgvs.org/）；
2. ACMG评级依据为《ACMG遗传变异分类标准与指南》（Richards S, et al. *Genet Med*. 2015）；
3. 相关疾病表示突变位点与疾病的相关性。

图 15-8 一位 DLBCL 患者检出 *UNC13D* 和 *TLR1* 基因胚系致病性变异

能力越来越影响治疗模式，美国和欧洲一些儿科学研究也已将诱导治疗或巩固治疗后的MRD状况作为危险度分层的依据。

与此同时，外周血循环肿瘤DNA（ctDNA）与dPCR、UMI-NGS等技术的结合及其应用在临床科研领域也取得了较快进展，ctDNA-MRD作为实体瘤疗效评估和复发监测手段获得越来越多的循证依据。利用ctDNA进行淋巴瘤MRD监测具有采样方便和敏感性的技术优势，且大量研究显示ctDNA-MRD监测能够较影像学提前发现复发趋势，目前已成为淋巴瘤患者管理的新策略。当前，淋巴瘤ctDNA-MRD监测主要以初诊时的分子异常如 IG/TCR 基因单克隆重排序列、MYC 等基因融合特异性序列、MYD88 等基因突变为检测靶标（图15-9）。

六、病原微生物检测

研究表明感染引起的慢性抗原刺激对于一些淋巴瘤的发展也至关重要，而IEI中恶性淋巴增生的机制也可能源于致瘤性病毒或其他微生物（如EBV、KSHV/HHV8、HCV或幽门螺杆菌HP等）的感染。其中，EB病毒（EBV）是双链DNA病毒，主要感染B细胞和咽部上皮细胞，也可感染NK/T细胞，导致传染性单核细胞增多症（IM）、BL、NK/T淋巴瘤等多种良、恶性淋巴增殖性疾病（LPD）。KSHV/HHV8病毒也是双链DNA病毒，与多种人类恶性肿瘤相关，包括KSHV/HHV8相关多中心Castleman病（KSHV/HHV8-MCD）、KSHV/HHV8阳性嗜生发中心淋巴增殖性疾病（KSHV/HHV8-GLPD）、原发性渗出性淋巴瘤（Primary effusion lymphoma，PEL）、体腔外PEL（EC-PEL）和KSHV/HHV8阳性弥漫大B细胞淋巴瘤（KSHV/HHV8-DLBCL）等。而胃黏膜相关淋巴组织淋巴瘤（胃MALT淋巴瘤）与幽门螺杆菌HP感染高度相关，约90%的胃MALT淋巴瘤患者HP为阳性。

《淋巴瘤诊疗指南（2022版）》提出应根据淋巴瘤的类型对患者进行相关感染方面的筛查，对NK/T细胞淋巴瘤以及其他EBV相关的淋巴瘤如EBV阳性DLBCL、淋巴瘤样肉芽肿等应进行外周血EBV DNA滴度检测，对原发胃MALT淋巴瘤应常规进行HP检查。分子实验室通常采用实时荧光定量PCR方法对上述已知病毒进行检测。近年来，病原微生物PCR检测方法在敏感性、特异度和检测时效上均有较大提高，可实现 10^2 拷贝的检测下限，且1个工作日内便可发报告（图15-10）。此外，新兴的感染病原通量测序技术（metagenomics next-generation sequencing，mNGS）可直接对临床样本中的核酸进行无差别、无选择性的测序分析，已凭借其超广谱的检测能力、可检测未知病原、无须培养、周期短等特点，在造血淋巴肿瘤患者的感染管理中得到了广泛应用。

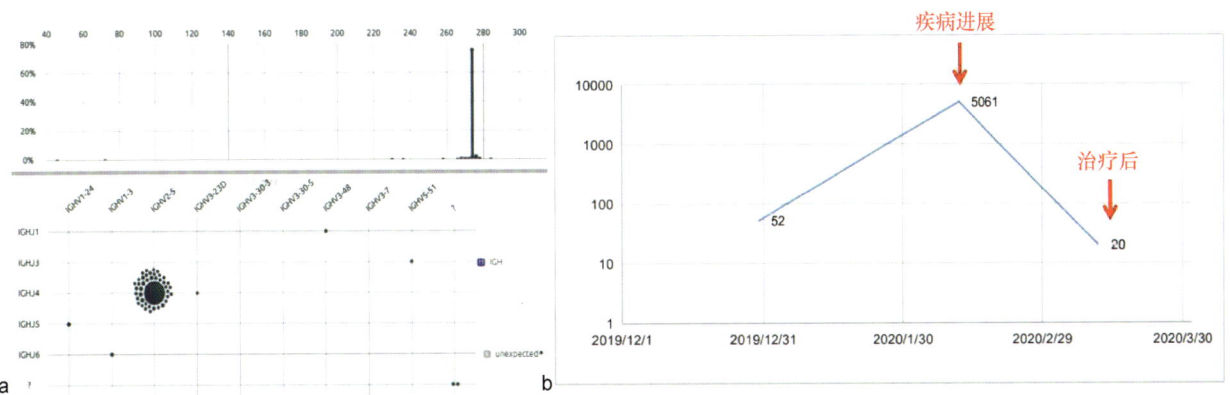

图15-9 一位DLBCL患者 IGH 基因克隆重排初筛及ctDNA-MRD监测结果。a.患者初诊检出 IGH 基因单克隆重排；b.以该单克隆重排序列为靶标进行外周血ctDNA-MRD监测结果

病原微生物核酸检测分析报告　　RN：

姓名		性别		年龄		送检者ID	
科室		床号		申请单号		标本类型	血浆
送检医生		联系电话		送检单位			
采样时间		送检时间		接收科室	分子诊断实验室	接收时间	
临床诊断	伯基特淋巴瘤	检测项目	EB病毒（EBV）核酸测定，巨细胞病毒（CMV）DNA测定--人巨细胞病毒核酸扩增荧光定量检测	样本号		备注	

检测方法：　实时荧光定量PCR

检测项目	检测结果	单位	参考范围
EB病毒（EBV DNA）	<400	拷贝/ml	<400拷贝/ml
人巨细胞病毒（HCMV DNA）	<400	拷贝/ml	<400拷贝/ml

检测局限性：

EB病毒DNA定量检测结果<400 拷贝/ml，表示低于试剂盒检测下限。
EB病毒DNA定量检测结果>4.0*10^9 拷贝/ml，表示高于试剂盒检测上限。
CMV病毒DNA定量检测结果<400 拷贝/ml，表示低于试剂盒检测下限。
CMV病毒DNA定量检测结果>4.0*10^9 拷贝/ml，表示高于试剂盒检测上限。

图 15-10　一位 BL 患者外周血血浆 EBV 筛查结果为阴性

（夏霞宇　郑勤龙）

第三节　检测报告及案例

一、PCR 类检测报告

以 PCR 及相关技术作为核心的分子检测项目（定性和定量）报告单结构通常简洁明了，主要由以下几部分组成（图 15-11）。

（一）基本信息

基本信息包含患者的一般信息、送检医院和医生、临床诊断、送检的分子检测项目和标本类型、标本号、标本采集部位、采集时间和送检时间以及备注等信息，通常是根据临床医生开具的检测申请单信息自动生成。因此，临床医生在开具申请单时，应根据已掌握的临床资料，给予尽可能准确的临床诊断，或对本次检查最关注的问题进行描述和提示，让申请单真正发挥临床与分子检测之间的沟通作用。

（二）检测方法和仪器

包含检测项目所使用的核酸类型（DNA 或 RNA），采用的技术路线（PCR、Sanger 测序、RT-PCR、RQ-PCR 等），以及数据产生所主要使用的仪器及型号等信息的描述。

（三）检测结果

分子实验室依据标准实验操作流程和分析方法对标本产出数据做出的判断，包含定性和定量两大类。定性检测通常以"（＋）"（阳性）或"（－）"（阴性）来表达检测结果，主要依据试剂盒说明及实验室性能验证确定的判定阈值来判断。定量检测通常以数值结果来表示，如浓度（拷贝/ml）、比值（%）等。

（四）结果说明或提示

包含检验人员对于结果的倾向性描述、一些由于标本质量等引起的可疑情况等。

（五）备注

主要对检测项目的质控内容及性能等内容进

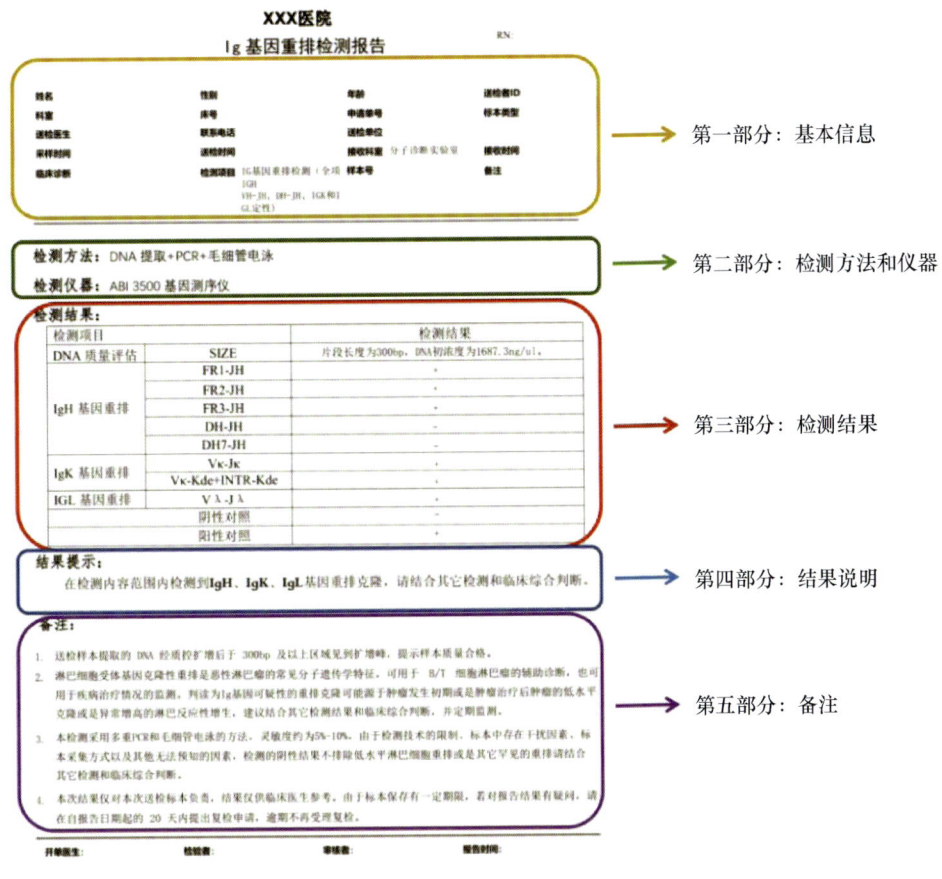

图 15-11　PCR 类分子检测项目报告组成示意图

行阐述，包括 DNA/RNA 质控的要求、检测范围、检测敏感性、技术的局限性等。

二、NGS 检测报告

NGS 相关分子检测报告由于检测范围较广，检出结果涉及的临床意义需要专业的解读，篇幅也较长。通常主要由以下几部分组成（图 15-12）。

（一）基本信息

基本信息部分的格式和内容与 PCR 类检测报告相同。

（二）结果和结论

这部分通常是由解读人员通过对检测数据和结果进行判断解读后，结合临床信息对结果进行汇总如变异数目、与淋巴瘤发生相关的致病和潜在致病性基因变异等，并给出最贴近临床的致病变异、分子标志物以及相关指南共识的临床指导意见。

（三）结果注释

这部分内容是对每一个检出的基因变异进行详细的注释，包括变异位点的基础信息（包括变异所属基因名称、参考基因组的绝对位置、常用转录本及所处的外显子、引起的核苷酸改变和氨基酸改变）、变异频率、类型、功能影响、用药提示及详细的临床循证依据等，涉及的常用名词及解释说明见表 15-7。

（四）方法和内容

主要包含检测所用核酸（DNA 或 RNA）、实验环节及数据分析过程的质控、数据分析内容以及主要工具、检测的范围如变异类型和包含的基因变异或基因融合清单、解读时参考的数据库等。

（五）局限性

主要指出检测方法不能检出的变异类型、可能引起结果不准确的因素如长期存放石蜡标本氧化损伤或核酸降解严重、肿瘤细胞含量过低等问题。

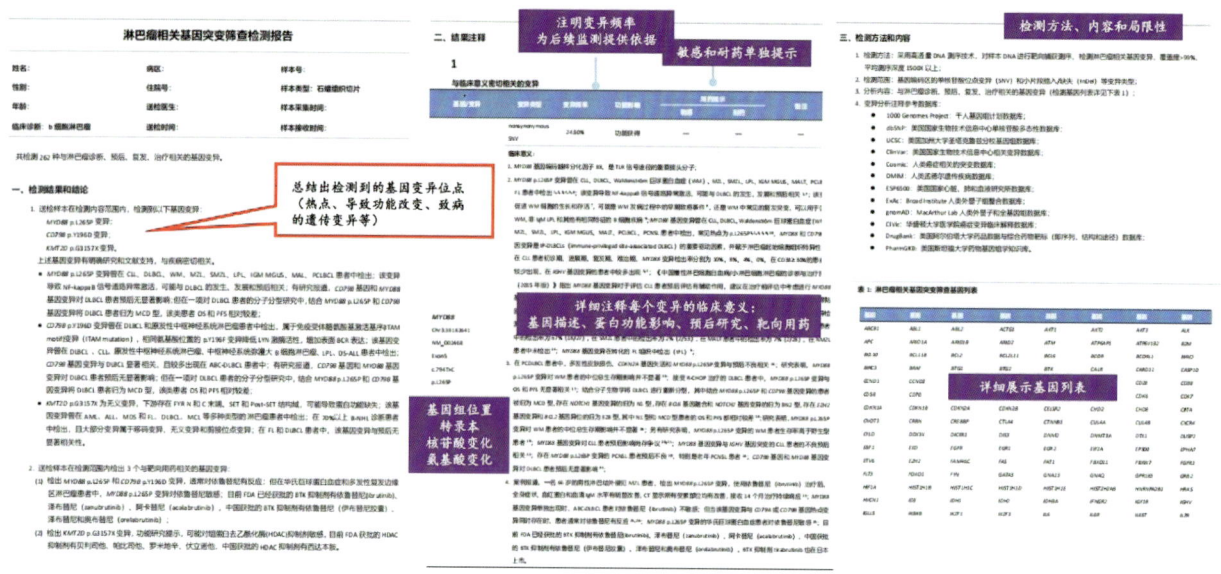

图 15-12　NGS 检测项目报告示例

表 15-7　高通量测序报告常用名词及解释说明

常用名词	解释说明
胚系突变（germline mutation）	指可以通过生殖细胞传递给后代的突变
体细胞突变（somatic mutation）	指发生于生殖细胞以外体细胞的突变，通常不会传递给后代
基因融合（gene fusion）	通常指两个或者多个基因部分或全部序列相连形成的嵌合基因，可能翻译出融合或嵌合体蛋白
非同义突变（nonsynonymous mutation）	该变异将密码子替换为编码不同氨基酸的另一密码子，从而产生经过改变的蛋白质
同义突变（synonymous mutation）	该变异将密码子替换为编码相同氨基酸的另一密码子，其最终的蛋白质序列没有改变
无义突变（nonsense mutation）	该变异导致编码密码子变为终止密码子可导致翻译过程提前终止
非移码突变（nonframeshift mutation）	插入/删除 3 的整数倍碱基导致翻译过程插入/删除少量几个氨基酸
移码突变（frameshift mutation）	插入/删除非 3 的整数倍碱基导致翻译过程产生紊乱甚至提前终止
剪接突变（splicing mutation）	该变异引起内含子剪接异常从而影响编码蛋白功能
基因扩增（gene amplification）	指细胞核内基因或染色体区域由两个拷贝变为多个拷贝，可导致基因表达水平失调从而影响正常功能
基因缺失（gene deletion）	指细胞核内基因或染色体区域由两个拷贝变为一或零个拷贝，导致基因表达水平失调从而影响正常功能。
变异频率（variant allele fraction，VAF）	该位点测到变异碱基的次数与测得碱基总次数的比值，反映了携带该变异的肿瘤细胞占比
功能获得（gain of function）	该变异导致编码蛋白功能变强（增强激活），甚至被不同的异常功能所取代，主要针对原癌基因
功能缺失（loss of function）	该变异导致基因产物具有较少或完全没有功能（部分或完全失活），主要针对抑癌基因
杂合性缺失（loss of heterozygosi）	两个多态性等位基因中的一个出现缺失

三、应用举例

病例一

患者，男，52 岁，外院诊断疑似淋巴瘤，取右侧腹股沟区淋巴结制成石蜡组织后，切片送检病理检查和 *IG/TCR* 基因克隆重排检测。

病理 HE 染色结果：可见送检淋巴结，被膜增厚，被膜及被膜外见小淋巴细胞浸润。结内可见淋巴滤泡，生发中心内见细胞转化，套区不明显。T 区增宽，以形态较单一淋巴样细胞为主，细胞体积中等，细胞质少，核椭圆，染色质细，部分见核仁，可见核分裂象及细胞凋亡。易见体积偏大、有核仁细胞。背景见组织细胞样细胞及浆细胞。间质血管增生。免疫组化结果：CD3（多量＋），CD20（－），CD21（FDC＋），CD30（散在多＋），Ki-67（GC＋，其余 50%＋），ALK（－），CD4（多量＋），CD8（少量＋），Bcl6（－），PD-1（多量＋），ICOS（多量＋），CD10（－）。原位杂交结果：EBV-EBER（散在＋，＜5%）。

***IG/TCR* 克隆重排检测结果：**患者组织切片提取 DNA 浓度和片段长度满足质控要求，检测结果表明 *IGH/K/L* 基因在检测范围内不存在克隆性重排，*TCRB* 基因和 *TCRG* 基因在检测范围内存在克隆性重排（图 15-13）。

结合以上结果，最终病理诊断为（右侧腹股沟区）淋巴结滤泡辅助 T 细胞淋巴瘤，非特指型。

病例二

患者，男，10 岁，ALK 阳性间变大淋巴瘤（*NPM1*::*ALK* 融合）靶向治疗后进展，取新发包块穿刺活检组织，送检病理检查和分子血液肿瘤相关基因变异筛查。

病理诊断：间变性大细胞淋巴瘤，ALK 阳性，普通型。注：①本例形态学及蛋白水平标志均支持该诊断。②预后相关：瘤细胞增殖活性偏高，提示肿瘤高侵袭；P53 高表达提示可能伴有 *TP53* 基因突变，建议加做 *TP53* 基因检测。③治疗相关：免疫治疗相关靶点（免疫组化）ALK（95%＋，核浆＋），CD30（95% 强＋）。

基因变异检测结果：检测到 *TP53* p.R273C 变异、*JAK1* p.V310I 变异、*ALK* p.L1196M 和 p.D1203N 变异，且有明确研究和文献支持，与疾病密切相关；其中，*JAK1* p.V310I 变异提示患者可能对 JAK 信号通路抑制剂敏感，*ALK* p.L1196M 和 p.D1203N 变异提示患者可能对 ALK 抑制剂类药物耐药。

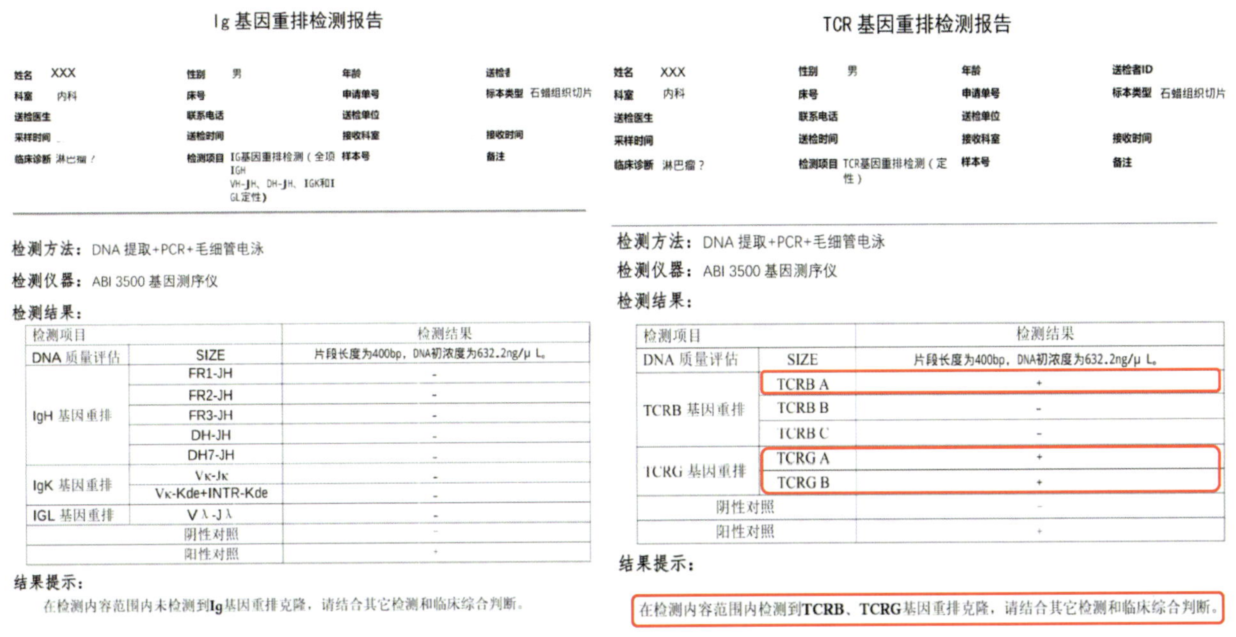

Ig 基因重排检测报告

姓名	XXX	性别	男	年龄		送检者	
科室	内科	床号		申请单号		标本类型	石蜡组织切片
送检医生		联系电话		送检单位			
采样时间		送检时间		接收科室		接收时间	
临床诊断	淋巴瘤？	检测项目	IG基因重排检测（全项 IGH VH-JH、DH-JH、IGK和IGL定性）	样本号		备注	

检测方法：DNA 提取+PCR+毛细管电泳

检测仪器：ABI 3500 基因测序仪

检测结果：

检测项目		检测结果
DNA 质量评估	SIZE	片段长度为400bp，DNA初浓度为632.2ng/μL
IgH 基因重排	FR1-JH	-
	FR2-JH	-
	FR3-JH	-
	DH-JH	-
	DH7-JH	-
IgK 基因重排	Vκ-Jκ	-
	Vκ-Kde+INTR-Kde	-
IGL 基因重排	Vλ-Jλ	-
阴性对照		-
阳性对照		+

结果提示：

在检测内容范围内未检测到Ig基因重排克隆，请结合其它检测和临床综合判断。

TCR 基因重排检测报告

姓名	XXX	性别	男	年龄		送检者ID	
科室	内科	床号		申请单号		标本类型	石蜡组织切片
送检医生		联系电话		送检单位			
采样时间		送检时间		接收科室		接收时间	
临床诊断	淋巴瘤？	检测项目	TCR基因重排检测（定性）	样本号		备注	

检测方法：DNA 提取+PCR+毛细管电泳

检测仪器：ABI 3500 基因测序仪

检测结果：

检测项目		检测结果
DNA 质量评估	SIZE	片段长度为400bp，DNA初浓度为632.2ng/μL
TCRB 基因重排	TCRB A	+
	TCRB B	-
	TCRB C	-
TCRG 基因重排	TCRG A	+
	TCRG B	+
阴性对照		-
阳性对照		+

结果提示：

在检测内容范围内检测到TCRB、TCRG基因重排克隆，请结合其它检测和临床综合判断。

图 15-13　IG/TCR 克隆重排检测辅助诊断案例

（夏霞宇　郑勤龙）

参考文献

[1] 陈辉树，李小秋.血液病理与遗传学综合诊断.北京：科学出版社，2021.

[2] 夏邦顺.临床分子诊断学.广州：中山大学出版社，2012.

[3] Alaggio R, Amador C, Anagnostopoulos I, et al. The 5th edition of the World Health Organization classification of haematolymphoid tumours: lymphoid neoplasms. Leukemia, 2022, 36（7）: 1720-1748.

[4] Campo E, Jaffe ES, Cook JR, et al. The international consensus classification of mature lymphoid neoplasms: a report from the clinical advisory committee. Blood, 2022, 140（11）: 1229-1253.

[5] Chapuy B, Stewart C, Dunford AJ, et al. Molecular subtypes of diffuse large B cell lymphoma are associated with distinct pathogenic mechanisms and outcomes. Nat Med, 2018, 24（5）: 679-690.

[6] Dave SS, Fu K, Wright GW, et al. Molecular diagnosis of Burkitt's lymphoma. N Engl J Med, 2006, 354（23）: 2431-2442.

[7] de Leval L, Alizadeh AA, Bergsagel PL, et al. Genomic profiling for clinical decision making in lymphoid neoplasms. Blood, 2022, 140（21）: 2193-2227.

[8] Lacy SE, Barrans SL, Beer PA, et al. Targeted sequencing in DLBCL, molecular subtypes, and outcomes: a haematological malignancy research network report. Blood, 2020, 135（20）: 1759-1771.

[9] Langerak AW, Groenen PJ, Brüggemann M, et al. EuroClonality/BIOMED-2 guidelines for interpretation and reporting of Ig/TCR clonality testing in suspected lymphoproliferations. Leukemia, 2012, 26: 2159-2171.

[10] Li MM, Mi L, Wang CY, et al. Clinical implications of circulating tumor DNA in predicting the outcome of diffuse large B cell lymphoma patients receiving first-line therapy. BMC Med, 2022, 20（1）: 369.

[11] Loman NJ, Constantinidou C, Chan J, et al. High-throughput bacterial genome sequencing: an embarrassment of choice, a world of opportunity. Nat Rev Microbiol, 2012, 10（9）: 599-606.

[12] Reuter JA, Spacek DV, Snyder MP. High-throughput sequencing technologies. Mol Cell, 2015, 58（4）: 586-597.

[13] Rigaud C, Knörr F, Brugières L, et al. Diagnosis and management of ALK-positive anaplastic large cell lymphoma in children and adolescents. Best Pract Res Clin Haematol, 2023, 36（1）: 101444.

[14] Rosenquist R, Andreas R, Ming-Qing D, et al. Clinical impact of recurrently mutated genes on lymphoma diagnostics: state-of-the-art and beyond. Haematologica, 2016, 101（9）: 1002-1009.

[15] Schmitz R, Wright GM, Huang DW, et al. Genetics and pathogenesis of diffuse large B-Cell lymphoma. N Engl J Med, 2018, 378（15）: 1396-1407.

[16] Shen R, Fu D, Dong L, et al. Simplified algorithm for genetic subtyping in diffuse large B-cell lymphoma. Signal Transduct Target Ther, 2023, 8: 145.

[17] Szmyd B, Mlynarski W, Pastorczak A. Genetic predisposition to lymphomas: Overview of rare syndromes and inherited familial variants. Mutat Res Rev Mutat Res, 2021, 788: 108386.

[18] Uhrig S, Ellermann J, Walther T, et al. Accurate and efficient detection of gene fusions from RNA sequencing data. Genome Research, 2021, 31: 448-460.

[19] Van der Velden, Hochhaus A, Cazzaniga G, et al. Detection of minimal residual disease in hematologic malignancies by real-time quantitative PCR: principles, approaches and laboratory aspects. Leukemia, 2003, 17（6）: 1013-1034.

[20] van Dongen JJ, Langerak AW, Brüggemann M, et al. Design and standardization of PCR primers and protocols for detection of clonal immunoglobulin and T-cell receptor gene recombinations in suspect lymphoproliferations: report of the BIOMED-2 Concerted Action BMH4-CT98-3936. Leukemia, 2003, 17（12）: 2257-2317.

[21] van Krieken JH, Langerak AW, Macintyre EA, et al. Improved reliability of lymphoma diagnostics via PCR-based clonality testing: report of the BIOMED-2 Concerted Action BHM4-CT98-3936. Leukemia, 2007, 21: 201-206

[22] Wang L, Qin W, Huo YJ, et al. Advances in targeted therapy for malignant lymphoma. Signal Transduct Target Ther, 2020, 5（1）: 15.

[23] Willis AS, Veyver I, Eng CM. Multiplex ligation-dependent probe amplification (MLPA) and prenatal diagnosis. Prenat Diagn, 2012, 32（4）: 315-320.

[24] Wright GW, Huang DW, Phelan JD, et al. A probabilistic classification tool for genetic subtypes of diffuse large B cell lymphoma with therapeutic implications. Cancer Cell, 2020, 37（4）: 551-568.

[25] Xiaofei Y, Paul JM, Claudia W, et al. Genomic characterization of lymphomas in patients with inborn errors of immunity. Blood Adv, 2022, 6（18）: 5403-5414.

第十六章

实验室检查方法的比较

淋巴瘤的整合诊断已经深入人心，获得了越来越多的同行的认可，其中实验室检测及影像分析两大平台成为整合诊断重要组成部分。正如多种影像综合检查有利于淋巴瘤的定性定位一样，血液肿瘤实验室检测平台中的"MICM-PP"能够更快、更准确地明确肿瘤性质、指导治疗方案及评估预后，对临床治疗具有更为重要的价值。在此从临床应用角度简要总结前文 MICM-PP 各部分的优劣势进行比较，有助于临床应用时扬长避短，合理安排，获得最佳诊疗效果。

MICM-PP 是 morphology（形态学，M）、immunology（免疫学，I）、cytogenetics（细胞遗传学，C）、molecular（分子生物学，M）、pathogen（病原学，P）、pharmacology（药理学，P）的缩写，具体而言，包含以下几种检查。

M——形态学：组织病理、细胞病理学、细胞化学。

I——免疫学：免疫组织化学、流式细胞分析、免疫球蛋白电泳及定量。

C——细胞遗传学：染色体核型分析、荧光原位杂交（FISH）等。

M——分子生物学：融合基因筛查及定量，基因多态性及基因变异（肿瘤相关基因变异、遗传相关基因变异、药物代谢基因、病原基因等），基因拷贝数分析，IG/TCR 基因克隆重排分析、循环肿瘤 DNA（circulating tumor DNA，ctDNA）检测等。

P——病原学：病原基因、组织病原学、其他方法检测病原。

P——药理学：药物代谢动力学及药物代谢基因组学。

那么，我们怎么充分利用各项检测技术，并合理应用呢？首先我们横向比较各检测方法的优势及不足。

第一节　MICM 各个检测方法的优势及不足

一、组织病理学（形态学及免疫组织化学）

（一）优势

1. 可通过组织病理学观察完整的组织结构，判断病变性质，如淋巴滤泡形态是否完整、是否正常。

2. 不会造成细胞流失：一些体积比较大的细胞，组织切片观察得比较直观，如霍奇金淋巴瘤的肿瘤细胞，成簇分布的细胞，如转移癌细胞、原始细胞簇等。

3. 病原学的观察：如结核感染的干酪样坏死及结核杆菌、真菌感染等的诊断。

4. 免疫组织化学染色：有些抗体是病理学特有的，另外有些抗体病理学染色准确性高于其他检测手段，比如 Cyclin D1、Ki67，免疫组化染色优于流式，可以帮助确定很多免疫治疗相关靶点。

5. 一些特殊的病理改变及特殊染色：如淀粉样变性、胶原变性，如刚果红染色、Masson 染色及网银染色及特殊病原学的染色等，是其他检测方法无法代替的。肿瘤免疫微环境的观察：如霍奇金淋巴瘤肿瘤细胞周围的免疫细胞类型，特别是对于目前细胞免疫治疗如 CART 细胞治疗中、肿瘤微环境的特征及其变化对 CART 细胞疗效的影响观察等方面也有自己的优势。

6. 骨髓活检能够真实反映骨髓等组织真实的病理学改变，不受骨髓干抽及骨髓稀释等因素对骨髓形态学及流式细胞学分析结果的影响。

7. 除组织块及穿刺组织可行病理检查，一些体液、脱落组织均可送检病理学检查，如离心后的胸腔积液、腹水等。

8. 组织及切片可保存较长时间，为后续回顾诊断等提供有效可靠的帮助；大部分活检标本肿瘤细胞较为充足，必要时可为后续行基因测序、FISH 等检测提供标本。

（二）不足

1. 肿瘤细胞比例比较低的时候，细胞的良恶性较难鉴别，有时亦可能造成漏诊；如送检体液为脑脊液或其他量较少的体液时或送检体液细胞含量较少时，病理学检测敏感性较低。

2. 对于单个细胞形态及细胞内部结构的观察不如细胞形态学涂片直观：如病态造血的细胞学特征、毛细胞白血病细胞膜特异性变化的观察。

3. 骨组织在处理过程中可能会受到脱钙时间过长等技术方面的影响，导致后续免疫组化结果受到影响。

4. 有时制片受组织处理水平，或者前期组织受到挤压等导致组织细胞形态不佳，影响结果的准确性。

5. 免疫组化抗体有限：如髓系肿瘤的抗体不够全面、B 细胞淋巴瘤的轻链限制性表达不满意。

6. 病理检查对标本体量有一定要求，最理想的标本仍为完整淋巴结或部分病灶手术活检组织，其次为粗针穿刺标本，方可判断组织结构。取得以上标本所带来损伤相对较大，或者另外一些肿瘤因部位特殊，难以取得组织进行病理检查。

7. 制片（普通染色及免疫组织化学染色）流程稍长，耗时稍长。

8. 阅片过程有时会受诊断者个人经验及知识水平影响大，有一定主观性。

二、细胞形态及细胞化学染色

（一）优势

1. 在涂片制作良好的情况下，细胞比较舒展，单个细胞观察直观，细胞内外部结构显示较为清晰，有助于判断细胞来源及性质。

2. 在取材合格的情况下，可很好地确定骨髓增生状态及相应细胞比例。

3. 可为某些特殊疾病提供可靠的诊断依据：如噬血细胞综合征、某些遗传性红细胞疾病、慢性淋巴细胞白血病。另外，毛细胞白血病等有其独特的细胞形态学改变。

4. 外周血涂片可为某些疾病的诊断及疗效随访提供可靠依据，且简单易行。

5. 细胞涂片也可以长期保存，可回顾性为精准诊疗提供有效可靠的帮助；标本充足的情况下，必要时也可为后续行基因测序、FISH 等检测提供标本。

6. 异常细胞客观存在，即使目前很多免疫治疗可能造成部分表面抗原丢失，但细胞形态影响较小，仍可通过形态发现肿瘤细胞。

7. 可行涂片的免疫组化染色，但必须是新鲜的涂片并立即固定后方可进行，固定后的涂片可以保存一段时间后再进行免疫组化染色，辅助明确肿瘤细胞系列来源及寻找免疫治疗相关靶点。

8. 各种体液可浓缩后查找肿瘤细胞（即甩片）检查，或穿刺或活检组织可行印片检查，可联合其他检查提高检出率。

9. 制片简单快速，能较快给出初步结果。

（二）不足

1. 细胞形态在判断细胞成熟度的同时结合常规细胞化学染色，可以初步判断血液细胞的系别来源（髓系或淋系来源），但对于淋巴瘤，无法细分具体 T 系或 B 系来源。

2. 某些情况下，细胞分化阶段很难鉴别：如某些成熟类型的疾病，肿瘤细胞偏幼稚，某些幼稚类型的疾病，肿瘤细胞偏成熟。或者受治疗的影响，导致细胞分化阶段很难鉴定。有时细胞的良恶性也会受到治疗的影响，如某些淋巴母细胞白血病的患者，给予激素治疗后，虽然免疫表型仍为幼稚，但细胞形态会偏成熟，影响细胞形态判断。

3.受诊断人员人为因素影响较大，主观性较强。

4.受穿刺、制片等技术水平的影响，如细胞舒展不佳，影响形态观察。某些成簇或成团分布的细胞，或者体积较大的细胞受穿刺影响或涂片过程损伤破裂，可能在骨髓涂片中难以发现。

5.涂片免疫组化染色：开展较少，需进一步开发及关注。因其需新鲜、未经任何染色的涂片，同时需立即固定以备后续免疫组化染色，如未进行前期（固定）处理或保存时间较长涂片，可能导致检测结果有偏颇。

6.无法明确疾病分子学及遗传学特征，无法判断疾病预后：虽然有些细胞形态可能提示某些分子及遗传学改变，但需要相应的检测方法进一步验证。

三、流式细胞术

（一）优势

1.能够精准地在一群细胞上标记几种、甚至十几种免疫标志，高效，精确。

2.绝大多数情况下，可以准确地鉴别细胞系别来源及分化阶段，初步判断良恶性。

3.可以发现极少数量的异常细胞，是绝大部分血液系统疾病治疗过程中微量残留病（MRD）追踪的最重要的手段之一。

4.某些流式标志优于病理免疫组化，如CD13、CD33、CD61、CD41a、CD42b等标志，另外kappa、Lambda及ckappa、cLambda的检测也优于病理免疫组织化学。

5.整体实验流程用时较短，可以较短时间内获得试验结果。

6.在疾病诊疗过程中，可以发现细微变化，包括系列转换或者微小克隆的存在。

7.在当今免疫治疗时代，帮助确定更多的免疫治疗的靶点。

8.可对多种标本进行检测，如骨髓、外周血、脑脊液及胸腔积液、腹水，或组织细针穿刺获得的细胞悬液，甚至是组织活检块经研磨后亦可进行流式细胞术检测，且送检液体量少或送检液体中细胞数量少时，亦有较高检出率。

（二）不足

1.无法判断组织结构。

2.在某些情况下，如骨髓穿刺操作中技术差异及穿刺时留取标本顺序的影响，或送检穿刺组织时坏死或纤维组织较多时，流式细胞术检测肿瘤细胞比例可能受到较大影响，故最终比例仅作为参考。

3.某些免疫标志不如组织病理免疫组化效果好，如Cyclin D1、Ki 67。

4.对标本需新鲜程度有较高要求，且需抗凝处理标本，如标本发生凝集，会影响检测结果；脑脊液等特殊标本，如保存不当或放置时间长，严重影响检测结果的可靠性，甚至造成漏诊误诊；另外由于标本不能长期保存，后期无法反复验证，无法回顾性印证。

5.对于某些体积较大的细胞或成团存在的细胞，超过流式细胞仪可通过的最大径限，容易造成漏诊，如霍奇金淋巴瘤的肿瘤细胞，实体瘤的肿瘤细胞。

6.由于目前免疫治疗多样，故可能导致某些患者治疗后部分靶点缺失影响流式对肿瘤细胞的捕捉判断，如CD19单抗或CD19 CART细胞治疗后的肿瘤细胞使用CD19圈门可能造成漏诊，CD20、CD22等表面靶点同理，故流式细胞术的检测结果的可靠性非常依靠流式诊断医师具有丰富的临床相关知识，包括抗体的选择、组合及数据分析，故同时也具有一定主观性。

四、细胞遗传学

（一）核型分析

1.优势

（1）可以发现很多未知的遗传学改变，对血液系统疾病有独立的诊断及预后价值。

（2）某些特异性的染色体改变，对应相应的分子生物学改变，可为靶向药的选择提供依据。

（3）任何无菌的血液、积液、体液、组织穿刺细胞悬液，均可以进行染色体核型分析。

（4）染色体细胞悬液可以长期保存，后期可用于 FISH 检测等相关回顾性分析。

2. 不足

（1）难以发现某些小片段的隐匿性结构异常，需联合分子检测以增加检出率。

（2）需要细胞中期分裂象进行分析，如细胞分裂不佳，将无法获得准确的核型结果。

（3）因细胞培养过程耗时，故接收标本至发报告时间较长。

（4）所需标本需新鲜、存活的细胞，要求肝素抗凝，并需要无菌保存。

（二）FISH

1. 优势

（1）某些 FISH 检测具有独立的诊断及预后价值，并可为靶向药的选择提供依据。

（2）不需要细胞分裂相，不需要无菌标本，细胞悬液及细胞涂片、石蜡切片均可进行，且可进行细胞定位的信号分析，更进一步定位肿瘤细胞，同时进行相应细胞群体的计数分析。

（3）用时较染色体核型分析时间短。

2. 不足：费用较高，且只能针对已知的异常逐个进行检测，且目前 FISH 探针数量有限。

五、分子生物学

分子生物学主要对人体内源或外源性核酸包括 DNA 和 RNA 进行检测，明确淋巴瘤发生、发展相关的染色体结构异常、基因变异、表观遗传改变、病原微生物等，从而辅助诊断、评估预后、指导治疗等。分子检测包括众多检测方法，如 PCR 或二代测序等多种方法，每种检测方法有各自的适用目的及优缺点，且分子生物学检测技术发展进步较快，故在这里仅简单分析优势与不足，不做赘述（具体参照本书第十五章）。

（一）优势

1. IG/TCR 克隆重排分析可以帮助病理判断淋巴细胞的克隆性增殖情况以及来源，结合测序分析也可作为后续 MRD 监测的指标。

2. 肿瘤相关基因组结构异常及基因变异检测可以帮助血液系统疾病进行精准诊断、判断预后及指导靶向治疗，并在治疗过程中监测治疗疗效。

3. ctDNA 在淋巴瘤患者整体诊疗中，可以帮助判断疾病的危险因素、预测复发的风险，并可以作为治疗过程中 MRD 监测的指标，较影像更早发现复发。

4. 有些药物代谢基因可以了解药物代谢情况及药物之间是否存在相互影响，以便指导个性化用药。

5. 遗传易感相关基因检测可以帮助遗传病的诊断、指导治疗等，并且逐渐应用于造血干细胞移植供者的选择及预处理治疗方案的选择中。

6. 病原学方面的基因检测，可以大大地帮助临床寻找相关感染证据，协助制订有效的治疗方案，较普通细菌、真菌培养报告时效性增强；且较真菌、结核等特殊病原培养检出率大大提高；同时某些病原学感染与淋巴瘤的发生发展亦存在密切关系，如 EBV 相关的淋巴瘤等。

（二）不足

1. 由于分子生物学的快速发展，很多新的检测方法刚刚应用于临床研究，仍有很多医院尚未开展相关检测项目，仍有很多临床医生对此认知有限。

2. 生物数据中疾病相关信息的捕获及分析会受到相关分析人员知识储备能力等多种因素影响，有时可能出现仅能进行检测，而无能力解读检测结果的尴尬局面。例如某些基因检测的报告如何解读、某种基因变异是肿瘤或遗传相关以及是否致病、某种首次发现的融合基因变异是否具有临床意义等均需要临床医生及分子实验室人员共同解读，甚至可能仍需积累更多的临床数据后方能知晓其真正的临床意义，然后才能真正服务于临床。

3. 另外，不同分子检测对标本类型和量的要求各不相同，可能需要建立良好的临床与实验室的沟通体系。

上述 MICM 检测手段中，虽然细胞形态学及组织病理学能直观了解细胞形态、组织病理的免疫组化及流式细胞术均能进行免疫表型检测、分子及细胞遗传学均能检测某些基因的异常，而且各自有各自的特点，看似有部分重叠，但是在淋巴瘤诊疗过程中，它们并不能互相取代，在很多时候更是互为补充的关系，我们以 *TP53* 基因检测为例进行对比。

TP53 基因检测：众所周知，TP53 基因是抑癌基因，位于 17 号染色体，其变异与多种肿瘤发生密切相关，淋巴瘤也包含其中，TP53 基因改变预示预后不良。那么，在血液肿瘤患者中，P53 蛋白高表达并不代表一定存在 TP53 基因异常，有明确临床意义的 TP53 基因改变主要包括两个方面：①点突变；②基因缺失。而且已有文献指出：TP53 基因变异在血液肿瘤患者中预后不良，单一点突变者预后好于点突变联合基因缺失者。

那么对于 TP53 基因的检测手段及其检测相对应的 TP53 基因异常改变（表 16-1）。

统一样本病理免疫组化与流式细胞术的同一免疫标志在同一患者、同一时期、同一标本中也存在表达不一致的情况，如临床工作中有时遇到的骨髓瘤的患者，异常浆细胞在流式细胞术及病理免疫组织中，BCMA 表达一阴一阳，而患者在临床应用 BCMA-CART 治疗也获得较好的疗效，由此证明可能阴性者为假阴性，若非双重验证将失去此治疗机会。

表 16-1 TP53 基因异常改变及检测方法

检测方法	异常改变	
	点突变	缺失*
分子	√	√
染色体核型	—	√
FISH	—	√

*染色体核型及 FISH 均可检测 TP53 缺失，但是染色体核型由于受很多因素影响，有时可能会出现假阴性，而 FISH 受影响较少，几乎不会漏诊；分子检测可同时检测 TP53 基因点突变、小片段缺失/插入及外显子水平缺失异常。

综上，我们要充分了解各个检测方法，从临床出发，充分利用各种检测手段，获得更多的关于患者的诊断、预后及治疗信息，整合所有诊疗信息，使患者获得更安全有效、更加精准的诊疗，然后反馈到医技科室，促进医疗及检验各科室的共同进步。

（冯少美　林跃辉）

第二节　MICM 各种检测方法比较

一、各种检测方法对标本的要求及出报告时间（表 16-2）

表 16-2 不同检测方法对标本的要求及出报告时间

	细胞形态学	病理学	流式细胞学	细胞遗传学		分子生物学		病原学
				核型	FISH	肿瘤相关	遗传易感	
标本类型	骨髓涂片、外周血涂片、组织印片、体液甩片	各种穿刺组织及活检组织、脱落组织，各种体液[1]	新鲜血液、骨髓液及体液[1]、细针穿刺组织细胞悬液	新鲜血液、骨髓液及体液，组织细胞悬液	染色体悬液、细胞及骨髓涂片、石蜡切片	含肿瘤的组织、血液、骨髓液、体液、涂片及石蜡组织[2]	非肿瘤组织或不含肿瘤细胞血液	各种液体、组织等
抗凝/固定液	—	福尔马林	EDTA、肝素抗凝均可	肝素抗凝[3]	—	EDTA 抗凝（ctDNA 相关检测需用游离核酸保存管）	EDTA 抗凝	—
出报告时间（北京高博博仁医院）	3~5 个工作日 外周血涂片、印片及甩片 1~2 个工作日	5 个工作日 特殊情况 5~7 个工作日	3~5 个工作日 紧急情况：1~2 个工作日可获得初步报告	5~7 个工作日	1~2 个工作日	依据送检项目，不同报告时间不同：1~14 个工作日不等，有些检测甚至更长		

注：[1] 各种体液送检病理及流式细胞术检测时，病理对体液的量及其内含有的细胞数量要求较高，而流式细胞术检测大部分情况下在液体量较少或者细胞数量较少时亦可有阳性发现。
[2] 根据送检目的，对送检标本中肿瘤细胞比例有不同的要求；所需标本量，亦与送检标本中肿瘤细胞比例相关。
[3] 送检染色体核型分析时，如果是标本类型为组织或细针穿刺细胞悬液，应置放于指定的培养液中，如无菌的 1640 培养液＋肝素液体中，必要时可于操作前咨询实验室相关人员。

二、疾病疗效评估时各种检测方法的检测敏感性

淋巴瘤患者诊疗成功不可或缺的因素之一就是疾病诊疗过程中疗效的评估是否准确，虽然对于绝大部分淋巴瘤患者而言，疗效评估的主要手段是针对于瘤灶的影像学检查，但是对于某些仅仅累及骨髓或脑脊液的患者，骨髓穿刺或腰椎穿刺送检骨髓或脑脊液样本进行相关检查还是必需的，也就是我们通常所说的 MRD 的检测。

那么针对骨髓或脑脊液作为淋巴瘤患者疗效评估的检测方法除病理学外，尚需其余 MICM 检查作为主要检测手段，但是每种检测手段的敏感性不同（表 16-3）。

表 16-3 不同检测方法的敏感性及特点

方法	敏感性	特点
染色体	1%～5%	—
FISH	1%	针对已知异常
多色流式细胞术（muticolor flow cytometry, MFC）	3～4 色 0.01%～0.1% 6～10 色 0.001%～0.01%	根据初诊时的异常免疫标志
实时定量 PCR（qPCR）	0.001%～0.01%	针对已知异常
逆转录 PCR（RT-PCR）	0.001%～0.01%	针对已知异常
二代测序（NGS）	0.0001%～0.01%	针对已知异常

另外，对于没有骨髓或脑脊液异常的淋巴瘤患者，可以在疾病诊疗中适时进行 ctDNA 监测，但需要注意以下几个方面：①需要初诊时即进行 ctDNA 的检测，除了对评估预后有一定意义，亦可为后续 MRD 监测提供基线靶基因；② ctDNA 水平受多种因素影响，且其在疾病诊疗过程中，基因变异的种类及数值均可能发生改变，故在临床送检时需全面综合的考虑（同理也适用于其他基因变异的检测）；③流式细胞学分析、ctDNA 分子基因测序等检测手段可与影像评估互为补充。

（林跃辉　冯少美）

参考文献

[1] Steven HS, Elias C, Nancy LH, et al. WHO classification of tumours of haematopoietic and lymphoid tissues. 4th ed. IARC: Lyon, 2017.

[2] 陆道培. 白血病治疗学. 2 版. 北京：科学出版社, 2012.

[3] 克晓燕, 高子芬. 淋巴瘤诊疗手册. 2 版. 北京：人民卫生出版社, 2017.

[4] 克晓燕, 胡凯. 淋巴瘤靶向及免疫治疗手册. 北京：清华大学出版社, 2023.

[5] Dekker SE, Rea D, Cayuela JM, et al. Using measurable residual disease to optimize management of AML, ALL, and chronic myeloid leukemia. Am Soc Clin Oncol Educ Book, 2023, 43: e390010.

[6] 中国抗癌协会肿瘤标志专业委员会. ctDNA 高通量测序临床实践专家共识（2022 年版）. 中国癌症防治杂志, 2022, 14（3）: 240-252.

[7] Desmots F, Rossille D, Roussel M, et al. The negative influence of baseline cell-free DNA on long-term survival in DLBCL depends on frontline treatment intensity. Clin Cancer Res, 2023, 29（12）: 2280-2290.

[8] Feng SM, Tan S, Yao XY, et al. The value of ultrasound-guided fine needle aspiration in the diagnosis of diffuse large B-cell lymphoma: A single center experiment. Eur J Radiol, 2022, 157: 110567.

[9] Frank MJ, Hossain NM, Bukhari A, et al. Monitoring of circulating tumor DNA improves early relapse detection after axicabtagene ciloleucel infusion in large B-cell lymphoma: results of a prospective multi-institutional trial. J Clin Oncol, 2021, 39（27）: 3034-3043.

第十七章

病例精粹

在淋巴瘤诊治过程中，影像、临床检验、特殊检验相互之间发挥着协同作用，帮助临床明确诊断、判断预后、指导治疗。

这一部分，分享 5 个病例，展示各种检查方法在实际临床中的整合应用，因篇幅有限，无法面面俱到，仅是抛砖引玉，以便各位读者将前面的知识串联起来。

病例 1 高龄复发难治弥漫大 B 细胞淋巴瘤

患者 80 岁老年女性，因"诊断弥漫大 B 细胞淋巴瘤 1 年半，疾病再次进展 2 个月"于 2020 年 11 月 19 日首次入我院。

现病史：患者 2019 年初无明显诱因出现右侧腹股沟淋巴结肿大，鹌鹑蛋大小，未予以重视。2019 年 5 月因右侧腹股沟淋巴结进行性肿大至鹅蛋大小起病，无发热、盗汗、体重下降。行腹股沟肿物穿刺，2019 年 5 月 27 日外院病理会诊：弥漫大 B 细胞淋巴瘤，非生发中心型（DLBCL non GCB）：CD20（弥漫+），CD79a（弥漫+），CD21（+），CD23（弱+），BCL6（部分+），BCL2（+），CD10（-），CD30（散在+），CD15（-），MUM1（+），CyclinD1（-），C-MYC（20%~30%+）。PET/CT 评估：全身多发肿大高代谢淋巴结，累及膈上下淋巴结（右侧扁桃体、髂血管旁、髂窝、腹股沟及大腿内侧）。诊断：弥漫大 B 细胞淋巴瘤，非生发中心型，ⅢA 期。外院初始治疗 R-mini CHOP 共 6 周期，其中第 3、4 周期联合 MTX5.5g。2 个疗程后评估部分缓解（PR），4 个疗程后评估完全缓解（CR），6 个疗程完成后未评估，单药美罗华 700 mg 维持治疗 2 次后结束治疗，进入观察。2020 年 2 月（停止治疗 3 个月）右侧腹股沟疼痛未予以重视，右侧下颌淋巴结进行性增大至右侧面部肿大，眼睑水肿。PET/CT 评估疾病复发。继续外院治疗：R-GemOx 共 3 个周期，其中第二次联合 MTX5.5g，3 个周期后超声评估疾病稳定（SD）。随后改为 IR2 方案（伊布替尼＋美罗华＋来那度胺），1 个月后眼睑肿大明显缩小，随后再次增大，疾病再次进展。

既往史：既往无高血压、糖尿病、冠心病等基础病。否认传染病史、寄生虫感染史。

家族史：家中无肿瘤及免疫性疾病遗传史。

查体：体温 36.5℃，脉搏 65 次/分，呼吸 18 次/分，血压 136/76 mmHg。身高 165 cm，体重 75 kg。ECOG 1 分。患者右侧眼睑及眼眶可见一肿物，周围组织水肿明显，右眼睁眼受限，范围约 5 cm×5 cm（图 17-1）。肝脾肋下未触及，心、肺、腹查体无异常体征。

辅助检查：

PET/CT（图 17-2）：右侧眼眶内外半软组织密度填充，4.7 cm×2.3 cm，推挤眼球左移，可见放射性摄取增高及浓聚，SUVmax 10.9。此外，右侧耳下、颌面皮下、右侧口咽后壁、右侧颌下、右侧舌根部、右侧颈部、纵隔内多发高代谢结节，均可见高代谢。

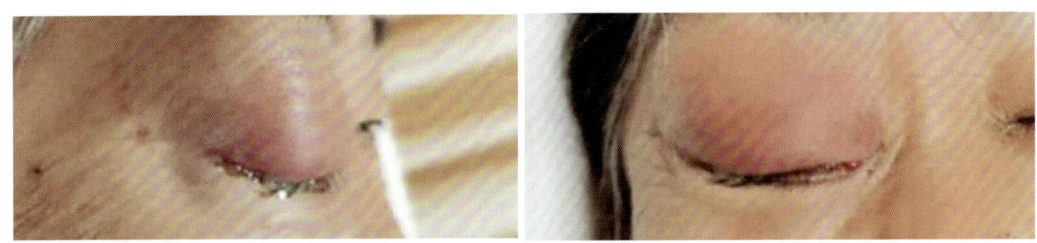

图 17-1　入院时患者右眼眶肿物将眼球推出眼眶，眼睑无法完全闭合

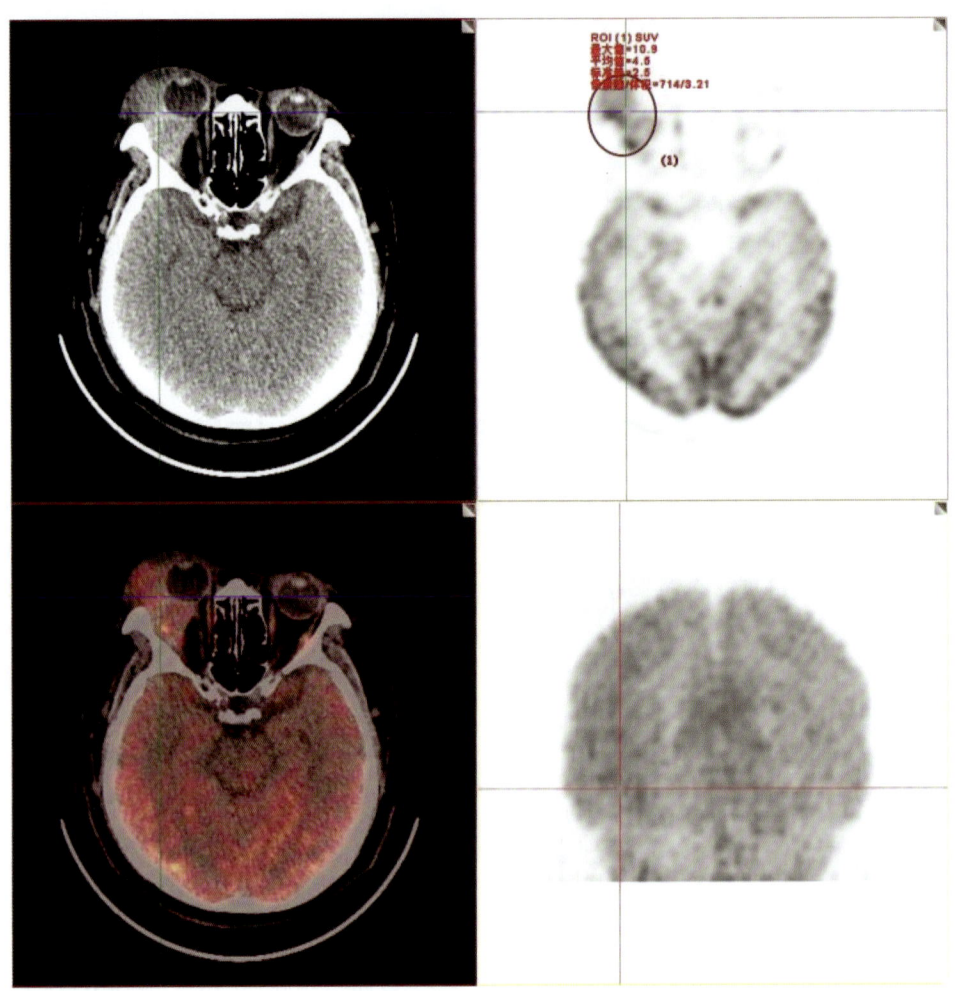

右侧眼眶内外半软组织密度充填并向前隆起，最大径约 4.7cm*2.3cm，推挤眼球左移，可见放射性摄取增高及浓聚，最大 SUV 值约 10.9。

图 17-2　入院时 PET/CT 检查有眼眶内肿物将眼球向眼眶外推挤

占位最大、SUV 值最高者位于眼眶内，活检风险高，选择颌下淋巴结进行超声引导下穿刺活检。粗针穿刺送检病理、基因、FISH 检测，同时细针穿刺送检流式、染色体检测。

病理检查（2020 年 11 月 20 日）：颌下淋巴结穿刺，DLBCL，Non-GCB。免疫组化结果：BAFF-R（80%），BCMA（－），Bcl2（90%＋），Bcl6（＋），C-MYC（热点 30%＋），CD5（－），CD10（－），CyclinD1（－），CD19（90%＋），CD20（95%＋），CD22（90%＋），CD30（40%＋），CD79b（90%＋），EBV-EBER（－），Ki-67（70%＋），MUM1（＋），PAX5（＋），PD1（背景细胞＋），PDL1（肿瘤细胞＜背景细胞＋），P53（85%＋）（图 17-3）。

肿瘤组织流式细胞学检查（2020 年 11 月 20 日）：异常成熟 B 淋巴细胞。表达 CD19、CD22、Lambda、IgM、CD79b 和 HLA-DR，部分表达 CD10 和 CD123；不表达 CD20（图 17-4）。

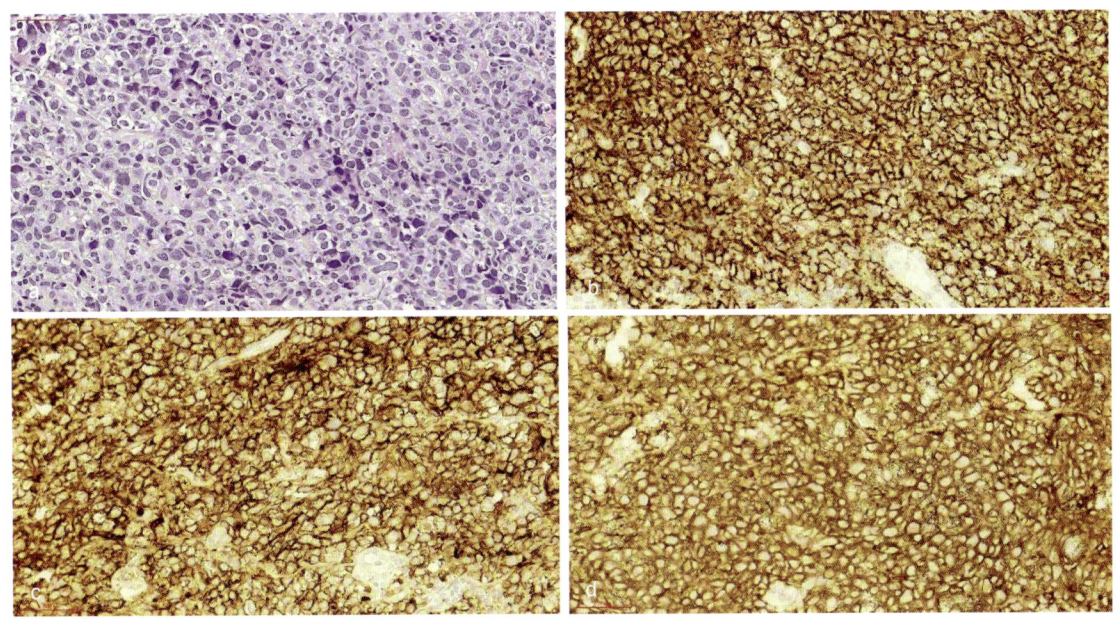

图17-3 颌下淋巴结穿刺病理。a. HE 染色（×400）；b. CD20（×400）；c. CD22（×400）；d. CD79b（×400）

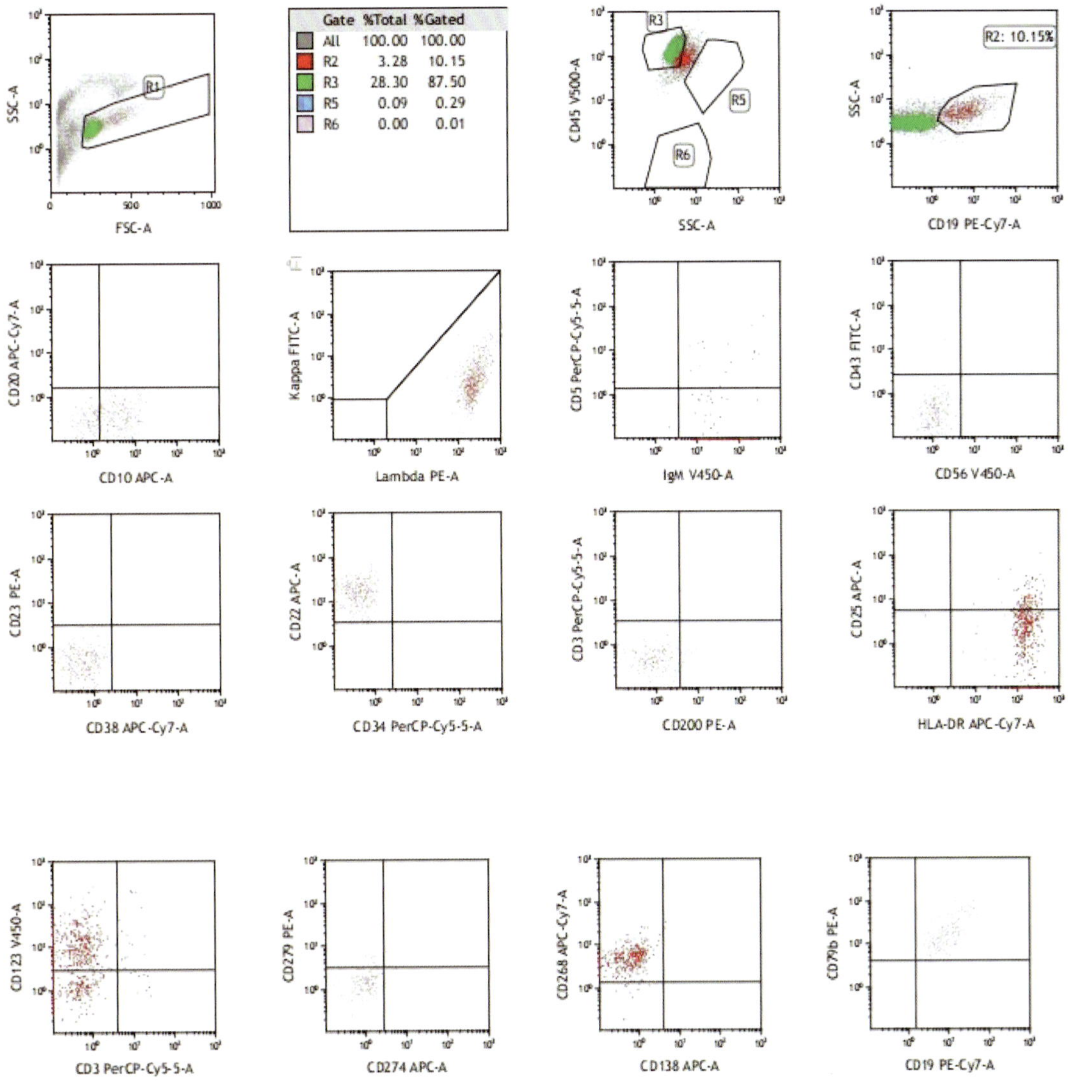

图17-4 肿瘤组织细胞悬液流式细胞学检查

肿瘤组织FISH：*BCL2*基因拷贝数异常。*C-MYC*、*BCL6*未见异常（图17-5）。

细针穿刺肿瘤组织染色体核型分析：49，XX，+del（6）（q21），+add（7）（q22），add（10）（p11.2），add（18）（p11）[14]/50，idem，+20[6]（图17-6）。

肿瘤组织基因变异检测：*MYD88* p.L265P致病突变。

根据病理、流式检查CD19均强表达，2020年12月10日行CD19-CART细胞治疗，过程顺利，CRS反应1级，并予BTK抑制剂（泽布替尼）口服维持治疗，3个月复查PET/CT达到完全缓解（CR）（图17-7）。

复发：2021年5月，发现右侧耳后新发肿大淋巴结（CART治疗后5个月余），5月7日入院查体，右侧耳后3 cm×3 cm左右范围包块。5月8日耳后肿大淋巴结部分切除活检，病理诊断同前：DLBCL non GCB，CD19（+），CD20（+），CD22（+），CD79b（+）。流式细胞术检查仍不表达CD20，余同病理。

CD19-CART使患者获得5个月缓解期，为既往化疗未能获得的效果，复发后继续采用CART细胞治疗。2021年5月19日人源CD22-CART细胞治疗，过程顺利，1个月PR，未能达到完全缓解。回输2个月后再次进展：2021年7月27日颈部MRI可见右侧下颌出现新发病灶1.9 cm×

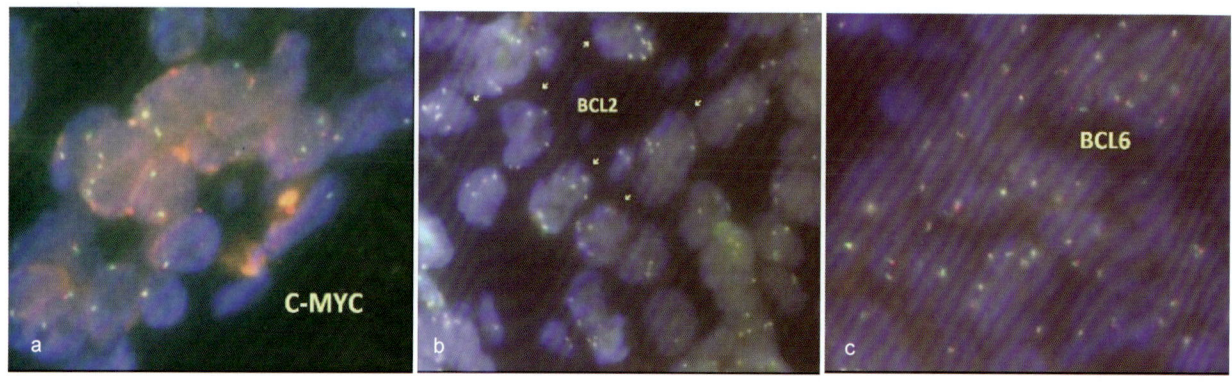

图17-5 穿刺组织FISH检测。a. *C-MYC*正常；b. *BCL2*拷贝数异常；c. *BCL6*正常

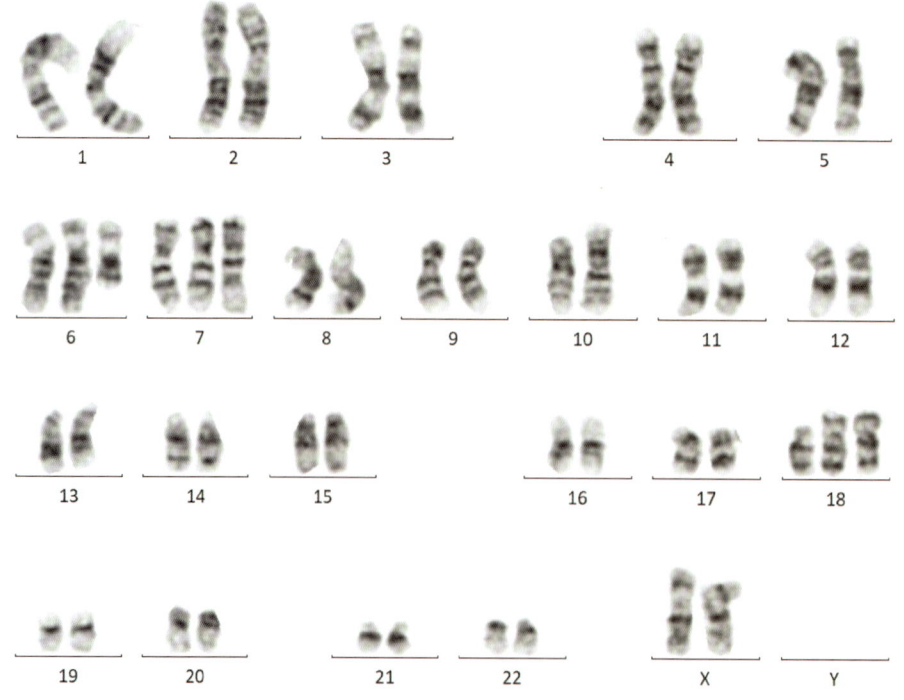

图17-6 细针穿刺组织细胞悬液染色体核型分析

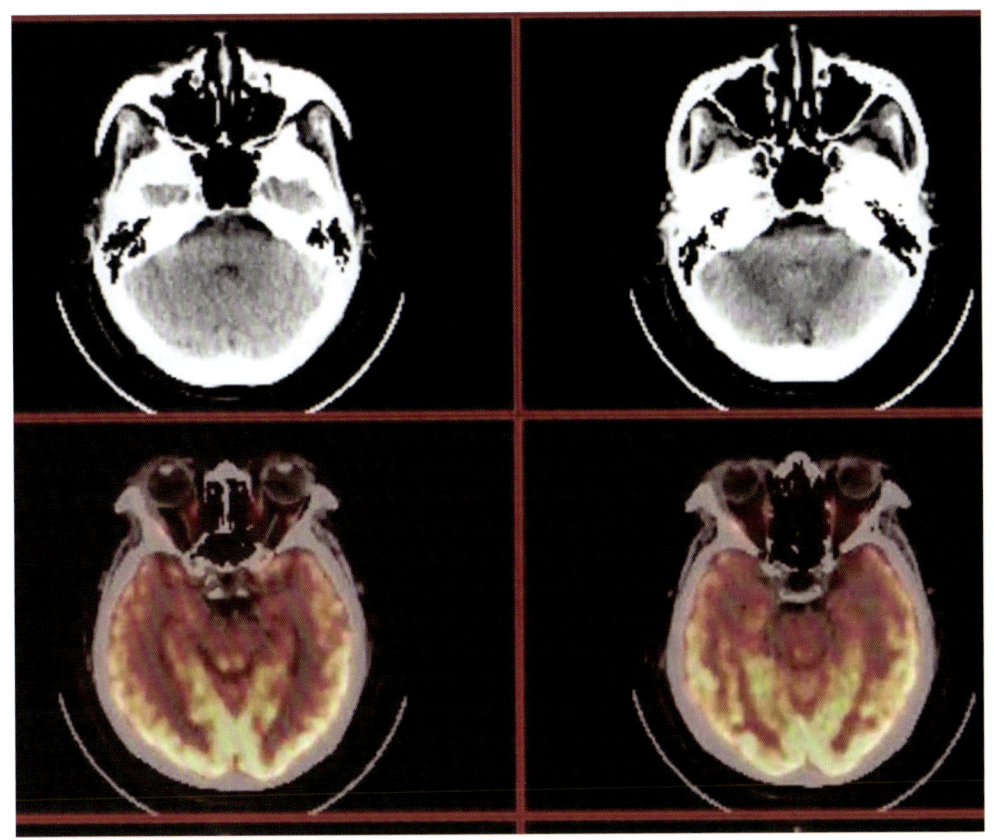

图 17-7　CD19-CART 细胞免疫治疗后 3 个月复查，完全缓解。可见原有眼眶高代谢占位处，已经无明显占位性病变，代谢正常

2.1 cm×2.2 cm。同时触及腰背部多发皮下结节，质地较硬，无痛性。

参考我院两次病理、两次组织细胞悬液流式，均提示肿瘤细胞 CD79b 强阳性，使用含有 CD79b 单抗方案针对表面 CD79b 抗原阳性进行挽救性化疗，有文献报道，CD79b 单抗可使 CD20 表面抗原上调，使原本 CD20 不表达或表达率低的患者 CD20 单抗获益。具体：POLA（CD79b 单抗）+苯达莫斯汀+CD20 单抗。具体后续治疗情况如表 17-1。

表 17-1　PRB 方案 3 周期，BR 方案 3 周期，后期维耐克拉维持治疗

时间	方案	疗效评估
2021-7-27	PBR	
2021-8-25	PBR	PET/CT 评估为 CR，且背部皮下结节消失
2021-9-24	PBR	因经济原因停用 POLA
2021-10-22	BR	口服来那度胺，皮疹不能耐受停药
2021-11-18	BR	
2021-12-16	BR+维耐克拉 单药维耐克拉维持	联合 BCL2 抑制剂维耐克拉*
2022-4-7		PET/CT：CR
2022-8-9		PET/CT：CR
2022-10	停止维耐克拉维持	
2023-3-15		PET/CT：CRPBR，POLA（CD79b 单抗）+苯达莫斯汀+CD20 单抗；BR，苯达莫斯汀+CD20 单抗

*患者首次 CART 后使用 BTK 抑制剂维持治疗过程中复发，免疫调节剂来那度胺不能耐受，根据 FISH 检测 *BCL2* 拷贝数异常，选用 *BCL2* 抑制剂维纳克拉维持治疗。

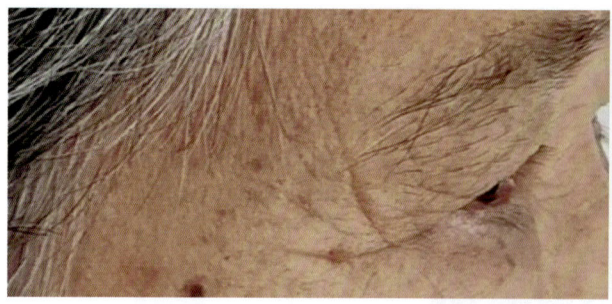
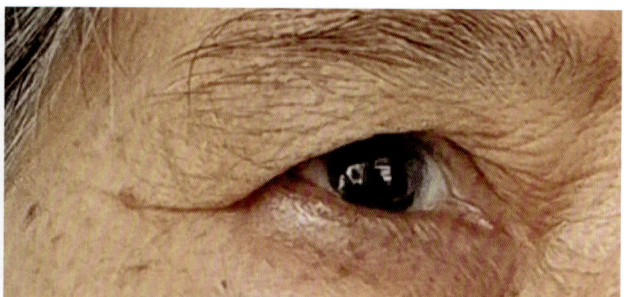

图 17-8 2013 年 12 月患者右侧眼部照片

定期随访，多次 PET/CT 均为 CR 状态，随访至 2023 年 12 月，无复发迹象（图 17-8），自 2021 年 8 月两周期 PBR 方案达到完全缓解起，已达到完全缓解 2 年余。

根据精细诊断，表面抗原、基因、FISH 检测结果制订治疗方案及后期维持治疗用药，步步为营，使老年患者长期缓解，有希望达到治愈。

病例 2　成人原发耐药伯基特淋巴瘤

患者为 20 岁青年男性。因"间断腹痛 4 个月余，诊断为伯基特淋巴瘤（BL）3 个月余"于 2019 年 10 月 15 日首次入我院。

现病史：患者 4 个月余前（2019 年 6 月）无明显诱因出现间断腹痛，伴恶心、呕吐，呕吐物为不含血胃内容物，伴有黑便 5 次，量约 500 g，大便无黏液及脓血，无头晕、头痛、无胸闷、气短，就诊于当地医院，给予输液治疗（具体不详），未见明显好转。后就诊于外地医院普外科，诊断为"肠套叠"，给予手术治疗后症状明显好转。术后病理回报：伯基特淋巴瘤，肿瘤直径 2.5 cm，侵及肠壁全层，回盲瓣、阑尾、环状切缘均可见肿瘤累及，结肠周围淋巴结（2/22）可见肿瘤累及。患者术后 2 周无腹痛、腹泻、黑便等不适，切口愈合良好。行 PET/CT 检查见腹盆腔多发高代谢病灶（图 17-9a，报告未见），后分别给予 Hyper-CVAD-A 方案及 Hyper-CVAD-B 方案治疗。2019 年 10 月 11 日复查 PET/CT（图 17-9b）：肝被膜区及左右腹膜高代谢病变部分为新发，提示肿瘤复发。患者无发热、盗汗，无恶心、呕吐，无腹泻、黏液脓血便、里急后重，无便秘，无明显体重减轻，为求进一步治疗来我院就诊，门诊以"伯基特淋巴瘤"收入院。患者自发病以来精神、饮食、睡眠可，大小便正常。

既往史：无先天性疾病，否认 EBV 感染史及反复疱疹病毒感染史，否认先后反复重症感染史，否认其他病毒感染史。否认传染病史、过敏史、外伤及输血史。除肠套叠手术外否认其他手术史。

家族史：患者家中无肿瘤患者，父母体健，兄弟姐妹 1 人，健康。家族中无遗传病史。

查体：体温 36.7℃，脉搏 98 次/分，呼吸 20 次/分，血压 110/80 mmHg。身高 185 cm，体重 59.1 kg。ECOG 1 分。心肺查体未见异常，肝脾肋下未触及。下腹部可见一长约 15 cm 纵行手术瘢痕，右下腹可见直径约 1 cm 的手术瘢痕。右下腹可隐约触及大小不等的多枚肿块，质韧，无压痛反跳痛。

辅助检查：

PET/CT（2019 年 10 月 11 日外院）：肝被膜区及左右腹膜高代谢病变部分为新发（图 17-9b）。

组织病理（左腹部病灶穿刺）：伯基特淋巴瘤（BL）。结合形态学、蛋白水平标记及外院 FISH 检测 C-MYC 重排阳性支持 BL；肿瘤细胞增殖活性高，很好地表达 CD19、CD20、CD22、CD38。免疫组化：BCL2（-），BCL6（+），C-MYC（85%+），CD3（-），CD10（+），CD19（+，95% 强），CD20（+，95% 强），CD22（+，95% 强），CD38（+，95% 强），CyclinD1（-），Ki-67（95%+），P53（95%，强弱不一，野生型），PD-1（-），PD-L1（背景细胞+），TdT（-）。原位杂交结果：

EBV-EBER（-）（图17-10）。

细针穿刺细胞悬液流式细胞学检查：可见99.44%（占全部细胞）的CD19+/CD45+细胞，FSC和SSC大，表达CD22、CD10、CD20、Kappa、CD269（BCMA）和CD38，不表达CD5、Lambda、CD7、CD44和CD34。为异常表型的成熟B淋巴细胞（图17-11）。

细针穿刺细胞悬液染色体核型分析：39，XY，t（8；14）（q24；q32），inc[1]。

穿刺组织基因变异检测：检出TP53p.R175H变异、ID3p.P56S和p.E19X变异、GNA13p.Q27X和c.284-2A>T变异（图17-12）。

诊断：①伯基特淋巴瘤ⅣA期（肠道、肝）；②肠套叠术后

治疗：2019年10月17日予以减瘤方案（美罗华+长春新碱+甲氨蝶呤+伊达比星+环磷酰胺+注射用甲泼尼龙琥珀酸钠）减瘤化疗。用药前采集外周血淋巴细胞为CART细胞免疫治疗做准备（10月28日超声提示腹腔最大病变大小4.5 cm×1.3 cm×3.0 cm，11月4日再次增大至7.8 cm×5.5 cm×5.6 cm）。腹腔肿瘤一度缩小后再次增大，化疗效果不能维持至下次治疗前。

病理形态、免疫表型均支持伯基特淋巴瘤诊断，*ID3*基因突变为伯基特淋巴瘤较为特异性的基因突变。复发难治原因考虑与*TP53*基因突变相关，第二次减瘤化疗中添加地西他滨用于改善表观遗传学异常，期待达到更好的减瘤疗效。但同时预期本次减瘤效果未必能够长期维持，肿瘤负荷最低点输注CART细胞，2019年11月8日给予CART前减瘤及清淋预处理。并行腰椎穿刺+鞘内注射，脑脊液未见异常。2019年11月18日回输鼠源CD19-CART细胞，总输注量$3.35×10^6$/kg。回输后CRS1级，无脏器损伤，症状仅为高热。2019年12月2日腹部彩超：右侧腹及脐下深方见腹膜处多个低回声结节（大者位于脐深方约3.0 cm×1.6 cm×1.0 cm，脐右下方大者约2.3 cm×1.9 cm×1.2 cm）。未行PET/CT复查，残余病灶是否仍有活性不详，评估疗效为部分缓解

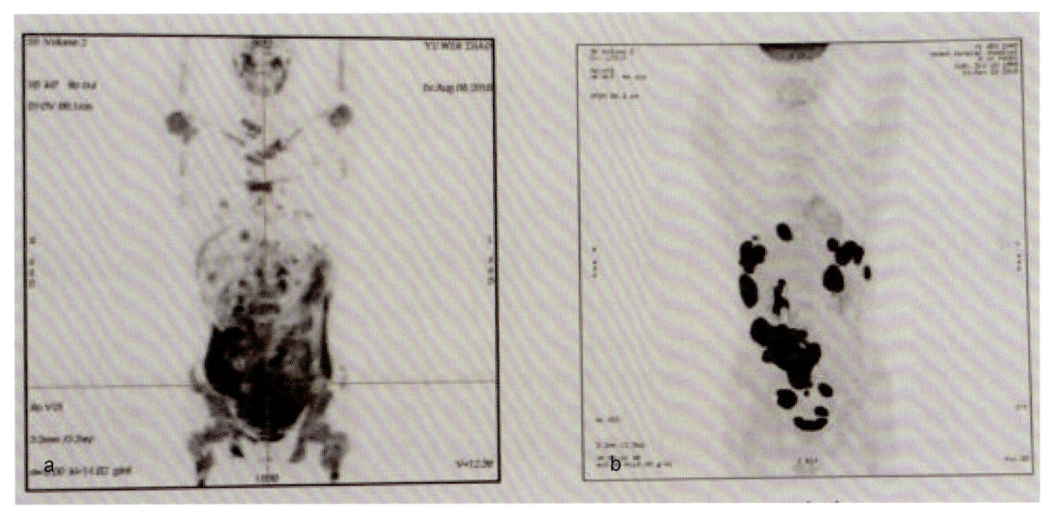

图17-9 外院两疗程化疗前后PET/CT对照。a.初发病外院治疗前；b外院治疗后10月11日复查

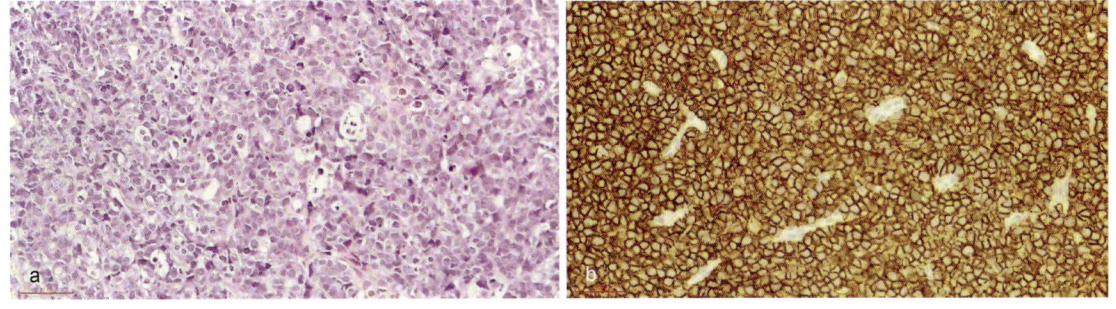

图17-10 腹部病灶穿刺病理。a. HE染色（×400）；b. CD20（×400）

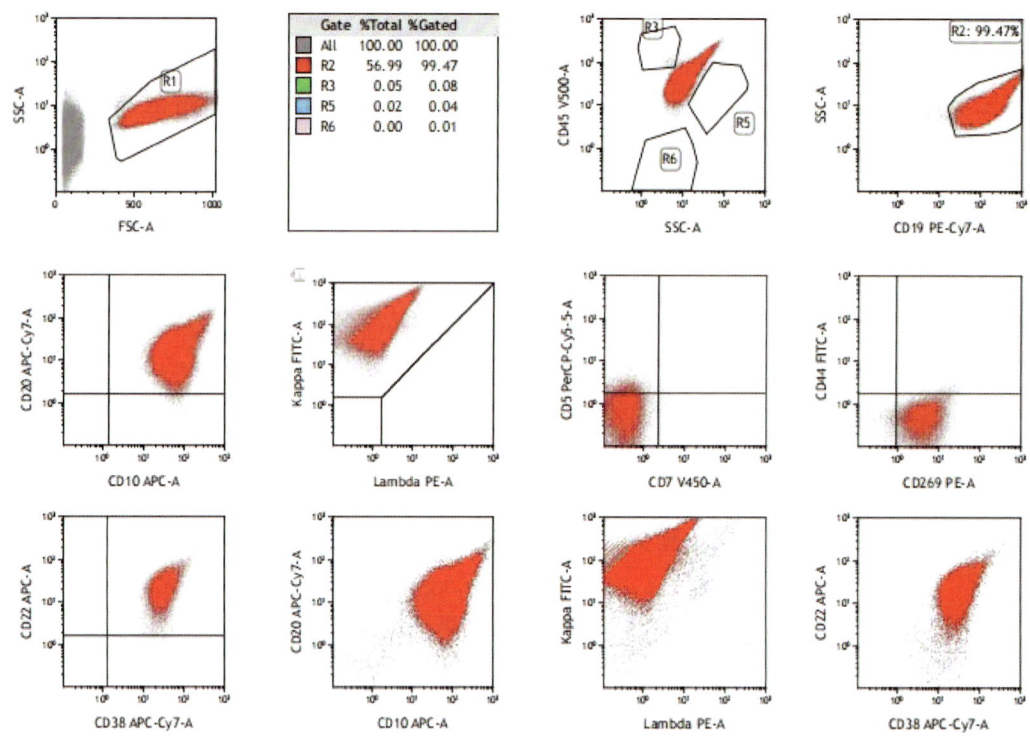

图 17-11　细针穿刺组织细胞悬液流式细胞学检查

共检测 339 个与血液肿瘤诊断、预后、复发、治疗相关的基因。

一、检测结果和结论

1. 送检样本在检测内容范围内，检测到以下基因变异：

    TP53 p.R175H 变异；

    ID3 p.P56S 和 p.E19X 变异；

    GNA13 p.Q27X 和 c.284-2A>T 变异；

    TPMT p.Y240C 变异。

    （*TPMT* p.Y240C 变异疑似为胚系来源，与药物代谢相关，建议做药物代谢相关基因检测验证。）

    上述基因变异有明确研究和文献支持，与疾病密切相关。

    - *TP53* p.R175H 体细胞变异曾在多种实体瘤患者中检出，导致 *TP53* 靶基因活化降低，干扰野生型 *TP53* 活化，抵抗细胞凋亡，降低基因组稳定性，并使 *TP53* 基因获得致癌活性，导致基因转录异常活化，细胞迁移增强，促进肿瘤发生，为功能缺失型变异；已知 *TP53* 的功能缺失型变异具有致病性；*TP53* 基因变异见于多种肿瘤患者中，是较为显著的预后不良因素；

    - *ID3* p.P56S 变异曾在 BL、DLBCL、B-AL 中检出，针对 BL 细胞系的研究表明，该变异可能导致 BL 细胞 G1 期至 S 期细胞周期进展增加，但另有研究表明该变异对蛋白功能影响较弱；p.E19X 为无义变异，曾在 DLBCL 中检出，其后存在 bHLH 结构域，可能导致蛋白功能缺失；该基因变异在 BL、DHL、SMZL、DLBCL 患者中检出；实验表明 *ID3* 基因变异促进淋巴瘤中的细胞周期进程和细胞增殖；*ID3* 基因功能失活和 *IG-MYC* 易位可以作为 BL 发生的标志；

    - *GNA13* p.Q27X 为无义变异，下游存在 G-alpha 结构域，可能导致蛋白功能缺失；c.284-2A>T 为剪切位点变异，可能导致异常剪切，影响蛋白正常功能；该基因变异见于 BL、CHL 和 DLBCL 患者；该基因变异曾见于 BL、CHL 和 DLBCL 患者；功能研究表明，*GNA13* 基因在 BL 和 DLBCL 中发挥肿瘤抑制作用；该基因变异对 BL 患者预后影响尚未明确；

    - *TPMT* p.Y240C 变异，即 rs1142345 位点为 C 等位基因，本样仅检出该变异，可能为 *1/*3C 单体型，巯基嘌呤药物使用初始剂量需较野生型 *TPMT* 携带者常规应用剂量降低；2019 年 NCCN 儿童 ALL 指南建议，巯基嘌呤类药物的使用剂量要基于 *TPMT* 和 *NUDT15* 基因变异；具体用药建议参考 NCCN、CPIC 指南和药物说明书。

图 17-12　穿刺组织血液肿瘤相关基因突变筛查检测报告

1. 指南或权威研究文献明确有意义的基因变异

基因	变异位点	变异	变异类型	变异频率	相关疾病*	备注
C1QA	chr1 NM_015991 exon3	c.C622T p.Q208X	Stopgain	49.4%	补体C1q缺陷症、系统性红斑狼疮	父亲为杂合型 母亲为野生型 哥哥为杂合型
IRF7	chr11 NM_001572 exon9	c.A1235G p.Q412R	Non-Synonymous SNV	43.05%	免疫缺陷	父亲为野生型 母亲为杂合型 哥哥为杂合型
F7	chr13 NM_000131 exon9	c.G1238A p.R413Q	Non-Synonymous SNV	56.55%	凝血因子Ⅶ缺乏症	父亲为野生型 母亲为杂合型 哥哥为野生型

图 17-13 体细胞遗传易感基因

（PR）或以上。

遗传易感基因结果（2019年12月4日）：患者样本中同时检出 C1QA p.Q208X、IRF7 p.Q412R、F7 p.R413Q 基因胚系变异，与免疫缺陷及血液肿瘤遗传易感相关；其父亲携带 C1QA p.Q208X 杂合变异，母亲携带 IRF7 p.Q412R、F7 p.R413Q 杂合变异，哥哥携带 C1QA p.Q208X、IRF7 p.Q412R 杂合变异（图 17-13）。

分析：患者携带较多血液病相关遗传易感基因胚系变异，自体移植确实存在复发风险。但骨髓库未能找到非血缘供者，父母及哥哥均带有免疫缺陷相关基因变异，作为异基因移植供者获益有限，且异基因移植风险及经济花费均显著高于自体移植，选择自体移植联合另一靶点 CART 细胞治疗巩固疗效。

患者的后续治疗及随访情况，见表 17-2。随访 4 年余，无复发迹象。

表 17-2 后续治疗经过及治疗后随访

日期	治疗	随访
2019年12月20—21日	自体造血干细胞采集	
2019年12月28日	自体干细胞移植前预处理	
2020年1月6日	自体造血干细胞回输	
2020年1月7日	人源 CD22-CART 细胞（细胞量为 $3.26\times10^6/kg$）	
2020年3月9日		PET/CT：CMR
2020年6月1日	人源 CD20-CART 细胞（细胞量为 $1.8\times10^6/kg$）巩固	
2020年10月9日		PET/CT：CR
2021年1月13日		PET/CT：CR
2021年3月31日		PET/CT：CR
2021年7月12日		PET/CT：CR
2022年7月18日		PET/CT：CR
2023年9月27日		PET/CT：CR

病例 3 复发 HIV 阳性浆母细胞淋巴瘤

56 岁中年男性。因"淋巴结肿大 1 年余，诊断浆母细胞淋巴瘤 10 个月"于 2021 年 2 月 1 日首次入我院。

现病史：患者于 1 年余前（2019 年 10 月）出现双下肢肿痛，伴有发热，最高 39.2℃，伴有畏寒寒战，夜间盗汗，体重迅速下降，就诊于外院，发现结核感染，同时发现 HIV 阳性。PET/CT 检查：双侧颈部、左侧锁骨上下、双侧腋窝、右侧胸壁肌间隙内、双肺门、纵隔、腹膜后、肠系膜上、肠道表面多发放射性摄取增高小结节；回盲部肠管肠壁增厚，范围 6.9 cm×6.8 cm，SUVmax 20.2。2019 年 11 月 18 日行肠镜检查，病理检查提示急性及慢性炎症，EBER（散在+），未见肿瘤成分。2020 年 2 月末发现颈部淋巴结肿大，随后出现右侧牙龈肿，并且出现赘生物，2020年4月再次就诊于同一医院，并于右侧下颌牙龈部切除部分病灶行病理检查（2020年4月21日）：考虑浆母细胞淋巴瘤，EBER（+）。因疫情原因未能系统化疗，行美罗华单药治疗（具体剂量不详）。复查PET/CT可见除原发部位外，下颌骨及周身多发骨质破坏，病灶累及右侧臀大肌，并且出现腹盆腔积液。分别于6月2日、6月24日、7月15日、8月5日及8月26日给予5周期R-EPOCH化疗，3个疗程后PET/CT（7月22日）提示大部分病灶缩小，SUV值下降，未见腹盆腔积液，但纵隔局部病灶略有增大。2020年9月25日行VD方案一周期，10月26日给予MTX+VRD方案一周期后停止化疗，自服中药调理，调理过程中发现右下颌病灶再次增大。2021年1月26日复查PET/CT发现右下颌局部病灶增大至6.4 cm×5.1 cm，SUVmax 30.2；肝多发FDG摄取增高的低密度肿物，SUVmax 34.3，大者9.6 cm×8.6 cm；双肾上腺等位置出现新发病灶，余病灶大致同前。为求进一步治疗入我院，患者入院精神尚可，体力下降，食欲正常，但因口腔疼痛，进食量有所下降。睡眠质量因下颌疼痛略下降。发病初体重迅速下降15 kg以上，入我院时已经恢复10 kg，大便正常，排尿正常。

既往史：2019年11月发现HIV病毒感染，感染方式涉及隐私，患者不愿透露，口服病毒阻断药，末次于2021年1月25日检测HIV病毒载量阴性。无先天性疾病，有EBV感染史，有反复疱疹病毒感染史，表现为生殖器疱疹，有隐球菌感染史。发现高血压20年，收缩压最高160 mmHg，舒张压不详，每日口服琥珀酸美托洛尔47.5 mg，血压控制可；否认糖尿病。2019年11月发现肺结核，经治疗已控制。否认肝炎、疟疾等传染病史。既往有胆囊切除术及疝气修补术手术史，术后恢复好。

家族史：家中兄弟姐妹共8人，1个兄长患有喉癌，余健康，子女2人，健康。无遗传病史。

查体：神志清楚，因下颌肿物巨大，吐字不清，体温36.7 ℃，脉搏105次/分，呼吸20次/分，血压126/88 mmHg。身高173 cm，体重66.8 kg。ECOG 1分。右侧颌下淋巴结肿大，直径8 cm左右，与下颌骨分界不清，无法活动，有胀痛，不剧烈，触碰胀痛无加重。口腔内可见右侧下颌牙周肿物，团块状，3 cm×4 cm左右，固定不能活动，无触痛，表面溃疡附有白苔，无明显流脓出血。双肺无明显干、湿啰音，心脏查体未见明显异常。肝脾肋下未触及。

辅助检查：

PET/CT（2021年1月26日）：双侧扁桃体FDG摄取增高，右侧为著，SUVmax 6.7。右上颈部、左颈全段、下颌前及双侧腋窝多发FDG摄取增高的淋巴结，SUVmax 13.4，大者约2.3 cm×1.8 cm。右侧胸腔内见少量水样密度影，左侧胸腔未见积液征象。纵隔、双侧肺门部、胸壁肋软骨间及膈脚后可见多发FDG摄取增高的淋巴结/结节，大者约2.7 cm×2.1 cm，SUVmax 8.2。肝多发FDG摄取增高的低密度结节/肿物，SUVmax 34.3，大者约9.6 cm×8.6 cm。双侧肾上腺区见FDG摄取增高的软组织结节，SUVmax 23.1，大者约2.3 cm×2.2 cm。腹腔、肠系膜及腹膜后多发FDG摄取异常增高的肿大淋巴结/结节，大者约2.9 cm×2.8 cm，SUVmax 18.5，局部与左侧腰大肌、升结肠肠壁分界不清。右牙槽骨及下颌骨局部骨质破坏并周围软组织肿物形成，SUVmax 30.2，活性范围约6.4 cm×5.1 cm。髂骨、左侧髋臼见FDG摄取增高灶，SUVmax 17.6。患者初发病时、化疗后及入院前PET/CT检查见图17-14。

细针穿刺组织细胞悬液流式细胞学分析：2021年2月2日重新穿刺右侧下颌部肿物，可见83.65%细胞表达CD81，部分表达CD138、CD28、CCD79a和cIgM，不表达CD19、cCD22、CD56、CD27、cLambda、cKappa、CD20、CD34、CD99、CD11b和CD7，Ki-67%表达率为95.53%。为异常表型的细胞。异常细胞特殊靶点检测结果：CD269表达率为99.43%，CD70表达率为95.52%，CD30表达率为94.64%，CD79b表达率为90.95%，CD274表达率为99.17%，不表达CD279。结论：可见83.65%异常细胞。不除外浆母细胞淋巴瘤（图17-15）。

病理：送检穿刺组织，几乎全部为肿瘤细胞，弥漫增生浸润。细胞体积大，胞质丰富淡染，核大，类圆或不规则，染色质细，核仁不明显，易见分裂象。免疫组化结果：ALK（-），CD3（-），

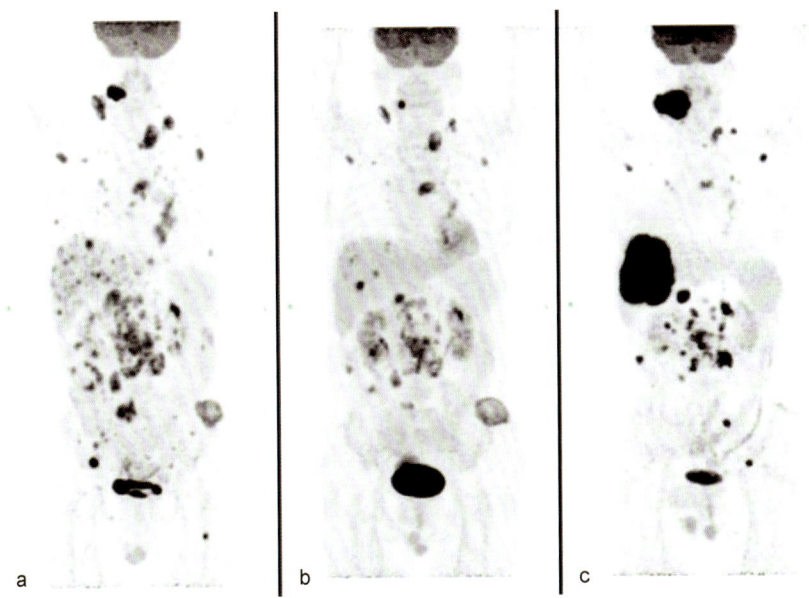

图 17-14 入我院前 PET/CT。a. 2020 年 6 月 2 日初发病；b. 2020 年 7 月 22 日化疗后；c. 2021 年 1 月 26 日入我院前 5 天

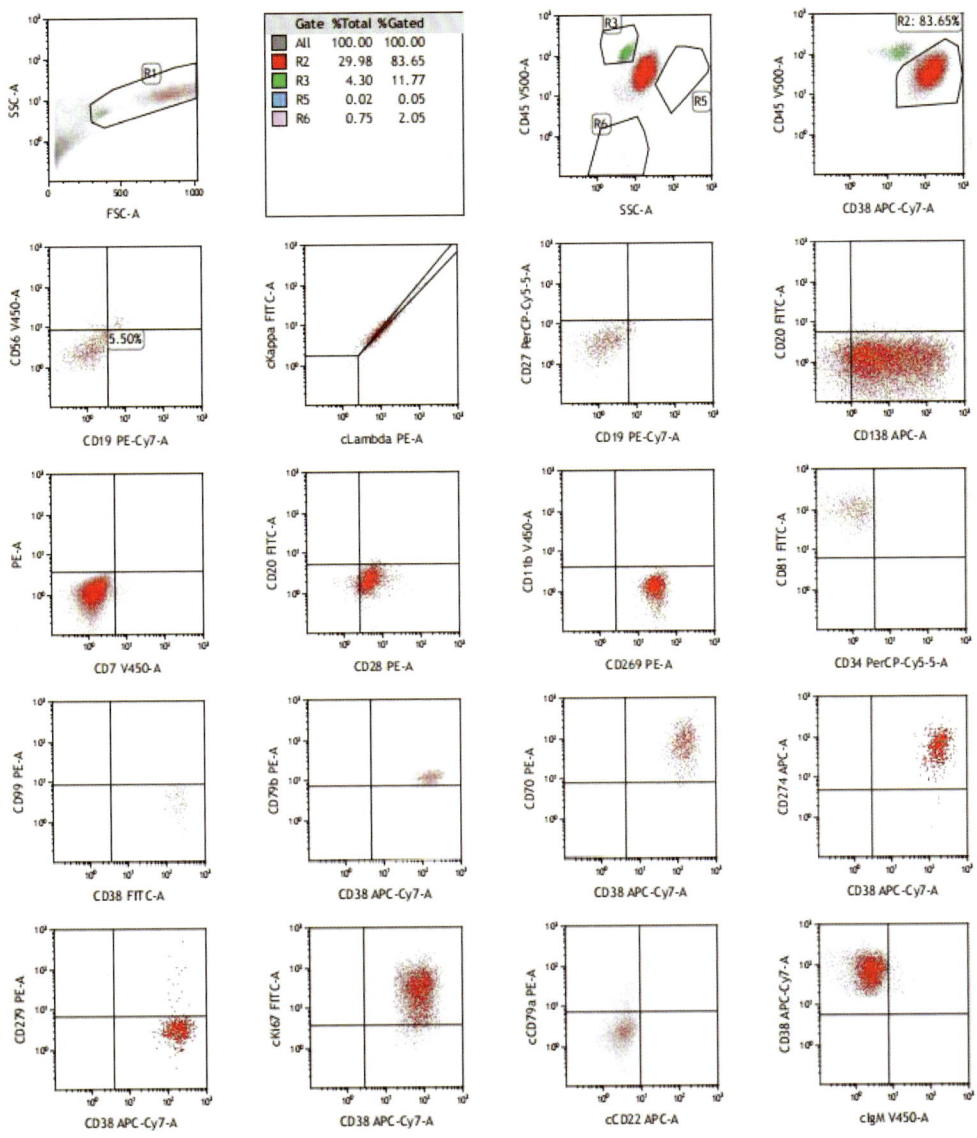

图 17-15 细针穿刺组织细胞悬液流式细胞学分析

CD19（-），CD20（-），CD30（-），CD38（90%+），CD56（-），CD138（50%+），Ki-67（90%+），Kappa（+），Lambda（-），P53（80%+），PAX5（-），PD-1（-），S100（-）。原位杂交结果：EBV-EBER（+）。病理诊断（下颌部包块）穿刺组织：浆母细胞淋巴瘤（PBL）。注：①本例形态学见免疫表型均支持肿瘤细胞为浆细胞特点，且为母细胞形态，细胞增殖活性高，伴多量细胞EBER阳性，结合HIV感染病史及流式细胞学检测结果，综合分析支持PBL诊断；②预后相关：瘤细胞增殖活性高，提示肿瘤高侵袭。P53高表达提示可能伴有TP53基因突变，建议加做TP53基因检测；③治疗相关：免疫治疗相关靶点（免疫组化）ALK（-），CD19（-），CD20（-），CD30（-），CD38（90%+），CD138（50%+）；④建议进一步做血液肿瘤相关NGS检测，以协助评价预后及治疗相关信息。免疫组化结果（科研）：BCMA（50%+），CD79b（40%+），PD-L1（90%+）（图17-16）。

基因测序：STAT3p.S614R变异，TP53p.C135Y变异，KITp.M541L变异。

诊断：①浆母细胞淋巴瘤Ⅳ B期（肝、下颌骨质等）；②获得性免疫缺陷综合征，HIV感染；③肺结核；④隐球菌感染病史；⑤高血压病2级；⑥胆囊切除术后；⑦EB病毒感染

治疗：2021年2月2日及2021年3月3日两个疗程DICE+CD38单抗+硼替佐米+BCL2抑制剂。下颌部包块明显缩小，症状改善，但患者未按时就诊复查及行第三周期化疗。

患者2021年4月22日因下颌疼痛再次就诊，自觉下颌部包块再次增大，入院后化验重度贫血，血红蛋白48 g/L，血小板43×10⁹/L。因病理提示PD-L1表达率90%，考虑PD1抑制剂可能使患者获益，降低DICE方案剂量，并取消硼替佐米及BCL2应用，增加PD1单抗联合治疗。治疗后下颌部包块再次缩小，但骨髓抑制仍较为严重，粒缺期较长。

2021年5月27日腹部增强CT评估肝内病灶2.7 cm×2.9 cm（治疗前PET/CT显示病灶9.6 cm×8.6 cm），下颌部包块明显缩小，突出皮肤不足0.5 cm，评估部分缓解。考虑患者之前方案化疗有效，但患者重度骨髓抑制，贫血，血红蛋白最低48 g/L，血小板最低10×10⁹/L，粒细胞缺乏时间长，患者接受度较差，需要调整化疗方案。2021年6月1日更换治疗方案，进一步降低细胞毒药物应用，改换减低剂量的GemOx方案联合CD38单抗及PD1抑制剂。具体：CD38单抗800 mg d0；PD1 200 d0；吉西他滨1 g d1；奥沙利铂100 mg d1。因开始治疗前血红蛋白过低，至6月末，血红蛋白未能恢复，红细胞、血小板依赖输注，6月24日复查腹部CT肝内包块进一步缩小至22 cm×27 mm，下颌部包块持续缩小，不可触及。于2021年6月28日予以CD38单抗800 mg d01；PD1 200 d1，未使用细胞毒药物，靶向治疗一疗程。至7月14日，患者骨髓抑制较前明显恢复，白细胞2.64×10⁹/L，中性粒细胞1.39×10⁹/L，血红蛋白98 g/L，血小板66×10⁹/L。

2021年7月12日复查PET/CT，肝病灶无明显活性，下颌无高代谢灶（图17-17b），判断完全缓解。

7月19日给予CD38单抗800 mg d0；PD1 200 d0；吉西他滨0.8 g；奥沙利铂50 mg d1。之后院外间断PD1维持治疗，目前随访2年半，院外多次复查未见复发倾向。HIV及结核感染患者，同时EBV阳性，具有淋巴瘤易患因素，既往外院治疗及初入我院化疗敏感，但骨髓抑制严重，无

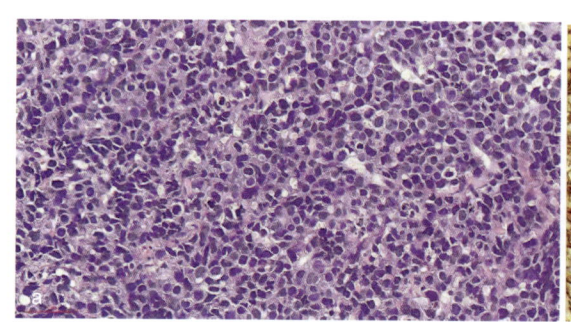 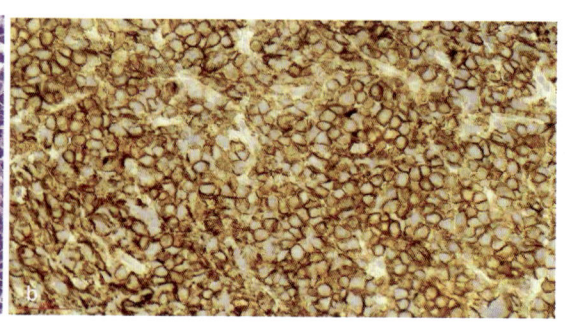

图17-16 病理。a.HE染色（×400）；b.CD38（×400）

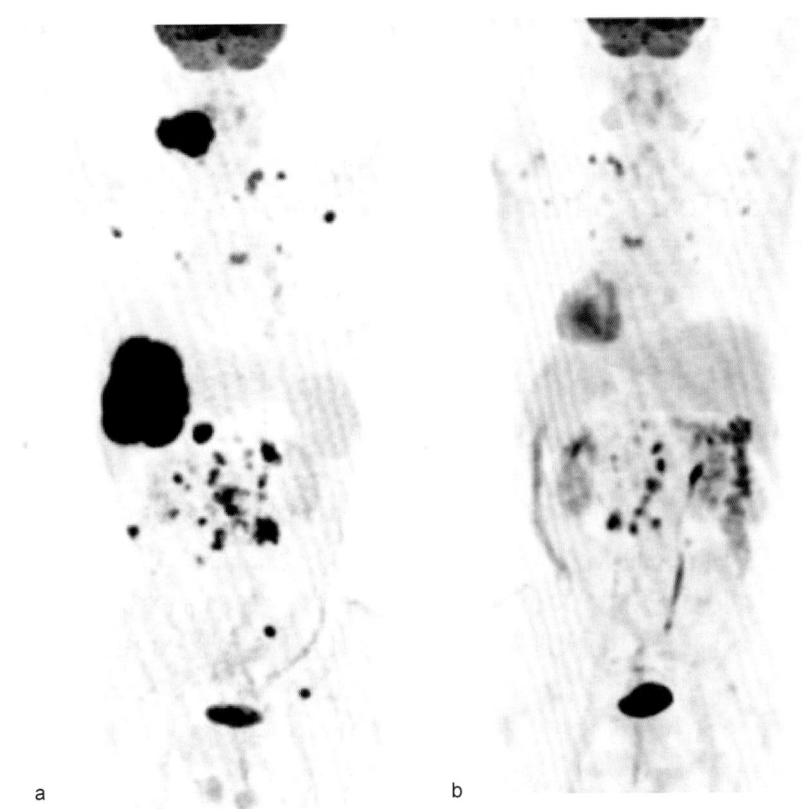

图 17-17 治疗前后 PET/CT 对比。a. 2021 年 1 月 26 日，入我院前 5 天；b. 2021 年 7 月 12 日

法按时按周期化疗，导致疾病反复进展。在 HIV 病毒载量有效控制的同时，根据病理、流式、基因结果，靶向药物治疗为主，降低化疗剂量，或无化疗靶向治疗，有效使患者达到疾病缓解。

病例 4 青少年纵隔样弥漫大 B 细胞淋巴瘤

16 岁青少年男性。因"因髋部疼痛诊断淋巴瘤 1 年半，反复进展"于 2020 年 4 月 20 日由儿童淋巴瘤科转入我科。

现病史：2018 年 10 月因髋关节疼痛，进行性加重 2 个月就诊于南京某院，髋关节 MRI 平扫示左侧股骨上段骨质破坏伴软组织肿块（病变长度范围约 8 cm）。左股骨肿物活检病理诊断为高级别 B 细胞性淋巴瘤，生发中心 B 细胞来源。将切片送某大学附属肿瘤医院会诊，诊断：弥漫大 B 细胞淋巴瘤。骨髓穿刺检查（髂后）可见到疑似淋巴瘤细胞占 4.5%，未做免疫分型及其他检查。PET/CT：左侧髋臼及左股骨上段骨质破坏灶伴左股骨软组织肿块形成，纵隔占位，双侧锁骨区及纵隔多发淋巴结，双肺多发结节；脾片状 FDG 摄取轻度增高影。2018 年 11 月 13 日至 2019 年 2 月 6 日予 R-EPOCH 方案 5 周期化疗，期间腰椎穿刺脑脊液未见异常，并行鞘注中枢预防。第 4 周期化疗后 PET/CT 评估：部分缓解（PR）。第 5 周期化疗结束 10 天左右出现左髋部肿块再次增大，左下肢活动严重受限。2019 年 2 月 26 日再次行彩超引导下左侧大腿包块穿刺活检（某著名病理专家会诊），病理诊断弥漫大 B 细胞淋巴瘤。2019 年 2 月 27 日给予 R HyperCVAD 方案化疗。因患者化疗过程中出现粒细胞缺乏伴感染，延误化疗，后左侧大腿根部肿块较前增大，肿瘤再次进展。

2019 年 4 月 3 日起予 R-MINE 方案化疗，下一疗程开始前略有缩小的包块再次增大。2019 年 4 月 17 日入儿童淋巴瘤科。2019 年 4 月 24 日给予 COPADM1 方案化疗；2019 年 5 月 11 日行 CYVE1 方案化疗；2019 年 6 月 7 日行 R-ICE 方案化疗。化疗后包块短暂缩小，下一疗程化疗前，疾病再次进展。院外及本院多疗程化疗不理想，拟行 CART 细胞治疗。2019 年 6 月 27 日行 FC 预处理后，回输鼠源 CD19-CART（回输细胞量为 $1.38×10^6$/kg）。回输 CART 后 3 个月达到部分缓解，随后再次进展。2019 年 10 月 14 日再次行 FC 方案预处理后，回输人源 CD22-CART 细胞（回输细胞量为 $1×10^6$/kg），回输人源 CD22-CART 第 44 天评估为 PR（接近完全缓解），仅可见左侧股骨头代谢增高。2019 年 12 月 12 日予以 PD-1，增强 CART 疗效。2020 年 1 月 6 日行左侧股骨放疗巩固（剂量为 Dt：3600 cGy、18 f，200 cGy/1 f），因上呼吸道感染停止放疗。2020 年 4 月 15 日复查 PET/CT 提示纵隔区肿块再次进展，由儿童淋巴瘤科转入我科继续治疗。

既往史：患者既往体健，无先天性疾病，否认 EBV 感染史，否认其他病毒感染史，否认反复疱疹病毒感染史，否认先后反复重症感染史，否认其他感染史；否认"高血压"等慢性病史，否认肝炎、结核、疟疾等传染病史；除淋巴瘤活检及骨髓穿刺、腰椎穿刺，否认其他手术史；否认重大外伤史；有输血史，否认输血过敏史。

个人史：生于江苏省南京市并长期居住，无吸烟、饮酒史，无家庭装修史，无特殊毒物接触史。

家族史：家中无肿瘤患者，父母亲健康状况良好，有 1 妹体健。家族中无遗传病史。

查体：神志清楚，言语流利，声音无嘶哑。体温 36.4℃，脉搏 82 次/分，呼吸 21 次/分，血压 116/60 mmHg。身高 171 cm，体重 58.5 kg。ECOG 2 分。心肺查体未见异常，腹软无压痛，肝脾肋下未触及，左下肢缩短 3～4 cm，且不可受力，患者坐轮椅被推入病房。

辅助检查：

血常规：白细胞 $11.01×10^9$/L，中性粒细胞 $8.67×10^9$/L，血红蛋白 82 g/L，血小板 $67×10^9$/L。

生化：乳酸脱氢酶 672.00 U/L，肝肾功无异常。

胸部增强 CT（2020 年 4 月 13 日）：前上纵隔可见大小约 65 mm×35 mm×59 mm，另原病灶右侧新见大小约 18 mm×38 mm×24 mm 肿块。

左侧大腿、盆腔 MRI（2020 年 4 月 13 日）：左侧髂骨外侧原瘤灶区呈坏死改变。左股骨转子间巨大软组织肿块消失，骨内原病灶呈坏死改变，影像判断无复发迹象。

PET/CT（2020 年 4 月 15 日）：前纵隔多发 FDG 增高软组织肿块结节/肿物，SUVmax 14.7，部分融合可见钙化，内见钙化斑，局部伴中心坏死，最大截面 8.0 cm×5.1 cm×5.6 cm，局部侵占右肺中叶。左侧髂骨、左股骨颈及股骨上端局部骨质破坏伴密度增高，相应部位 FDG 摄取稍增高，SUVmax 2.2（图 17-18）。

病理（2019 年 9 月 18 日，左大腿肿物）：

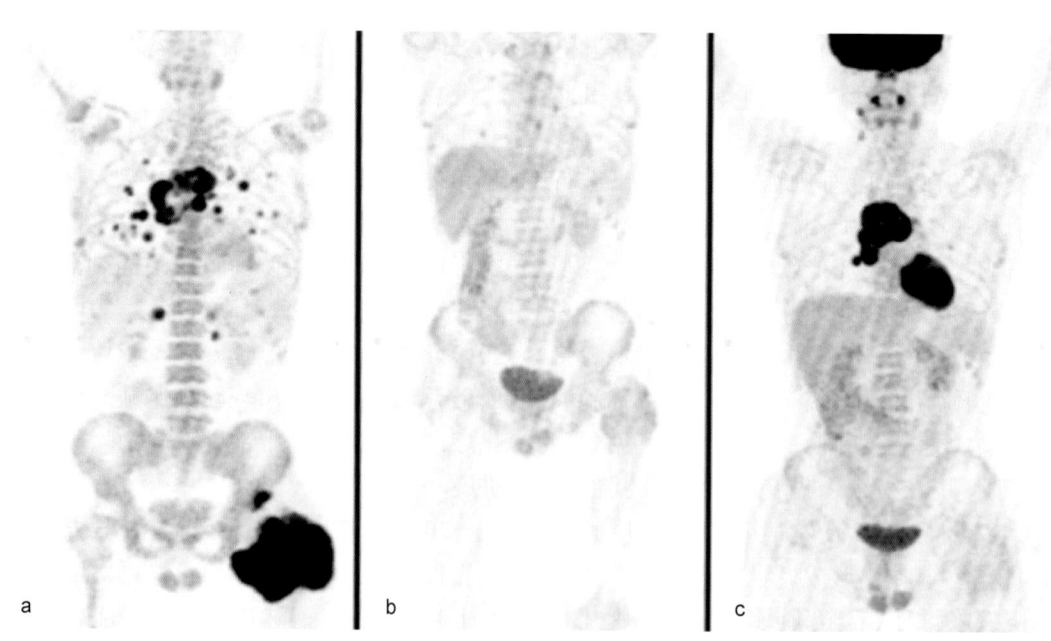

图 17-18 入院前 PET/CT 检查。a. 2019 年 4 月 22 日；b. 2019 年 11 月 27 日；c. 2020 年 4 月 15 日

弥漫性大B细胞淋巴瘤。免疫组化结果：CD19（90%＋，局灶－），CD20（90%＋，局灶－），CD22（＋，95%强），PD-1（局灶＋，对应CD19阴性部位），PD-L1（90%＋，局灶－），P53（70%＋，野生型），TdT（－），Bcl2（＞50%＋），Ki-67（40%＋）（图17-19）。

病理（2020年4月22日，纵隔肿物穿刺）：弥漫性大B细胞淋巴瘤，非特指型，生发中心起源（Hans模型）。免疫组化结果：Bcl2（80%＋），Bcl6（＋），C-MYC（15%＋），CyclinD1（－），CD3（－），CD5（－），CD10（＋），CD19（－），CD20（＋，95%强），CD22（＋，95%强），CD23（＋），CD30（60%＋），CD38（40%＋），Ki-67（70%＋），P53（80%＋），MUM1（＋），PD-L1（＋），PD-1（背景细胞＋）。原位杂交结果：EBV-EBER（－）。注：尽管本例瘤细胞表达CD23和CD30，并见组织中有纤维增生，似有原发纵隔弥漫大B细胞淋巴瘤（PMLBCL）特点，但PMLBCL通常CD10不表达，且有纵隔外DLBCL病史，因此本例难以归入PMLBCL中（图17-20）。

纵隔肿瘤组织基因变异检测：*STAT6*、*SOCS1*、*JAK1*基因异常（图17-21）。

诊断：弥漫大B细胞淋巴瘤（纵隔样），ⅣA，ECOG 2分，IPI 4分，高危

治疗：本例患者病理及基因测序均不同程度具有原发纵隔大B细胞淋巴瘤的相似特征，但并非完全符合（表17-3），患者初发病时既有纵隔占位又有下肢骨骼肌病灶，且原发纵隔大B细胞淋巴瘤较少见于青少年，病理诊断难以归类至原发纵隔大B细胞淋巴瘤。既往按弥漫大B细胞淋巴瘤治疗效果不理想，考虑尝试按照原发纵隔大B细胞淋巴瘤方案治疗，治疗过程如表17-4。

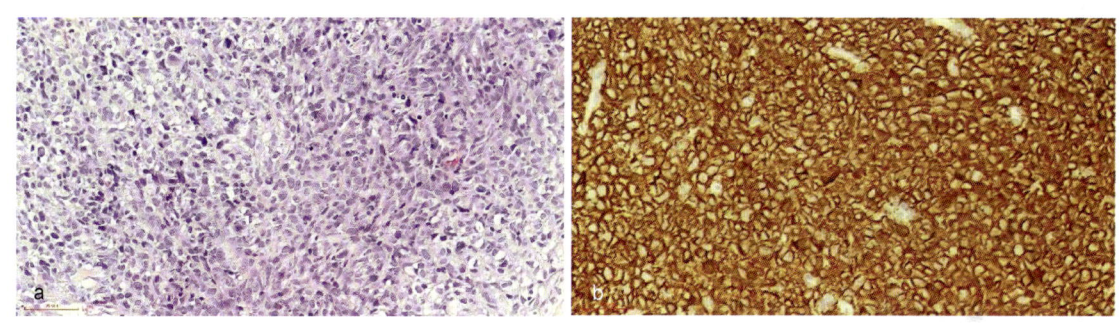

图17-19 2019年9月18日左大腿肿物病理。a. HE染色（×400）；b. CD30（×400）

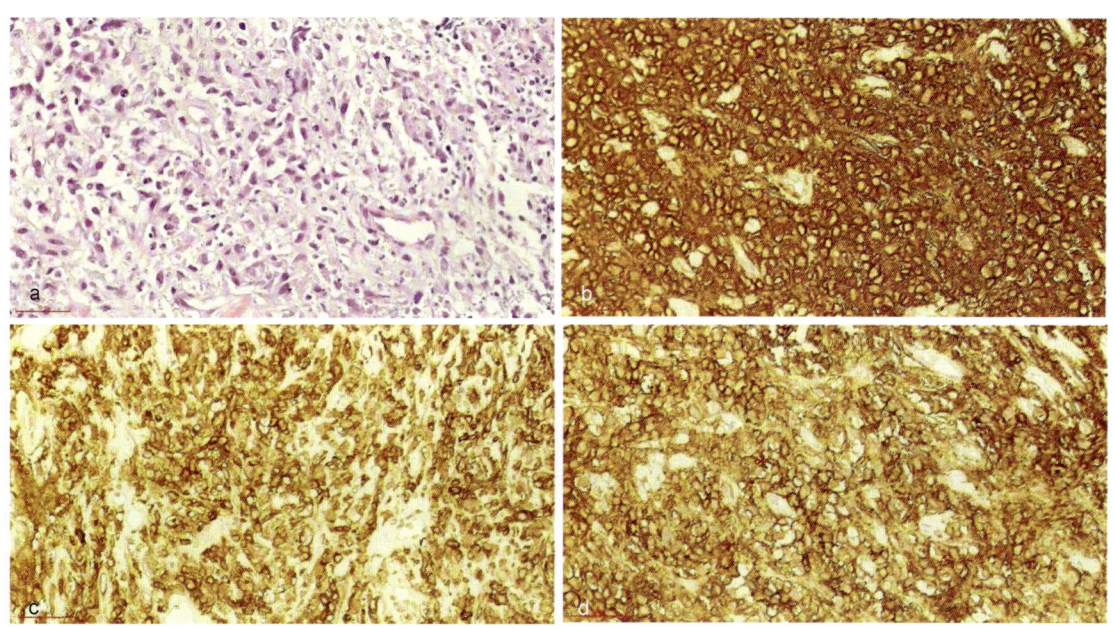

图17-20 2020年4月22日纵隔肿物穿刺病理。a. HE染色（×400）；b. CD20（×400）；c. CD30（×400）；d. CD23（×400）

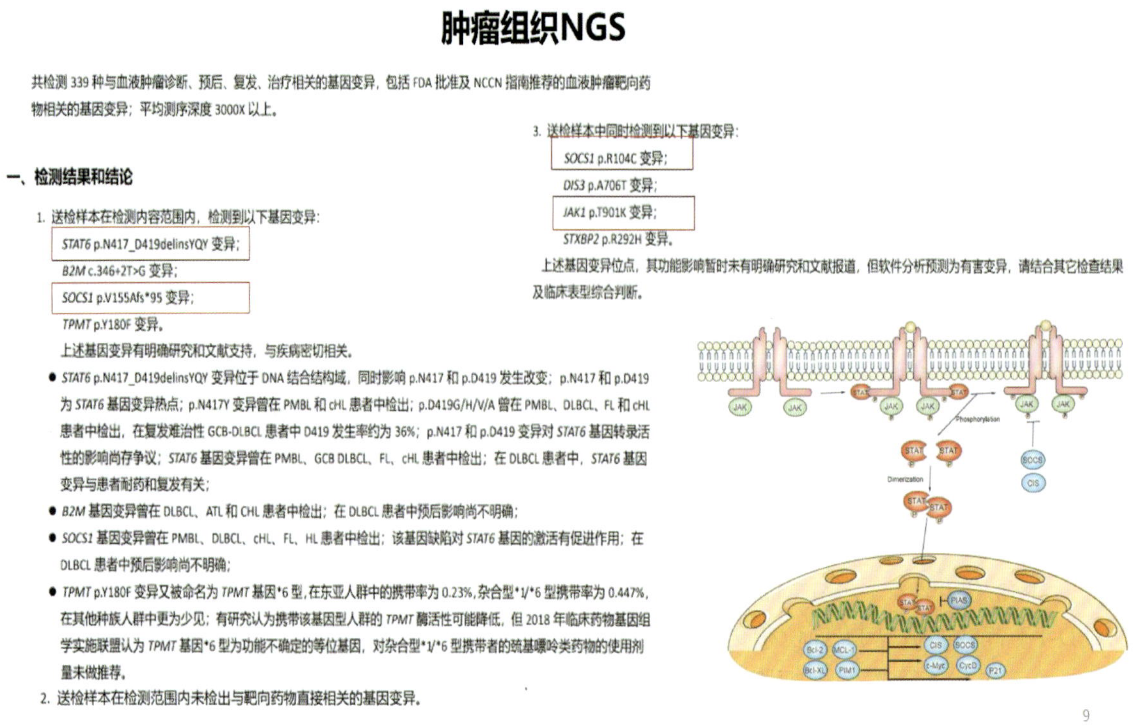

肿瘤组织NGS

共检测339种与血液肿瘤诊断、预后、复发、治疗相关的基因变异，包括FDA批准及NCCN指南推荐的血液肿瘤靶向药物相关的基因变异；平均测序深度3000X以上。

一、检测结果和结论

1. 送检样本在检测内容范围内，检测到以下基因变异：

   STAT6 p.N417_D419delinsYQY 变异；
   B2M c.346+2T>G 变异；
   SOCS1 p.V155Afs*95 变异；
   TPMT p.Y180F 变异。

   上述基因变异有明确研究和文献支持，与疾病密切相关。

   - STAT6 p.N417_D419delinsYQY 变异位于 DNA 结合结构域，同时影响 p.N417 和 p.D419 发生改变；p.N417 和 p.D419 为 STAT6 基因变异热点；p.N417Y 变异曾在 PMBL 和 cHL 患者中检出；p.D419G/H/V/A 曾在 PMBL、DLBCL、FL 和 cHL 患者中检出，在复发难治性 GCB-DLBCL 患者中 D419 发生率约为 36%；p.N417 和 p.D419 变异对 STAT6 基因转录活性的影响尚存争议；STAT6 基因变异曾在 PMBL、GCB DLBCL、FL、cHL 患者中检出；在 DLBCL 患者中，STAT6 基因变异与患者耐药和复发有关；
   - B2M 基因变异曾在 DLBCL、ATL 和 CHL 患者中检出；在 DLBCL 患者中预后影响尚不明确；
   - SOCS1 基因变异曾在 PMBL、DLBCL、cHL、FL、HL 患者中检出；该基因缺陷对 STAT6 的激活有促进作用；在 DLBCL 患者中预后影响尚不明确；
   - TPMT p.Y180F 变异又被命名为 TPMT 基因*6 型，在东亚人群中的携带率为 0.23%，杂合型*1/*6 型携带率为 0.447%，在其他种族人群中更为少见；有研究认为携带该基因型人群的 TPMT 酶活性可能降低，但 2018 临床药物基因组学实施联盟认为 TPMT 基因*6 型为功能不确定的等位基因，对杂合型*1/*6 型携带者的巯基嘌呤类药物的使用剂量未做推荐。

2. 送检样本在检测范围内未检出与靶向药物直接相关的基因变异。

3. 送检样本中同时检测到以下基因变异：

   SOCS1 p.R104C 变异；
   DIS3 p.A706T 变异；
   JAK1 p.T901K 变异；
   STXBP2 p.R292H 变异。

   上述基因变异位点，其功能影响暂时未有明确研究和文献报道，但软件分析预测为有害变异，请结合其它检查结果及临床表型综合判断。

图 17-21　纵隔肿瘤组织 NGS 检测

表 17-3　该患者与原发纵隔大 B 细胞淋巴瘤异同点归纳

PMBCL 一般特点	该患者
最常累及的部位是胸腺，表现为前上纵隔肿物，多呈巨块形	符合
常侵及周围脏器，如：肺、胸膜、心包	符合
可有锁骨上和颈部淋巴结受累，无其他淋巴结受累	下肢骨骼肌受累
病理常见肿瘤组织中纤维组织增生	复合
除 B 细胞淋巴瘤常见标志外，常有 CD23、CD30 表达	符合
PDL1 高表达	符合
通常不表达 CD10	CD10＋
基因：常见 NFκB 信号通路活化 STAT6、SOCX1 等突变常见	符合

表 17-4　按原发纵隔大 B 细胞淋巴瘤治疗过程

日期	治疗	随访
2020 年 4 月	PD1 单抗＋GVD。高危青少年考虑完全缓解或接近完全缓解时桥接移植，化疗后动员采集干细胞	增强 CT：病灶缩小
2020 年 5 月	PD1 单抗＋GVD	增强 CT：病灶缩小
2020 年 6 月	PD1 单抗＋GVD	增强 CT：略有增大
2020 年 7 月	PD1 单抗＋GemOx＋地西他滨	
2020 年 8 月 19 日	人源 CD20-CART（hCD20-CART）细胞治疗	

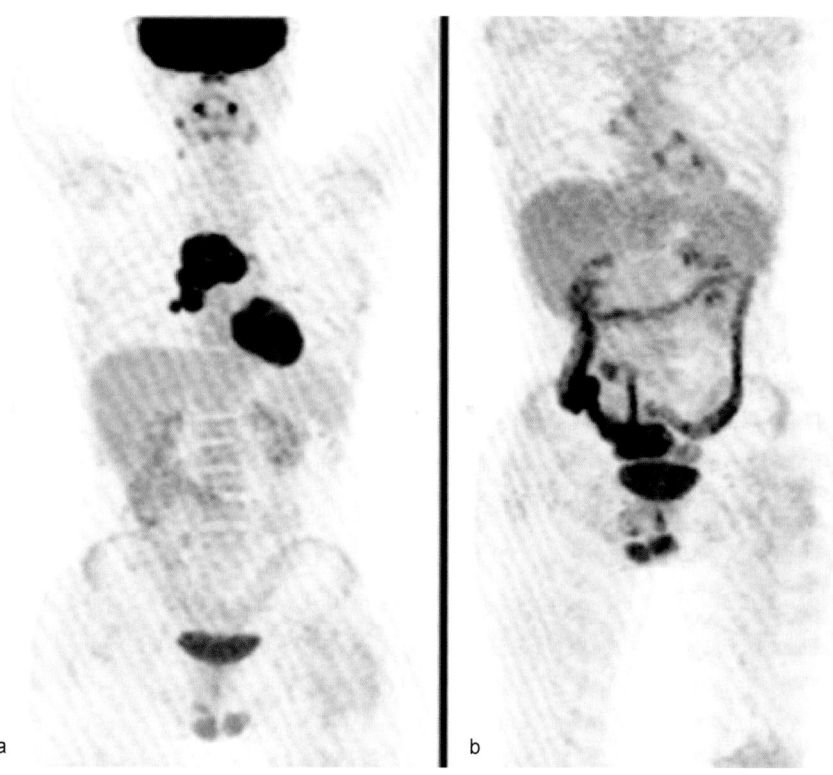

图 17-22 减瘤化疗前后 PET/CT 结果。a. 2020 年 4 月 15 日入我科前；b. 2020 年 10 月 10 日化疗后复查

PET/CT（2020-10-10，hCD20-CART 回输后 50 日提前评估）：前纵隔见不规则软组织影，内见钙化斑，局部 FDG 摄取轻度增高，SUVmax 3.4。纵隔血池本底：SUVmax 1.6；肝本底：SUVmax 2.3（Deauville 评分 3～4 分）（图 17-22）。

分析：既往两次 CART 细胞治疗效果尚可，但效果不能维持，本次 hCD20-CART 为患者第三次 CART 细胞治疗，治疗后 50 日复查 PET/CT 接近于完全缓解。本次治疗前 2020 年 4 月重新穿刺标本 CD19-，CD20+，CD22+，为使本次 CART 效果得以维持，达到长期缓解，给予自体移植联合 CD22-CART 细胞巩固。

2020 年 10 月 13 日预处理方案中加入 CD30 单抗，并加入苯达莫斯汀作为 CART 前预处理，2020 年 10 月 26 日回输干细胞，2020 年 10 月 28 日回输 CD22-CART 1.85×10^6/kg，回输后除体温升高外，无其他不良反应，整体评估细胞因子释放综合征（CRS）：1 级。2020 年 11 月 27 日脱离粒细胞缺乏期，出移植仓。2021 年 1 月 25 日针对纵隔区域进行局部放疗，2021 年 4 月 9 日开始 CD30 单抗单药维持 12 次后停药观察。

在该患者按纵隔弥漫大 B 细胞淋巴瘤治疗成功一年多以后，在 2021 年 7 月 *Blood* 杂志有文章发表类纵隔样大 B 细胞淋巴瘤，也推荐这部分弥漫大 B 细胞淋巴瘤患者按照原发纵隔大 B 细胞淋巴瘤进行治疗。目前该患者已移植后 3 年余，仍为完全缓解状态。

病例 5　特殊里克特综合征：慢性淋巴细胞白血病转化为浆母细胞淋巴瘤

61 岁男性患者。因"诊断慢性淋巴细胞白血病 3 年，快速进展 1 个月"于 2023 年 8 月 23 入院。

现病史：2020 年 6 月无诱因出现全身乏力、盗汗，2020 年 10 月体检发现脾大，未予重视。2020 年 12 月血常规白细胞（WBC）及淋巴细胞（LYM）比例增高，WBC 18.67×10^9/L，LYM%

77.8%。外周血形态：淋巴细胞比例升高。CT：颈部淋巴结、心膈角区、腹腔、盆腔多发淋巴结肿大，最大 3.7×1.9 cm。骨髓（BM）活检：CD5+CD10- 小 B 细胞淋巴瘤。2021 年 1 月 FISH（BM）：IGH/BCL2 基因重排阴性；P53/CEP17 缺失阴性；ATM/CEP11 基因缺失阴性；CEP12 基因扩增未见异常；CCND1/IGH 重排阴性。基因测序（BM）：*NOTCH1*、*ATM*、*CREBBP*、*KMT2C* 基因突变，*TP53* 未见异常。无治疗指征，观察，淋巴结逐渐增大。颌下淋巴结逐渐增大，最大长径大于 10 cm。2022 年 8 月 20 日开始口服伊布替尼，每日 560 mg，因心动过速停药，共服用 35 日。2022 年 9 月改用泽布替尼 160 mg，每 12 h 一次，包块有所缩小。2022 年 12 月因疫情停药，疾病再次进展，恢复服药后，颈部包块再次缩小。因间断停药，疾病反复进展。2023 年 5 月 19 日更换为奥布替尼每日 150 mg，颈部淋巴结无明显变化。2023 年 7 月颈部淋巴结开始增大，2023 年 7 月 5 日穿刺活检病理诊断慢性淋巴细胞白血病/小细胞淋巴瘤。随后包块进展迅速，2023 年 7 月下旬开始破溃流脓，无发热，查结核抗体阴性。2023 年 8 月 14 日 PET/CT：颈部右侧锁骨上窝最大包块 65 mm×64 mm，SUVmax 39.1。2023 年 8 月 15 日骨髓形态：淋巴细胞增生性疾病（LPD）。骨髓流式细胞检查：淋巴细胞占 65.1%，其中异常单克隆 B 淋巴细胞占 76.1%，CD5+CD10- 成熟小 B 细胞淋巴瘤，慢性淋巴细胞白血病可能性大，套细胞淋巴瘤待排；骨髓染色体：复杂核型异常（见辅助检查）；骨髓 IGH、IGK、IGL 重排阳性；骨髓 *IGHV* 无突变。为进一步明确是否有 Richter 转化，拟行穿刺，停用奥布替尼做术前准备。2023 年 8 月 16 日行颈部淋巴结部分切除术，病理回报：浆母细胞淋巴瘤。2023 年 8 月 18 日给予泼尼松 30 mg 每日 2 次改善症状。入院时精神尚可，体力正常，食欲正常，睡眠正常，体重无明显变化，大便正常，外院切除淋巴结时导尿管置入后出现排尿困难、血尿，导尿管置入状态。

既往史：发现 EBV 阳性 3 年，否认其他病毒感染；超声发现三尖瓣少量反流、左室舒张功能减低 1 年；否认肝炎，3 年前化验发现乙肝病毒核心抗体阳性、表面抗原阴性，长期服用恩替卡韦；磺胺类药物过敏。否认淋巴结活检以外手术史。

家族史：家中无肿瘤患者，父亲 60 岁死于肝硬化，母亲 70 余岁自然死亡，死因不详，兄弟姐妹共 7 人，1 弟饮酒过量后不明原因死亡，余健康；已婚，育有 1 独生女健康。家族中无遗传病史。

体格检查：体温 36.1℃，脉搏 78 次/分，呼吸 20 次/分，血压 126/70 mmHg。身高 163 cm，体重 62.5 kg。颌下、颈部、锁骨上多发淋巴结肿大，右侧锁骨上窝最大，鹅蛋大小，上有手术切口约 5 cm，愈合不良。心肺查体无明显异常，腹软无压痛，肝脾肋下未触及。留置导尿管。

辅助检查：

血常规（2023 年 8 月 23 日我院）：白细胞 $5.7×10^9$/L，中性粒细胞 $1.74×10^9$/L，淋巴细胞 $3.71×10^9$/L，血红蛋白 123 g/L，血小板 $131×10^9$/L。

生化（2023 年 8 月 23 日我院）：乳酸脱氢酶 510.2 U/L。

EBV-DNA（2023 年 8 月 16 日南京医科大学第四附属医院）：$6.33×10^3$ copies/ml。

PET/CT（2023 年 8 月 14 日南京医科大学第四附属医院）：双侧咽旁间隙、颈部、下颌区、锁骨区、气管前间隙、双侧腋窝见多枚肿大淋巴结，右颈锁骨区最大，65 mm×64 mm，SUVmax 39.1，左侧第 7、8 后肋、髂骨翼及髓白见局限性代谢增高，SUVmax 11.2（图 17-23）。

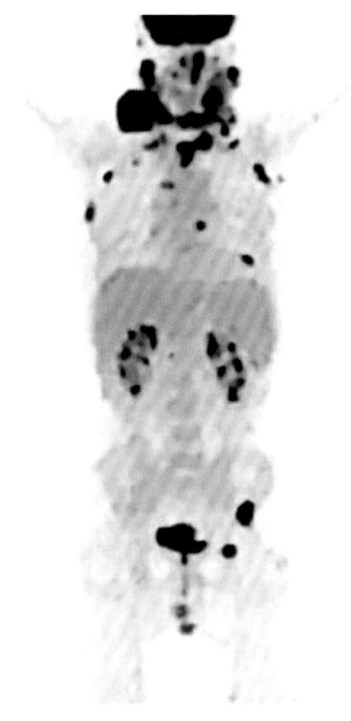

图 17-23 2023 年 8 月 14 日入院前 PET/CT

BM 形态（2023 年 8 月 17 日外院）：LPD，建议免疫分型、染色体及分子生物学检查。

BM 流式（2023 年 8 月 17 日外院）：淋巴细胞占 65.1%，其中异常单克隆 B 淋巴细胞占 76.1%，表达：CD45、CD19、IgM、CD5、CD43、ROR1、CD197；弱表达：CD11c、CD22、CD20、CD200、lambda；不表达：CD10、CD23、FMC7、CD25CD38、CD81、CD103、CD79b、CD49dKi67、CD305、kappa；结论：CD5＋CD10－成熟小 B 细胞淋巴瘤，慢性巴细胞白血病可能性大，套细胞淋巴瘤待排。

外周血流式细胞术（2023 年 8 月 24 日我院）：可见 26.52% 异常成熟 B 细胞，考虑 B 细胞肿瘤，CLL 可能性大。FSC 小，表达 CD5、CD22、CD20、IgM、ROR1、CD25 和 HLA-DR，部分表达 CD23、CD79b、CD200，不表达 CD10、FMC7、CD34、CD38、CD123、Ki67、CD56、CD34、CD7；膜 Ig 轻链限制性表达 Lambda（图 17-24）。

IGHV 基因检测（2023 年 8 月 22 日 BM 外院）：IGHV 无突变，为 productive 重排。

IG 重排外院：IGH/IGK/IGL 重排阳性。

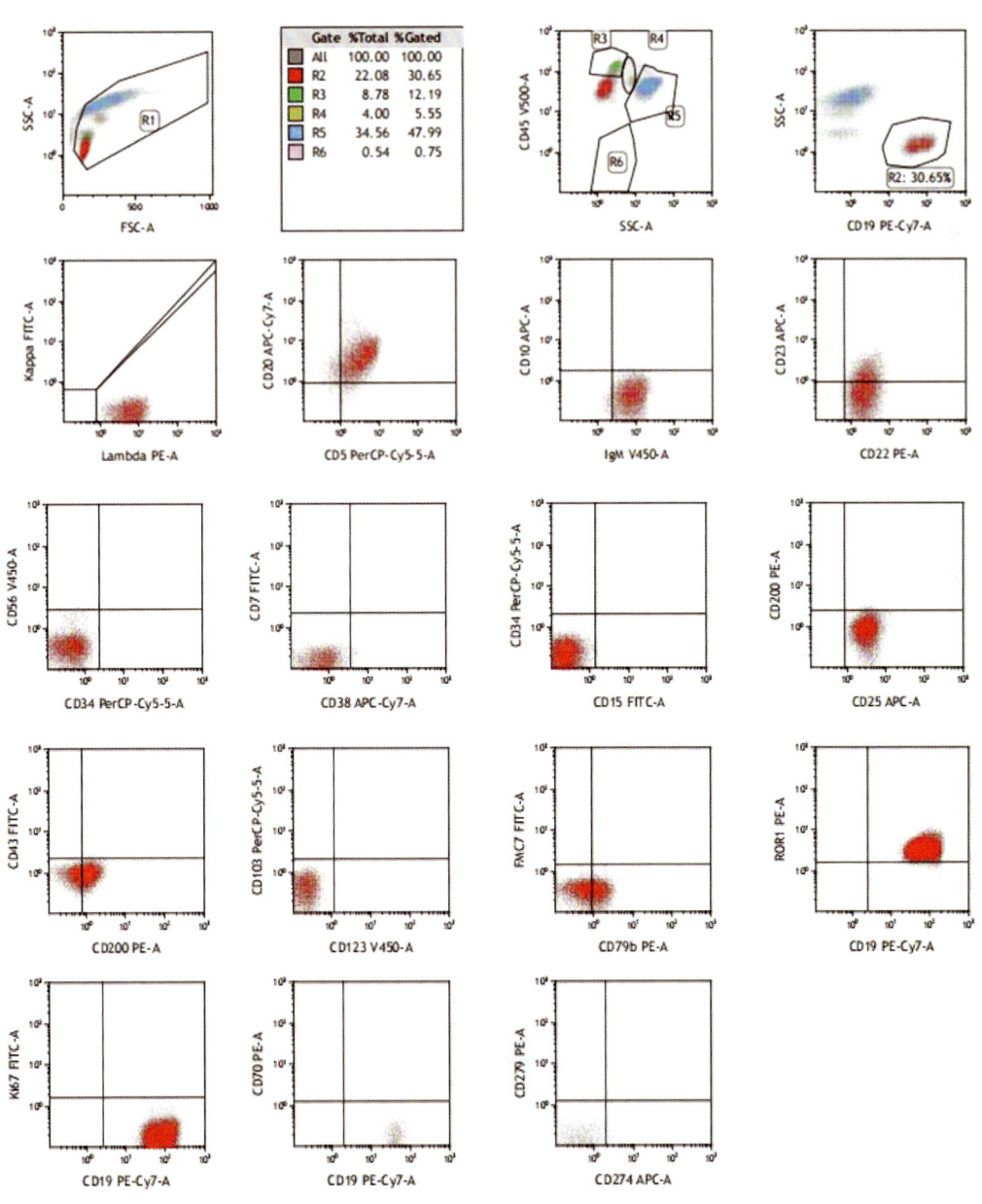

图 17-24 外周血流式细胞术检测

病理（2023年9月8日，外院2023年7月颈部淋巴结标本我院会诊）：右侧颈部淋巴结其实并非淋巴结结构，实际为真皮层皮肤组织肿瘤细胞浸润，皮肤浆母细胞淋巴瘤（PBL）。原单位免疫组化：（W2317470/IP2316641）ALK（－），Bcl-2（－），Bcl-6（－），CD2（－），CD3（－），CD4（－），CD5（－），CD7（－），CD8（－），CD10（－），CD19（－），CD20（－），CD21（－），CD23（－），CD30（90%＋），CD38（70%＋），CD43（－），CD56（－），CD79a（－），CD138（－），CD79b（－），C-MYC（30%＋），EMA（－），HHV-8（－），Ki67（90%＋），LEF-1（－），MPO（－），MUM1（＋），PAX5（－），P53（40%＋）。原位杂交：EBER（90%＋）。

免疫治疗相关靶点 ALK（－），BAFF-R（科研）（－），Bcl-2（－），BCMA（科研）（－），CD19（－），CD20（－），CD30（90%＋），CD38（70%＋），CD79b（－），CD138（－），PD-1（－），PD-L1（科研）（85%＋）（图17-25）。

分析：患者慢性淋巴细胞白血病病史多年，近期颈部包块外院病理及本院病理会诊均诊断浆母细胞淋巴瘤。慢性淋巴细胞白血病患者向侵袭性淋巴瘤转化（里克特综合征），90%左右转化为弥漫大B细胞淋巴瘤，其余10%左右转化为霍奇金淋巴瘤，转化为浆母细胞淋巴瘤者既往仅有个案报道。

目前浆母细胞淋巴瘤成因有以下可能：

1. 慢性淋巴细胞白血病里克特（Richter）转化，转为浆母细胞淋巴瘤（较为罕见）。

2. 慢性淋巴细胞白血病患者因淋巴细胞功能异常，本身免疫力降低，本例患者感染EB病毒，EB病毒感染为浆母细胞淋巴瘤的危险因素，浆母细胞淋巴瘤为EB病毒感染后继发第二肿瘤。

3. 长期病史中既往治疗造成与造血干细胞移植后相似的免疫缺陷环境，导致类似移植后淋巴增殖性疾病（PTLD）的情况，发生浆母细胞淋巴瘤。但该患者既往治疗仅为口服BTK抑制剂，无大剂量化疗用药史，这种可能性相对较低。

难以判断为第二肿瘤或Richter转化，建议至初发病治疗医院尝试找到初发病时期慢性淋巴细胞白血病肿瘤细胞基因标本，与目前浆母细胞淋巴瘤标本用二代基因测序方式深度检测Ig重排，并进行比对，明确两种肿瘤细胞是否为同一来源。幸运的是成功找到2020年12月19日外院外周血提取的DNA标本。分别进行二代基因测序（NGS），结果见图17-26。

患者原发病时（CLL）的FFPE标本检出IGHV3-7*01（0/TAAGGA/0）IGHD4-17*01（0//6）IGHJ5*02单克隆重排，复发后诊断为浆母细胞淋巴瘤时的DNA标本检出IGHV3-7*01（0/

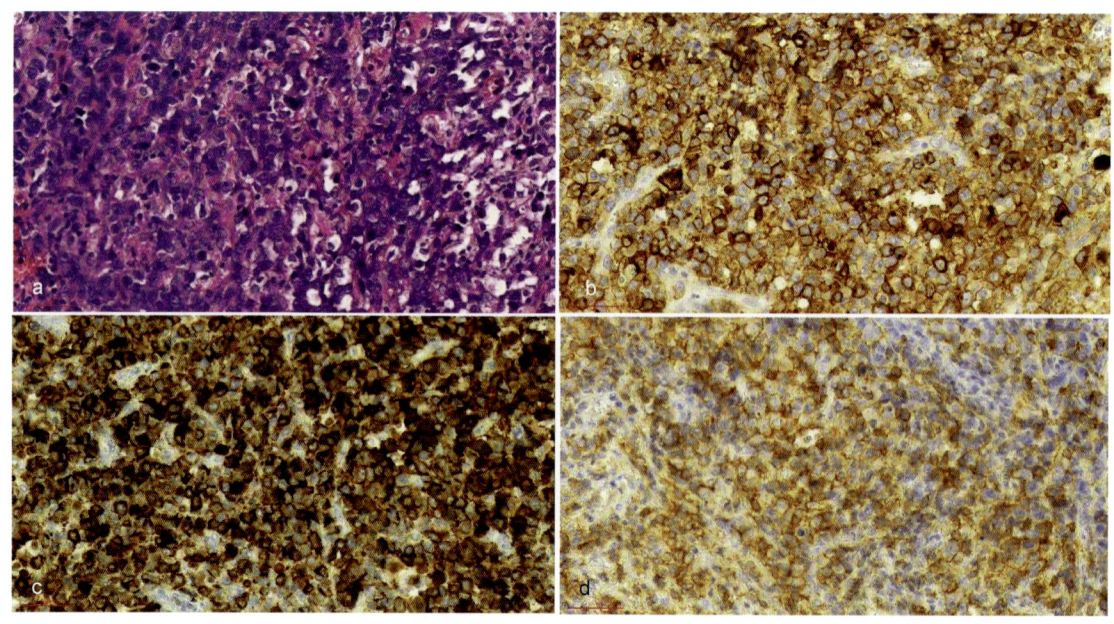

图17-25 外院右侧锁骨上包块手术标本我院会诊病理。a. HE染色（×400）；b. PD-L1（×400）；c. CD30（×400）；d. CD38（×400）

TAAGGA/0）IGHD4-17*01（0//6）IGHJ5*02 单克隆重排。克隆性重排序列一致，说明两者为同一细胞来源肿瘤细胞，证明浆母细胞淋巴瘤由原CLL细胞发生Richter转化而形成。

诊断：①浆母细胞淋巴瘤（慢性淋巴细胞白血病转化，里克特综合征），ECOG 0分；②EB病毒血症

治疗：肿瘤细胞CD30表达率90%，化疗联合CD30单抗；慢性淋巴细胞白血病史3年，且已证实目前浆母细胞淋巴瘤与慢性淋巴细胞白血病同源，既往BTK耐药，给予联合BCL2抑制剂。CD30单抗＋CHP（环磷酰胺＋表柔比星＋激素）联合BCL2抑制剂2周期后评估：骨髓、外周血流式细胞学检测均为阴性，脑脊液流式全部338个可分析细胞中，见到36个（10.65%）异常成熟B细胞。

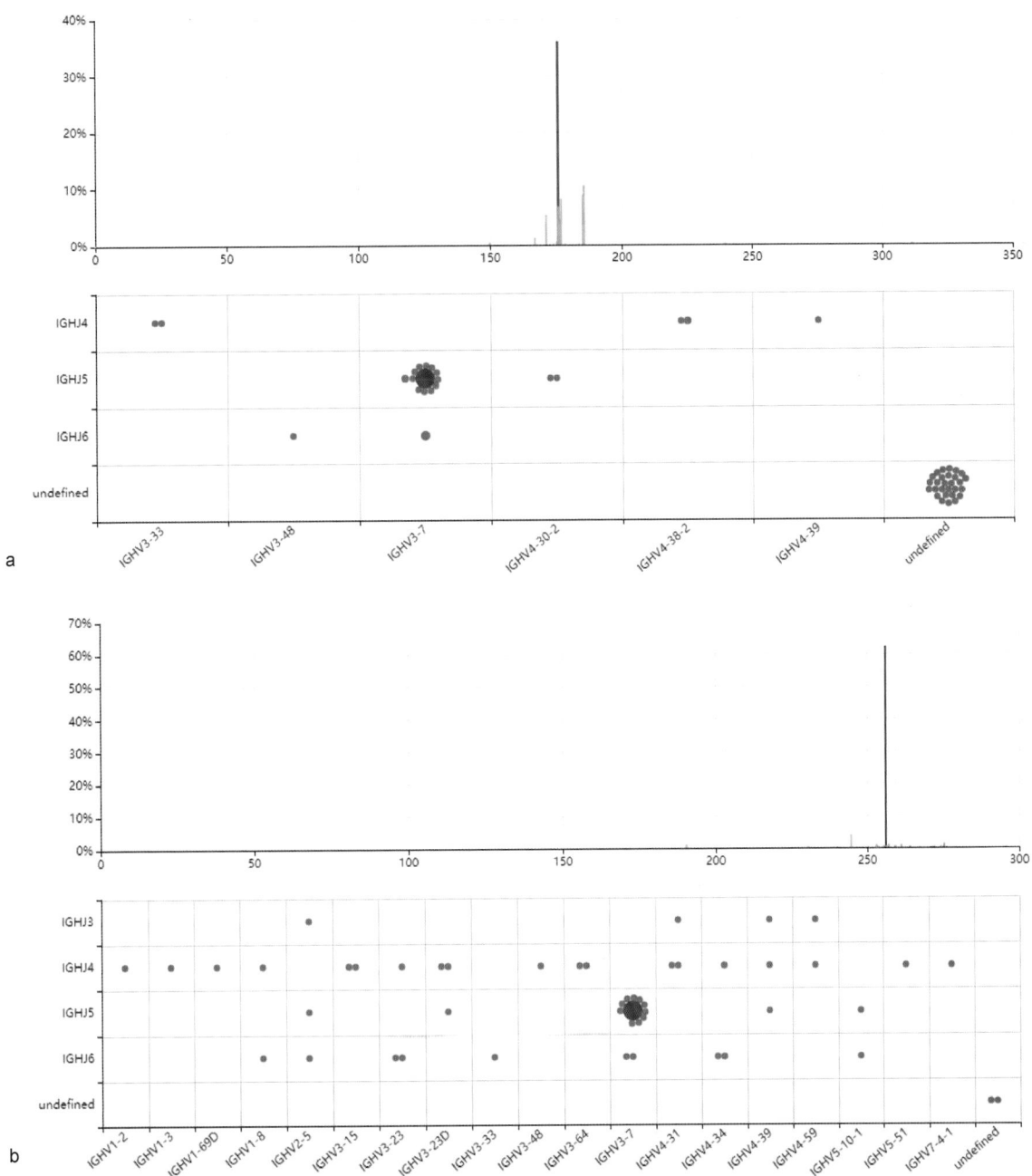

图17-26 Ig重排基因测序结果。a. 患者原发病时（CLL）的FFPE标本检出IGHV3-7*01（0/TAAGGA/0）IGHD4-17*01（0//6）IGHJ5*02单克重排显示该克隆的丰度，二维图中棕色点横纵坐标为该克隆所使用的VJ基因）；b. 复发后诊断为浆母细胞淋巴瘤时的DNA标本检出IGHV3-7*01（0/TAAGGA/0）IGHD4-17*01（0//6）IGHJ5*02单克隆重排（柱状图中蓝色柱子显示该克隆的丰度，二维图中棕色点横纵坐标为该克隆所使用的VJ基因）

PET/CT（2023年11月7日）：右侧锁骨上窝皮下大小约2.2 cm×1.7 cm混杂密度结节，FDG摄取轻度增高，SUVmax 2.8，造血骨髓分布区域弥漫性FDG摄取轻度增高，SUVmax 3.9。德维尔评分4分（图17-27）。

2周期达到部分缓解，目前进一步治疗中。

在临床工作中，各种影像检查和实验室检查间相互配合，取长补短之处比比皆是。以上病例仅为沧海一粟，希望可以为读者抛砖引玉，在临床工作中对各种检查检测方法展开应用，使其发挥各自优势，让更多患者获益。

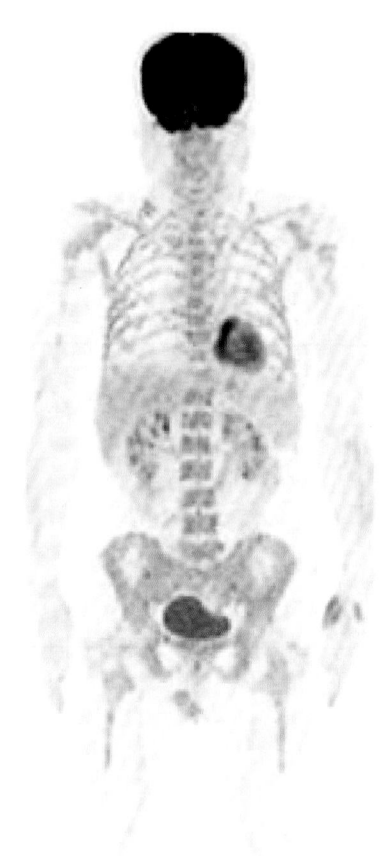

图17-27　2023年11月7日治疗后复查PET/CT

（冯少美　林跃辉）

附 录

缩略语表

A

ABC-DLBCL（activated B cell-like diffuse large B-cell lymphomas）	活化 B 细胞来源弥漫大 B 细胞淋巴瘤
Acute myeloid leukaemia with defifining genetic abnormalitie	急性髓系白血病伴遗传学异常
Acute myeloid leukaemia with minimal differentiation	急性髓系白血病微分化型
Aggressive NK-cell leukaemia	侵袭性 NK 细胞白血病
AITL（angioimmunoblastic T cell lymphoma）	血管免疫母细胞性 T 细胞淋巴瘤
ALCL（anaplastic large cell lymphoma）	间变性大细胞淋巴瘤
ALL（acute lymphoblastic leukemia）	急性淋巴细胞白血病
ALPS（autoimmune lymphoproliferative syndrome）	自身免疫性淋巴增殖综合征
AMKL（acute megakaryoblastic leukemia）	急性巨核细胞白血病
AML（acute myeloid leukemia）	急性髓系白血病
AT（ataxia telangiectasia）	共济失调毛细血管扩张症
ATLL（adult T-cell leukemia/lymphoma）	成人 T 细胞白血病 / 淋巴瘤

B

B-ALL/LBL（NOS-B-lymphoblastic leukaemia/lymphoma，not otherwise specified）	B 淋巴母细胞性白血病 / 淋巴瘤，非特指型
B-ALL/LBL-B lymphoblastic leukaemia/lymphoma	B 淋巴细胞白血病 / 淋巴瘤
BCR（B cell receptor）	B 细胞受体
BL（Burkitt lymphoma）	伯基特淋巴瘤
B-lymphoblastic leukaemia/lymphoma with *IGH*：：*IL3* fusionB	淋巴母细胞性白血病 / 淋巴瘤伴 *IGH*：：*IL3* 融合
B-lymphoblastic leukaemia/lymphoma with *KMT2A* rearrangementB	淋巴母细胞性白血病 / 淋巴瘤伴 *KMT2A* 重排
BMI（bone marrow involvement）	骨髓侵犯
BS（bloom syndrome）	布鲁姆综合征

C

cDNA（complementary DNA） 互补脱氧核糖核酸
CE（capillary electrophoresis） 毛细管电泳
CLL（chronic lymphocytic leukemia） 慢性淋巴细胞白血病
CLL/SLL（chronic lymphocytic leukaemia/ small lymphocytic lymphoma） 慢性淋巴细胞白血病/小淋巴细胞淋巴瘤
CLL（chronic lymphocytic leukemia） 慢性淋巴细胞白血病
CMMRD（constitutional mismatch repair deficiency） 结构性错配修复缺陷综合征
COO（cell of origin） 细胞起源
CR（complete response） 完全缓解
CT（computed tomography） 计算机断层成像
ctDNA（circulating tumor DNA） 循环肿瘤DNA
CVID（common variable immunodeficiency） 普通变异型免疫缺陷病

D

DLBCL（diffuse large B-celllymphoma） 弥漫大B细胞淋巴瘤
DNA（deoxyribonucleic acid） 脱氧核糖核酸

E

EBV（Epstein-Barr virus） EB病毒
EC-PEL（extracavitary primary effusion lymphoma） 体腔外原发性渗出性淋巴瘤
ETP-ALL（early T-precursor lymphoblastic leukaemia/ lymphoma） 早期T前体淋巴细胞白血病/淋巴瘤

F

^{18}F-FDG（^{18}F-fluorodeoxyglucose） ^{18}F-氟代脱氧葡萄糖
^{18}F-FDG-6-P（fluorodeoxyglucose-6-phosphate） 6磷酸氟代脱氧葡萄糖
FDG（fluorodeoxyglucose） 氟代脱氧葡萄糖
FFPE（formalin-fixed paraffin-embedded） 福尔马林固定石蜡包埋
FL（follicular lymphoma） 滤泡细胞淋巴瘤

G

GCB-DLBCL（germinal center B-cell-like diffuse large B-cell lymphomas） 生发中心B细胞样弥漫大B细胞淋巴瘤
GLUT（glucose transporter） 葡萄糖转运蛋白

H

HCL（hairy cell leukemia） 毛细胞白血病
HCV（hepatitis C virus） 丙型肝炎病毒
HGBL（high-grade B-cell lymphoma） 高级别B细胞淋巴瘤

HIGM（hyper-IgM syndrome）	高 IgM 综合征
HL（Hodgkin lymphoma）	霍奇金淋巴瘤
HP（helicobocton pyloni）	幽门螺杆菌
HSTL（hepatosplenic T cell lymphoma）	肝脾 T 细胞淋巴瘤

I

Indel（insertion/deletion）	小片段插入缺失
IR（indeterminate response）	不确定的反应
KSHV/HHV8（Kaposi's sarcoma-associated herpes virus/human herpes virus 8）	人类疱疹病毒 8 型

L

LGL（large granular lymphocyte）	大颗粒淋巴细胞
LMCL（lymphoma cell leukemia）	淋巴瘤细胞白血病
LPD（lymphoproliferative disease）	淋巴细胞增殖性疾病
LPL（lymphoplasmacytic lymphoma）	淋巴浆细胞性淋巴瘤
LYRIC（the lymphoma response to immunomodulatory therapy criteria）	淋巴瘤的免疫调节治疗疗效反应标准

M

MALT（mucosa-associated lymphoid tissue）	黏膜相关淋巴组织
MALT（Mucosa-associated lymphoid tissue lymphomas）	黏膜相关淋巴瘤
MALT（Extranodal marginal zone lymphoma of mucosa associated lymphoid tissue）	黏膜相关淋巴组织结外边缘区淋巴瘤
MCL（mantle cell lymphoma）	套细胞淋巴瘤
MDS/MPN（myelodysplastic syndrome/myeloproliferative neoplasm）	骨髓增生异常综合征 / 骨髓增殖性肿瘤
MF（granuloma fungoides）	蕈样肉芽肿
MIP（maximal intensity projection）	最大密度投影
MLPA（multiplex ligation-dependent probe amplification）	多重连接探针扩增技术
MM（multiple myeloma）	多发性骨髓瘤
mNGS（metagenomics next-generation sequencing）	宏基因组高通量测序
MPR（multi-planar reformatting）	多平面重建
MRD（minimal residual disease）	微量残留病

N

NBS（Nijmegen breakage syndrom）	尼梅亨断裂综合征
NGS（next-generation sequencing）	二代测序或高通量测序

NHL（non-Hodgkin lymphoma）	非霍奇金淋巴瘤
NKTCL（Natural-killer/T cell lymphoma）	NK/T 细胞淋巴瘤

P

PCM（plasma cell myeloma）	浆细胞骨髓瘤
PCR（polymerase chain reaction）	聚合酶链反应
PD（progressive disease）	疾病进展
PD-1（programmed death-1）	程序性死亡受体 1
PEL（primary effusion lymphoma）	原发性渗出性淋巴瘤
PET/CT（Positron emission computerized tomography/computer tomography）	正电子发射计算机体层显像仪
PET（positron emission tomography）	正电子发射体层成像
PID（primary immunodeficiency disease）	原发免疫缺陷病
PR（partial response）	部分缓解
PTCL（peripheral T cell lymphomas）	外周 T 细胞淋巴瘤

R

RNA（ribonucleic acid）	核糖核酸
RNA-Seq（RNA sequencing）	转录组测序

S

SBLPN（splenic B-cell lymphoma/leukaemia with prominent nucleoli）	脾 B 细胞淋巴瘤/白血病，伴显著核仁
SCID（severe combined immunodeficiency）	严重联合免疫缺陷
SD（stable disease）	疾病稳定
SMZL（splenic marginal zone lymphoma）	脾边缘区淋巴瘤
SNV（single nucleotide variant）	单核苷酸变异
SOP（standard operation procedure）	标准操作规程
SS（Sézary syndrome）	塞扎里综合征
SSD（surface shaded display）	表面阴影重建
SUV（standard uptake value）	标准摄取值

T

T-ALL/LBL（T-lymphoblastic leukaemia/lymphoma）	T 淋巴母细胞白血病/淋巴瘤
TCR（T cell receptor）	T 细胞受体
T-LGLL（T-large granular lymphocytic leukaemia）	T 细胞大颗粒淋巴细胞白血病
T-PLL（T-cell prolymphocytic leukemia）	T 细胞幼淋巴细胞白血病
TS（target sequencing）	靶向测序

U

UMI (unique molecular identifier) 分子标签

V

VR (volume rendering) 容积再现

W

WAS (Wiskott-Aldrich syndrome) 威-奥综合征
WM (Waldenstr?m macroglobulinemia) 瓦尔登斯特伦巨球蛋白血症
WES (whole exome sequencing) 全外显子组测序
WGS (whole genome sequencing) 全基因组测序

X

XLP (X-linked lymphoproliferative disease) X连锁淋巴组织增殖性疾病